태아기형 초음파진단

ULTRASOUND DIAGNOSIS of FETAL ANOMALIES

이은숙, 이응렬
부모님께 바칩니다.

ULTRASOUND DIAGNOSIS of FETAL ANOMALIES

태아기형 초음파진단

이국 지음

일조각

머리말

1990년 두 번째 영국 연수를 마친 후 태아 산전초음파검사는 20년 동안 나의 병원생활에서 빼놓을 수 없는 일부가 되었다. 그동안 초음파검사로 태아기형을 진단하고 경험했던 실례와, 임신중단 후 부검 및 생후 외과적 교정을 하면서 귀한 사진들을 모을 수 있었다. 태아기형의 산전, 산후 사진들을 정리해보기로 마음을 먹은 지 2년이 훨씬 넘었다. 처음에는 실례만을 모은 사진첩을 만들려는 생각에서 출발했으나 사진만 나열하기보다는 병에 대한 설명과 초음파검사의 실제 소견, 진단적 접근까지 추가하기로 계획을 변경했다.

『태아기형 초음파진단』에서는 태아기형을 발견하고 진단하기 위해 영국과 미국의 산부인과학회가 추천하는 선별초음파검사 지침에 따라 내용과 스캔방법을 소개했다. 이렇게 해서 태아 신체구조의 정상 모양에 익숙해지고 정상으로부터 벗어난 비정상 모양을 인지할 수 있도록 시도했다.

다음에 특별히 계통별 특정 기형을 진단하기 위해 개괄적 진단적 접근을 모색했다. 따라서 감별진단하기 위해 어떻게 초음파검사를 해야 하는지에 대해, 논리적 개념에 따라 진단적 단계에 이를 수 있도록 노력했다. 또한 특정 기형을 믿을만하게 진단하기 위해 3차원 초음파, 도플러초음파, 자기공명영상의 소견도 제시했다. 특정 기형에 대해서도 임신주수에 따라 여러 초음파영상을 제시해서 병태생리의 이해를 도왔다. 또한 각 기형의 정확한 정보를 부모에게 제공할 수 있도록 참고문헌을 수록했다. 따라서 이 책이 태아기형을 발견하기 위해 산과 초음파검사를 하는 초음파검사자와 의사에게 유용할 뿐만 아니라 환자와 기형이 있는 태아를 다루는 영상진단의사, 신생아과의사, 소아과의사, 외과의사, 유전의사, 소아병리의사 등 병원 건강관리팀과 사회사업팀 모두에게 도움이 되기를 바란다.

나에게 새로운 분야를 가르쳐준 Stuart Campbell 교수, Kypros H. Nicolaides 교수에게 감사의 말씀을 드린다. 이 책이 나오기까지 나와 같이 했던 그리고 나에게 끝없는 용기와 인내를 허락해준 아기와 아기의 부모에게 끝없는 사랑과 존경을 표한다. 그리고 병원일로 바쁜 나를 이해하고 지지해준 아내에게 감사한다.

귀한 증례의 초음파사진을 제공해주신 김암 교수와 원혜성 부교수(울산대학교 의과대학 서울아산병원 산부인과), 김영한 조교수(연세대학교 의과대학 세브란스병원 산부인과), 이 책의 소중한 부분인 부검사진을 정리해주신 정우희 교수(연세대학교 의과대학 강남세브란스병원 병리과)와, 자기공명영상사진과 소견을 정리해주신 윤춘식 교수(연세대학교 의과대학 강남세브란스병원 영상의학과)에게 감사의 말씀을 드린다. 그리고 원고에서부터 사진까지 정성껏 정리해준 사무원 김윤미, 김정미 양에게도 고마운 마음을 전한다. 태아의 정상 초음파소견을 다듬고 그림과 표가 제 위치에 모습을 드러낼 수 있었던 것은 연구강사 김민아, 서석교, 황주연의 수고 덕분이다. 원고의 오자와 참고문헌을 정리해준 의국원 김선영, 장민영에게 고마움을 전한다. 끝으로 이 책의 출간을 흔쾌히 맡아준 일조각의 김시연 대표님과 편집부 직원 여러분께 감사의 말씀을 드린다.

2010년 2월

유담唯潭 이국

차례

제4장 임신초기 태아 염색체이상 선별초음파검사

제5장 임신중기 태아 염색체이상 선별초음파검사

제6장 임신중기 태아기형 정규초음파검사

제7장 중추신경계기형

제8장 얼굴과 목의 기형

제9장 가슴기형

제10장 심장기형

제11장 위장관기형과 복벽기형

제12장 비뇨생식기계기형

제13장 골격계기형

제14장 태아수종

제15장 태아 감염

제16장 쌍태임신

제17장 기형이 있는 태아의 산전 처치

01
산과초음파검사

Donald 등(1958)[1]이 산과에서 초음파검사*ultrasonography*를 처음 도입한 이래 초음파는 산과진료에 필수적인 도구가 되었다. 산과초음파검사는 태아 주위의 태반이나 양수, 태아의 성장과 안녕은 물론 태아 발달의 해부학적 구조에 관한 중요한 정보를 제공한다. 초음파기술로는 2차원에서 3차원, 4차원 초음파영상, 임신부와 태아의 혈역학을 측정하는 도플러초음파*Doppler ultrasound*가 발달하게 되었다.

I 기술

화면에 보이는 초음파영상은 초음파를 신체조직에 보내면 조직으로부터 되돌아오는 에코*echo*(반사파)로 만들어진다. 압전결정*piezoelectric crystal*이 있는 탐촉자*transducer, probe*에 전원을 연결하면 전기에너지가 고주파음으로 전환된다. 피부에 바르는 수용성 겔*gel*은 결합제*coupling agent*로 작용한다. 음파는 여러 조직층을 통과하면서 밀도가 다른 조직 사이의 경계면에서 반사된 뒤 탐촉자로 되돌아와 전기에너지로 다시 전환되어 화면에 영상으로 전시된다. 뼈 같은 고밀도의 조직은 고속의 반사파를 만들기 때문에 화면에 하얗게 나타나고 액체는 반사파가 없어 검게 나타난다.

초당 40장 이상의 영상이 빠르게 생성되면 화면에서는 실제로 움직이는 것처럼 보인다. 산전초음파검사는 태아의 심장박동과 태동을 관찰함으로써 태아의 생명을 확인하기 위해 실시간 스캐너*scanner*로 복부 또는 질을 통해 접근해서 시행한다.

산전초음파검사를 시행할 때는 적절한 주파수의 탐촉자를 사용해야 한다. 주파수는 조직 통과와 해상력*resolution*에 따라 선택한다. 고주파(>5MHz)는 해상력이 좋은 반면 저주파는 효과적으로 조직을 통과한다. 예를 들어 복부초음파검사*transabdominal ultrasonography*를 시행할 때는 3~5MHz의 탐촉자를 흔히 사용하며 비만 환자는 더 낮은 주파수(2~2.25MHz)의 탐촉자를 사용해야 하는 경우도 있다. 그러나 해상력(영상의 질)은 감소할 것이다. 임신초기에 5MHz 이상의 고주파를 이용한 질초음파검사*transvaginal ultrasonography*는 태아가 탐촉자에 근접해 있기 때문에 좋은 해상력을 제공한다.

Ⅱ 안전성

산과진료에 초음파를 일상적으로 사용하게 되면서 태아의 성장과 발달에 나쁜 영향을 주지는 않는지에 대한 의문이 제기되었다. 그러나 지금까지의 경험과 연구 결과들을 토대로 하면 임신 중 진단적 초음파검사는 일반적으로 태아에게 안전하다. 그러나 초음파검사는 의학적 적응증이 있는 경우 필요한 진단적 정보를 얻기 위해 ALARA(as low as reasonably attainable) 원칙에 따라 필요한 정보를 얻을 수 있는 범위 내에서 가능한 한 낮은 출력(노출시간이나 강도)을 사용해야 한다.[2,3] 동물실험 결과들에 따르면 포유류의 신체 조직에서, 의료용 초음파장비의 주파수 범위 내에서 생물학적 손상 효과는 없었다.[4,5]

Ⅲ 임상적 적용

영국에서는 임신부가 임신 중 적어도 2번 초음파검사(임신 11~14주, 20주)를 받으며,[2] 독일에서는 임신 중 3번(임신 9~12주, 19~22주, 29~32주)의 초음파검사를 시행한다.[6] 일반적으로 임신 중 적어도 3번의 정규*routine* 초음파검사를 권한다. 첫 번째는 임신초기(11~14주)에 임신주수(연령) 추정, 태아 생존력*viability* 평가, 다태임신*multiple pregnancy*을 비롯한 태아 염색체이상*chromosome abnormality* 선별을 위해 시행하고, 두 번째는 임신 20주에 태아의 중증기형*major malformation*을 검색하기 위해 시행하며, 세 번째는 임신 32~34주에 추가적 기형과 태아성장장애를 발견하기 위해 초음파검사를 시행한다.

산과초음파는 정확한 임신연령 결정과 태아기형*fetal anomaly*, 다태임신을 발견하는데 획기적으로 기여하고 있다. 실제로 정확한 임신연령 측정을 통해 임신 42주 이상의 만기후임신*postterm pregnancy*의 빈도가 줄었고,[7] 만기후임신에서 시행하는 유도분만*induced labor*도 감소했다.[8] 최근 문헌보고에 따르면 태아의 의미 있는 구조적 이상(기형) 가운데 약 50%가 임신 20주 선별초음파검사로 발견된다.[9] 기술이 진보함에 따라 태아 해부학적 구조를 인지하려는 노력이 임신초기에 시도되어 실제로 임신 제1삼분기*first trimester* 말 전에 태아의 해부학적 구조를 평가할 수 있다.

그러나 최신 임상지침에서는 태아기형의 평가를 위해 임신 15주 전에 시행하는 초음파검사의 역할은 확립되지 않았으며[2] 임신 18주 이후에 시행해야 한다고 강조한다.[3] 이 시기 전에 태아의 정상 해부학적 구조를 확인하는 것이 가능하기는 하지만 태아의 크기가 작아 구조들을 보기가 어려울 수 있기 때문이다. 또한 임상적 적응증, 초음파 시술자의 경험과 기술, 검사집단의 기형 발생빈도, 초음파검사 시기(임신주수), 중증기형과 경증기형*minor malformation*의 정의, 생후 기형의 확인 과정에 따라 태아기형을 발견하는 초음파검사의 민감도*sensitivity*가 달라질 수 있다.[10]

Ⅳ 지침

임신 중 정규초음파검사는 일반적으로 2가지 구성요소로 나눌 수 있다. 첫째, 태아의 생체계측이다. 임신연령 결정, 태아 성장 평가와 특정 구조의 크기를 평가하기 위해 태아의 몇 가지 특별한 해부학적 구조들을 측정한다. 둘째, 태아의 해부학적 구조 평가이다. 중증기형을 발견하기 위해 기관계통 내의 특별한 대표기관이나 신체 부위를 조사한다. 이러한 측정과 조사 과정은 임신 제1삼분기, 제2삼분기*second trimester*, 제3삼분기*third trimester* 초음파검사 지침(최소한의 표준)에 따라 시행해야 한다.

1. 임신 제1삼분기 초음파검사

임신초기에는 일반적으로 임신 15주 전 첫 번째 진료를 할 때 초음파검사를 하게 된다. 임신 제1삼분기에 초음파를 시행하는 적응증(표 1-1)은 정확한 임신연령 추정, 태아의 생존력 확인, 다태임신 진단과 태반 형성(융모막*chorion*과 양막*amnion*)의 형태 평가, 태아 기형 조기발견, 태아의 염색체이상을 선별하기 위한 태아 목덜미투명대*nuchal translucency* 두께 측정이다.

먼저 만기후임신에서 유도분만의 필요성을 감소하고 다운증후군*Down syndrome*을 발견하기 위해 임신부 혈청을 이용한 선별검사를 하려면 정확한 임신주수 결정이 필수적이다.

임신초기에는 복부 또는 질초음파나 2가지 모두로 평가할 수 있으며, 임신낭*gestational sac*, 태아와 심장박동은 복부초음파보다 질초음파에서 약 1주 빨리 볼 수 있다.

초음파검사를 시행할 때는 표 1-2에 기재된 사항들을 평가해야 한다. 그리고 임신 7~12주에 태아의 머리엉덩이길이*crown rump length*를 측정하면 약 3~5일의 오차로 임신주수를 정확하게 평가할 수 있다. 최신장비에는 생체계측치 정보가 포함되어 있기 때문에 임신 제1삼분기에 머리엉덩이길이를 측정하면 임신연령을 예측해서 제공해준다(부록 1, 표 1, 2). 이 시기가 지나면 태아가 점차 몸을 구부리기 때문에 임신 13주 이후에 머리엉덩이길이를 사용해서는 안 된다. 대신 양두정골직경*biparietal diameter*이나 머리둘레

표 1-1. 임신 제1삼분기 초음파검사의 적응증

자궁내임신 확인
의심되는 자궁외임신 평가
질출혈의 원인 규명
골반통증 평가
임신주수(연령) 추정
다태임신의 진단 또는 태반 형성의 형태 평가
태아 심장박동 확인
태아의 염색체이상을 선별
융모막융모채취, 배아이식, 자궁내피임장치의 위치 확인 및 제거 시 보조
임신부의 골반종괴 또는 자궁이상 평가
의심되는 임신영양모세포병 평가

• AIUM(American Institute of Ultrasound in Medicine, 2003)[3]에서 수정해서 인용.

표 1-2. 임신 삼분기별 표준초음파검사의 구성 요소

임신 제1삼분기	임신 제2·3삼분기
임신낭의 위치 배아 또는 난황낭 확인 머리엉덩이길이 심장박동 태아 수 다태임신(양막과 융모막 수 결정) 자궁, 자궁부속기와 막힌주머니 평가 태아 목덜미투명대 두께 측정	태아 수 태위 태아 심장의 움직임 태반 위치 양수량 임신주수 평가 태아 체중 추정 임신부의 골반종괴 평가 태아의 해부학적 구조 확인

* AIUM(2003)[3]에서 수정해서 인용.

*head circumference*를 사용해야 하고 대퇴골길이*femur length*를 측정하기도 한다. 배아가 확인되지 않을 때는 평균 임신낭 직경을 측정해서 기록해야 한다.

배아사망*embryonic demise*은 물론 배아가 없는 임신*anembryonic pregnancy* 같은 이상을 발견하는 데 임신초기 초음파는 가치가 있다. 질초음파검사에서 배아의 심장박동은 배아의 길이가 5mm일 때 관찰된다. 다태임신 역시 임신 제1삼분기에 믿을만하게 진단할 수 있고 태반 형성(융모막과 양막)의 유형을 평가할 수 있다.[12] 뿐만 아니라 자궁, 자궁부속기와 막힌주머니*cul-de-sac*(맹낭盲囊)를 평가하기 위한 최적의 시기일 수 있다. 또한 임신 11~14주에 초음파검사로 태아 목덜미투명대의 두께를 측정[13]하는 것은 다운증후군의 위험이 있는 태아를 발견하는 데 효과적인 방법이다. 동시에 목덜미투명대와 임신부 혈청검사를 이용한 합동검사*combined test*는 태아의 염색체이상을 선별할 수 있는 최선의 방법이다.

그러나 임신 15주 이전에 태아기형을 발견하기 위한 초음파검사의 역할은 확립되지 않았다.

2. 임신 제2삼분기와 제3삼분기 초음파검사

임신 제2삼분기와 제3삼분기 초음파검사의 적응증은 표 1-3에 제시되어 있다.[3,14] 이 시기에는 상황에 따라 표준*standard*(기본*basic*), 특별*specialized*(정밀) 또는 제한된*limited* 초음파검사를 하게 되며, 태아의 해부학적 구조도 포함해서 평가한다(표 1-2).

표준, 즉 기본초음파검사는 종종 정규, 제1단계*Level 1* 또는 완전한*complete* 전체적 초음파검사라고도 한다. 표준초음파검사는 적절한 훈련을 받은 시술자가 시행해야 한다.

특별(정밀)초음파검사란 과거력이 있거나 임신부 혈청 선별검사, 전에 시행한 표준(기본) 또는 제한된 검사에서 이상소견이 발견되어 기형이 의심될 때 적응이 되거나 선택적*selective* 정밀 해부학적 구조검사를 말한다. 종종 제2단계*Level 2*, 조사*survey* 또는 표적*targeted*검사라고 한다. 태아 심장, 태아 도플러, 생물리학계수*biophysical profile* 같은 방법이 있다. 이러한 특별검사는 전문지식과 경험을 가진 시술자가 시행하고 해석해야 한다.

제한된 초음파검사란 특별한 의문이 있어 시행하는 검사로, 양수량 예측, 태아 생존력 결정, 태반 위치, 태위의 인지 등을 포함한다. 대부분의 경우 전에 표준검사 기록이 있는

표 1-3. 임신 제2삼분기와 제3삼분기 초음파검사의 적응증

임신주수 추정
태아 성장 평가
질출혈
복부 또는 골반통증
자궁경부무력증
태위 결정
다태임신 의심
양막천자의 보조
자궁 크기 또는 임상적 임신주수의 불일치
골반종괴
기태임신 의심
자궁경부 원형결찰 시 보조
자궁외임신 의심
태아사망 의심
자궁기형 의심
태아 안녕 평가
양수과다증 또는 양수과소증 의심
태반조기박리 의심
외두부회전 시 보조
조기양막파열 및 조기진통
비정상적 생화학적 표지자
확인된 태아기형의 추적관찰
전치태반 의심 시 태반 위치의 추적관찰
선천성 기형의 기왕력
다태임신에서 태아 성장 연속 평가
산전관리가 지연된 경우 태아 상태 평가

* NIH(National Institutes of Health, 1984),[14] AIUM(2003)[3]에서 재인용.

경우에만 시행된다.

(1) 태아의 해부학적 구조 평가 항목

초음파검사로 구조적 선천성 기형을 모두 발견하는 것은 불가능하지만 다음의 태아 해부학적 구조를 평가하면(표 1-4)[3] 많은 태아이상을 발견할 수 있다. 정상 태아를 확인하기 위해 임신 20주 초음파검사에서 평가해야 할 해부학적 구조는 머리모양과 투명중격강, 소뇌*cerebellum*, 뇌실 폭(<10mm), 척추(종축과 횡단면), 흉부(심장의 4방단면도), 복부모양과 위, 신장과 제대의 복부부착, 신우(전후 직경 <5mm), 종축(복부-흉부모양, 횡격막, 방광), 팔(3개의 뼈와 손, 손가락은 세지 않음), 다리(3개의 뼈와 발, 발가락은 세지 않음) 등이다.[2]

가능하다면 앞에서 기술한 정상 태아의 모양에 심실유출로*ventricular outflow tract*와 얼굴, 입술모양을 평가하며, 이를 통해 심장이상과 구순열*cleft lip*의 발견율을 향상시킬 것으로 보인다.

(2) 태아생체계측

임신 제2삼분기와 제3삼분기에 양두정골직경, 머리둘레, 복부둘레*abdominal circumference*, 대퇴골길이를 측정해서 임신연령과 태아 체중을 예측할 수 있다(부록 1, 표 3~5). 임신연령과 태아 체중을 예측하기 위해서는 유사한 고도에서 생활하는 같은 종족의 정

표 1-4. 임신 제2삼분기와 제3삼분기 표준초음파검사에서 평가해야 할 태아의 해부학적 구조

머리와 경부
소뇌
맥락막총
대수조
외측 뇌실
대뇌겸
투명중격강
흉부
심장의 4방단면도
기술적으로 가능한 경우 양쪽 심실유출로 평가
복부
위: 존재, 크기와 위치
신장
방광
제대가 태아 복부로 들어가는 부위
제대혈관의 수
척추
경추, 흉추, 요추, 천추
사지
팔과 다리: 존재 또는 부재
성별
다태임신, X연관유전질환같이 의학적으로 적응이 되는 임신에서만 확인

• AIUM(2003)[3]에서 인용

상 태아로부터 얻어진 정상 태아생체계측*fetal biometry* 측정치를 이용해야 하며 여러 항목을 참고해야 비교적 정확하다. 태아의 다른 신체구조들, 즉 귀, 신장*kidney*, 소뇌, 장골*long bone*과 발, 눈 사이와 양안의 거리를 포함해서 기관의 이상 또는 증후군을 확인하는 데 도움을 줄 수 있는 생체계측치를 이용해야 한다.

임신 14~26주 사이에 측정한 양두정골직경은 대부분 정확하고 7~10일의 차이가 있으며 임신 26주 이후에는 생물학적 차이가 크기 때문에 정확하지 않다. 머리둘레 역시 측정한다. 태아 머리가 납작하거나(장두증*dolichocephaly*) 둥글면(단두증*brachycephaly*) 머리둘레는 양두정골직경보다 정확하다. 대퇴골길이는 양두정골직경, 임신연령과 연관성이 높다. 대퇴골길이는 골단骨端, *epiphysis*을 제외하고 골간骨幹, *diaphysis*의 장축에 수직으로 측정하며, 임신 제2삼분기에 7~11일의 차이가 있다. 복부둘레는 2~3주로 가장 차이가 크지만, 태아 성장을 평가하는 데 가장 큰 영향을 미치는 변수이다. 복부둘레는 태아 위*stomach*와 제대정맥*umbilical vein*을 포함하는 횡단면*transverse plane*의 피부선에서 측정한다.

임신이 진행함에 따라 임신연령에 사용하는 생체계측치는 오차가 커지며, 특히 임신 제3삼분기에는 모든 개별적 측정치가 부정확해진다. 따라서 만약 임신 제3삼분기 초음파검사로 임신연령을 결정하려 한다면 연속검사를 시행해서 정상 간격의 태아 성장을 확인함으로써 정확도를 보완할 수 있다.

(3) 태반

태아생체계측과 태아의 해부학적 구조 평가 이외에 태반의 위치와 양수의 양을 평가한다. 태반의 위치, 모양과 자궁경부내구*internal cervical os*의 관계를 기록해야 한다. 과도하게 팽창된 방광 또는 임신초기 태반의 위치는 태반이동으로 인해 분만할 때의 위치와 일치하지 않을 수 있기 때문에 연속검사가 필요하다.

(4) 양수

양수의 양을 측정하는 것은 태아를 평가하는 중요한 방법이다. 양수의 양을 주관적으로 평가할 때 태아가 웅크리고 있고 태아를 둘러싸는 양수가 없으면 양수과소증*oligohydramnios*이다. 양수과다증*polyhydramnios*이 있으면 흔히 태아는 누운 자세를 취하고 양수가 분명히 과다해서 임산부의 복부(자궁)가 예상되는 임신주수의 크기보다 훨씬 크다.

객관적 측정방법으로 사용되는 양수지수*amniotic fluid index*란 자궁을 4부분으로 나누고 각 부분에서 가장 깊은 양수의 수직깊이를 더한 것이다.[15] 임신 16주부터 참고할 수 있는 양수지수의 범위가 확립되었으며(부록 1, 표 6), 대부분의 정상 임신에서 양수지수는 8~24cm 이내이다. 대체로 양수지수 5 이하는 양수과소증, 25 이상은 양수과다증이다. 다른 방법으로 최대양수포켓수직깊이*maximal vertical pocket* 측정이 있으며, 2~8cm는 정상 범위이고 2cm 미만은 양수과소증, 8cm 이상은 양수과다증이다.

V 관리

1. 검사자의 자격

산전선별초음파검사를 하는 모든 병원은 산전진단의 경험이 많은 산과의사를 적어도 1명 이상 보유해야 한다.

초음파검사를 시행하는 사람을 초음파검사자*sonographer* 또는 초음파의사*sonologist*라고 한다. 전통적으로 기술적 내용과 영상을 처음 만드는 것은 초음파검사자(비의사)의 책임이었고 내용과 영상을 해석하는 것은 초음파의사의 책임이었다. 초음파검사장비 제조회사의 훈련 전문가가 실시하는 훈련이나 1~2주 단기훈련과정은 적당한 초음파훈련이라고 말할 수 없다.

초음파검사를 시행하고 영상을 통해 정상과 이상을 판별하기 위해서는 최소한의 훈련이 필요하다. 미국초음파의학회*American Institute of Ultrasound in Medicine; AIUM*는 초음파검사를 시행하지만 훈련을 받지 않은 의사들은 적어도 ① 1개월의 감독하에 훈련, ② 적어도 200예의 초음파검사를 포함한 2개월의 실제 경험, ③ 계속적인 교육과 평가를 권고한다.[16]

영국에서는 영국산부인과학회*Royal College of Obstetricians and Gynaecologists; RCOG*와 영국방사선학회*Royal College of Radiologists; RCR*가 인정하는 센터에서 개최된 300시간 과정 이수 후 발행되는 증명서를 소지해야 초음파검사를 시행할 수 있다. 1주일에 적어도

1차례, 가능하면 2차례에 걸쳐 일련의 정밀검사를 시행함으로써 기술을 유지한다.[2]

정규초음파검사를 하는 산과의사는 태아기형을 진단하는 데 고도의 기술과 지식을 갖추고 있지 않아도 된다. 오히려 정상 태아 모습에 완전히 익숙해져서 정상*normal*에서 벗어나는 이상*abnormal*을 인지할 수 있어야 한다. 초음파검사의 질은 검사자(술자)의 경험과 기술, 초음파장비의 해상력에 따라 결정되기 때문에 태아의 이상이 의심이 되면 임신부의 산전진단 경험과 전문지식이 있고 장비를 갖춘 병원에 의뢰해야 한다. 이러한 선별적 접근을 위해서는 검사자가 최소한의 훈련을 받아야 하며 중증기형을 인지할 수 있는 표준초음파검사지침을 따라야 한다.

2. 검사실 설비와 검사시간

초음파검사는 초음파검사만을 위해 설계된 장소에서 시행해야 한다. 이러한 장소에는 상담실도 포함되어야 한다. 태아의 구조적 이상을 발견하기 위한 초음파장비는 5년이 넘지 않은 최신장비를 사용해야 하며, 필요한 측정을 할 수 있고 좋은 영상을 제공해야 한다. 초음파검사시간은 시작과 문서기록을 포함해 20분을 배정해야 한다.

3. 검사기록

초음파검사를 하는 모든 과정은 주의 깊게 기록물로 증명해야 하고 초음파영상의 기록을 잘 보관해야 한다. 이상이 발견되거나 의심스러운 특별한 구조가 보이면 하드카피*hard copy*로 보관하거나 가급적이면 비디오 녹화를 추천한다. 검사의 적절한 기록은 양질의 환자 관리를 위해 필수적이다. 이러한 기록에는 측정 항목과 해부학적 소견을 구체화한 초음파영상의 영구기록이 포함된다. 영상에는 검사 날짜, 환자의 이름과 영상의 방향을 적절하게 기록해서 라벨*label*을 달아야 한다. 그 밖에도 초음파소견을 적은 보고서가 환자 진료기록에 포함되어야 한다(그림 1-1).

Ⅵ 요약

산과초음파검사는 정규적으로 그리고 특별한 산과적 적응증에 따라 시행된다. 산과초음파검사의 중요한 역할 중 하나는 태아의 중증기형을 발견하는 것이다. 중증기형을 발견하기 위해 초음파검사를 할 때는 표준화된 임상지침에 따라 체계적으로 접근해야 한다.

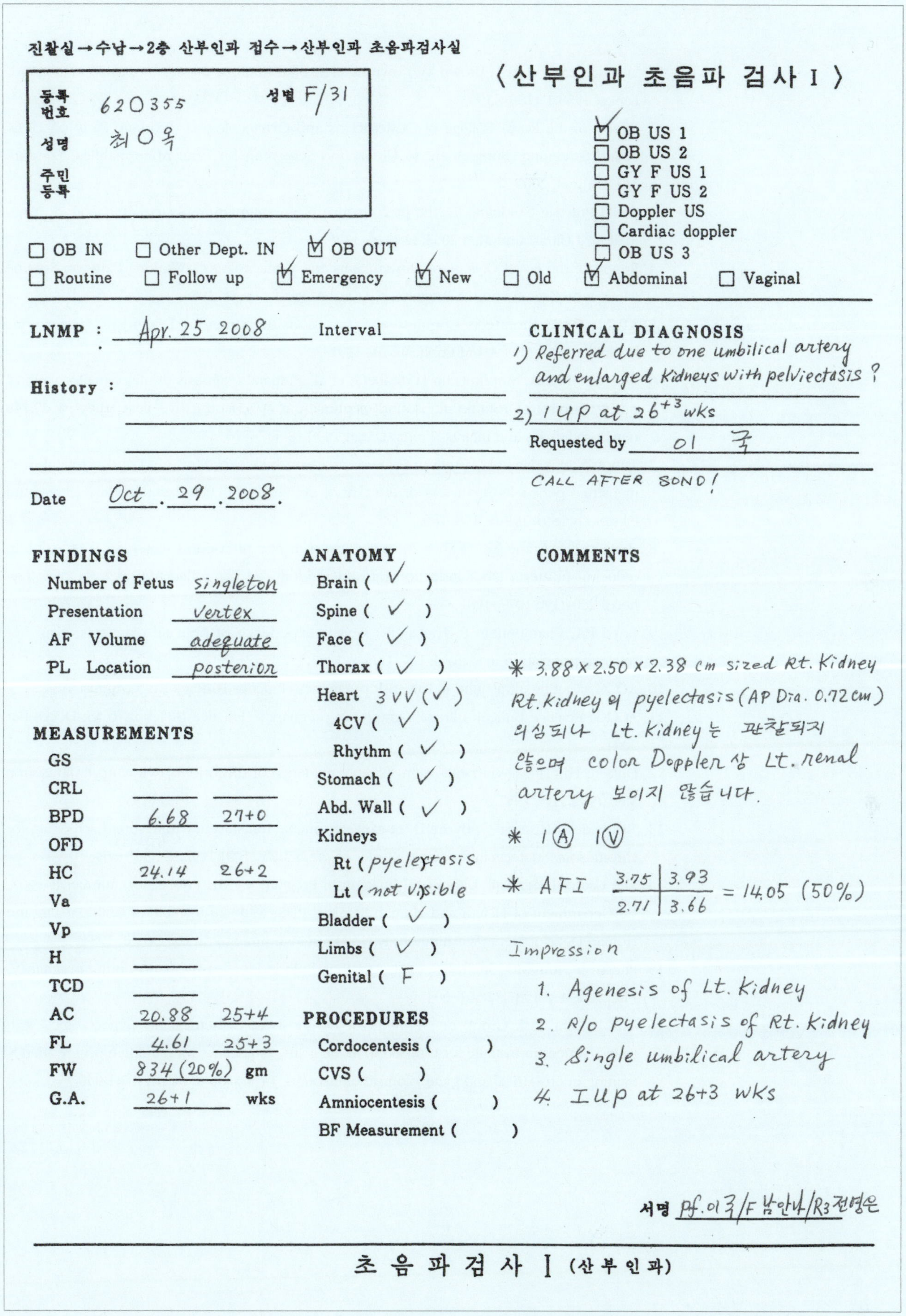

진찰실→수납→2층 산부인과 접수→산부인과 초음파검사실

〈산부인과 초음파 검사 I〉

등록번호 620355 　 성별 F/31

성명 최○옥

주민등록

☑ OB US 1
☐ OB US 2
☐ GY F US 1
☐ GY F US 2
☐ Doppler US
☐ Cardiac doppler
☐ OB US 3

☐ OB IN 　 ☐ Other Dept. IN 　 ☑ OB OUT

☐ Routine 　 ☐ Follow up 　 ☑ Emergency 　 ☑ New 　 ☐ Old 　 ☑ Abdominal 　 ☐ Vaginal

LNMP : Apr. 25 2008 　 Interval ______

History : ______

CLINICAL DIAGNOSIS
1) Referred due to one umbilical artery and enlarged Kidneys with pelviectasis ?
2) IUP at 26^{+3} wks

Requested by 이 국

CALL AFTER SONO!

Date Oct. 29. 2008.

FINDINGS

Number of Fetus	singleton
Presentation	vertex
AF Volume	adequate
PL Location	posterior

MEASUREMENTS

GS		
CRL		
BPD	6.68	27+0
OFD		
HC	24.14	26+2
Va		
Vp		
H		
TCD		
AC	20.88	25+4
FL	4.61	25+3
FW	834 (20%) gm	
G.A.	26+1 wks	

ANATOMY

Brain (✓)
Spine (✓)
Face (✓)
Thorax (✓)
Heart 3VV (✓)
4CV (✓)
Rhythm (✓)
Stomach (✓)
Abd. Wall (✓)
Kidneys
Rt (pyelectasis
Lt (not visible
Bladder (✓)
Limbs (✓)
Genital (F)

PROCEDURES

Cordocentesis ( )
CVS ( )
Amniocentesis ( )
BF Measurement ( )

COMMENTS

✳ 3.88 × 2.50 × 2.38 cm sized Rt. Kidney
Rt. kidney의 pyelectasis (AP Dia. 0.72 cm) 의심되나 Lt. kidney는 관찰되지 않으며 color Doppler상 Lt. renal artery 보이지 않습니다.

✳ 1Ⓐ 1Ⓥ

✳ AFI $\frac{3.75 \mid 3.93}{2.71 \mid 3.66}$ = 14.05 (50%)

Impression
1. Agenesis of Lt. Kidney
2. R/o pyelectasis of Rt. Kidney
3. Single umbilical artery
4. IUP at 26+3 wks

서명 Pf. 이국/F 남안나/R3 전영은

초음파검사 I (산부인과)

그림 1-1. 초음파검사기록 양수과소증, 태아 위치 또는 임신부의 비만으로 인해 태아의 구조를 완전히 볼 수 없었다면 그 이유를 기록해야 한다.

참고문헌

1. Donald I, MacVicar J, Brown TG. Investigation of abdominal masses by pulsed ultrasound. Lancet 1958;1:1188-1195.
2. Report of the Royal College of Obstetricians and Gynaecologists' Working Party on Ultrasound Screening. Supplement to Ultrasound Screening for Fetal Abnormalities. London: RCOG Press, 2000.
3. AIUM Practice Guideline for the performance of an antepartum obstetric ultrasound examination. J Ultrasound Med 2003;22:1116-1125.
4. Report of the Royal College of Obstetricians and Gynaecologists Working Party on Routine Ultrasound Examination in Pregnancy. London: RCOG Press, 1984.
5. AIUM: AIUM Bioeffects Committee: Safety Considerations for Diagnostic Ultrasound. Rockville Pike, MD: AIUM Publications, 1991.
6. Queisser-Luft A, Stopfkuchen H, Stolz G, et al. Prenatal diagnosis of major malformations: quality control of routine ultrasound examinations based on a five-year study of 20,248 newborn fetuses and infants. Prenat Diagn 1998;18:567-576.
7. Tunon K, Eik-Nes SH, Grøttom P. A comparison between ultrasound and a reliable last menstrual period as predictors of the day of delivery in 15,000 examinations. Ultrasound Obstet Gynecol 1996;8:178-185.
8. Bennett KA, Crane JM, O'Shea P, et al. First trimester ultrasound screening is effective in reducing postterm labor induction rates: a randomized controlled trial. Am J Obstet Gynecol 2004;190:1077-1081.
9. Boyd PA, Chamberlain P, Hicks NR. 6-year experience of prenatal diagnosis in an unselected population in Oxford, UK. Lancet 1998;352:1577-1582.
10. ACOG. Routine ultrasound in low-risk pregnancy. Practice Patterns No.5, August 1997.
11. ACOG. Practice Bulletin ultrasonography in pregnancy. Practice Bulletin No.58, December 2004.
12. Finberg HJ. The "twin peak" sign: reliable evidence of dichorionic twinning. J Ultrasound Med 1992;11:571-577.
13. Nicolaides KH, Azar G, Byrne D, et al. Fetal nuchal translucency: ultrasound screening for chromosomal defects in the first trimester of pregnancy. BMJ 1992;304:867-869.
14. The Use of Diagnostic Ultrasound Imaging in Pregnancy. NIH Publication number 84-667. US Department of Health and Human Services PHS, National Institute of Child Health and Human Development. Washington, D.C., U.S. Government Printing Office, 1984.
15. Phelan JP, Ahn MO, Smith CV, et al. Amniotic fluid index measurements during pregnancy. J Reprod Med 1987;32:601-604.
16. AIUM. Joint Task Group on Training for Diagnosis in Obstetricaland Gynecologic Ultrasound, American Institute for Ultrasound in Medicine. Guidelines for minimum post residency training in obstetrical and gynecological ultrasound. J Ultrasound Med 1982;1:R40.

02

선천성 기형 개요

초음파검사*ultrasonography*는 태아기형*fetal anomaly*을 진단하는 중요한 도구이다. 초음파검사는 태아 내외부 전신진찰을 용이하게 해서 중증기형*major malformation*은 물론 경증기형*minor malformation*도 인지할 수 있다. 따라서 태아 내외부 결손의 특징적 표현형*phenotype* 출현을 보이는 중증 염색체이상*chromosome abnormality*과 이형증후군異形症候群, *dysmorphic syndrome*을 검색할 수 있다.

이 장에서는 선천성 기형의 용어 정의와 분류의 중요성, 선천성 기형의 빈도와 원인, 진단적 접근을 개괄적으로 소개한다.

I 선천성 기형의 용어 정의

선천성 기형이란 임신 중 배아*embryo*와 태아*fetus* 발달과정의 이상으로 인해 출생 시 존재하는 기관, 기관의 일부 또는 많은 신체 부위의 형태나 구조이상을 말하며, 각 기형에는 병인론적으로 기형*malformation*, 파괴*disruption*, 변형*deformation*, 이형성*dysplasia*이 포함된다.[1]

주어진 환자에서 다발성 기형*multiple anomaly*의 형태를 표현하는 용어로는 다장소결손*polytopic field defect*, 속발증*sequence*, 증후군*syndrome*과 연합*association* 등이 있다.[1]

1. 기형

수태부터 또는 배아 형성기간 중 내인성으로 이상 발달과정으로 인해 발생한 기관, 기관의 일부 또는 많은 신체 부위의 구조적 결함을 말한다. 구순열*cleft lip*과 구개열*cleft palate*, 선천성 심장질환, 신경관결손*neural tube defect*과 유문협착*pyloric stenosis* 같은 단독기형*isolated malformation* 등이 기형의 대표적인 예들이다. 대부분의 단독기형은 비교적 재발위험이 적고 여러 가지 원인으로 인해 발생한다.

2. 파괴

정상 발달과정의 조직, 기관, 기관의 일부 또는 신체의 많은 부위가 외인성 방해(손상)의 결과나 조직파괴로 인한 구조적 결함으로 나타난다. 예전에 사용하던 이차적 기형*secondary malformation*과 동의어이다. 외인성 인자로는 기형발생인자*teratogen*인 방사선*radiation*, 감염*infection*, 약물*drug*, 저산소증*hypoxia*, 허혈*ischemia*, 상처*trauma*, 고온 등이 있다. 정의상 파괴는 유전될 수 없다. 태아는 유전학적으로 정상이고 결손은 외인성 이상으로 야기되므로 대개 재발위험이 적다. 태아 뇌파괴속발증*brain disruption sequence*, 양막대증후군*amniotic band syndrome*, 무심장증*acardia*, 복벽파열*gastroschisis* 등이 파괴의 예이다.

3. 변형

정상적으로 발달하고 있거나 발달된 구조에 내인성 또는 외인성의 기계적인 힘으로 인한 신체 일부의 형태, 모양 또는 위치 이상을 말한다. 대개 늦은 태아기에 근골격계를 침범한다. 두개안면비대칭*craniofacial asymmetry*, 관절만곡증*arthrogryposis*과 만곡족*talipes, clubfoot* 등이 있다.

외인성 기계적 원인들로는 자궁기형*uterine anomaly*, 양수과소증*oligohydramnios*, 비정상 태아 위치가 있다. 척수근위축증*spinal muscular atrophy*과 선천성 근긴장성이영양증*myotonic dystrophy* 같은 신경근육질환과 이분척추*spina bifida* 같은 내인성 원인으로도 태아 운동의 장애가 발생한다.

4. 이형성

세포가 조직으로 비정상 기질화*organization*하는 것을 말하며, 이상조직형성을 뜻한다. 이형성은 기형, 파괴, 변형과 대조적으로 흔히 단일 기관에 국한되지 않고 대부분 유일하게 한 조직의 형태에만 관여해서 여러 신체 부위의 조직에 병변을 일으킨다. 보통 유전되고 노화하면 상태가 나빠진다. 이러한 이형성에는 불완전골형성증*osteogenesis imperfecta*, 연골무형성증*achondroplasia*, 치사성이형성증*thanatophoric dysplasia* 같은 골격이형성증*skeletal dysplasia*과, 마르팡증후군*Marfan syndrome*, 엘러스-단로스증후군*Ehlers-Danlos syndrome*을 포함하는 결합조직이상이 있다.

5. 다장소결손

단일 발달분야결손*developmental field defect*에서 유래한 기형의 형태를 말하며, 덜 인접한 여러 장소에서 발생한 기형이다. 단일장소*monotopic*발달분야결손은 전전뇌증全前腦症, *holoprosencephaly*과 단안증*cyclopia*, 구순열과 구개열 같은 인접한 부위에서 발생한 기형을 말하며, 다장소발달분야결손은 성장과 분화를 유도하는 과정이 멀리 위치한 부위의 결손으로 끝날 때 발생한다. 대표적인 예는 말단신장분야결손*acrorenal field defect*으로,

중신*mesonephros*의 유도효과가 없거나 요관싹*ureteric bud*이 유도효과를 방해해서 사지싹*limb bud* 연골증식과 분화의 결손이 일어나는 것이다.

6. 속발증

이미 확인한 단일기형 또는 기계적 인자에서 유래한 다발성 기형을 말한다. 원인은 다양하지만 병에 이르는 기전, 즉 병인론은 같다. 과거에는 같은 기본개념으로 속발기형*anomalad* 또는 복합기형*complex*이라는 용어를 사용했다. 태아의 양측신장무발생*bilateral renal agenesis*에서 포터속발증*Potter sequence*이 한 예이다. 이는 양수과소증으로 인해 얼굴모양이상, 폐형성부전*lung hypoplasia*과 관절구축關節拘縮, *joint contracture*이 발생하는 것으로, 양막*amnion*이 조기에 파열되어 오랫동안 양수가 누출되면서 발생한 양수과소증은 유사한 효과를 갖는다. 피에르로빈속발증*Pierre Robin sequence*은 소하악증*micrognathia*으로 인해 후방에 위치한 정상 크기의 혀가 구개를 압박해서 발생한 구개열이나 높은 아치를 이룬 구개를 말한다.

7. 증후군

병인론적으로 원인은 1가지이지만 서로 관련된 다발성 기형을 말한다. 2가지 이상의 발달분야결손 또는 중증의 단일 발달분야결손과 여러 가지 경증기형이 있다. 정신지체*mental retardation*와 연관되는 경우가 많다. 염색체이상, 유전질환, 기형발생인자 등이 원인이 된다. 멕켈-그루버증후군*Meckel-Gruber syndrome*(뇌류*encephalocele*, 다낭성신장*polycystic kidney*, 다지증*polydactyly*), 다운증후군*Down syndrome*, 태아알코올증후군*fetal alcohol syndrome*이 대표적 예들이다.

8. 연합

연합은 둘 이상의 개인에서 다발성 기형이 임의로 발생하지 않는 것을 말한다. 연합은 여러 가지 이상의 첫 글자를 맞추어 만든 용어로 부르며, MURCS연합(뮬러관무형성*Müllerian duct aplasia*, 신장무형성*Renal aplasia*, 경부-흉부-체절이형성*Cervico-thoracic Somite dysplasia association; MURCS association*), CHARGE연합(모양체결손*Coloboma of ciliary body*, 심장질환*Heart disease*, 후비공폐쇄*Atresia choanae*, 성장지연과 중추신경계이상*Retarded growth and/or central nervous system anomalies*, 생식기이상 또는 성선기능저하증*Genital anomalies and/or hypogonadism*, 귀이상*Ear anomalies and/or deafness association; CHARGE association*), VATER/VACTERL연합(척추결손*Vertebral defect*, 항문직장폐쇄*Anorectal atresia*, 심장기형*Cardiac anomalies*, 기관식도누공이 있는 식도폐쇄*Tracheo-Esophageal fistula with esophageal atresia*, 요골이나 신장기형*Radial and/or Renal anormalies*, 사지기형*Limb anomalies association; VATER/VACTERL association*) 등이 있다. 만약 신생아에게 식도폐쇄와 기관식도누공이 있다면 다른 기형이 있는지 척추와 항문, 심장, 신장과 요골을 평가해야 한다.

Ⅱ 선천성 기형의 용어와 임상적 의미

선천성 기형을 분류하는 데 사용하는 용어들은 표 2-1에서 보는 것처럼 결손에 대한 처치, 예후와 재발위험에 따라 차이가 있다. 이러한 정보는 결손이 있는 환자의 가족에게 질환의 처치와 가족계획에 대한 정보를 제공하기 위해서 중요하다. 산과의사는 직접 확인하거나 다른 의사에게 제공받은 정보를 부모에게 알려야 하기 때문에 용어의 차이를 정확하게 알고 있어야 한다. 표 2-1에는 일반적인 자료만 정리했지만, 결손의 각 부류 내에서 광범위한 차이가 있을 수 있다. 예를 들어 양막대증후군이 있으면 사지와 손가락 둘레가 양막대의 압축으로 인해 파괴되거나 심한 두개안면기형을 일으킬 수 있다. 그러므로 상황과 심한 정도에 따라, 유전질환처럼 선천성 기형의 각 부류 내에서 개별화해서 적절하게 부모와 상담해야 한다.

예를 들어 이형증후군은 분명한 원인이 있으며 염색체이상, 단일 유전자질환, 기형발생인자 등으로 인해 발생한다. 그리고 원인, 처치와 재발위험에 관한 정보를 확인하기 위해 특정 증후군으로 진단해야 한다. 반면 단일기형 또는 속발증은 원인이 분명치 않기 때문에 해부학적 진단밖에 할 수 없다. 따라서 기형의 예후는 결손의 위치, 심한 정도와 치료 가능 여부에 따라 달라진다.

단일기형의 경험상 재발률은 대부분 1~5%이다. 유전되는 것으로 알려진 결손이나 유전 가능성이 있으면 부모, 이환된 개인 또는 친척들에게 장래 이환아를 가질 위험성을 알려줄 필요가 있다. 다양한 유전형태에 대한 재발률은 상담의 지침이 되며 표 2-2에 정리했다.

신생아의 1~2%는 주로 자궁 내 압박으로 인해 발생한 발의 위치 변경, 골반탈구 또는 사두증斜頭症, *plagiocephaly* 같은 변형을 갖고 있다. 이러한 외인성 자세변형의 예후는 대부분 양호하며 교정할 수 있는 경우도 있다. 재발률은 기계적 압박의 원인에 따라 달라지며 대부분의 변형에서 재발위험은 적다. 그러나 임신부의 자궁기형이 원인이라면 재발위험은 높을 수 있다. 내인성 변형의 경우 변형을 일으키는 이상이 유전된다면 역시 재발위험이 높을 수 있다.

파괴는 산발적으로 발생하는 경향이 있다. 정상 조직의 파괴는 조직의 손실을 의미하

표 2-1. 기형, 변형, 파괴와 이형성 비교

	기형(중증)	변형		파괴	이형성
		외인성	내인성		
신생아 빈도	3%	2%	미상	1~2%	미상
치료	수술 또는 약물치료	90% 자연치유	수술 또는 약물치료	수술	아동기 후기에서 성인기에 치료가 필요함
예후	다양함 치명적일 수 있음	양호	불량	불량 치명적일 수 있음	경증에서부터 중증까지 다양함
재발위험	높음 50% 미만에서 재발위험	낮음	낮음	매우 낮음 유전되지 않음	높음 50% 이상에서 재발위험

표 2-2. 유전질환의 재발위험

유전 유형	부모의 다음 자손	발단자의 자손	정상 형제들의 자손
상염색체우성유전	50%*	50%†	1% 미만‡
상염색체열성유전	25%‡	1/100~200§,‖	1/300~1/600§,‖
X연관열성유전	25%@	1% 미만	남자 형제 <1% 여자 형제 <1~8%@
X연관우성유전	50%*	이환된 남성 딸 100% 아들 0% 이환된 여성 모든 자손 50%	<1%
다인자유전	보통 1~5%#	보통 1~5%#	보통 <1%

* 부모 중 1명이 이환되었다고 가정함.
† 배우자는 정상이라고 가정함.
‡ 부모는 이환되지 않았고 완전 발현이라고 가정함.
‖ 배우자가 혈연관계가 아니라고 가정함.
§ 인구 중 1/10,000~40,000의 확률로 발생.
@ 모성이 보인자인 경우.
# 가까운 친척 중 1명이 이환되었을 경우.

* Weaver DD. Classification of Anomalies. In: Sabbagha RE, ed. Diagnostic Ultrasound applied to Obstetrics and Gynecology. 3rd ed. Philadelphia: J.B. Lippincott Company, 1994, pp.325-341.

므로 시간이 지나도 거의 개선되지 않는다. 허혈성괴사*ischemic necrosis*에 이르는 혈관사고로 인해서 발생하는 허혈성 파괴(공뇌성낭종*porencephalic cyst* 또는 회장폐쇄*ileal atresia* 등), 방사선파괴, 감염파괴(바이러스질환과 톡소포자충증*toxoplasmosis*), 양막파열로 인한 ADAM속발증(양막*Amniotic*-변형*Deformities*-유착*Adhesion*-절단*Mutilation sequence; ADAM sequence*), 기형유발약물로 인한 파괴(탈리도마이드증후군*thalidomide syndrome*), 기계적 파괴(쌍각자궁*bicornate uterus, bicornuate uterus* 또는 자궁근종*uterine myoma*으로 인한 경우), 기형종*teratoma*으로 인해 아래쪽 신체발달에 이상이 생기는 경우, 선천성모세혈관확장대리석양피부*cutis marmorata telangiectasia congenita*에서 손(발)가락이 없고 합쳐진 경우(oligosyndactyly) 같은 이형성파괴, 고온파괴 또는 무심장쌍태아*acardiac twin*나 한 태아 사망 시 생존 태아의 색전증*embolism* 같은 혈관파괴 등 원인은 많다. 파괴는 대부분 유전되지 않기 때문에 재발하지 않는다. 예후는 전적으로 신체 결손의 심한 정도에 따라 결정된다.

이형성은 자궁 내 변화를 야기하지 않지만 개체가 노화함에 따라 문제를 일으킨다. 이형성 중에서도 특히 골격의 이형성은 심각한 자궁 내 변화를 일으켜 출생 시나 영아기에 사망에 이르게 할 수 있다. 이형성은 흔한 유전양식을 보여주는 경우도 있지만 다인자적 원인이나 염색체이상의 결과는 아니다.

기형, 내인성 변형과 파괴는 내·외과적 처치가 필요한 경우도 있지만 외인성 변형은 대부분 별다른 치료가 필요 없다.

Ⅲ 선천성 중증기형과 경증기형

병인과 무관하게 선천성 기형의 심한 정도, 즉 사망과 이환에 미치는 영향에 따라 선천성 기형을 중증 또는 경증으로 나눈다. 일반적으로 중증기형이라 하면 내·외과적 치료가 필요하고 사망 또는 심각한 불구를 야기하거나 미용상 문제가 되는 기형을 말하며, 경증기형은 내·외과적 치료가 필요 없고 미용상 심각한 문제가 없는 기형을 말한다.[2~4]

선천성 중증기형은 개인에서 단일 또는 다발성으로 발생할 수 있으며, 증후군 또는 연합의 일부로 나타나는 경우도 있다. 경증기형은 중증기형의 존재를 알리는 단서가 되며, 경증기형이 확인되면 증후군의 결과로 발생한 것인지 평가해야 한다.

Ⅳ 선천성 기형의 발생빈도

신생아에서 선천성 중증기형의 빈도는 약 3%이며 경증기형은 약 10%에서 발견된다. 다발성 경증기형이 있는 신생아의 90%에서 단일 또는 다발성 주요 선천성 기형이 존재하며 중증기형의 25%에서 다발성으로 나타난다.[5,6] 중증기형은 주산기사망의 20~25%를 차지한다. 사산의 1/3과 신생아사망*neonatal death*의 1/3은 중증기형이 원인이다.[7~9]

자연유산*spontaneous abortion*(10~15%)되는 배아의 50%에서 염색체이상의 결과로 배아 형성의 성장 해체, 발달 불일치와 특별한 계통결손 같은 구조적 장애를 일으키며 자연유산된 배아의 80%에서 중증기형을 보인다.[10] 염색체이상의 빈도는 살아서 출생한 1,000명의 신생아 중 6명의 빈도로 발생하며 상염색체세염색체증*autosomal trisomy*, 성염색체*sex chromosome*이상, 전위*translocation* 또는 결실*deletion* 같은 상염색체 구조이상이 거의 비슷한 비율로 나타난다.[11] 단일 유전자질환은 전체의 1.3~1.7%에서 나타나며,[12] 변형은 신생아의 약 2%에서 발생한다. 이환 역시 중요하며 심각한 정신적, 신체적 불구가 선천성 기형과 동시에 존재할 수 있다.

표 2-3은 출생 시 중증기형의 기관별 발생빈도를 보여준다.[13]

Ⅴ 선천성 중증기형의 원인

선천성 중증기형 중[13~18] 약 절반은 원인을 알 수 없다. 25%는 유전적 인자와 환경적 인자가 서로 작용한 다인자적 원인이며, 신경관결손, 선천성 심장질환, 구순열, 구개열 등

표 2-3. 출생 시 기관별 중증기형의 발생빈도

기관	중증기형 발생빈도(1,000명 출생당, 단위: 명)
뇌	10
심장	8
신장	4
사지	2
기타	6
합계	30

* Connor 등(1984)[13]

표 2-4. 중증기형 발생원인의 추정 발생빈도

원인	발생빈도(%)
염색체이상	6
환경적 인자	7
단일 유전자질환	8
다인자유전†	25
원인 불명	54

† 염색체상 다른 유전자의 자리에 있는 많은 유전자가 환경적 인자와 상호작용해서 기형을 유발하는 경우.
* Connor 등(1984),[13] Persaud 등(1985),[14] Thompson(1986)[15]

은 흔히 단독기형을 나타낸다. 염색체이상과 단일 유전자질환은 각각 6%와 8%에서 중증기형의 원인이 된다. 환경적 인자(기형발생인자)는 7%를 차지한다(표 2-4). 기형발생인자 중 약물과 화학물질은 기형의 1~2%, 감염은 2~3%, 모성 당뇨병*diabetes mellitus*은 1.5%, 페닐케톤뇨증*phenylketonuria*, 갑상선질환*thyroid disease*과 남성화종양*virilizing tumor* 같은 대사성 원인은 1.5%에서 중증기형을 일으킨다(표 2-5). 유전인자는 전체 기형의 원인 중 1/3 이상이며, 알려진 원인 중 약 85%를 차지한다.

Ⅵ 선천성 기형의 진단적 접근

초음파검사로 기형이 발견되면 단독기형인지 아니면 다른 기형이 동반된 다발성 기형인지 결정해야 한다. 기형의 성상*nature*(기형, 파괴, 변형, 이형성)과 형태(단독기형, 다장소결손, 속발증, 증후군, 연합)를 살펴보면 근본적 원인을 알 수 있다. 이때 가족력, 임신력과 개

표 2-5. 인체에서 알려진 기형발생인자

모체 감염	약물 · 화학물질
풍진	알코올
거대세포바이러스	성호르몬(안드로겐, 디에틸스틸베스트롤)
톡소포자충	페니토인
수두대상포진	트리메타디온
매독	발프로이크산
	와파린
모체 질병	세포독성항암제(메토트렉세이트, 아미노프테린)
당뇨	탈리도마이드
페닐케톤뇨증	이소레티노이크산(비타민A유도체)
남성화종양	리튬
갑상선질환	항갑상선약제
고열	테트라사이클린
간질	
	비타민 · 무기질
환경물질	구리 결핍
방사선조사	비타민A, E 결핍
수은	엽산 결핍
다염화이중페닐	비타민A, D 독성

* Kalter 등(1983),[16] Briggs 등(1986),[17] Shepard(1986)[18]

인의 건강기록을 이용하면 기형의 원인이 환경적인지 유전적인지를 결정하는 데 도움이 될 수 있다. 이형증후군을 명확하게 진단하지 못하더라도 이러한 기형의 근본적인 원인을 결정하기 위한 진단적 접근은 예후, 처치와 다음 임신 시 재발위험을 예측하는 데 도움이 되는 정보를 제공할 수 있다.

예를 들면 임상에서는 선천성 기형의 진단을 위해 다음과 같은 과정으로 접근할 수 있다. 39세 $G_6P_4L_4A_1$(임신 6회, 생존력*viability*이 있는 태아를 분만한 횟수 4회, 현재 살아 있는 아기 4명, 유산 1회) 경산부가 임신 28^{+5}주에 양수과다증*polyhydramnios*으로 전원되었다. 양수과다증, 제대탈장*exomphalos, omphalocele*(그림 2-1A), 구순열(그림 2-1B), 만곡수彎曲手, *clubhand*(그림 2-1C), 심실중격결손*ventricular septal defect*을 발견하고 홀트-오람증후군*Holt-Oram syndrome*, 혈소판감소-요골무형성증후군*thrombocytopenia absent radius syndrome*, 18번세염색체증*trisomy 18*의 가능성으로 감별진단을 하기 위해 제대천자*cordocentesis*를 시행했다. 클라이하우어-베케검사*Kleihauer-Betke test*로 태아의 혈구세포를 확인했고, 혈소판 수 60,000개/mL, 혈색소*hemoglobin* 8.78g/dL로 용혈된 현상을 확인해서 진정한 혈소판감소로 보기 어려웠다. 또한 태아의 염색체검사를 의뢰했지만 세포배양에 실패했다. 환아의 부모는 기형의 가족력이 없었다. 부모는 임신중단을 원해서 임신 29주에 850g 남아를 사산, 부검을 했고 사산아 피부에 자색반*purpura*은 없었다. 생후 X선사진(그림 2-1D)에서 요골이 없음을 확인했다. 따라서 3가지 진단의 가능성이 남아 있었으며, 골격이나 심장질환 또는 혈액질환 이외에 제대탈장, 구순열의 기형이 있었기 때문에 18번세염색체증의 가능성에 무게를 두었으며, 기형의 구성으로 보아 18번세염색체증의 원인, 처치, 예후, 재발위험에 관한 정보를 부모에게 제공했다.

증후군을 인지하는 것은 중증기형과 경증기형의 형태를 인지하는 것에 따라 결정된다. 초음파검사는 증후군과 관련된 중증기형을 발견하는 데 효과적일 수 있지만 경증기형은 초음파검사에서 진단되지 않을 수도 있다.

출생 후에는 태아와 신생아 이학적 검사, 세균과 바이러스검사, 생화학적 검사, 염색체검사, DNA분석 같은 검사실 결과, X선검사 또는 부검으로 진단을 확인할 수 있다. 일단 기형이 의심되면 임상유전학자와 토의하고 기형 형태를 평가함으로써 이형증후군을 인지하는 데 도움이 될 수 있다. LDDB(The London Dysmorphology Database)[19]와 POSSUM (Pictures of Standard Syndromes and Undiagnosed Malformations)[20] 같은 전산화 정보체계*database*를 이용하는 것도 진단에 도움이 될 수 있다.

Ⅶ 요약

기형은 배아와 태아 발달과정의 이상으로 인해 발생한 기관의 형태나 구조의 이상을 말한다. 초음파검사에서 기형이 발견되면 단독기형인지, 다른 기형이 있는지 살펴보아야 한다. 다음으로 기형의 성상(기형, 변형, 파괴, 이형성)과 형태(단독기형, 다장소결손, 증후군, 속발증, 연합)를 확인해서 기형의 원인을 추론하고 가족력, 임신부의 병력, 산과력에서 유용한 정보를 수집하는 것도 원인을 찾는 데 도움이 될 수 있다. 또한 관련 임상의사와의

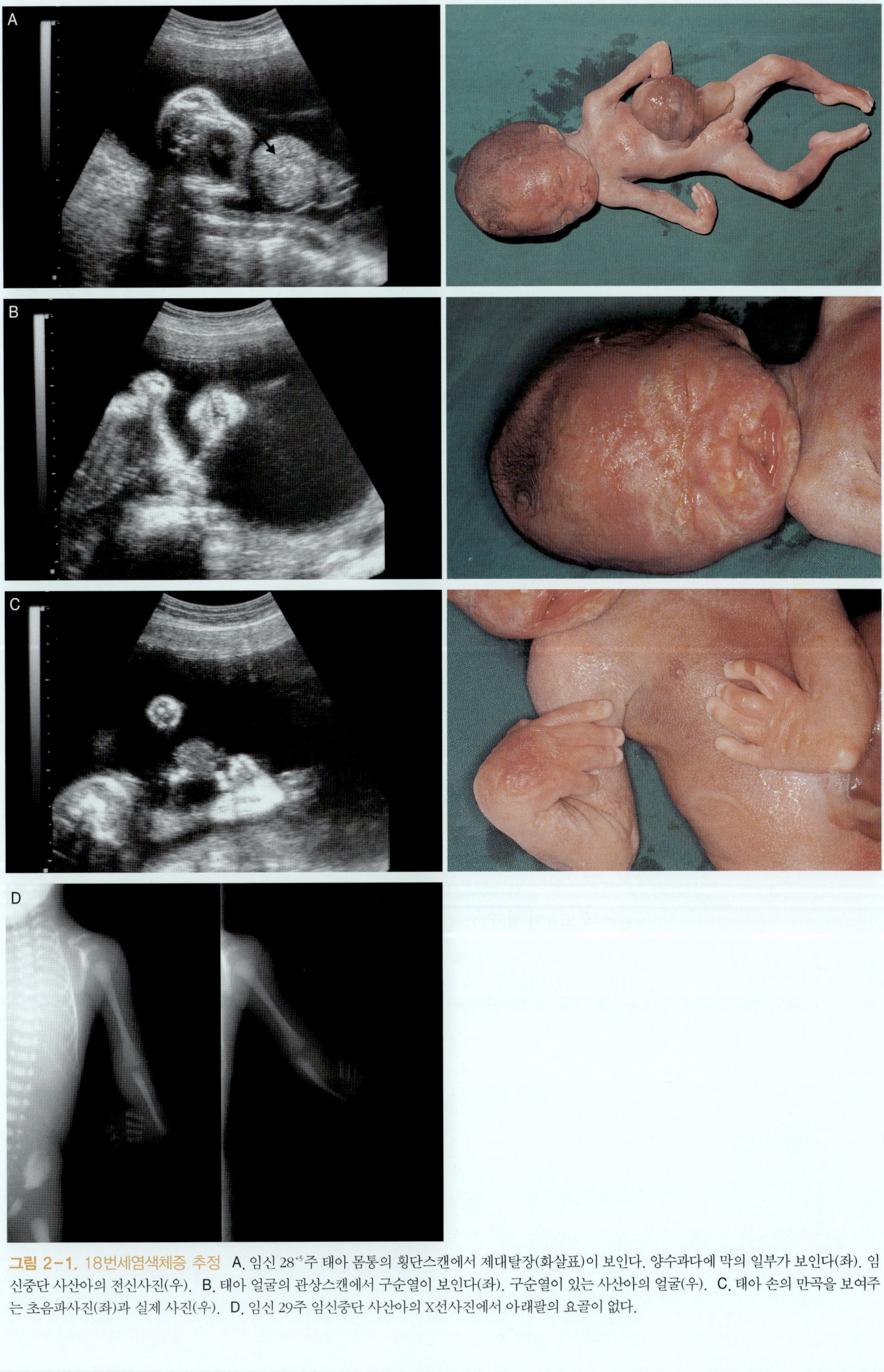

그림 2-1. 18번세염색체증 추정 A. 임신 28^{+5}주 태아 몸통의 횡단스캔에서 제대탈장(화살표)이 보인다. 양수과다에 막의 일부가 보인다(좌). 임신중단 사산아의 전신사진(우). B. 태아 얼굴의 관상스캔에서 구순열이 보인다(좌). 구순열이 있는 사산아의 얼굴(우). C. 태아 손의 만곡을 보여주는 초음파사진(좌)과 실제 사진(우). D. 임신 29주 임신중단 사산아의 X선사진에서 아래팔의 요골이 없다.

상담은 물론 적절한 검사(유전자, 염색체, 생화학, 영상, 사산 시 부검)를 통해 기형을 정확히 진단해서 예후, 재발위험, 처치에 관한 정보를 부모에게 제공해야 한다.

참고문헌

1. Spranger J, Benirschke K, Hall JG, et al. Errors of morphogenesis: concepts and terms. Recommendations of an international working group. J Pediatr 1982;100:160-165.
2. Smith DW. Smith's Recognizable Patterns of Human Malformation. 3rd ed. Philadelphia: WB Saunders Co, 1982, pp.570-588.
3. De Wals P, Mastroiacovo P, Weatherall JAC, et al, eds. Eurocat Guide. Louvain: Catholic University, 1984, p.65.
4. Chung CS, Myrianthopoulos C. Congenital anomalies: mortality and morbidity, burden and classification. Am J Med Genet 1987;27:505-523.
5. Marden PM, Smith DW, McDonald MJ. Congenital anomalies in the newborn infant, including minor variations. A study of 4,412 babies by surface examination for anomalies and buccal smear for sex chromatin. J Pediatr 1964;64:357-371.
6. Ekelund H, Kullander S, Kalten B. Major and minor malformations in newborns and infants up to one year of age. Acta Paediatr Scand 1970;59:297-302.
7. Kaback MM. The utility of prenatal diagnosis. In: Rodeck CH, Nicolaides KH, eds. Prenatal Diagnosis. London: RCOG, 1984, pp.53-64.
8. Morrison I. Perinatal mortality: basic considerations. Sem Perinatol 1985;9:144-150.
9. 이국, 서경, 이윤호 등. 영동세브란스병원의 주산기 사망(1983~1990). 대한산부인과학회 추계학술대회지 1991;87.
10. Poland BJ, Miller JR, Harris M, et al. Spontaneous abortion. A study of 1,961 women and their conceptuses. Acta Obstet Gynecol Scand 1981;suppl 102:1-32.
11. Lubs HA. Frequency of genetic disease. In: Lubs HA, de la Cruz F, eds. Gnenetic Counseling, New York: Raven Press, 1977.
12. Polani PE. Incidence of developmental and other genetic abnormalities. Proc R Soc Med 1973;66:1118-1119.
13. Connor JM, Ferguson-Smith MA. Essential Medical Genetics. Oxford: Blackwell Scientific Publications, 1984.
14. Persaud TVN, Chudley AE, Skalko RG. Basic Concepts in Teratolosy. New York: Alan R. Liss, Inc., 1985.
15. Thompson MW. Genetics in Medicine. 4th ed. Philadelphia: W.B. Saunders Co., 1986.
16. Kalter H, Warkany J. Medical progress. Congenital malformations: etiologic factors and their role in prevention, part 1. N Engl J Med 1983;308:424-431, 491-497(Part 1 and 2).
17. Briggs GG, Freeman RK, Yaffe SJ. A Reference Guide to Fetal and Neonatal Risk. Drugs in Pregnancy and Lactation. 2nd ed. Baltimore: Williams and Wilkins, 1986.
18. Shepard TH. Catalog of Teratogenic Agents. 5th ed. Baltimore: The Johns Hopkins University Press, 1986.
19. London Dysmorphology Database (1997 version). Published on CD-ROM. Oxford: Oxford University Press, 1997.
20. POSSUM(Pictures of standard syndromes and undiagnosed malformations). Australia: Murdoch Childrens Research Institute, 2006.

03
임신초기 태아기형 초음파진단

20년 전 질초음파검사*transvaginal ultrasonography*가 도입되고 초음파장비가 발전하면서 여성 골반장기에 보다 근접해서 진료할 수 있게 되었으며, 임신초기(11~14주)의 배아*embryo*와 태아*fetus*의 신체구조를 선명한 영상으로 확인할 수 있게 되었다.[1,2] 이제 최신 영상검사장비를 이용하면 초기 태아 발달과정이 눈앞에 펼쳐지는 것을 볼 수 있다. 따라서 임신초기에 초음파검사를 시행하면 비정상 임신은 물론 비정상 발달로 인한 기형을 관찰할 수 있다.[3,4] Rottem 등(1989)은 임신 11주에 질초음파검사로 이분척추*spina bifida*를 가진 무뇌증*anencephaly*을 진단해서 임신을 중단했다고 밝혔다.[3]

그리고 임신 11주부터 복부초음파검사*transabdominal ultrasonography*를 시행하면 태아 목덜미투명대*nuchal translucency*와 태아의 구조를 평가할 수 있다. 임신부가 비만이거나 태아의 위치 때문에 태아 구조가 잘 보이지 않거나 복부초음파검사에서 구조이상이 의심되면 질초음파검사를 시행한다. 임신초기에 태아 구조검사에 사용되는 기준은 임신중기(18~22주)에 사용되는 기준과 유사하며 초음파검사시간은 평균 15분이다.

이 장에서는 임신초기 초음파검사에서 보이는 배아와 태아의 정상 초음파소견과 태아기형*fetal anomaly* 진단 그리고 태아기형의 발생빈도와 발견율, 제한점을 기술하고자 한다.

I 배아와 태아의 정상 초음파소견

고주파(>5MHz) 탐촉자*probe, transducer*를 사용하는 실시간 초음파검사로 초기 배아(임신 10주 이하)의 성장과 발달을 가장 잘 관찰할 수 있기 때문에 임신이 진행함에 따라 정상 배아의 모양을 인지하는 것이 중요하며, 이때 비정상 모양을 간과해서는 안 된다. 또한 배아의 정상 모양은 임신주수에 따라 급격히 변하므로 임신주수를 정확하게 평가하는 것도 중요하다.

임신주수를 산정하기 위해 임상의는 최종월경주기*last menstrual period*의 첫날을 임신의 시작으로 간주하는 월경연령을 사용한다. 월경연령은 발생학자가 사용하는 수정연령과는 2주의 차이로 앞서 있다. 본문에서는 특별한 지적이 없으면 모든 임신연령은 월경연령으로 표현된다. 습관적으로 임신기간을 삼분기*trimester*로 나누기도 한다. 최종월경주기의 첫날부터 42주를 삼등분해서 임신 제1삼분기*first trimester*는 최종월경주기의 첫날부터 14주까지를 말하고 임신 제2삼분기*second trimester*는 임신 15주부터 28주까지, 임신 제3삼분기*third trimester*는 임신 29주부터 42주까지를 가리킨다.

임신산물*product of conception*을 가리키는 용어로 임상의는 처음부터 태아라고 부르지만, 발생학적 명명법상 배아는 임신 5주에서 10주까지의 임신산물을 말하고 태아는 11주 이후의 임신산물을 말한다.

1. 임신낭, 난황낭과 태아

임신 4주에는 직경 2~3mm의 임신낭*gestational sac*을 볼 수 있다. 임신낭의 평균 직경은 임신 제1삼분기 동안 매일 1mm씩 자란다. 난황낭*yolk sac*은 임신 5주부터 보이고 임신 10주에 6mm의 최대 직경에 이른 후 임신 12주에 사라진다. 그리고 배아는 임신 6주에 난황낭의 가까운 곳에서 확인할 수 있다. 태아 심장박동은 임신 6주부터 보이고 심장박동수는 분당 120회 정도가 된다. 배아와 태아는 임신 제1삼분기 동안 빠르게 발달한다.

2. 중추신경계

중추신경계*central nervous system*의 발달과정에서 신경관*neural tube*의 머리와 꼬리 끝은 임신 5주에 막힌다. 임신 6주 중반에서 7주 초의 배아에서 초음파상 분명하게 보이는 첫 번째 해부학적 구조는 원시*primitive* 신경관이다. 임신 7주에 태아 머리가 태아 신체의 나머지 부위와 구별되고 초음파상 하나의 둥글고 에코가 없으며 머리를 거의 다 채우는 원시 뇌실계*ventricular system*를 처음으로 볼 수 있다. 임신 8주 초음파검사에서는 시상면*sagittal plane*에서 원시 뇌 안에 에코가 없는 3개의 일차 뇌 소낭*vesicle*(전뇌*forebrain*, 중뇌*midbrain*, 후뇌*hindbrain*)을 볼 수 있으며, 이를 전전뇌증全前腦症, *holoprosencephaly*과 혼동해서는 안 된다. 전전뇌증은 임신 9주가 지나야 진단할 수 있다. 뇌는 임신 9주에 2개의 대뇌반구*cerebral hemisphere*로 나누어지고 대뇌겸*falx cerebri*과 맥락막총*choroid plexus*이 나타나며, 임신 10주에 맥락막총이 태아 머리를 거의 완전하게 채운다. 임신 10주에 소뇌*cerebellum*가 형성되고 역시 두개골*skull*의 골화*ossification*가 시작되며 임신 11~12주에 골화가 완성된다. 따라서 뇌의 기본구조는 임신 12주에 형성되지만 뇌량*corpus callosum*의 발달은 임신 11~12주에 시작되어 임신 18주에 완성된다. 표 3-1에 임신 제1삼분기에 볼 수 있는 각종 태아의 장기와 구조를 임신주수와 함께 요약했다.[5]

척추*spine*는 임신 10주에 경추*cervical vertebra*, 흉추*thoracic vertebra*, 요추*lumbar vertebra* 부위에서 골화를 시작하며, Braithwaite 등(1996)은 임신 12~13주에 척추와 척추 위의 피부를 성공적으로 관찰했다.[6] 천골薦骨, *sacrum*의 골화는 임신 16주가 되어야 시작하고 하부 천골은 임신 20주가 되어야 볼 수 있다.

표 3-1. 임신 제1삼분기 고주파 질초음파검사상 배아와 태아의 구조를 일관되게 볼 수 있는 임신 주수

구조	임신주수
임신낭	4
난황낭	5
심장박동	6
신경관	7
머리	7
단일 측뇌실	7~9
중장탈장	8~11
대뇌겸	9
맥락막총	9
시상	9
전후방 외형	9
상완골과 대퇴골	9
손가락	9
경골과 요골	10
발가락	11
소뇌	11
얼굴	11
렌즈	12
구개	11
심장, 4방	11
위	13

• Warren 등(1989)[5]에서 수정해서 인용.

3. 심장

태아의 심장박동은 보통 임신 6주부터 관찰된다. 태아 심장의 4방단면도*four chamber view*, 대동맥*aorta*과 폐동맥*pulmonary artery*은 이르면 임신 11주에 볼 수 있다. 4방단면도의 관찰 성공률은 임신 12주에 36~96%, 임신 13주에 73~100%로 다양하다.[7~9] Haak 등(2002)은 질초음파검사로 완전한 심장검사(4방, 대동맥과 폐동맥)를 임신 13주에 92%에서 성공적으로 시행했다고 보고했지만[10] 일반적으로는 임신 14주가 되어야 태아 심장을 용이하게 볼 수 있다.

4. 복부

원시 장은 임신 6주에 형성되고 전장*foregut*, 중장*midgut*과 후장*hindgut*으로 나뉜다. 위*stomach*는 대개 임신 12주에, 담낭*gallbladder*은 임신 14주에 관찰할 수 있다. 임신 7주 초에 중장은 복부로부터 제대의 기저부로 탈장된다. 탈장은 후장이 길어지고 간이 빠르게 커져 중장을 제대 기저부로 밀고 나아가게 하며, 이러한 현상은 임신 11주까지 지속된다. 그 후 중장은 복부로 되돌아온다. 한 연구에 따르면 중장탈장*midgut herniation*의 직경이 임신 중 어느 시기에 측정해도 7mm를 넘어서는 안 되고 머리엉덩이길이*crown rump length*가 44mm 이상인 태아에서는 탈장이 존재하면 안 된다.[11] 횡격막*diaphragm*의 발달은 보통 임신 9주에 끝난다. 태아 신장*kidney*은 임신 12주에 척추 양쪽에서 에코가 있는

종괴로 관찰된다. 방광*bladder*은 임신 13주경에 볼 수 있고 직경은 5~6mm이다. 임신 제1삼분기에 신우의 정상 전후 직경은 3mm이다. 성별은 임신 14주 이후에 믿을 만하게 확인할 수 있다.

5. 얼굴과 사지

얼굴 뼈의 골화는 임신 9~10주에, 안와*orbit*의 골화는 임신 10~11주에 시작한다. 렌즈*lens*는 임신 14주에 대부분의 태아에서 볼 수 있으며 코와 입술은 임신 11주에 볼 수 있다. 구개*palate* 역시 임신 11주부터 볼 수 있지만 임신 13~14주가 되어야 뼈 성분을 충분히 함유하게 된다. 이마는 임신 제1삼분기에 튀어나와 있지만 정상 얼굴 옆모습은 임신 14주에 볼 수 있다. 임신 9주에는 대퇴골*femur*과 상완골*humerus* 같은 장골*long bone*을 처음 볼 수 있다. 요골橈骨, *radius*과 척골尺骨, *ulna*, 경골脛骨, *tibia*과 비골腓骨, *fibula*은 임신 10주에 볼 수 있으며, 손가락, 발가락은 임신 11~12주에 용이하게 볼 수 있다. 임신 11주부터 정확하게 장골의 길이를 측정할 수 있고[12] 임신초기 장골길이의 정상 범위가 보고되었기 때문에 이와 비교하면 태아의 정상 발달 여부를 확인할 수 있다.[13] 상지와 하지 해당 분절의 비율은 1에 가깝고 평균 대퇴골길이 대 발길이의 비율은 0.85이다.[13] 임신 제2삼분기 태아는 손을 구부리고(굴곡*flexion*) 있지만 임신 제1삼분기 태아는 손을 항상 충분히 펴고(신전*extension*) 있어 보기가 수월하다. 양쪽 발뒤꿈치는 거의 닿을 정도로 발을 모으고 있으며 허리는 펴고 무릎은 약간 구부리고 있다.

고주파 질초음파검사를 사용하면 대부분의 구조를 임신 14주 전에 볼 수 있다.

Ⅱ 태아기형

임신 제1삼분기에 발견된 기형들은 영구적인 경우도 있지만 일시적인 경우도 있다.[14] 이 시기에 발견된 기형의 형태는 임신 제2삼분기에 볼 수 있는 기형과는 다르다. 무뇌증, 외번뇌증*exencephaly*이 상대적으로 흔하며 림프낭종*cystic hygroma*, 수종*hydrops*, 신장기형, 전복벽결손*ventral wall defect, anterior abdominal wall defect*과 골격이형성증*skeletal dysplasia*이 임신 제1삼분기에 발견되는 영구적 기형이다.[15~22]

임신 제1삼분기에 볼 수 있는 일시적 기형으로는 맥락막총낭종*choroid plexus cyst*, 양측 신우확장*pyelectasia*(임신 16주 전에 3mm 초과), 수흉*hydrothorax*, 복강 내 낭종, 태반비대, 태반낭종*placental cyst*과 제대낭종*umbilical cord cyst* 그리고 목덜미투명대가 보고되고 있다. 증가된 목덜미투명대 두께는 복부초음파로도 발견할 수 있으며, 다운증후군*Down syndrome*뿐만 아니라 많은 중증기형*major malformation*(특히 심장기형, 횡격막탈장*diaphragmatic hernia*, 제대탈장*exomphalos, omphalocele*, 체간*body stalk*기형)과 희귀한 유전증후군, 골격이형성증과 관련된다(제4장 임신초기 태아 염색체이상 선별초음파검사 참조).

(1) 무두개증, 외번뇌증, 무뇌증

신경관의 머리 끝이 막히지 않으면 정상 또는 비정상적으로 뇌가 발달하는 무두개증 *acrania*과 외번뇌증이 발생한다. 이 경우 초음파상 얼굴과 안와는 정상 모양이며 두개골이 없고 뇌 역시 비교적 정상 모양이지만 머리 위 또는 양옆으로 비정상 종괴의 모양(미키마우스징후*Mickey Mouse sign*)을[23] 나타낼 수 있다. 노출된 뇌조직이 계속해서 손상되고 양수에 노출되면 뇌가 파괴되어 초음파검사 중 관상면*coronal plane*에서 전형적인 무뇌모양(개구리눈)을 나타내서 안와 상부에 거의 뇌조직이 남아 있지 않다[24](그림 3-1).

두개골의 골화는 임신 10주에 시작하기 때문에 외번뇌증이나 무뇌증의 진단은 이 시기 이후로 미루어야 하고, 이상적으로는 두개골의 골화가 끝나는 임신 12주가 지나서 진단해야 한다. 진단이 어려운 경우에는 복부초음파검사에 질초음파검사를 추가로 시행한다. Achiron 등(1991)은 임신 12~13주에 복부초음파를 사용해서 이상한 모양의 두부극*cephalic pole*이 있는 3명의 태아에서 질초음파검사를 시행한 결과 모두 외번뇌증이 있음을 확인했다고 보고했다.[15]

(2) 뇌류

뇌류*encephalocele*는 중앙선에 두개골결손이 발생해서 결손 부위를 통해 뇌조직이나 뇌막*meninges*이 탈출되는 것이다. 뇌조직과 뇌막이 탈출되는 진성 뇌류와, 단지 뇌척수액*cerebrospinal fluid*을 포함해서 뇌막만 탈출되는 뇌막류*cranial meningocele*가 있다. 대다수의 뇌류는 후두부 중앙에 발생하며(그림 3-2), 그 밖에 전두골*frontal bone*, 두정골*parietal bone* 중앙에 생긴다. 중앙선 이외의 다른 측면 부위에서 발생한 경우에는 양막대증후군*amniotic band syndrome*을 의심할 수 있다.

초음파상 뇌류의 모양은 다양할 수 있다. 임신 13주에 존재했다가 임신 15주에 소멸되고 임신 19주에 다시 나타난 경우도 있다.[25] 대부분 멕켈-그루버증후군*Meckel-Gruber syndrome*(뇌류, 다지증*polydactyly*과 커진 양측 낭성신장질환)과 연관된다.[26, 27] 이 증후군은

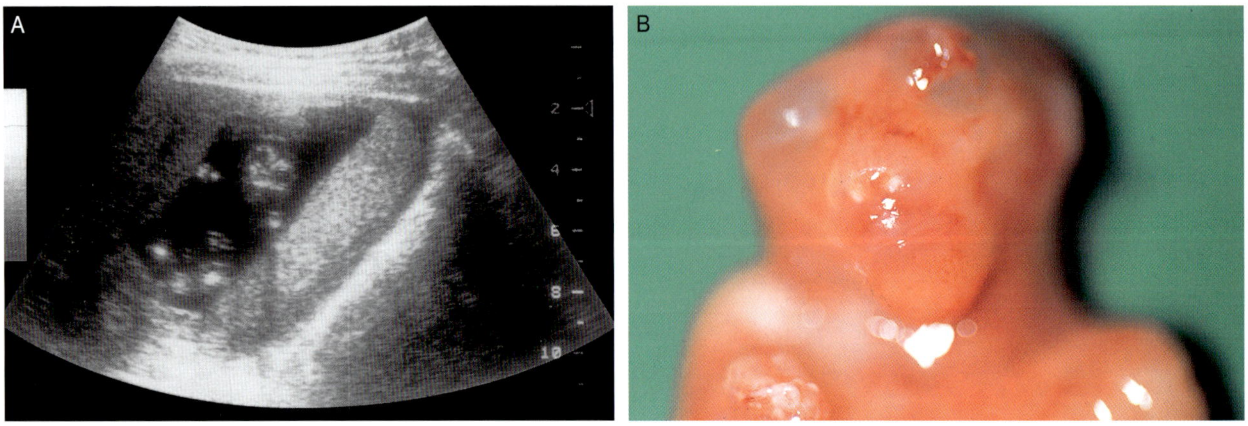

그림 3-1. 무뇌증 A. 임신 14주에 시행한 초음파검사 관상스캔에서 뇌와 안와 위로 두개관이 없는 무뇌증이 보인다. B. 임신중단 무뇌아의 정면 사진.

상염색체열성*autosomal recessive*으로 유전되어 25%의 재발위험이 있다. 림프낭종, 코 부위에 발생한 기형종*teratoma*과 감별해야 한다.

(3) 이분척추

임신 제2삼분기에 레몬모양의 머리, 바나나모양의 소뇌와 연관된 뇌실확장증*ventriculomegaly*을 보이면 이분척추로 확진한다. 이분척추는 빠른 경우 임신 10주에 발견되기도 하지만[28] 대부분은 임신 12~14주에 진단된다[29, 30](그림 3-3). 레몬징후와 바나나징후는 임신 제1삼분기에도 역시 존재하며 실제로 척추에 분명한 이상을 나타내기 전에 볼 수 있다. Blumenfeld 등(1993)은 임신 제1삼분기에 질초음파를 사용해서 요추-천추 이분척추의 6예 모두에서 레몬징후와 바나나징후가 보였다고 보고했으며,[29] Sebire 등(1997)도 유사한 소견을 보고했다.[30] 그러나 복부초음파의 해상력*resolution*은 임신 제1삼분기에 이분척추를 발견하는 데 충분하지 않을 수도 있다. 여러 연구 결과에 따르면 임신 제1

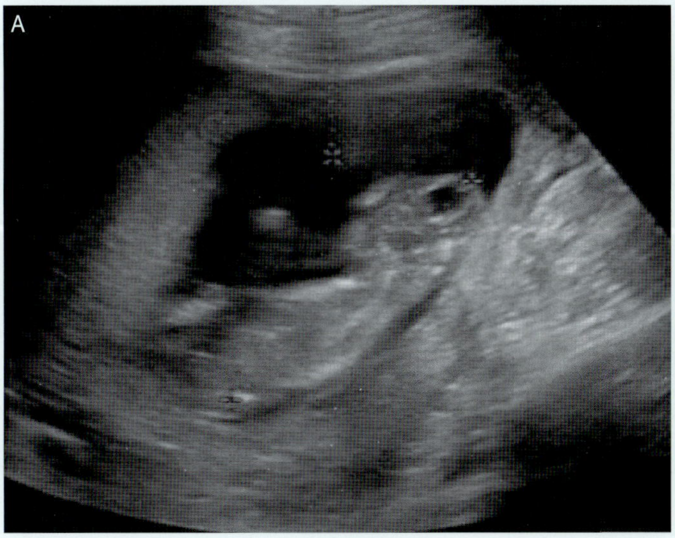

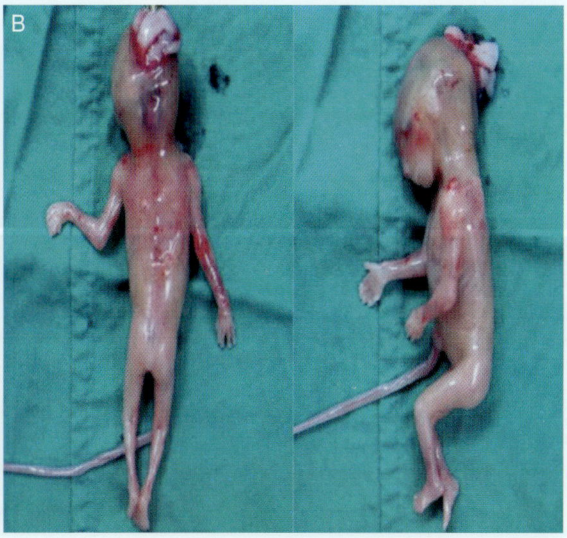

그림 3-2. 뇌류 A. 임신 13+1주에 시행한 초음파검사 시상면에서 후두부 중앙, 두개골 밖에 둥근 낭성 종괴를 보인다. B. 초음파검사에 이어 시행한 태아경술로 손가락과 발가락 6개를 확인하고, 멕켈-그루버증후군으로 확진한 후 임신중단한 유산아의 뒷면과 측면 전신사진. 부검상 양측 낭성신장질환도 있었다.

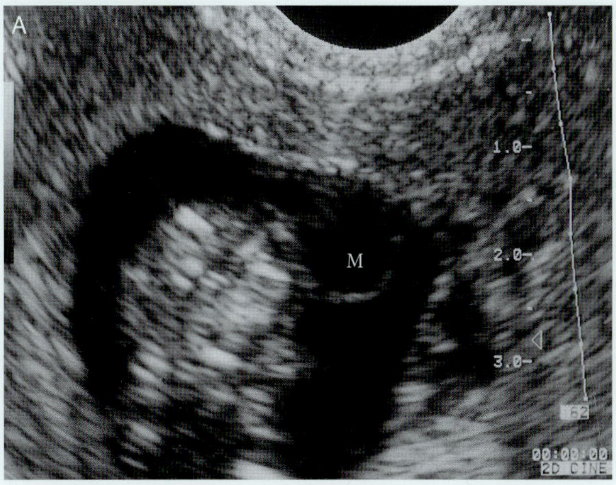

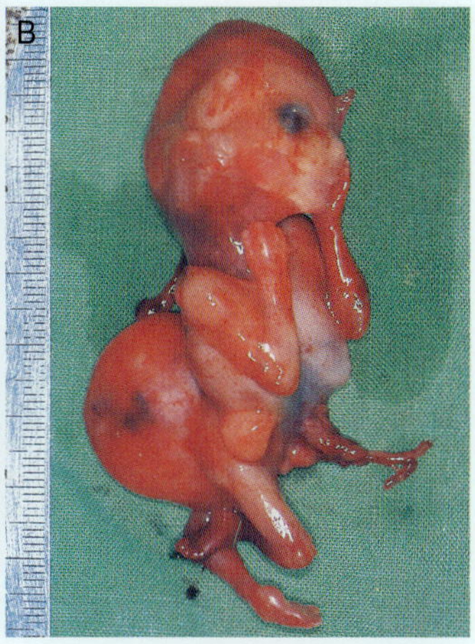

그림 3-3. 이분척추 A. 임신 12주에 시행한 초음파검사 종단스캔상 요골 밑에 둥근 낭성 종괴를 보인다(M: 수막척수류). B. 병리부검상 요천추이행부에 수막척수류가 있었다.

삼분기에 시행한 복부초음파검사로는 임신중기 초음파검사에서 보이는 이분척추 29예 중 단 하나의 예도 발견하지 못했다.

(4) 댄디워커기형

댄디워커기형*Dandy-Walker malformation*은 제4뇌실의 낭성 확장으로 인해 후두개와낭종*posterior cranial fossa cyst*, 소뇌충부*cerebellar vermis*가 부분적으로 또는 완전히 없고, 경우에 따라 수두증*hydrocephalus*으로 구성된다. 이 기형은 워커-워버그증후군*Walker-Warburg syndrome* 같은 유전증후군,[31] 세배수체*triploidy* 염색체이상,[32] 선천성 감염 또는 기형발생인자*teratogen*와 연관될 수 있다.

(5) 전전뇌증

임신 제1삼분기에 많은 예의 전전뇌증이 진단되었으며, 뇌가 2개의 대뇌반구로 분할되지 못해서 생긴다. 가장 심한 형태인 무엽성無葉性, *alobar*전전뇌증은 단뇌실이고 시상*thalamus*이 융합되어 있으며 중앙선 구조(대뇌겸, 뇌량)가 없다(그림 3-4). 흔히 얼굴이상이 연관되어 발생한다. 후두개와는 대부분 정상이다. 전전뇌증은 임신 7~9주 사이에 발생하는 후뇌의 단뇌실 모양과 혼동해서는 안 된다. 따라서 오진을 피하려면 전전뇌증은 임신 10주가 지나서 진단해야 한다.

2. 목과 얼굴의 기형

(1) 림프낭종

목에서 발생하는 가장 흔한 기형은 림프낭종이다. 림프계*lymphatic system*의 선천성 기형으로 태아 목의 후측면에 다량의 액체로 찬 종창*swelling*을 보인다. 많은 중격이 있지만 중앙선 목덜미중격은 항상 보인다(제8장 얼굴과 목의 기형 참조).

림프낭종이 있는 태아에서 염색체질환이 흔히 발생하며 그중에서 터너증후군*Turner syndrome*이 가장 빈번한 소견이다. 다른 염색체질환으로는 18번세염색체증*trisomy 18*과

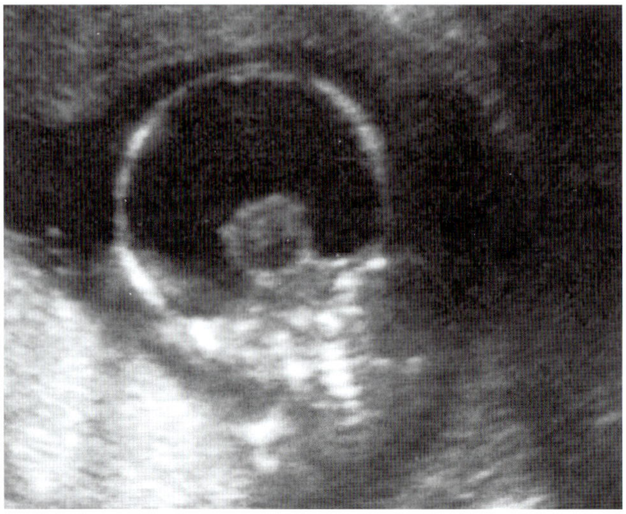

그림 3-4. 무엽성전전뇌증 임신 12주 초음파검사 태아 머리의 횡단 스캔에서 단뇌실과 융합된 시상이 보인다.

21번세염색체증*trisomy 21*이 있다. 그러나 림프낭종이 있는 태아의 약 20%는 정상 핵형을 갖는다. 이러한 많은 태아들은 예후가 불량한 일반적 수종을 보인다.

(2) 안면기형

얼굴에서 발생하는 가장 흔한 기형은 생존 출생아 1,000명당 1명의 발생빈도를 보이는 안면열顔面裂, *facial cleft*이다. Bronshtein 등(1994)은 질초음파를 사용해서 임신 13~16주 사이에 11예의 안면열을 발견했다.[33] 이 연구에서 6예는 단독기형이었고 5예는 다른 기형과 연관되어 있었으며, 단지 1예의 안면열만 진단하지 못해서 92%의 민감도*sensitivity*를 보여주었다.

3. 심장기형

선천성 심장기형의 발생빈도는 생존 출생아 1,000명당 8명으로 흔한 선천성 기형이다. 임신 제1삼분기에[34~38] 심실중격결손*ventricular septal defect*, 이소심장*ectopia cordis*, 복잡한 심장질환을 가진 심방이성체*atrial isomerism* 등 광범위한 심장기형이 진단되었다.

태아 심장의 크기가 작기 때문에 결손의 크기가 작은 심실중격결손은 찾기 어렵다. 또한 몇몇 심장기형은 임신후기에 나타날 수 있다. 예를 들면 대동맥판협착*aortic stenosis*은 임신후기에 좌심형성부전증후군*hypoplastic left heart syndrome*으로 발전할 수 있고 비대심근병증*hypertrophic cardiomyopathy*은 임신후기에 나타날 수 있기 때문에 임신 제1삼분기에 시행한 심장초음파검사*echocardiography*의 정확성은 제한된다. 대부분의 연구자들은 임신 제1삼분기 태아 심장초음파검사로 모든 기형이 발견되지 않기 때문에 임신 제2삼분기에 주의 깊게 평가해야 한다고 권고했다.

그러나 임신 제1삼분기 태아 심장초음파검사는 증가된 목덜미투명대 두께, 림프낭종, 수종, 제대탈장, 내장역위증*situs inversus*과 서맥*bradycardia* 같은 이상을 가진 태아, 심장결손이 있는 가까운 친척을 가진 환자와 당뇨병*diabetes mellitus*이 있는 임신부 같은 고위험군에 제한해서 시행해야 한다.

4. 흉부기형

(1) 횡격막탈장

횡격막탈장은 대부분 횡격막의 후측결손으로 인해 일어난다. 횡격막의 형성은 정상적으로 임신 9주에 끝난다. 복강 내 내용물이 흉곽으로 탈장되는 것은 보통 장이 중장탈장으로부터 복부로 되돌아오는 임신 12주에 일어난다. 그러나 횡격막탈장은 임신 제2삼분기 또는 심지어 제3삼분기에 일어날 수 있다는 것이 이미 증명되었다. Bronshtein 등(1995)은 횡격막탈장 15예에서 복강 내 내용물이 흉곽으로 탈장되는 시기를 관찰했다. 탈장은 7예에서 임신 14~16주에 보였고 이 환자들은 임신중단을 선택했다. 2예에서는 탈장이 임신 21주와 23주에 일어났다. 이 두 아기는 신생아수술 후 호흡부전*respiratory failure*으로 사망했다. 나머지 6예는 임신 26주 후에 진단되어 신생아수술 후 모두 생존했다.[39] 이러한 결과에 따르면 횡격막탈장을 늦게 진단했을 경우 조기진단했을 경우보다 예후가 더 좋다.

Sebire 등(1997)은 증가된 목덜미투명대 두께와 연관되어 발생한 횡격막탈장은 예후가 불량해서 단지 22%만이 생존했다고 보고했다. 이 보고에 따르면 증가된 목덜미투명대 두께는 횡격막탈장이 있는 태아에서 예후가 불량한 인자일 수 있다.[40]

5. 위장관과 복벽기형

(1) 십이지장폐쇄

임신 제1삼분기에 해당하는 임신 14~15주에 발견된 십이지장폐쇄*duodenal atresia*에 대한 몇 가지 사례가 보고되었다.[41,42] 뿐만 아니라 식도폐쇄*esophageal atresia*와 연관된 십이지장폐쇄 1예도 임신 12주에 보고되었다.[43]

(2) 제대탈장

제대탈장은 가장 흔한 중앙선 전복벽결손으로 낭 안에 복부 내용물이 탈장되며 제대는 낭의 첨단부에 부착한다. 제대탈장은 크기가 다양하며 장을 포함하고 크면 간, 비장 또는 위를 포함한다. 다른 기형이나 염색체질환과 연관성이 높다.

제대탈장과 임신 7~11주에 일어나는 정상 중장탈장을 혼동해서는 안 된다. 중장탈장은 임신 중 어느 시기에 측정해도 직경 7mm를 넘지 않으며 머리엉덩이길이가 44mm 이상인 태아에서 중장탈장은 일어나지 않는다.[11]

다음은 생리적 중장탈장과 제대탈장을 구별하는 데 유용한 소견들이다.

① 생리적 탈장은 보통 이질異質의 에코가 있는 구조로 인지되는 장만을 포함한다. 병리적 탈장에 간이 포함될 경우 간은 균일한 모양을 나타낼 수 있다.
② 중장탈장의 직경은 7mm를 넘지 않는다.
③ 제대탈장에서 여분의 복부종괴는 대부분 복부 직경보다 크다.
④ 중장탈장은 임신 12주 후 또는 머리엉덩이길이가 44mm 이상인 태아에서 지속되지 않는다.

상부 배아 주름*fold* 형성의 결손은 칸트렐5징*pentalogy of Cantrell*(제대 위 복벽결손, 하부 흉골결손, 횡격막탈장, 이소심장, 심장기형), 하부 배아 주름 형성의 실패는 OEIS복합기형(제대탈장*Omphalocele*, 방광외번증*bladder Exstrophy*, 항문폐쇄*Imperforate anus*, 척추결손*Spinal defect complex; OEIS complex*)을 일으킨다. 단지 장만이 포함된 제대탈장은 종종 염색체이상, 가장 흔하게 18번세염색체증과 연관된다.[44]

(3) 복벽파열, 체간기형

복벽파열*gastroschisis*, 체간기형은 보통 임신 12주 또는 13주에 드물게 발견되는 것으로 보고되었다.

6. 요로기형

(1) 신장무발생

양측신장무발생*bilateral renal agenesis*이 있는 태아는 신장이 발생하지 않아 임신중기에 양수과소증*oligohydramnios*을 보인다. 그러나 임신 제1삼분기에는 양수량이 종종 정상이기 때문에 의미 있는 신장이상을 제외하기 위해 태아 신장을 분명하게 보여줄 필요가 있다. 임신 16주 이후에는 양수가 주로 태아의 소변으로 이루어지기 때문에 신장무발생이 있으면 이 시기 이후에 양수과소증을 보이게 된다. 신장무발생이 있는 태아의 경우 부신이 신장의 위치를 차지하고 있기 때문에 정상으로 혼동할 수 있다. 부신은 편평하거나 둥근 쟁반모양이고 임신 제1삼분기에는 에코가 있는 신장에 비해 에코가 적기 때문에 구별할 수 있다(hypoechogenic).

한 연구에서는 임신 제1삼분기에 진단된 8예의 신장무발생을 보고했다. 4예의 경우에는 양수량이 임신 17주까지 정상이었고 8예의 태아 모두에서 옆구리에 에코가 적은 종괴가 보였으며 곧이어 이 종괴는 부신임을 확인했다. 2예의 경우에는 방광과 같은 낭성 구조를 태아 골반에서 볼 수 있었다. 이러한 소견은 방광에 소변이 역류해서 차 있는 경우이거나 작은 중앙선 요막관게실尿膜管憩室, *urachus diverticulum*일 수 있다.[45] 신장무발생은 색도플러초음파검사*color Doppler ultrasonography*를 이용해 신장동맥이 없음을 확인하면 된다. 임신 제1삼분기에 보이는 신장무발생의 3가지 특징적인 초음파소견은 다음과 같다.

① 양수량이 정상이거나 적으며 이소신장*ectopic kidney*의 징후가 없고 에코가 있는 종괴가 없다.
② 방광이 없고 양수량이 적으며 태아 옆구리에 에코가 적은 종괴가 있다.
③ 방광이 작으며 양수량이 정상이고 태아 옆구리에 에코가 적은 종괴가 있다.

이러한 소견들로 임신 제1삼분기에 신장무발생을 진단하는 것은 어려울 수 있으며 진단 결과가 의심스럽다면 추적초음파검사를 시행해야 한다.

(2) 낭성신장질환

1) 다낭성이형성신장

임신 제1삼분기에 다낭성이형성신장*multicystic dysplastic kidney*이 발견되는 빈도는 매우 다양하다. 임신 제1삼분기에 시행한 정규 선별검사에서 편측성 다낭성신장*multicystic kidney*을 발견한 경우도 있지만[19,46] 진단하지 못한 경우도 있었다.[17]

2) 영아형 다낭성신장질환

영아형 다낭성신장질환*infantile polycystic kidney disease*은 대부분 임신 제2삼분기와 제3삼분기에 에코가 증가한 커진 신장과, 방광이 없고 양수과소증을 보인다. 상염색체열성질환으로 50,000명의 생존 출생아당 1명의 빈도로 발생한다. 신장은 임신 제1삼분기와 제2삼분기에 정상으로 나타날 수 있기 때문에 임신중기에 시행하는 초음파검사에서 정상 소견을 보인 경우에도 이 질환을 제외할 수 없다.

임신 제1삼분기의 주요 초음파검사소견은 증가된 에코를 보이는 정상 크기의 신장이다. 그러나 임신 제1삼분기에는 정상 신장 역시 에코가 있기 때문에 진단하기 어렵다. 이 질환이 의심되는 경우에는 신장 크기, 에코와 양수량에 초점을 맞추고 추적초음파검사를 시행해야 하며, 가족력이 진단에 도움이 될 수 있다.

3) 거대방광

임신 제1삼분기에 커진 방광과 함께 양수과소증이 보이면 항상 방광출구폐쇄*bladder outlet obstruction*를 시사한다(그림 3-5). 주 원인은 남아에서는 후요도판막*posterior urethral valve*이며 여아에서는 요도폐쇄*urethral atresia*이다. 임신 제1삼분기에 신장실질腎臟實質, *renal parenchyma*의 높은 탄성彈性, *compliance* 때문에 방광출구폐쇄의 40%에서만 수신증*hydronephrosis*을 볼 수 있다.

방광의 정상 세로 직경은 6mm까지이며, 방광 직경 대 머리엉덩이길이의 비율은 10% 미만이다.[40] Sebire 등(1996)은 임신 제1삼분기에 모든 태아에서 방광 직경이 7mm 이상인 거대방광*megacystis* 15예를 추적해서 방광 직경이 16mm를 초과한 경우 심한 폐쇄요로병증*obstructive uropathy*으로 진전되었고, 7~15mm인 경우 90%에서 임신 20주에 정상으로 소멸되었다고 보고했다.[47] 이 연구는 임신 제1삼분기에 방광 직경에 대한 비교적 분명한 기준치*cut-off value*를 제공한다.

또 다른 연구에서는 방광 직경이 7mm 이상인 거대방광이 있는 145명의 태아 중 21%에서 염색체이상이 발견되었다고 보고했다.[48]

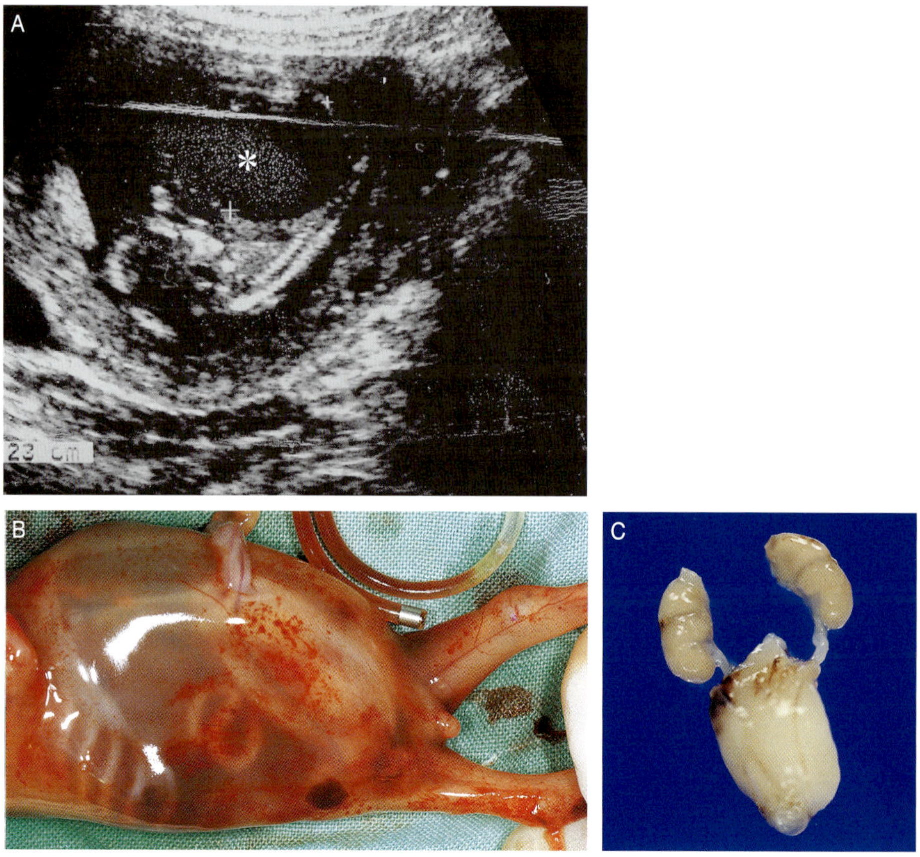

그림 3-5. 거대방광, 임신 13주
A. 태아 복부초음파검사 시상면에서 현저한 방광(*)의 확장이 보인다. B. 임신중단 태아에서 거대방광으로 인해 팽창된 복벽이 보인다. C. 부검 후 병리 육안소견으로, 방광의 현저한 확장을 볼 수 있다.

7. 골격계기형

(1) 골격이형성증

골격이형성증은 드문 질환군으로 골격계를 변형시키고 골격의 크기를 감소시킨다. 발생 빈도는 생존 출생아 10,000명당 2.3~7.6명이다.

임신 제1삼분기에 연골무발생증*achondrogenesis*(그림 3-6), 치사성이형성증致死性異形成症, *thanatophoric dysplasia*, 불완전골형성증*osteogenesis imperfecta*, 질식성흉곽이형성증*asphyxiating thoracic dysplasia*, 로버트증후군*Roberts syndrome*, 짧은늑골다지증증후군*short rib polydactyly syndrome* 등 많은 증례에 대한 보고가 있었으며, 연골무형성증*achondroplasia*, 선천성 저인산증*congenital hypophosphatasia*, 사지결손증*amelia*, 근위대퇴결핍증*proximal femoral deficiency*이 임신 제1삼분기 선별검사에서 발견되었다.

장골이 짧은 것 이외에 몸통과 사지의 불균형, 사지운동결핍, 골밀도 평가는 골격이형성증의 진단에 도움이 된다. 1가지 중요한 점은 보고된 많은 골격이형성증이 증가된 목덜미투명대 두께와 연관되어 있기 때문에 증가된 목덜미투명대 두께는 골격이형성증 진단에 유용한 표지일 수 있다는 사실이다.

(2) 손과 발의 기형

흔한 손의 기형은 다지증, 합지증*syndactyly*, 중첩된 손가락과 갈라진 손*cleft hand*,[49] 무지증*adactylia*과 엄지손가락의 내전內轉, *adduction*이며, 이환된 태아의 60%는 증후군이나 염색체질환을 갖고 있는 것으로 확인되었다. 만곡족*talipes, clubfoot*은 발에서 주요 기형이지만 임신 제2삼분기 또는 제3삼분기가 되서야 나타날 수 있다.[50]

8. 쌍태임신

쌍태임신*twin pregnancy*에서 발생하는 기형 가운데 단일융모막*monochorion*쌍태임신의 드

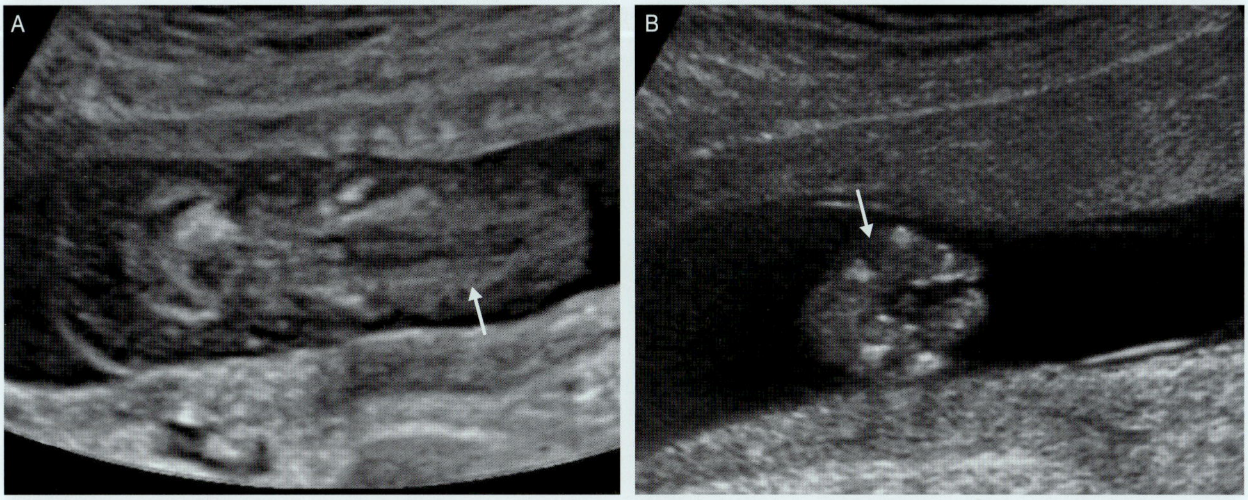

그림 3-6. 연골무발생증, 임신 13+6주 A. 척추가 형성되지 않아 노출된 척수가 선명하게 보인다(화살표). B. 대퇴골이 거의 보이지 않는다(화살표). (울산대학교 의과대학 서울아산병원 산부인과 김암, 원혜성 교수 제공)

문 합병증으로 무심장쌍태아*acardiac twin*,[51] 결합쌍태아*conjoined twin*[52, 53]가 보고되었다.

Ⅲ 임신초기 태아기형 초음파검사의 진단 빈도

임신 18~22주에 태아기형 초음파검사는 전 세계적으로 정규적으로 시행되고 있다. 그러나 태아기형을 진단하기 위한 임신초기 초음파검사는 정규적으로 시행되지 않으며 단지 몇 가지 검사 결과에 대한 보고가 있을 뿐이다.

이러한 보고에 따르면 생존 신생아의 2~3%는 중증기형을 갖고 있으며, 현재까지 발표된 연구 결과에 따르면 임신 제1삼분기 말에는 초음파로 기형의 약 50%를 발견할 수 있다(표 3-2). 임신초기에 태아 중증기형의 발생빈도는 0.9~2.3%이며, 태아기형 진단을 위한 초음파검사는 일반인구에서 38~65%,[17~22] 고위험 임신에서 57~74%[15, 16]의 발견율을 보여준다. Achiron 등(1991),[15] Economides 등(1998)[19]은 복부초음파검사와 질초음파검사의 발견율을 비교한 연구에서, 각각 29%에서 57%, 35%에서 65%로 복부초음파검사를 시행했을 때보다 질초음파검사를 시행했을 때 발견율이 향상된다는 결과를 발표했다. 이 결과에 따르면 질초음파는 임신 제1삼분기에 기형을 조기진단하는 능력이 복부초음파보다 우월하다. 그럼에도 불구하고 표 3-2에서 보는 것처럼 능숙한 전문가가 임신 제1삼분기 초음파검사를 시행했더라도 태아기형 진단을 위한 임신중기 정규 선별검사를 대체할 수는 없다.

Ⅳ 임신초기 태아기형 진단을 위한 초음파검사의 제한점

임신초기 태아기형을 진단하기 위한 초음파검사가 유용하기는 하지만 몇 가지 제한점도 있다.

먼저 질초음파검사의 기술이 어려울 수 있다. 임신중기 초음파검사에서처럼 표준*standard* 스캔면이 없고 탐촉자 조작이 제한된다. 좁은 초점 범위, 좋지 않은 태아의 위치, 자궁근종*uterine myoma* 같은 문제가 있을 수도 있다.

표 3-2. 임신 제1삼분기 질초음파검사의 태아 중증기형 발견율

연구자	환자 수(명)	대상	임신주수	빈도(%)	기형 발견	민감도(%)
Archiron 등(1991)[15]	800	고위험군	9~13	1.0	8/14	57.0
Hernádi 등(1997)[17]	3,991	저위험군	11~14	0.9	20/49	41.0
D'Ottavio 등(1997)[18]	4,078	저위험군	14	2.2	54/88	61.4
Economides 등(1998)[19]	1,632	저위험군	12~13	1.0	11/17*	65.0
Whitlow 등(1999)[20]	6,443	저위험군	12~13	1.4	37/63*	59.0
Carvalho 등(2002)[21]	2,853	저위험군	11~14	2.3	25/66*	37.8
Taipale 등(2003)[22]	20,465	저위험군	13~14	1.5	35/67	52.0

* 복부초음파검사 시행 후 꼭 필요하다면 질초음파검사 시행.

임신초기 초음파검사로 모든 기형이 발견되지 않기 때문에 구조를 완전하게 조사하려면 임신중기에 복부스캔으로 추적초음파검사를 해야 한다. 임신초기에 질초음파검사로 발견할 수 없었던 기형은 횡격막탈장, 수두증, 대동맥축착大動脈縮窄, *coarctation of aorta*, 폐동맥판협착*pulmonary stenosis*, 대동맥판협착, 팔로4징*tetralogy of Fallot* 등과 같은 기형이 나타나는 시기가 다양하거나, 임신후기에 나타나는 소두증*microcephaly*, 뇌량무발생*corpus callosum agenesis*, 뇌이랑없음증*lissencephaly*, 공뇌증*porencephaly*, 몇 가지 형태의 폐쇄요로병증, 장폐쇄, 태아 종괴, 심장질환들(심내막섬유탄성증*endocardial fibroelastosis*, 비대심근병증, 심장횡문근종*cardiac rhabdomyoma*, 심실동맥류*ventriculoarterial aneurysm*)이다. 이러한 기형은 임신 제1삼분기에 발견되지 않는다.

임신초기에 신우확장, 맥락막총낭종, 심장 내 에코성 병소*intracardiac echogenic focus*, 복강 내 낭종, 제대낭종 같은 경증기형*minor malformation*의 의미는 임신중기에 보는 것과 같이 분명치 않다. 경증기형의 중요성을 결정하기 위해서는 대규모연구가 필요하다.

발달하는 배아의 해부학적 지식이 필수적이라는 점 역시 임신초기 초음파검사의 제한점이다. 따라서 임신초기에 기형을 진단할 경우에는 다음과 같은 잠재적 함정에 주의해야 한다.

① 임신 7~11주에 배아의 장이 정상적으로 복강 외에 위치하기 때문에 복벽결손을 나타낸다.
② 임신 7~9주에 발달하는 후뇌 단뇌실의 정상 모양을 전전뇌증이나 수두증으로 혼동해서는 안된다.
③ 두개골의 골화와 관련해서 무뇌증으로 잘못 진단할 가능성이 있다.
④ 소뇌충부와 뇌량이 발달하기 전이라서 소뇌충부와 뇌량 이상으로 잘못 진단할 가능성이 높다.
⑤ 임신초기에 양수량이 정상이라고 해도 신장기형(양측신장무발생, 영아형 다낭성신장질환)을 배제하지 않는다.

임신초기 태아기형 진단을 위한 초음파검사의 또 다른 단점은 흡입소파술*suction and curettage*을 통해 임신중단이 이루어지면 초음파진단을 병리학적으로 확인할 수 없다는 점이다.

임신초기에 중증기형이 있는 태아의 경우 자연 소실률이 높기 때문에 부모는 기다려야 할지 곧 임신을 중단해야 할지, 어려운 결정을 해야 한다.

따라서 부모가 임신중단이라는 어려운 결정을 하는 데 도움을 주려면 태아의 상태와 관련해 정확한 정보를 제공해야 한다. 이를 위해 임상의는 임신 제1삼분기에 태아기형 초음파검사를 위해 ① 고주파 질탐촉자가 있는 양질의 초음파장비, ② 질초음파검사 경험, ③ 태아기형의 자연경과, 즉 태아기형이 나타나는 시기, ④ 임신 제1삼분기 태아의 발달과정, ⑤ 임신 제1삼분기 초음파검사에서 보이는 흔한 함정 등을 정확하게 숙지해야 한다.

임신초기 태아기형 선별을 위한 초음파검사는 임신중기 정규복부초음파검사를 결코 대체할 수 없다. 그러나 임신초기에 기형유발약제나 물질에 노출된 환자, 임신 전 당뇨병이 있는 여성, 기형태아가 있었던 환자의 가족력, 유전될 수 있는 기형이 있는 친척이 있는 고위험 가정, 임신초기에 감염성 질환에 걸린 여성, 임신초부터 태아 성장이 방해를 받은 임신 등의 경우에는 개인이 자발적으로 임신초기 태아기형 초음파검사를 선택할 수 있다.

V 요약

초음파검사기술이 발달하면서 임신초기에 초음파검사는, 정확한 임신연령을 추정하고, 배아나 태아의 생존력을 확인하며, 다태임신을 진단하고 태반 형성의 유형을 평가하며, 많은 기형을 조기발견하고, 염색체이상 태아가 발생할 수 있는 위험군을 인지할 수 있다.

그러나 임신초기 태아기형 초음파검사는 임신중기 정규복부초음파검사를 결코 대체할 수 없다. 그러나 임신초기에 발견할 수 있는 재발하는 기형의 과거력이나 가족력이 있는 환자나, 다른 적응증이 있는 경우 초음파검사를 시행할 때 임신초기 태아기형 초음파검사가 유용하다.

참고문헌

1. Timor-Tritsch IE, Farine D, Rosen MG. A close look at early embryonic development with the high-frequency transvaginal transducer. Am J Obstet Gynecol 1988;159:676-681.
2. Cullen MT, Green JJ, Reece EA, et al. Evaluation of the first trimester embryo. A comparison of transvaginal and abdominal sonography. J Ultrasound Med 1989;8:565-569.
3. Rottem S, Bronchtein M, Thaler I, et al. First trimester transvaginal sonographic diagnosis of fetal anomalies [letter]. Lancet 1989;1:444-445.
4. Cullen MT, Green J, Whetham J, et al. Transvaginal ultrasonographic detection of congenital anomalies in the first trimester. Am J Obstet Gynecol 1990;163:466-476.
5. Warren WB, Timor-Tritsch I, Peisner DB, et al. Dating the early pregnancy by sequential appearance of embryonic structures. Am J Obstet Gynecol 1989;161:747-753.
6. Braithwaite JM, Armstrong MA, Economides DL. Assessment of fetal anatomy at 12 to 13 weeks of gestation by transabdominal and transvaginal sonography. Br J Obstet Gynaecol 1996;103:82-85.
7. Whitlow BJ, Economides DL. The optimal gestational age to examine fetal anatomy and measure nuchal translucency in the first trimester. Ultrasound Obstet Gynecol 1998;11:258-261.
8. Dolkhart LA, Reimers FT. Transvaginal fetal echocardiography in early pregnancy: normative data. Am J Obstet Gynecol 1991;165:688-691.
9. Johnson P, Sharland G, Maxwell D, et al. The role of transvaginal sonography in the early detection of congenital heart disease. Ultrasound Obstet Gynecol 1992;2:248-251.
10. Haak MC, Twisk JWR, van Vugt JMG. How successful is fetal echocardiographic examination in the first trimester of pregnancy? Ultrasound Obstet Gynecol 2002;20:9-13.
11. Bowerman RA. Sonography of fetal midgut herniation: normal size criteria and correlation with crown-rump length. J Ultrasound Medicine 1993;12:251-254.
12. van Zalen-Sprock RM, Brons JT, van Vugt JMG, et al. Ultrasonographic and radiologic visualization of the developing embryonic skeleton. Ultrasound Obstet Gynecol 1997;9:392-397.
13. Zorzoli A, Kustermann A, Caravelli E, et al. Measurement of fetal limb bones in early pregnancy. Ultrasound Obstet Gynecol 1994;4:29-33.
14. Harrington K, Tunkel S, Campbell S. Screening for fetal anomalies with transvaginal ultrasound in early pregnancy. BMUS Bulletin 1993;7:421-423.
15. Achiron R, Tadmor O. Screening for fetal anomalies during the first trimester of pregnancy: transvaginal versus transabdominal sonography. Ultrasound Obstet Gynecol 1991;1:186-191.
16. Yagel S, Achiron R, Ron M, et al. Transvaginal ultrasonography at early pregnancy cannot be used alone for targeted organ ultrasonographic examination in a high risk population. Am J Obstet Gynecol 1995;172:971-975.
17. Hernádi L, Töröcsik M. Screening for fetal anomalies in the 12th week of pregnancy by transvaginal sonography in an unselected population. Prenat Diagn 1997;17:753-759.
18. D'Ottavio G, Meir YJ, Rustico MA, et al. Screening for fetal anomalies by ultrasound at 14 and 21 weeks. Ultrasound Obstet Gynecol 1997;10:375-380.
19. Economides DL, Braithwaite JM. First trimester ultrasonographic diagnosis of fetal structural abnormalities in a low risk population. Br J Obstet Gynaecol 1998;105:53-57.
20. Whitlow BJ, Chatzipapas IK, Lazanakis ML, et al. The value of sonography in early pregnancy for the detection of fetal abnormalities in an unselected population. Br J Obstet Gynaecol 1999;106:929-936.

21. Carvalho MH, Brizot ML, Lopes LM, et al. Detection of fetal structural abnormalities at the 11-14 week ultrasound scan. Prenat Diagn 2002;22:1-4.
22. Taipale P, Ammälä M, Salonen R, et al. Learning curve in ultrasonographic screening for selected fetal structural anomalies in early pregnancy. Obstet Gynecol 2003;101:273-278.
23. Chatzipapas IK, Whitlow BJ, Economides DL. The 'Mickey Mouse' sign and the diagnosis of anencephaly in early pregnancy. Ultrasound Obstet Gynecol 1999;13:196-199.
24. Hidalgo H, Bowie J, Rosenberg ER, et al. Review. In utero sonographic diagnosis of fetal cerebral anomalies. AJR Am J Roentgenol 1982;139:143-148.
25. Bronshtein M, Zimmer EZ. Transvaginal sonographic follow up on the formation of fetal cephalocele at 13-19 weeks gestation. Obstet Gynecol 1991;78:528-530.
26. Sepulveda W, Sebire NJ, Souka A, et al. Diagnosis of the Meckel Gruber Syndrome at eleven to fourteen weeks gestation. Am J Obstet Gynecol 1997;176:316-319.
27. Braithwaite JM, Economides DL. First trimester diagnosis of Meckel Gruber syndrome by transabdominal scanning in a low-risk case. Prenat Diagn 1995;15:1168-1170.
28. Bernard JP, Suarez B, Rambaud C, et al. Prenatal diagnosis of neural tube defect before 12 weeks' gestation: direct and indirect ultrasonographic semeiology. Ultrasound Obstet Gynecol 1997;10:406-409.
29. Blumenfeld Z, Siegler E, Bronshtein M. The early diagnosis of neural tube defects. Prenat Diagn 1993;13:863-871.
30. Sebire NJ, Noble PL, Thorpe-Beeston JG, et al. Presence of the 'lemon' sign in fetuses with spina bifida at the 10-14 week scan. Ultrasound Obstet Gynecol 1997;10:403-405.
31. van Zalen-Sprock RM, van Vugt JM, van Geijn HP. First and early second trimester diagnosis of anomalies of the central nervous system. J Ultrasound Med 1995;14:603-610.
32. Ulm B, Ulm MR, Deutinger J, et al. Dandy-Walker malformation diagnosed before 21 weeks of gestation: associated malformations and chromosomal abnormalities. Ultrasound Obstet Gynecol 1997;10:167-170.
33. Bronshtein M, Blumenfeld I, Kohn J, et al. Detection of cleft lip by early second trimester transvaginal sonography. Obstet Gynecol 1994;84:73-76.
34. Gembruch U, Knöpfle G, Bald R, et al. Early diagnosis of fetal congenital heart disease by transvaginal echocardiography. Ultrasound Obstet Gynecol 1993;3:310-317.
35. Bronshtein M, Zimmer EZ, Gerlis LM, et al. Early ultrasound diagnosis of fetal congenital heart defects in high risk and low risk pregnancies. Obstet Gynecol 1993;82:225-229.
36. Achiron R, Rotstein Z, Lipitz S, et al. First trimester diagnosis of fetal congenital heart disease by transvaginal ultrasonography. Obstet Gynecol 1994;84:69-72.
37. Yagel S, Weissman A, Rotstein Z, et al. Congenital heart defects: natural course and in utero development. Circulation 1997;96:550-555.
38. Huggon IC, Ghi T, Cook AC, et al. Fetal cardiac abnormalities identified prior to 14 weeks' gestation. Ultrasound Obstet Gynecol 2002;20:22-29.
39. Bronshitein M, Lewit N, Sujov PO, et al. Prenatal diagnosis of congenital diaphragmatic hernia: timing of visceral herniation and outcome. Prenat Diagn 1995;15:695-698.
40. Sebire NJ, Snijders RJ, Davenport M, et al. Fetal nuchal translucency thickness at 10-14 weeks gestation and congenital diaphragmatic hernia. Obstet Gynecol 1997;90:943-946.
41. Petrikovsky BM. First-trimester diagnosis of duodenal atresia. Am J Obstet Gynecol 1994; 171:569-570.
42. Zimmer EZ, Bronshtein M. Early diagnosis of duodenal atresia and possible sonographic pitfalls. Prenat Diagn 1996;16:564-566.
43. Tsukerman GL, Krapiva GA, Kirillova IA. First trimester diagnosis of duodenal stenosis associated with oesophageal atresia. Prenat Diagn 1993;13:371-376.

44. van Zalen-Sprock RM, van Vugt JM, van Geijn HP. First-trimester sonography of physiological midgut herniation and early diagnosis of omphalocele. Prenat Diagn 1997;17:511-518.

45. Bronshtein M, Amit A, Achiron R, et al. The early prenatal sonographic diagnosis of renal agenesis: techniques and possible pitfalls. Prenat Diagn 1994;14:291-297.

46. Bronshtein M, Yoffe N, Brandes JM, et al. First and early second-trimester diagnosis of fetal urinary tract anomalies using transvaginal sonography. Prenat Diagn 1990;10:653-666.

47. Sebire NJ, Von Kaisenberg C, Rubio C, et al. Fetal megacystis at 10-14 weeks of gestation. Ultrasound Obstet Gynecol 1996;8:387-390.

48. Liao AW, Sebire NJ, Geerts L, et al. Megacystis at 10-14 weeks of gestation: chromosomal defects and outcome according to bladder length. Ultrasound Obstet Gynecol 2003;21:338-341.

49. Bronshtein M, Stahl S, Zimmer EZ. Transvaginal sonographic diagnosis of fetal finger abnormalities in early gestation. J Ultrasound Med 1995;14:591-595.

50. Bronshtein M, Zimmer EZ. Transvaginal ultrasound diagnosis of fetal clubfeet at 13 weeks, menstrual age. J Clin Ultrasound 1989;17:518-520.

51. Shalev E, Zalel Y, Ben-Ami M, et al. First trimester ultrasonic diagnosis of twin reversed arterial perfusion sequence. Prenat Diagn 1992;12:219-222.

52. Pajkrt E, Jauniaux E. First-trimester diagnosis of conjoined twins. Prenat Diagn 2005;25:820-826.

53. Vural F, Vural B. First trimester diagnosis of dicephalic parapagus conjoined twins via transvaginal ultrasonography. J Clin Ultrasound 2005;33:364-366.

04
임신초기 태아 염색체이상 선별초음파검사

태아 염색체이상*chromosome abnormality*을 산전진단하기 위해서는 염색체이상을 위한 선별검사 후 고위험군 임신부로 결정되면 융모막융모채취*chorionic villus sampling* 또는 양막천자*amniocentesis* 같은 침습적 검사가 필요하다. 현재 태아의 염색체이상을 위한 4가지 산전 선별검사로는 임신부 연령, 임신부 연령과 임신 제2삼분기*second trimester* 임신부 혈청 생화학적 검사, 임신부 연령과 임신 제1삼분기*first trimester* 태아 목덜미투명대*nuchal translucency* 초음파검사, 임신부 연령과 임신 제1삼분기 태아 목덜미투명대 초음파검사와 임신부 혈청 생화학적 검사를 이용한 합동검사*combined test*가 있다.

Nicolaides 등(1992)[1]은 임신 10∼14주에 태아 목 뒤 피하에 체액이 축적된 초음파소견을 목덜미투명대라는 용어로 정의했고, 태아 목덜미투명대 두께와 태아의 비배수체*aneuploidy*, 특히 세염색체증*trisomy*과의 연관성을 보고했다.

태아 염색체이상을 선별하기 위해 임신 11∼14주에 시행하는 초음파검사로 태아 목덜미투명대 두께와 임신부 연령을 조합한 선별검사는 효과적인 방법으로 알려져 있다. 이 장에서는 선별초음파검사의 방법과 결과를 소개하고자 한다.

I 태아 목덜미투명대 두께 측정을 위한 초음파검사의 기술

태아의 목덜미투명대 두께는 다음과 같은 방법으로 측정한다(그림 4-1).[2,3]

1. 태아 목덜미투명대 측정 시기

태아 머리엉덩이길이*crown rump length*가 45∼84mm에 해당하는 임신 11^{+0}주에서 13^{+6}주에 복부초음파검사*transabdominal ultrasonography*를 시행한다.

태아의 위치나 임신부의 비만, 상흔 또는 심한 자궁후굴*retroflexion of uterus* 때문에 복부초음파검사로 태아 목덜미 부위를 잘 볼 수 없으면 질초음파검사*transvaginal ultrasono-*

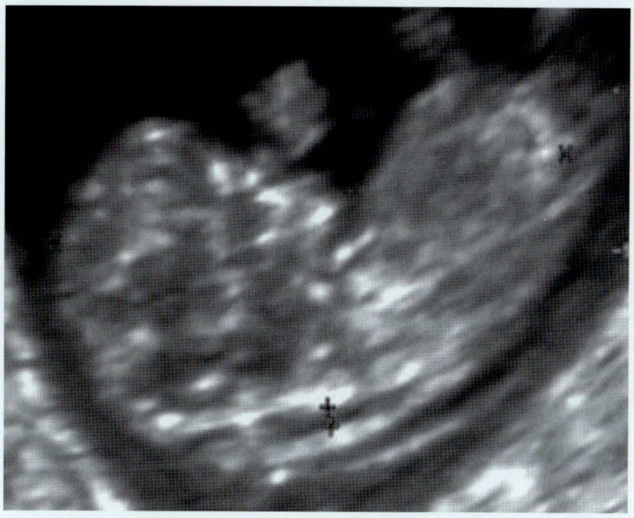

그림 4-1. 태아 목덜미투명대 두께 측정을 위한 영상 태아 머리와 상부 흉곽의 정중시상면이다. 머리와 상부 흉곽이 확대되어 화면 전체를 차지한다. 머리는 중립위치에 있고 태아는 양막으로부터 떨어져 있다. 피부와 경추 위 연조직의 흰 선 2개가 보이고 목덜미투명대의 가장 두꺼운 부위를 측정한다. 얼굴 옆모습이 보이고 가슴은 회전되어 있지 않다. 척추는 태아 등의 피부와 평행하다.

*graphy*를 할 수 있다.

2. 측정 부위

머리엉덩이길이를 측정할 때와 마찬가지로 태아 머리와 상부 흉곽의 정중시상면*midsagittal plane*을 얻는다.

정중시상면에서 코의 측면이 보이는 태아 얼굴과, 등의 피부와 평행한 척추가 보이는 상부 흉곽이 보여야 한다.

3. 측정 부위 영상 확대

영상을 확대해서 태아의 머리와 상부 흉곽이 전체 화면을 차지하도록 한다.

'write'(고해상력) 줌*zoom*기능을 사용해서 영상을 고정하기 전에 태아 머리와 상부 흉곽이 전체 화면을 차지할 때까지 영상을 확대한다. 먼저 영상을 고정하고 다음에 'read zoom' 기능을 이용해 확대하면 각 픽셀*pixel* 크기는 증가해서 영상의 공간해상력*spatial resolution*은 낮아진다.

그러나 특히 태아가 많이 움직이는 경우에는 적절한 영상을 얻기 위해 최적의 크기보다 작은 상태로 영상을 고정한 후에 확대해야 할 수도 있다. 이때 확대하기 전 시야의 심도*depth*는 감소되어 태아는 화면의 밑에 있다.

4. 태아의 자세 확인

태아의 머리가 심한 신전*extension*이나 굴곡*flexion*이 없는 중립위치*neutral position*에 있음을 확인한다.

태아 머리는 중립위치에 있어야 한다. 턱은 전흉벽에서 떨어져 있고 후두*occiput*는 척추와 직선상에 있어야 한다. 머리가 신전되면 중립위치에 있을 때 측정한 목덜미투명대 두께와 비교해서 0.6mm만큼 과대평가되고, 머리가 굴곡되면 0.4mm만큼 과소평가되는 경향이 있다.

5. 태아의 위치 확인

태아가 양막과 떨어져 있음을 확인한다.

태아의 피부와 양막이 구별되지 않는 경우에는 자연태동을 기다리거나, 임신부로 하여금 기침을 하게 하거나, 임신부 배를 가볍게 쳐서 태아가 양막으로부터 떨어지게 하면 태아의 피부를 관찰할 수 있다.

6. 측정 전 부위 확인

후두에서부터 중간 흉곽까지 목덜미투명대의 전체 길이가 보여야 한다.

7. 측정 부위 확인

태아 경추*cervical spine* 위의 연조직과 피부를 나타내는 2개의 흰 선이 화면에 수평으로 정렬되어 있음을 확인한 후 영상을 고정한다.

후두에서부터 중간 흉곽까지 목덜미투명대가 수평으로 정렬되어 있지 않으면 캘리퍼를 정확하게 위치시키기 어렵다.

8. 목덜미투명대 두께 측정

목덜미투명대가 가장 두꺼운 부위를 선택해서 2개의 흰 선 안쪽 경계면에 캘리퍼를 수직으로 놓는다(그림 4-2).

목덜미투명대의 가장 두꺼운 부위는 태아마다 다르기 때문에 후두와 어깨 사이의 위치에 어디든지 있을 수 있다.

9. 목덜미투명대 두께 기록

에코가 없는 부위의 피하 목덜미투명대 두께를 반복 측정해서 최대 두께를 기록한다.

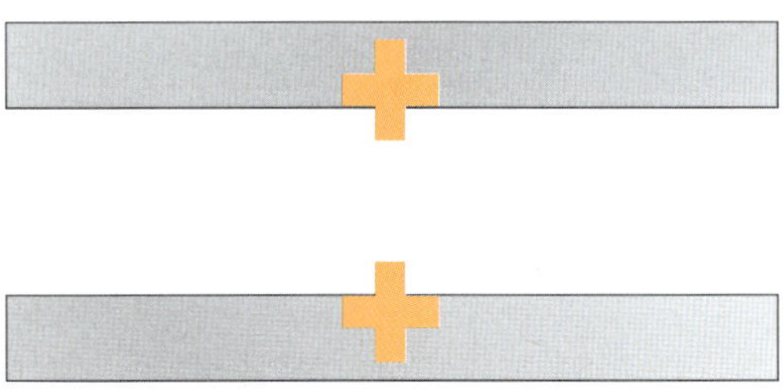

그림 4-2. 목덜미투명대 두께 측정을 위한 정확한 캘리퍼 위치 태아 피부와 피하 연조직을 나타내는 에코가 있는 2개의 흰 선이 후두에서부터 중간 흉곽까지 보인다. 목덜미투명대의 가장 두꺼운 부위를 선택해서 2개의 흰 선 안쪽 경계면에 캘리퍼를 수직으로 둔다.

탯줄이 태아의 목을 감고 있는 경우는 5~10%이며, 이때 목덜미투명대는 0.8mm 정도 두껍게 측정된다. 이 경우 탯줄 위와 아래의 목덜미투명대 두께의 측정치는 다르기 때문에 위험률을 계산할 때는 평균값을 사용한다.

목덜미투명대의 전체 두께를 정확하게 측정하는 것이 중요하지만, 자세히 보면 피부와 경추 위 연조직을 나타내는 흰 선의 정확한 위치를 인지하는 것이 어렵다. 또한 영상을 확대해서 공간해상력이 낮아지기 때문에 화면이 흐릿하거나, 목덜미투명대와 양막의 이중선 때문에 정확하게 캘리퍼를 위치시키기가 어려울 수 있다. 따라서 다음의 방법을 이용하면 경계면의 선들을 정확하게 볼 수 있다.

① 고조파기능*harmonics*을 끈다.

② 고해상력 줌기능으로 영상을 확대한다.

③ 전체적으로 증폭*gain*을 감소한다.

④ 역동적 범위를 감소한다.

⑤ 목덜미투명대 위치에 단일 초점구역을 위치시킨다.

술자는 머리엉덩이길이를 믿을만하게 측정할 수 있어야 하고 태아 척추의 정확한 정중시상면을 얻을 수 있어야 한다. 또한 0.1mm도 측정할 수 있는 양질의 초음파검사장비를 사용해야 하고 목덜미투명대 두께를 측정할 수 있는 시간은 적어도 평균 10분이 되어야 한다.

목덜미투명대를 측정하고 다시 반복해서 측정할 수 있는 능력은 훈련을 통해 개선되고 복부초음파와 질초음파 각각 80회와 100회 검사 후에 좋은 결과를 얻을 수 있는 것으로 알려져 있다.[4] 따라서 목덜미투명대를 정확하게 측정하기 위해서는 적절한 훈련, 높은 동기 부여, 충분한 검사시간과 목덜미투명대 두께 측정을 위한 표준화된 기술을 익히고 지침을 따르는 것이 매우 중요하다.[5]

Ⅱ 목덜미투명대 두께와 염색체이상

임신 10~14주에 태아 목덜미투명대 두께의 기준치*cut-off value*로 2.5mm 또는 3.0mm를 많이 사용하고 있지만 목덜미투명대 두께는 임신 10주부터 14주까지 매주 15~20%씩 증가한다. 따라서 임신 10~14주에 목덜미투명대 두께의 단일 기준치를 적용하는 것은 적절치 않다. 적절한 기준치로는 특정 임신주수에 따르는 95백분위수 또는 99백분위수를 사용한다.[6]

일반인구에서 임신부 연령과 주어진 머리엉덩이길이에 따른 태아 목덜미투명대 두께(≥95백분위수)를 조합한 선별검사 결과 5%의 선별 양성률에서 다운증후군*Down syndrome* 검출률 72%를 보여주었다.[8] 임신 10~14주에 증가한 목덜미투명대 두께(≥95백분위수)를 이용한 연구자들의 선별검사 결과는 표 4-1과 같다.[6,8~11] 그리고 다운증후군 이외의 염색체이상으로 18번세염색체증*trisomy 18*의 74.8%, 13번세염색체증*trisomy 13*의 72%,

표 4-1. 임신 10~14주에 증가한 태아 목덜미투명대 두께(≥95백분위수)를 이용한 다운증후군 선별검사 연구 결과

	환자 수(명)	목덜미투명대(≥95백분위수)		다운증후군(명)	발견율(%)	위양성률(%)
		N	%			
Pandya 등(1995)[6]	20,381	1,044	5.1	86	77	5.0
Snijders 등(1998)[8]	96,127	4,767	4.9	326	72	5.0
Theodoropoulos 등(1998)[9]	3,550	101	2.9	11	91	-
Brizot 등(2001)[10]	2,996	173	5.8	10	70	6.0
Gasiorek-Wiens 등(2001)[11]	23,805	2,116	9.6	174	83	8.9

터너증후군*Turner syndrome*의 87%, 세배수체*triploidy*의 59%, 다른 의미 있는 염색체결손의 55%를 발견했다. 임신부 연령과 태아 목덜미투명대 두께로 계산된 기준 위험률(≥1/300)을 사용해서 태아의학재단*Fetal Medicine Foundation*이 주관한 약 10만 건의 임신 선별검사에서 8.3%의 선별 양성률과 82%의 다운증후군 검출률을 보여주었다.[8] 그리스, 영국, 이탈리아, 브라질과 독일권에서 진행된 연구에서도 태아의학재단이 보고한 결과를 확인했다(표 4-2).[6,8~14] 다운증후군 871예를 포함해서 과거 10년간 시행된 임신 제1삼분기 목덜미투명대 두께 측정(기준치 2.5 또는 3.0mm, 95 또는 99백분위수)의 선별검사에서는 선별 양성률 4.2%와 76.8%의 다운증후군 검출률을 보여주었다.[15] 이는 임신 제2삼분기 임신부 혈청 생화학적 합동검사의 검출률(76%)과 비슷한 결과이다.[16]

다운증후군의 위험률은, 임신부 연령과 임신주수에 따른 위험률을 머리엉덩이길이에 따른 목덜미투명대 두께의 정상 중앙값에서 측정된 목덜미투명대 두께의 차이(△NT)에 따른 다운증후군의 공산율*likelihood ratio*(= 주어진 목덜미투명대 두께의 차이가 있는 다운증후군의 분포를 같은 목덜미투명대 두께의 차이가 있는 정상 태아의 분포로 나눈 것)을 곱해서 산출했다.[7]

이러한 다운증후군 위험률은 임신부 연령과 산과력, 태아의 머리엉덩이길이와 목덜미투명대 두께 같은 배경 정보를 통합해서 태아의학재단이 제공하는 것과 같은 실제 컴퓨터 프로그램으로 계산된다.[17] Herman 등(2002)[18]은 컴퓨터 프로그램 없이도 임신부 연령, 태아 머리엉덩이길이와 목덜미투명대 두께로 계산한 다운증후군의 위험률을 기본으로 해서, 간단하고 정확하게 임상에서 직접 다운증후군의 위험을 계산하는 유용한 표를 발표했다.

표 4-2. 임신 10~14주에 임신부 연령, 임신주수와 태아 목덜미투명대 두께(위험률≥1/100~300)를 이용한 다운증후군 선별검사 연구 결과

	환자 수(명)	기준치			다운증후군(명)	발견율(%)	위양성률(%)
		위험률	N	%			
Pandya 등(1995)[6]	20,381	>1/100	988	4.9	86	80	5.0
Snijders 등(1998)[8]	96,127	≥1/300	8,428	8.8	326	82	8.3
Theodoropoulos 등(1998)[9]	3,550	≥1/300	172	4.9	11	91	5.0
Thilaganathan 등(1999)[12]	9,802	≥1/200	480	4.9	21	76	5.0
Schwärzler 등(1999)[13]	4,523	>1/270	230	5.1	12	77	5.0
Zoppi 등(2001)[14]	10,111	≥1/300	984	9.0	64	90	9.0
Brizot 등(2001)[10]	2,996	≥1/300	222	7.4	10	90	6.0
Gasiorek-Wiens 등(2001)[11]	21,959	≥1/300	3,223	14.7	184	88	14.0

Ⅲ 목덜미투명대 두께가 증가된 태아의 결과

임신 10~14주에 목덜미투명대 두께가 증가(≥3.5mm)된 태아 가운데 약 1/3이 염색체질환을 갖는다. 다운증후군은 염색체질환의 약 50%에 해당하며, 염색체가 정상인 중증 구조적 결손은 목덜미투명대 두께가 증가된 태아의 15%에 해당한다. 목덜미투명대 두께가 증가한 태아에서 염색체이상을 포함해 나쁜 임신 결과(자연유산*spontaneous abortion*을 포함한 태아사망*fetal demise*, 신생아사망*neonatal death*, 임신중단 또는 중증 구조적 결손을 가진 생존아)를 보이는 비율은, 목덜미투명대 두께가 3.5~4.4mm인 군에서 30%, 4.5~5.4mm인 군에서 50%, 5.5~6.4mm인 군에서 70%, 6.5mm 이상인 군에서 85%로 보고되었다(표 4-3).[19,20]

그림 4-3과 4-4는 임신 12^{+4}주에 목덜미투명대 두께 8.4mm, 임신 14^{+6}주에 목덜미투명대 두께 4.4mm로 측정되어 융모막융모채취와 양막천자로 터너증후군과 47, XY, positive derivative 9로 각각 진단한 후 임신을 종결한 예들이다.

임신 10~14주에 3.5mm 이상으로 목덜미투명대 두께가 증가된 태아가 염색체검사 후 정상 염색체를 가진 것으로 확인되었다고 해도 태아는 역시 광범위한 구조적 결손, 유전증후군과 연관되어 있다. 따라서 심장을 비롯해서 신체구조 전체를 정밀하게 검사

표 4-3. 태아 목덜미투명대 두께와 염색체이상, 유산 또는 태아사망, 중증 구조적 결손 유병률의 관계

목덜미투명대	염색체이상(%)	태아사망(%)†	중증 구조적 결손(%)	정상 생존아(%)
<95백분위수	0.2	1.3	1.6	97
95~99백분위수	3.7	1.3	2.5	93
3.5~4.4mm	21.1	2.7	10.0	70
4.5~5.4mm	33.3	3.4	18.5	50
5.5~6.4mm	50.5	10.1	24.2	31
≥6.5mm	64.5	19.0	46.2	15

† 자연유산을 포함.
* Souka 등(2005)[20]

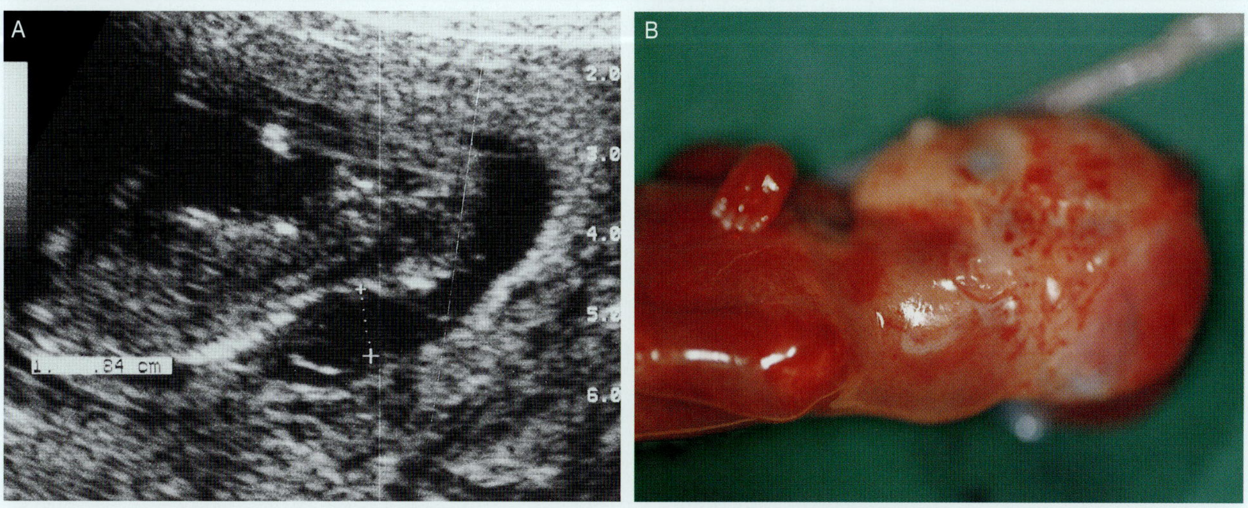

그림 4-3. 터너증후군 A. 임신 12^{+4}주(머리엉덩이길이 5.88cm)에 목덜미투명대 두께가 8.4mm로 증가되어 융모막융모채취로 태아 핵형분석 결과 45, X였다. B. 임신중단한 유산아의 목덜미 사진.

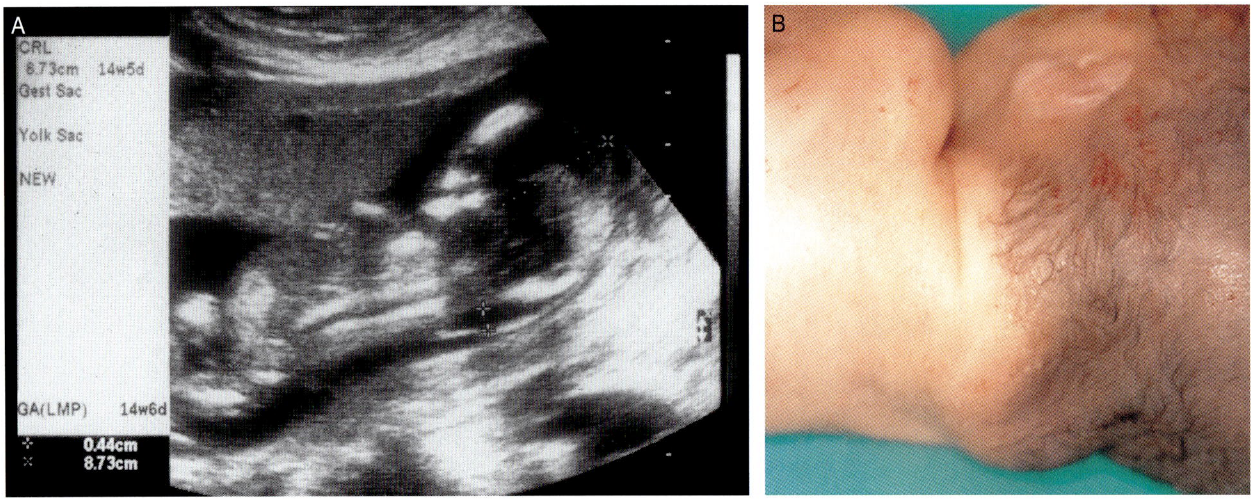

그림 4-4. 염색체이상, 47, XY, positive derivative 9 A. 임신 14^{+6}주에 목덜미투명대 두께가 4.4mm로 증가되어 양막천자로 태아 핵형분석 결과 47, XY, +der(9)(9;12)(g21;g24.1)mat였다. B. 임신중단한 유산아의 목덜미 사진.

해야 하고, 감염과 유전자검사 역시 고려해야 한다(표 4-4).[19,20]

Ⅳ 태아 염색체이상 선별검사로서 합동검사

대규모 다기관 임상시험에서 임신 제1삼분기에 목덜미투명대 두께 측정, 임신부 혈청 표지자*marker*인 유리 또는 총 사람융모성성선자극호르몬*β-Human Chorionic Gonadotropin; β-hCG*와 PAPP-A(Pregnancy Associated Plasma Protein-A), 임신부 연령을 조합한 선별검사 결과 5%의 양성률로 다운증후군 임신의 85%를 인지할 수 있어, 다운증후군을 진단하는 데 매우 효과적인 선별검사임이 확인되었다(표 4-5).[21~24]

이러한 결과를 토대로 현재 가장 효과적인 다운증후군 선별검사방법은 임신 11~14주에 임신부 연령, 태아 목덜미투명대 두께와 임신부 혈청 유리 β-hCG와 PAPP-A검사를 합동한 검사이다.

Ⅴ 다태임신에서 목덜미투명대 두께

염색체이상을 진단하기 위해 목덜미투명대 두께 측정을 이용해서 시행하는 선별검사는 다태임신*multiple pregnancy*에서 특히 유용하다. 임신부 혈청의 생화학적 선별검사는 단태임신과 비교해서 다태임신에서는 정확하지 않거나 세쌍태아의 경우에는 적용할 수 없기 때문이다.

그 밖에도 임신 11~14주에 목덜미투명대 두께를 측정하는 것은 추가적 장점이 있다. 예를 들어 한 태아가 염색체이상을 갖고 있고 다른 태아는 정상일 때 부모는 선택적으로 임신을 중단할 수 있다. 그러한 경우 초음파로 발견할 수 있는 표지자가 존재하면 비정

표 4-4. 목덜미투명대 두께는 증가되어 있지만 염색체는 정상인 태아에서 보고된 기형과 유전증후군

중추신경계결손
- 무뇌증
- 두개골조기유합증
- 댄디워커기형
- 이분척추
- 뇌류
- 전전뇌증
- Hydrolethalus증후군
- 주버트증후군
- 소뇌증
- 대두증
- 후두공뇌탈출기형
- 삼각머리증
- 뇌실확장증

얼굴결손
- 턱결손증 · 소하악증
- 안면열

목덜미결손
- 림프낭종
- 목지방종

심장결손
- 디조지증후군

골격계결손
- 연골무발생증
- 연골무형성증
- 질식성흉곽이형성증
- Blomstrand골연골이형성증
- 사지만곡이형성증
- 자코-레빈증후군
- 후측만증
- 사지의 감소성 결손
- Noonan-Sweeney증후군
- 골혈성부전증
- 로버트증후군
- 로비노증후군
- 짧은늑골다지증증후군
- 합지증
- 만곡족
- 갈라진 손 · 발기형
- 치사성이형성증
- VACTERL연합

태아빈혈
- 다이아몬드-블랙판빈혈
- 적혈구이형성빈혈
- 판코니빈혈
- 파르보바이러스 B19 감염
- 알파지중해빈혈

신경근육계결손
- 태아 운동불능증변형속발증
- 근긴장성이영양증
- 척수근위축증

폐결손
- 낭성선종양기형
- 횡격막탈장
- 프린스증후군

복벽결손
- 총배설강외번증
- 제대탈장
- 복벽파열

소화기계결손
- 크론병
- 십이지장폐쇄
- 식도폐쇄
- 소장폐쇄

비뇨생식기계결손
- 모호한 생식기
- 선천성 신증후군
- 수신증
- 요도하열
- 영아형 다낭성신장질환
- 멕켈-그루버증후군
- 거대방광
- 다낭성이형성신장
- 신장무발생

대사성 결손
- 베크위트-위드만증후군
- GM_1 강글리오시드증
- 긴 사슬 3-하이드록시아실-조효소 A
- 탈수소효소결핍
- 점액다당질축적 VII형
- 스미스-렘리-오피츠증후군
- 비타민D저항 리케차
- 젤베거증후군

기타
- 체간기형(사지체벽복합기형)
- 브라크만-드랑즈증후군
- CHARGE연합
- 면역계통결핍
- 선천성 림프부종
- 손 · 발가락결손증-외배엽이형성-구개열증후군
- 신생아 간대성근경련 뇌병증
- 누난증후군
- 펄만증후군
- 스티클러증후군
- 비특이증후군
- 중증발달장애

* Souka 등(2001)[19]

표 4-5. 임신 제1삼분기 합동 선별검사의 연구 결과*

연구	임신주수	환자 수(명)	다운증후군 증례	발견율†(%)
BUN(2003)[21]	10~14	8,216	61	79
FASTER(2005)[22]	10~14	33,557	84	83
SURUSS(2003)[23]	9~13	47,053	101	83
OSCAR(2003)[24]	10~14	15,030	82	90
합계		103,856	328	84

* 5% 위양성률에서 임신 제1삼분기 발견율.
† 95% CI: 79.7~87.0%

상 쌍태아를 정확하게 인지할 수 있다.

Ⅵ 염색체이상을 선별할 수 있는 다른 초음파 표지자

코뼈*nasal bone*가 보이지 않고 삼첨판역류*tricuspid regurgitation*, 대퇴골*femur*과 상완골*humerus* 길이, 제대 직경처럼 임신 제1삼분기 초음파검사에서 볼 수 있는 특징이 조사되었지만, 코뼈 평가의 가치에 대해서는 논쟁의 여지가 있다. 일반인구에 사용되기에 앞서 코뼈 평가기준이 개발되어야 한다.

Ⅶ 연속선별검사

임신 제1삼분기와 제2삼분기에 선별검사를 시행하고 독립적으로 결과를 해석하면 다운증후군을 94~98%까지 발견할 수 있다. 그러나 위양성률(11~17%)도 함께 높아지기 때문에 불필요한 침습적 검사를 시행하게 된다. 이러한 이유로 염색체이상을 위한 임신 제1삼분기 선별검사를 받은 임신부는 같은 임신 중 제2삼분기 임신부 혈청 선별검사가 적용되지 않는다. 대신 임신 제1삼분기와 임신 제2삼분기 선별검사 결과를 합친 통합*integrated*, 단계적*stepwise* 또는 조건부*contingent* 연속*sequential*선별검사를 하면 발견율을 높일 수 있다.

1. 통합선별검사

통합선별검사의 결과는 임신 제1삼분기와 제2삼분기에 시행한 선별검사가 끝난 후에만 보고된다. FASTER(First and Second-Trimester Evaluation of Risk) 임상시험에서[22] 발견율은 5% 선별 양성률에 94~96%라고 보고되었으며, SURUSS(Serum, Urine and Ultrasound Screening Study) 연구에서도[23] 유사한 결과를 얻었다.

통합선별검사는 목덜미투명대 두께를 측정하지 않고도 임신 제1삼분기와 제2삼분기 임신부 혈청 생화학적 검사만으로 시행할 수 있으며, FASTER 임상시험에서는[22] 85~

88%의 발견율을 보여주었다.

2. 단계적 선별검사와 조건부 연속선별검사

임신부는 임신 제1삼분기 선별검사 결과를 들은 후 위험이 높으면 조기진단을 위한 절차를 선택할 수 있고 위험이 낮으면 임신 제2삼분기 선별검사를 행하는 단계적 연속선별검사를 받을 수 있다.[22] 그리고 임신 제1삼분기 선별검사에서 양성과 음성 사이의 경계인 중등도위험군 임신부의 경우 임신 제2삼분기 선별검사를 하는 조건부 연속선별검사[25]를 받을 수 있다.

Ⅷ 요약

태아 염색체이상을 진단하기 위해 임신부 연령과 임신 11~14주에 태아 목덜미투명대 두께를 측정하는 선별초음파검사는 5%의 위양성률로 다운증후군 태아의 77%를 인지할 수 있고 다태임신의 경우 특히 유용하다. 태아 목덜미투명대 두께 측정에 임신부 혈청 유리 β-hCG와 PAPP-A를 추가한 합동검사는 가장 효과적인 검사방법으로 확인되었으며 5% 위양성률에 85%의 발견율을 보인다.

정규 산전관리에 초음파검사로 목덜미투명대를 정확하게 측정하기 위해서는 술자의 훈련과 측정 결과를 엄격히 평가해야 한다.

참고문헌

1. Nicolaides KH, Azar G, Byrne D, et al. Fetal nuchal translucency: ultrasound screening for chromosomal defects in first trimester of pregnancy. BMJ 1992;304:867-869.
2. Hyett JA, Nicolaides KH. Nuchal translucency. In: Nyberg DA, Mcgahan JP, Pretorius DH, et al, eds. Diagnostic Imaging of Fetal Anomalies. Philadelphia: Lippincott Williams & Wilkins, 2003, pp.845-859.
3. Nibet D. Practice Tips for Measuring the Nuchal Translucency. Ultrasound 2008;16:220-225.
4. Braithwaite JM, Kadir RA, Pepera TA, et al. Nuchal translucency measurements: training of potential examiners. Ultrasound Obstet Gynecol 1996;8:192-195.
5. ACOG Practice Bulletin No.77: screening for fetal chromosomal abnormalities. Obstet Gynecol 2007;109:217-226.
6. Pandya PP, Snijders RJ, Johnson SP, et al. Screening for fetal trisomies by maternal age and fetal nuchal translucency thickness at 10 to 14 weeks of gestation. Br J Obstet Gynaecol 1995;102:957-962.
7. Nicolaides KH, Sebire NJ, Snijders RJM. Nuchal translucency and chromosomal defects. In: Nicolaides KH, Sebire NJ, Snijders RJM, eds. The 11-14-week scan: the diagnosis of fetal abnormalities. London: Parthenon Publishing, 1999, pp.3-65.
8. Snijders RJ, Noble P, Sebire N, et al. UK multicentre project on assessment of risk of trisomy 21 by maternal age and fetal nuchal-translucency thickness at 10-14 weeks of gestation. Fetal Medicine Foundation First Trimester Screening Group. Lancet 1998;352:343-346.
9. Theodoropoulos P, Lolis D, Papageorgiou C, et al. Evaluation of first-trimester screening by fetal nuchal translucency and maternal age. Prenat Diagn 1998;18:133-137.
10. Brizot ML, Carvalho MH, Liao AW, et al. First-trimester screening for chromosomal abnormalities by fetal nuchal translucency in a Brazilian population. Ultrasound Obstet Gynecol 2001;18:652-655.
11. Gasiorek-Wiens A, Tercanli S, Kozlowski P, et al. Screening for trisomy 21 by fetal nuchal translucency and maternal age: a multicenter project in Germany, Austria and Switzerland. Ultrasound Obstet Gynecol 2001;18:645-648.
12. Thilaganathan B, Sairam S, Michailidis G, et al. First trimester nuchal translucency: effective routine screening for Down's syndrome. Br J Radiol 1999;72:946-948.
13. Schwärzler P, Carvalho JS, Senat MV, et al. Screening for fetal aneuploidies and fetal cardiac abnormalities by nuchal translucency thickness measurement at 10-14 weeks of gestation as part of routine antenatal care in an unselected population. Br J Obstet Gynaecol 1999;106:1029-1034.
14. Zoppi MA, Ibba RM, Floris M, et al. Fetal nuchal translucency screening in 12495 pregnancies in Sardinia. Ultrasound Obstet Gynecol 2001;18:649-651.
15. Nicolaides KH. Nuchal translucency and other first-trimester sonographic markers of chromosomal abnormalities. Am J Obstet Gynecol 2004;191:45-67.
16. Wald NJ, Watt HC, Hackshaw AK. Integrated screening for Down's syndrome on the basis of tests performed during the first and second trimesters. N Engl J Med 1999;341:461-467.
17. www.fetalmedicine.com
18. Herman A, Dreazen E, Herman AM, et al. Bedside estimation of Down syndrome risk during first-trimester ultrasound screening. Ultrasound Obstet Gynecol 2002;20:468-475.
19. Souka AP, Krampl E, Bakalis S, et al. Outcome of pregnancy in chromosomally normal fetuses with increased nuchal translucency in the first trimester. Ultrasound Obstet Gynecol 2001;18:9-17.
20. Souka AP, Von Kaisenberg CS, Hyett JA, et al. Increased nuchal translucency with normal

karyotype. Am J Obstet Gynecol 2005;192:1005-1021.

21. Wapner R, Thom E, Simpson JL, et al. First-trimester screening for trisomies 21 and 18. First Trimester Maternal Serum Biochemistry and Fetal Nuchal Translucency Screening (BUN) Study Group. N Engl J Med 2003;349:1405-1413.
22. Malone FD, Canick JA, Ball RH, et al. First-trimester or second-trimester screening, or both, for Down's syndrome. First and Second-Trimester Evaluation of Risk (FASTER) Research Consortium. N Engl J Med 2005;353:2001-2011.
23. Wald NJ, Rodeck C, Hackshaw AK, et al. First and second trimester antenatal screening for Down's syndrome: the results of the Serum, Urine and Ultrasound Screening Study (SURUSS). J Med Screen 2003;10:56-104.
24. Spencer K, Spencer CE, Power M, et al. Screening for chromosomal abnormalities in the first trimester using ultrasound and maternal serum biochemistry in a one-stop clinic: a review of three years prospective experience. Br J Obstet Gynecol 2003;110:281-286.
25. Cuckle HS, Malone FD, Wright D, et al. Contingent screening for Down syndrome-results from the FaSTER trial. Prenat Diagn 2008;28:89-94.

05
임신중기 태아 염색체이상 선별초음파검사

태아 염색체이상*chromosome abnormality*의 빈도는 임신부 연령과 임신주수, 초음파소견 등에 따라서 달라진다. 초기(임신 12주 미만) 자연유산*spontaneous abortion*의 60%, 사산된 태아 전체의 약 7%, 심한 기형이 있는 사산이거나 침연태아浸軟胎兒, *macerated fetus*의 30~50%에서 염색체이상이 있다.[1]

신생아에서는 0.6%의 빈도로 염색체이상이 발생하며, 상염색체세염색체증*autosomal trisomy*, 성염색체*sex chromosome*이상, 전위*translocation* 또는 결실*deletion* 같은 상염색체 구조이상이 거의 비슷한 비율로 나타난다. 태아에 미치는 효과는 염색체이상의 유형에 따라 다르다. 균형 있는 전위에서는 구조적 이상이 일어나지 않고 성염색체질환의 경우에는 심각하지 않다. 불균형 상염색체이상은 거의 대부분 정신지체*mental retardation*(지적 결함)와 다발성 선천성 중증기형*major malformation*을 일으킨다.

염색체질환을 초음파로 확실하게 진단하는 것은 매우 어렵지만, 머리, 얼굴, 손, 발의 특징적인 모양은 염색체질환을 강력하게 시사할 수 있다. 따라서 염색체질환과 관련된 초음파소견을 숙지하고 있으면 염색체질환을 발견하는 데 도움이 된다.

염색체질환을 산전에 진단하는 것이 중요한 이유는, 진단이 임신 24주 전에 확정되면 환자에게 임신중단을 권할 수 있으며, 임신말기에 진단된 경우에도 진통 중 태아곤란증*fetal distress*을 처치하기 위해 제왕절개술*cesarean section*을 피할 수 있기 때문이다.

초음파상 염색체질환이 의심되면 양막천자*amniocentesis*, 제대천자*cordocentesis* 또는 태반생검(융모막융모채취*chorionic villus sampling*)으로 핵형분석*karyotyping*을 해서 염색체이상을 확인해야 한다.

이 장에서는 염색체이상 태아에서 흔히 볼 수 있는 구조적 이상, 염색체이상과 연관된 초음파 표지자*marker*의 의미와 21번세염색체증*trisomy 21*(다운증후군*Down syndrome*), 18번세염색체증*trisomy 18*, 13번세염색체증*trisomy 13*, 터너증후군*Turner syndrome*, 세배수체*triploidy* 염색체질환의 특징적인 초음파소견에 대해 살펴본다.

I 염색체이상 태아의 초음파소견

모든 임신에는 태아 염색체이상의 위험이 있다. 알려진 위험인자로는 고령 임신부, 비정상 생화학적 선별검사 결과, 태아 염색체이상의 과거력, 알려진 균형전위*balanced translocation*, 부모 중 한 사람에서 다른 구조적 재배열과 산전초음파검사상 이상들이 있다. 염색체이상이 있는 태아에서 초음파검사상 구조적 이상, 자궁내성장지연*intrauterine growth restriction*과 양수과다증*polyhydramnios* 같은 소견 또는 염색체 표지자를 볼 수 있다. 미묘한 초음파 표지자는 정상 해부구조의 변화이며 염색체이상, 특히 21번세염색체증과의 관계를 제외하면 임상적으로 큰 의미는 없는 것으로 보인다. 구조적 기형과 비교하면 초음파 표지자들은 종종 일과성*transient*이며 정상 염색체를 가진 태아에서 역시 자주 발생할 수 있는 비특이적 소견들이다.

임신중기(18~22주)에 보이는 가장 흔한 초음파 표지자들은 목덜미패드*nuchal pad*, 심장 내 에코성 병소*intracardiac echogenic focus*, 짧은 장골*long bone*, 에코성 장*echogenic bowel*, 경증 신우확장*pyelectasis*, 맥락막총낭종*choroid plexus cyst*, 측만지증側彎指症, *clinodactyly*과 코뼈*nasal bone* 형성부전 또는 무발생 등을 포함한다. 일반적으로 인지된 표지자의 수가 증가함에 따라 태아 염색체이상의 위험 역시 증가한다. 염색체이상이 있는 태아에 따라 모양은 매우 다양할 수 있지만 기형의 일정한 형태와 흔한 모양이 존재하기 때문에 초음파소견으로 확인할 수 있다.

1. 구조적 이상

(1) 중추신경계기형

중추신경계기형 가운데 대표적인 것들로는 전전뇌증全前腦症, *holoprosencephaly*, 댄디워커기형*Dandy-Walker malformation*, 수두증*hydrocephalus*, 이분척추*spina bifida*, 뇌량무발생 *corpus callosum agenesis* 등이 있다.

(2) 구순열과 구개열

구순열*cleft lip*과 구개열*cleft palate*의 존재는 특히 중추신경계기형이나 다른 기형들과 함께 발견된 경우 13번세염색체증이나 18번세염색체증 같은 염색체 비배수체*aneuploidy*와 연관된다. 최근 한 연구에서는 편측 구순열, 편측 구순구개열*cleft lip and palate*, 양측 구순구개열, 중앙 구순열과 구개열에서 각각 0%, 32%, 59%, 82%의 비배수체를 보고했다.[2]

(3) 림프낭종

림프낭종*cystic hygroma*은 목덜미에 생기는 림프계통의 낭종으로, 염색체이상(특히 터너증후군)이 60% 이상에서 나타난다.

(4) 비면역성 태아수종, 수흉

전신피부부종과 심낭삼출액*pericardial effusion*, 수흉*hydrothorax* 또는 복수*ascites*가 특징

인 비면역성 수종*nonimmune hydrops*이 있는 태아의 16%에서 염색체이상과 연관되고 가장 흔한 이상은 21번세염색체증과 터너증후군이다.

(5) 심장결손

심장결손 중 단일 심실중격결손*ventricular septal defect* 또는 판막협착*valvular stenosis*과 비교해서 심장형성부전*hypoplastic heart*, 심방심실중격결손*atrioventricular septal defect*, 팔로4징*tetralogy of Fallot*, 양대혈관우심실기시*double outlet right ventricle*의 경우 염색체이상의 위험은 훨씬 높다.[2]

18번세염색체증, 13번세염색체증이 있는 태아의 90% 이상, 21번세염색체증이 있는 태아의 50%, 터너증후군이 있는 태아의 35%에서 심장기형이 발견된다.

(6) 횡격막탈장

횡격막탈장*diaphragmatic hernia*이 있는 태아의 18%에서 염색체이상이 있고 18번세염색체증이 가장 흔하다.

(7) 십이지장폐쇄

염색체이상, 특히 21번세염색체증이 십이지장폐쇄*duodenal atresia*의 약 50%에서 산전에 발견된다.

(8)제대탈장

제대탈장*exomphalos, omphalocele*이 있는 영아에서 염색체이상(주로 18번세염색체증과 13번세염색체증)은 10%에서 일어나고 산전에는 36%의 염색체이상이 보고된다. 제대탈장에 장만이 포함된 태아에서 간이 포함되는 경우보다 염색체이상의 빈도가 높다.

(9) 방광출구폐쇄

방광출구폐쇄*bladder outlet obstruction*가 있는 태아에서 13번세염색체증, 18번세염색체증, 21번세염색체증을 볼 수 있다.

(10) 만곡족

산전에 진단된 만곡족彎曲足, *clubfoot, talipes*이 있는 태아 중 33%에서 염색체이상, 주로 18번세염색체증이 있다.

(11) 사지결손(요골무형성)

요골무형성*radial aplasia*으로 인해 손과 손목의 심한 내측 회전이 있는 양측 만곡수彎曲手, *clubhand*를 가진 태아는 특히 18번세염색체증이 있는지 확인해야 한다.

이상과 같은 구조적 이상이 초음파검사상 의심되거나 진단되면 태아 염색체검사를 권해야 한다.

2. 초음파 표지자

염색체이상, 특히 다운증후군의 위험을 증가시키는 것으로 보고된 흔한 경증 초음파소견, 즉 초음파 표지자들은 다음과 같다.

(1) 목덜미패드

Benacerraf 등(1985)은 21번세염색체증의 초음파 표지자로 임신 15~20주 사이에 태아 후두*occiput*에서 두꺼워진 연조직(≥6mm)에 대해 처음으로 보고했다.[3] 이 연구에서 연구자들은 다운증후군 태아의 33%가 6mm 이상의 목덜미패드를 갖고 있음을 보여주었다. 따라서 이 시기에 측정한 목덜미패드의 두께는 다운증후군을 진단하는 데 유용한 표지자이다.

임신 15~21주에 투명중격강*cavum septum pellucidum*, 소뇌*cerebellum*와 후두골*occipital bone*을 보여주는 태아 머리의 횡단면*transverse plane*에서, 바깥 두개골(후두골)에서부터 바깥 피부 표면까지 목덜미패드 두께를 측정했을 때 5~6mm 이상이면 비정상이다(그림 5-1).

다운증후군 발견을 위한 목덜미패드 두께의 민감도*sensitivity*는 0.1~1.3%의 양성률에 42~43%이다.[4,5]

Benacerraf 등(1987)은 정상 태아 303명을 대상으로 한 연구에서 임신 20주까지 목덜미패드의 두께가 5mm 이상인 태아는 1명도 없었다고 보고했다.[4] 그리고 다른 연구들에서는 목덜미패드 두께의 기준으로 5mm를 사용하는 것이 보다 정확하며 약간의 위양성률이 증가하기는 했지만 민감도는 개선되었다고 보고했다.[6,7]

기준치로 5mm를 사용한 경우 단독 목덜미패드는 약 11배의 공산율*likelihood ratio*(상대적 위험)을 갖는다.[8] 이것은 목덜미패드 두께가 증가했을 때 어느 연령의 임신부에서나 태아 비배수체의 위험이 증가된다는 것을 의미한다. 따라서 저위험군에서도 비정상 목덜미패드 두께가 관찰되면 양막천자를 시행해야 한다.

21번세염색체증이 있는 몇몇 태아에서 증가된 목덜미패드 두께가 임신 제2삼분기

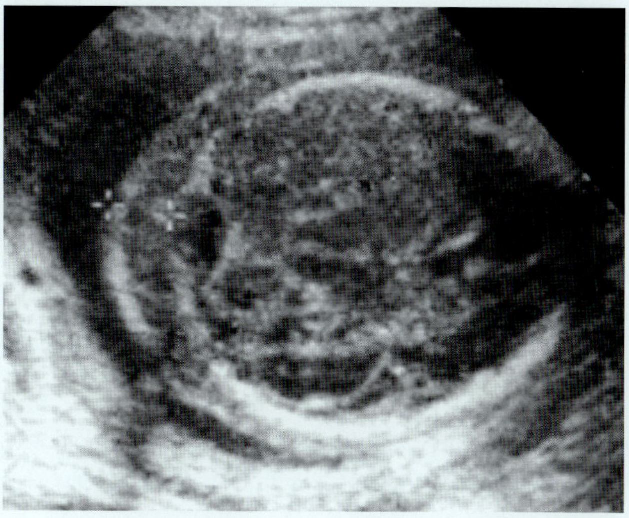

그림 5-1. 목덜미패드(연조직) 다운증후군이 있는 임신 21주 태아에서 태아 머리의 소뇌와 대조를 포함하는 횡단스캔을 하면 목덜미패드가 두꺼워진 것을 볼 수 있다.

second trimester 내내 지속적으로 보일 수 있지만 완전 소실되는 경우도 있다. 그러나 일단 비정상적인 두께의 목덜미패드가 보인다면 목덜미패드가 소실되더라도 양막천자를 권해야 한다.

(2) 짧은 근위장골

짧은 대퇴골*femur* 역시 다운증후군의 증가된 위험과 연관된 것으로 보고되었다.[4,9] 대퇴골길이*femur length*를 양두정골직경*biparietal diameter* 대 대퇴골길이 비율 또는 관찰된 대퇴골길이 대 예상 대퇴골길이 비율을 사용해서 임신 15~23주에 평가할 수 있다.

Lockwood(1987)는 양두정골직경 대 대퇴골길이(≥1.5표준편차) 상한치를 사용해서 다운증후군 태아를 발견하는 데 7%의 위양성률과 51%의 민감도를 보여주었다.[9] Benacerraf 등(1987)의 연구에서는 2%의 양성률로 양두정골직경을 기준으로 관찰된 대퇴골길이 대 예상 대퇴골길이 비율(<0.91)을 이용해서 다운증후군 태아의 68%를 확인했다.[4]

그러나 태아의 대퇴골길이는 임신부의 인종에 따라 차이가 있으므로[10] 인종별 대퇴골의 정상치를 참조해야 하며, 세염색체증이 있는 태아와 정상 태아 간에 중복이 많기 때문에 다운증후군 선별에 단독표지자로 적용할 수는 없다.

한편, 21번세염색체증 태아의 사후 측정자료에 근거한 연구에서는 상완골길이*humerus length*가 예상되는 것보다 짧다고 보고되었다.[11] 이러한 보고를 토대로 Benacerraf 등(1991)은 임신 제2삼분기에 측정된 상완골길이 대 예상 상완골길이 비율(<0.90)을 이용해 다운증후군을 발견하는 데 상완골길이의 역할을 조사했다. 연구 결과 6.25%의 위양성률로 다운증후군 태아의 50%를 인지했다.[12] 그러나 다른 연구자는 짧은 상완골길이가 민감도 28%, 양성률 9%를 보이기 때문에 다운증후군 표지자로서는 유용하지 않다고 보고했다.[13]

(3) 경증 신우확장

신우확장은 복부 횡단면에서 전후 직경 4~5mm 이상, 10mm 이하의 액체가 찬 신우*renal pelvis*로 정의된다. 태아의 경증 신우확장은 다운증후군과 증가된 위험과 연관된다는 연구 결과가 있다.[14] 이 연구에서는 다운증후군 태아의 25%에서 신우확장(≥4mm)이 있었다. Snijders 등(1995)은 경증 신우확장이 21번세염색체증의 위험을 1.6배 증가시킨다고 추산했다.[15] 단독 신우확장은 다운증후군의 약간 증가된 위험을 보여주는 초음파 표지자이지만 저위험군에서는 양막천자가 정당화되지 않는다.

(4) 심장 내 에코성 병소

심장 내 에코성 병소는 임신 제2삼분기에 흔히 보이는 소견으로 대부분 좌심실에 작고 밝은 에코가 있으며(그림 5-2), 정상 태아의 3~4%에서 관찰된다.[16,17] 많은 초음파 표지자와 마찬가지로 심장 내 석회화*calcification*병소는 임신 제3삼분기*third trimester*에 전형적으로 소멸된다.[18]

Roberts 등(1992)은 염색체이상과 심장 유두근乳頭筋, *papillary muscle* 석회화의 연관성을 처음으로 시사했다.[19] 유두근의 석회화는 정상 태아의 2%에서 관찰되지만 21번세

그림 5-2. 심장 내 에코성 병소
태아 심장의 4방단면도에서 좌심실 내 작고 밝은 에코가 보인다. 에코는 주위 뼈의 에코와 유사하다.

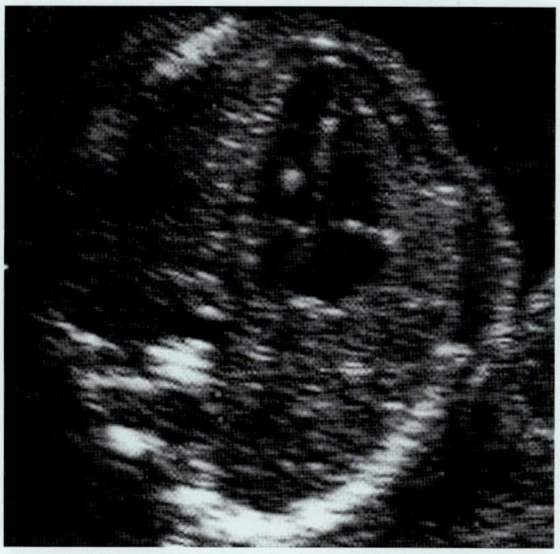

염색체증 태아의 16%, 13번세염색체증 태아의 39%에서 관찰되었다.

Bromley 등(1995)은 정상 태아의 4.7%, 21번세염색체증 태아의 18%에서 심장 내 석회화병소를 발견했고[20] Lehman 등(1995)은 임신 20주 전에 13번세염색체증 태아의 39%에서 심장 내 석회화병소를 발견했다.[21] 그 밖에도 많은 연구에서 심장 내 석회화병소와 21번세염색체증의 연관성을 확인했다. 에코가 있는 심장 내 석회화병소의 세염색체증 공산율 범위는 1.8~4.2로 추정된다.[2]

다발성이거나[22] 큰 에코성 심장 내 석회화병소는 염색체이상의 위험을 더욱 증가시킨다. Bettelheim 등(1999)은 심장 내 석회화를 96%는 좌심실에서, 4.3%는 좌우측 심실에서, 0.7%는 우심실에서 단독으로 발견했다.[23] 또한 Bromley 등(2002)은 우측과 양측 심장 내에 있는 석회화병소는 좌측 병소에 비해 염색체이상의 위험이 약 2배나 높다고 보고했다.[24] Wax 등(1998)도 심장 내 석회화병소가 단독 심실보다 양측 심실에 있을 때 염색체이상이 더 흔했다고 보고했다.[25]

그러나 심장 내 에코성 병소가 다운증후군과 연관성이 있는 것으로 보고되고는 있지만 저위험 태아에서 에코성 병소가 단독으로 보일 경우 염색체검사를 해야 하는 충분한 근거는 없다.

(5) 에코성 장

장골*ilium*처럼 에코성 장은 특이한 소견이 아니며 정상 태아에서도 볼 수 있다. 정상적으로 임신 제2삼분기에 장은 균일한 에코를 보이며 태아의 나머지 복부처럼 같은 에코를 보이기 때문에 분리되지 않고 정상적으로 눈에 띄지 않는다. 정상 장의 에코는 고주파 탐촉자*transducer, probe*를 사용하면 정상 태아에서도 태아 장의 에코를 과장해서 볼 수 있다(그림 5-3).

에코성 장은 특별히 다운증후군 같은 염색체이상을 가진 태아에서 증가된 빈도로 발생한다. 누적된 경험을 토대로 계산한 결과 단독으로 발견된 에코성 장은 21번세염색체증의 위험을 6.7배 증가시키는 것으로 나타났으며,[8] Smith-Bindman 등(2001)도 유사하게 6.1의 공산율을 보여주었다.[26]

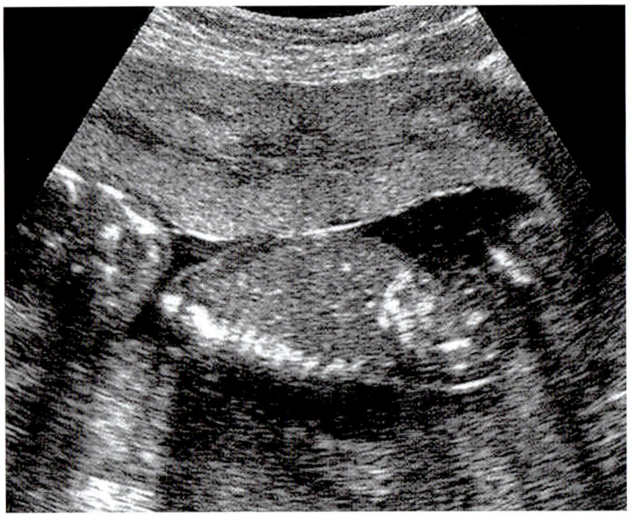

그림 5-3. 에코성 장 다운증후군이 있는 태아 복부에서 에코성 장이 보인다. 장의 에코는 척추의 에코와 유사하다.

단독으로 발견된 에코성 장은 일반인구의 1~2%에서 다운증후군의 위험과 연관된다.[2] 에코성 장은 선천성 감염(거대세포바이러스*cytomegalovirus*, 헤르페스바이러스*herpes virus*와 파르보바이러스*parvovirus*), 태변장폐쇄증*meconium ileus*(낭성섬유증*cystic fibrosis*), 장폐쇄*intestinal atresia*, 자궁내성장지연과 감별진단해야 한다. 또한 장운동감소나 태변의 감소된 수분, 장허혈 또는 양막강 내 출혈로 인해 태아가 혈액을 삼켜서 에코성 장이 보일 수 있다.[27] 이 때문에 에코성 장과 태변복막염*meconium peritonitis*을 구별해야 한다. 따라서 에코성 장이 보이는 경우에는 선천성 감염, 낭성섬유증 보인자 상태, 태아 염색체이상, 자궁내성장지연과 장폐쇄를 확인해야 한다.

(6) 맥락막총낭종

맥락막총낭종은 임신 제2삼분기에 비교적 흔한 소견이다. 정상 태아 중 보고된 발생빈도는 0.3~3.6%로 다양하다.[28, 29]

맥락막총낭종은 임신 16~21주에 거의 독점적으로 보이고 일과성이다. 임신 23주경 대부분 소멸되며 임신 25~26주 이후에는 보이는 경우는 흔하지 않다.

맥락막총낭종은 18번세염색체증 태아의 약 1/3에서 존재하는 것으로 보이며,[30] 21번세염색체증의 위험은 증가되지 않는다. 한 연구에서, 맥락막총낭종이 단독으로 있는 131명의 태아는 정상 핵형을 갖고 있었고 모든 비배수체 태아들에게는 추가 기형이 있었다.[31] DeVore(2002) 역시 18번세염색체증에서 맥락막총낭종의 발생빈도는 53%이며 맥락막총낭종이 단독으로 발견된 경우에는 18번세염색체증과 연관되지 않았다고 보고했다.[32] 혈청 삼중선별검사는 맥락막총낭종이 있는 태아에서 양막천자를 위한 환자를 선택하는 데 정밀초음파검사에 유용한 보조검사가 된다.[33] 혈청 선별검사 결과가 정상이고 다른 기형이 없으면 염색체이상의 위험은 매우 낮다.

(7) 경증 뇌실확장증

대뇌 측뇌실*lateral ventricle*의 크기는 남아가 여아보다 약간 크고(남아 6.4mm, 여아 5.8 mm) 평균 직경 6.1±1.3mm로 임신 동안 비교적 일정하다.[34]

경증 뇌실확장증*mild ventriculomegaly*은 21번세염색체증, 다른 염색체 비배수체와 연관된다. Pilu 등(1999)은 경증 뇌실확장증(10~15mm)을 단독으로 보인 31명의 태아를 조사해서 염색체이상이 있는 3명(21번세염색체증 2명과 13번세염색체증 1명)의 태아(9.7%)를 발견했다. 또한 자신의 연구 결과를 포함해서 총 234예의 문헌을 고찰한 결과, 염색체이상(대부분 21번세염색체증)이 3.8%였다.[35]

경증 뇌실확장증이 저위험군 환자에서 유일한 소견일 때는 위험률을 예측하기가 어렵지만 현재까지의 경험에 따르면 경증 뇌실확장증을 태아 염색체이상의 위험을 증가시키는 것으로 보아야 한다. 따라서 초음파검사에서 이러한 소견이 보이면 다른 기형이 있는지 세밀하게 찾아보아야 한다.

(8) 코뼈

최근 코뼈형성부전 또는 코뼈무발생은 태아 다운증후군의 징후로 기술되었다. Cicero 등(2001)은 임신 11~14주에 다운증후군 태아 59명 중 0.5%의 위양성률로 73%에서 코뼈가 없었다고 지적했다.[36] 곧이어 Sonek 등(2002)은 고위험 임신부의 다운증후군 태아 3명 중 임신 제2삼분기에 2명에서 코뼈가 없었고 나머지 1명은 임신주수에 비해 2.5%보다 코뼈길이*nasal bone length*가 짧았다고 기술했다.[37]

코뼈 측정을 위해 태아 얼굴 옆모습을 평가할 때는 정중시상면*midsagittal plane*에서 45° 또는 135°에 가까운 입사각을 유지해야 한다(그림 5-4). 정상 염색체를 가진 태아와 비교했을 때 다운증후군이 있는 태아에서 평균 코뼈길이는 짧고 양두정골직경 대 코뼈길이의 비율은 크다.[38] 양두정골직경 대 코뼈길이 비율(≥10.0)은 다운증후군을 진단하는 데 81%의 민감도와 11%의 위양성률을 보였다.[39]

다운증후군 태아 18명 중 위양성률 0.47%로 55.5%에서 코뼈가 없었고, 22.2%는 코뼈형성부전이었다.[40] 다운증후군을 발견하는 데 코뼈가 없는 경우의 민감도와 위양성률은 목덜미패드의 민감도 40%, 위양성률 0.1%와 유사하다.[41]

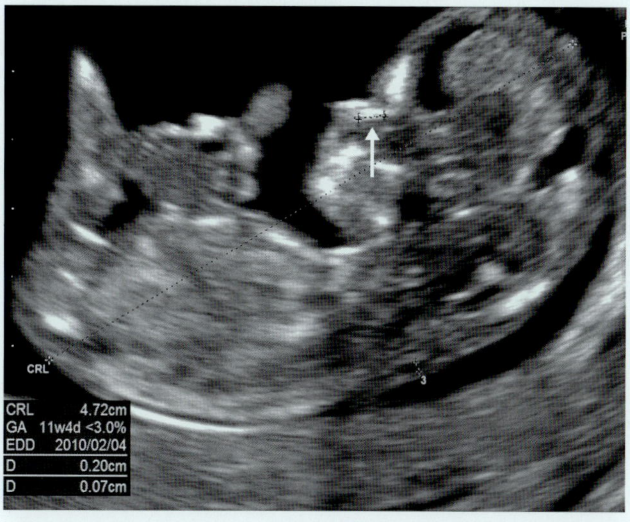

그림 5-4. 코뼈 평가 태아 코뼈의 존재를 보여주는 정상 얼굴 옆모습. 코뼈가 코뼈 위의 피부보다 두껍고 에코가 높을 때 코뼈가 존재하는 것으로 간주하며, 이 상태에서 코뼈길이(화살표)를 측정할 수 있다.

(9) 장골익의 각도

다운증후군 태아는 정상 태아와 비교해서 골반뼈*pelvic bone*의 이형성*dysplasia*을 보이고 장골익腸骨翼, *iliac wing*이 측면으로 넓게 벌어져 있기 때문에 장골익의 각도가 넓어진다. 태아 골반의 횡단면에서 천골*sacrum* 척추의 중쇠관절*pivot joint*에서 2개의 장골능선*iliac crest*으로 만들어지는 장골익의 각도를 측정할 수 있다. 21번세염색체증이 있는 19명의 태아를 조사했을 때 평균 장골익의 각도는 80±19.7°였고 정상 핵형을 가진 태아들의 장골익 각도는 63.1±20.3°였다.[42] 90°를 기준치로 사용했을 때 다운증후군 태아 36.8%를 확인했고 위양성률은 12.8%였다.[42] 또 다른 연구에서는 21번세염색체증 선별에 장골길이를 측정해서 관찰된 장골길이 대 예상 장골길이 비율의 민감도가 40%, 위양성률이 2%라고 보고했다.[43]

다른 염색체이상 표지자와 다르게 장골익 각도는 측정자마다 상당히 차이가 있다. 따라서 표준 측정치를 얻는 것이 어렵기 때문에 대부분의 전문가들은 선별초음파검사에서 넓어진 장골익 각도는 유용한 표지자로 간주하지 않는다.[44]

(10) 귀길이

여러 연구에서 산전초음파검사상 짧은 귀길이*ear length*를 염색체이상 태아를 발견하기 위한 초음파 표지자로 조사했다. Lettieri 등(1993)은 임신 제2삼분기에 태아 귀길이를 측정한 결과, 염색체이상이 있는 대부분의 태아는 귀길이가 짧았으며(≤10백분위수) 민감도는 71%였다고 보고했다.[45] 다른 연구에서는 관찰된 귀길이 대 예상 귀길이 비율을 계산한 결과, 이 비율은 염색체이상이 있는 태아에서 의미 있게 낮았다. 귀길이 비율(≤0.8)을 이용한 연구에서 다운증후군을 진단하는 데 민감도는 75%, 18번세염색체증의 민감도는 83.3%였다.[46]

한편 Chitkara 등(2002)은 임신 제2삼분기와 제3삼분기 태아의 귀길이를 측정한 연구에서, 의미 있는 염색체이상이 있는 태아의 32%(34명 중 11명)가 짧은 귀를 갖고 있었고 정상 태아의 경우 6예에서만 초음파검사로 짧은 귀를 보여주었다.[47] Yeo 등(2003)은 임신 14~41주 귀길이의 정상치를 확립하고 96예의 비배수체 중 약 66%(63예)가 각 임신주수에 해당하는 10백분위수를 갖고 있고 다운증후군의 경우 41%, 18번세염색체증의 경우 96%, 13번세염색체증의 경우 100%의 민감도를 보여주었다.[48] 따라서 짧은 귀는 18번세염색체증과 13번세염색체증의 경우처럼 21번세염색체증을 선별하기 위한 민감한 표지자는 아니다.

(11) 사지이상

만곡족은 18번세염색체증과 13번세염색체증을 포함해서 다양한 형태의 염색체이상과 연관된다.[49] 흔들의자 밑과 같이 둥글게 굽은 발*rocker-bottom feet*은 18번세염색체증과 13번세염색체증 같은 염색체이상에서 볼 수 있다. 다운증후군의 경우 다섯 번째 손가락 중간 마디의 형성부전으로 인해 다섯 번째 손가락이 짧고 안으로 구부러진 측만지증을 보인다. 다운증후군 영아의 60%에서 측만지증이 있다.[50]

엄지발가락과 두 번째 발가락의 간격이 넓은 샌들틈*sandal gap*도 다운증후군이 있는 태아에서 기술되었다.[51] 요골무형성 같은 사지감소기형*limb reduction abnormalities*은 특히 18번세염색체증과 연관된다. 세 번째, 네 번째 손가락이 두 번째, 다섯 번째 손가락과 겹쳐진 굴지증屈指症, *camptodactyly*(주먹 쥔 손*clenched hands*)이 18번세염색체증의 특징적 소견이다. 다지증*polydactyly*은 13번세염색체증이 있는 태아에서 자주 볼 수 있다.

(12) 단일제대동맥

정상 제대는 3개의 혈관(2개의 동맥과 1개의 정맥)으로 구성된다. 단일제대동맥*single umbilical artery*(2개의 혈관)을 초음파로 보려면 제대고리*umbilical loop*의 횡단면을 적당히 확대해서 제대 안의 혈관을 보아야 한다. 이 영상에서 큰 혈관은 제대정맥*umbilical vein*이고 작은 혈관은 제대동맥이다. 다른 방법은 골반의 횡단면에서 색도플러*color Doppler*나 출력도플러*power Doppler* 영상을 사용해서 태아 방광 주위에 좌우로 주행하는 제대동맥들을 보는 것으로, 1개의 제대동맥만이 보일 때 가장 잘 진단할 수 있다.

단일제대동맥을 가진 태아들의 염색체이상 빈도는 17%이며, 단일제대동맥을 가진 영아의 20%에서 기형(심장, 위장관계, 중추신경계 등)이 있다.[52] 단일제대동맥과 관련해서 가장 흔한 염색체이상은 18번세염색체증, 13번세염색체증, 터너증후군과 세배수체 염색체질환이다.[53] 따라서 단일제대동맥으로 확인되면 추가적 기형이 있는지 찾아보아야 한다. 그러나 저위험 임신부에서는 단독으로 발견된 단일제대동맥이 핵형분석을 위한 적응증은 아니다. 또한 단일제대동맥이 있는 신생아에게는 출생 시에만 발견할 수 있는 기형이 있을 가능성도 있다는 사실을 임신부에게 알려주어야 한다.

Ⅱ 태아 염색체이상 선별초음파검사

1. 지침

비배수체가 있는 임신에서는 지금까지 살펴본 초음파 표지자를 보이지만 많은 정상 임신에서도 역시 같은 표지자를 볼 수 있다.

따라서 임신 20주에 초음파검사를 할 때 어떤 선별검사를 시행했는지 확인하는 것이 매우 중요하다. 임신부 연령, 목덜미투명대*nuchal translucency* 두께 측정 또는 임신부 혈청검사 등의 검사를 했다면 염색체이상의 50~80%를 이미 인지했을 것이다. 따라서 이미 이루어진 검사 결과가 정상이었다면 초음파검사에서 보인 표지자는 21번세염색체증 같은 비배수체와 연관이 없을 것이다.

정규초음파검사를 시행하는 동안 비배수체를 의미하는 표지자가 단독으로 보일 경우, 다운증후군을 진단하기 위해 선별검사로 목덜미투명대 두께 측정 또는 임신부 혈청검사를 이미 시행했다면 그 표지자는 염색체이상의 의미 있는 표지자가 아닐 가능성이 높다.[54] 한 연구 결과에 따르면 초음파 표지자를 이용했을 때 염색체이상의 발견율이 51%에서 55%로 증가했지만 위양성률 역시 1 : 2,332에서 1 : 188로 증가했다.[55] 하지만 두 가지 또는 그 이상의 표지자가 발견되었다면 염색체이상의 가능성이 있기 때문에 임신부와 상의할 필요가 있다. 한편 영국산부인과학회*Royal College of Obstetricians and Gynaecologists; RCOG* 연구진은 이러한 표지자를 확인하기 위한 선별검사는 정규로 시행될 수 없다고 보고했다.[56]

임신중기 태아 염색체이상을 확인하기 위한 초음파검사는 고위험군만을 대상으로 시행해야 한다. 그 이유는 다음과 같다. 첫째, 초음파상 태아기형(특히 미묘한 심장결손)을 감별진단하려면 상당한 전문가가 필요하고 그러한 전문가는 많지 않다. 둘째, 고위험군에서 염색체이상을 확인하기 위해 초음파검사를 시행한 결과 12~15%의 높은 위양성률을 보였다. 따라서 저위험군에서는 위양성률이 더 높을 수 있기 때문에 저위험군에서 염색체이상을 확인하기 위해 초음파검사를 적용하는 것은 적절치 않고 심지어 위험할 수 있다. 셋째, 임신중기 비배수체 초음파 표지자의 정확성은 주로 고위험군을 대상으로 해서 연구되었기 때문에 그러한 결과를 저위험군에 적용하는 것은 적절치 않다.

2. 적응증

분만 시 고령의 임신부, 임신 제2삼분기 임신부 혈청 선별검사 결과 이상 또는 임신 제1삼분기 선별검사 결과 이상 같은 위험이 많은 임신부에게 임신중기 태아 염색체이상을 확인하기 위해 중증기형과 초음파 표지자를 찾는 염색체이상 선별초음파검사*genetic sonography; GS*를 시행한다.

3. 민감도

임신중기에 다운증후군 태아의 25%만이 초음파로 발견될 만한 중증기형을 갖고 있기 때문에[57] 민감도를 높이기 위해 초음파 표지자를 찾아야 한다. 이것이 임신중기 GS의 출현과 시행의 계기가 되었다.

태아 염색체이상을 선별하기 위한 초음파검사의 실제 민감도는 사용된 초음파 표지자, 임신주수, GS를 의뢰한 이유와 초음파의 질을 포함한 여러 가지 인자들에 따라 달라진다. 초음파 표지자를 근거로 태아 비배수체를 확인하기 전 위험도를 수정할 수 있다. 또한 초음파 표지자가 단독으로 발견된 경우보다 다른 다발성 기형이나 표지자 또는 고위험군에서 발견된 경우 염색체이상의 위험도는 증가한다. 태아 21번세염색체증의 위험도는 존재하는 초음파 표지자 수에 따라 기하급수적으로 높아진다. 2가지 이상의 표지자는 정상 태아의 빈도가 2% 미만인 것에 비해 21번세염색체증이 있는 태아의 약 1/3에서 발견된다. 이 통계를 기반으로 단독 표지자는 위험을 2배로 증가시키고, 2가지 표지자는 위험을 약 10배로 증가시키며, 3가지 이상의 표지자는 100배 이상으로 위험을 증가시킨다. 실제 위험도는 존재하는 표지자의 수는 물론 형태에 따라 결정된다.

Benacerraf 등(1992)이 초음파 표지자를 점수로 환산해서 계산하는 방식을 발표한 데[58] 이어, 고위험군에서 태아 다운증후군을 발견하기 위한 GS의 정확도를 검증하는 많은 연구가 있었다. 그러한 연구 결과들에 따르면 적어도 하나의 이상*abnormal* 표지자를 보인 초음파소견을 이상으로 정의할 때 전체적 민감도는 77%(50~93%)였으며 위양성률은 13%(7~17%)였다.[59~70] 임신중기 태아 다운증후군을 선별하기 위한 초음파검사의 민감도는 임신중기 임신부 혈청삼중선별검사의 민감도와 비슷하다.[2]

4. 위험 평가

(1) 정상 염색체이상 선별초음파검사 결과

고위험군에서 각 환자의 태아 다운증후군 위험도를 조정하기 위해 임신부 연령과 혈청 선별검사에 보조로 GS를 사용한다. 만약 GS 결과가 정상이라면 조정된 위험도는 임신 제1삼분기 합동검사 결과나 삼중 또는 사중선별검사 결과, 임신부 연령을 기준으로 한 전前 위험도에 음성 공산율을 곱한다. 예를 들면 임신부 연령으로 예측된 태아 다운증후군 위험도가 1/274이고 GS 결과가 정상이라면 태아 다운증후군 조정 위험도는 1/274×0.2=1/1,370(적어도 위험도가 80% 감소)이다. 고위험군에서 정상 GS 결과는 다운증후군의 위험도를 상당히 낮추고 따라서 양막천자의 위험을 감소시킨다.[71,72] 가장 최근의 연구에서는 GS 결과가 정상일 경우 다운증후군이 아닐 음성 공산율은 0.2~0.4였으며 이에 따라 양막천자의 위험이 60~80% 감소했다.[8,69,73]

(2) 비정상 염색체이상 선별초음파검사 결과

임상진료 지침으로 단독 표지자(목덜미패드 두께의 증가, 코뼈무발생, 구조적 기형 제외)의 민감도는 낮기 때문에 임상의는 저위험군 임신부에서 초음파 표지자가 단독으로 보일 경우에는 양막천자를 권하지 않는다.[74] 그러나 저위험군 임신부인 경우에도 초음파검사에서, 주요 기관이나 구조기형(파괴로 인한 기형은 제외), 목덜미패드의 두께 증가, 코뼈무발생 또는 2가지 이상의 염색체이상 표지자(또는 경증 구조이상)를 보이는 경우에는 태아 염색체이상의 높은 위험도에 대해 알려주고 따라서 양막천자를 제의해야 한다.[75]

1개 이상의 초음파 표지자가 발견되는 경우 다운증후군의 위험도는 높아지지만 정량화하기는 어렵다. 따라서 위험도를 평가하기 위해 표지자 점수계산 방식과 공산율 적용이 제안되었다.

Benacerraf 등(1994)은 초음파 표지자를 임상적으로 적절하게 처치하기 위해 표지자 점수계산 방식을 사용했다.[76] 구조적 이상 또는 증가된 목덜미패드 두께가 인지되면 2점, 다른 표지자는 1점이다. 2점 이상은 양막천자를 권했고 4.4%의 위양성률로 다운증후군 태아의 81%를 발견했다.[58] 이후 Bromley 등(1997)은 표지자 점수계산 방식을 수정하고 임신부 연령을 추가해서 35세 이상이면 1점, 40세 이상이면 2점을 주었다.[64]

초음파 표지자의 위험도와 임신부 연령에 따르는 위험을 통합 평가하는 방법도 있다.[77] 이를 초음파 표지자를 근거로 임신부 연령에 따라 조정한 다운증후군 위험 평가 *age-adjusted ultrasound risk assessment; AAURA*라 하며 모든 연령의 임신부에 사용된다. 다운증후군의 개인별 위험 평가는 단독 표지자의 공산율(표 5-1)[8,26,66,73]을 근거로 임신부 연령에 따른 위험률을 추산한다. 표 5-2는 AAURA의 한 예이다.[8]

다운증후군의 위험도가 높은 임신부를 위해 시행하는 초음파 표지자검사는 의료-법적인 측면에서 위험이 많은 절차이다. 그러나 초음파만으로 다운증후군을 진단하거나

표 5-1. 임신중기 다운증후군 위험 평가를 위해 보고된 초음파 표지자의 공산율

초음파 표지자	Smith-Bindman 등(2001)[26]	Nyberg 등(2001)[8]	Nyberg 등(1998)[66]	Bromley 등(2002)[73]
정상 초음파소견	-	0.4	0.36	0.22
목덜미패드	17	8.6	11	12
에코성 장	6.1	5.5	6.7	-
짧은 상완골	7.5	2.5	5.1	5.8
짧은 대퇴골	2.7	2.2	1.5	1.2
심장 내 에코성 병소	2.8	2	1.8	1.4
신우확장	1.9	1.5	1.5	1.5

표 5-2. 임신중기 태아 염색체이상의 초음파 표지자를 근거로 임신부 연령에 따라 조정한 다운증후군 위험도

임신부 연령 (세)	교차비							
	초음파 시행 전	정상 초음파 소견(0.36)	목덜미패드 (11)	에코성 장 (6.7)	짧은 대퇴골 (1.5)	짧은 상완골 (5.1)	심장 내 에코성 병소(1.8)	신우확장 (1.5)
20	1,176	3,265	108	176	784	231	654	784
21	1,160	3,220	106	174	774	228	645	774
22	1,136	3,154	104	170	758	224	632	758
23	1,114	3,093	102	167	743	219	619	743
24	1,087	3,018	100	163	725	214	604	725
25	1,040	2,887	95	156	694	205	578	694
26	990	2,748	91	149	660	195	550	660
27	928	2,576	85	139	619	183	516	619
28	855	2,373	79	128	570	168	475	570
29	760	2,109	70	114	507	150	423	507
30	690	1,915	64	104	460	136	384	460
31	597	1,657	55	90	398	118	332	398
32	508	1,409	47	77	339	100	283	339
33	421	1,168	39	64	281	83	234	281
34	342	948	32	52	228	68	190	228
35	274	759	26	42	183	55	153	183
36	216	598	21	33	144	43	120	144
37	168	465	16	26	112	34	94	112
38	129	357	13	20	86	26	72	86
39	98	270	10	15	66	20	55	66
40	74	204	8	12	50	15	42	50
41	56	154	6	9	38	12	32	38
42	42	115	5	7	28	9	24	28
43	31	84	4	5	21	7	18	21
44	23	62	3	4	16	5	13	16

* 괄호 안의 숫자는 공산율.
** Nyberg 등(2001)[8]

제외할 수 없기 때문에 초음파검사를 하는 의사는 검사와 소견을 문서화하고 환자에게 위험 평가 결과에 대해 충분히 설명해야 한다.

Ⅲ 염색체이상 태아의 초음파소견

1. 21번세염색체증

21번세염색체증(다운증후군)은 700명 출생에 1명의 빈도로 발생한다. 다운증후군이 있는 태아에게는 임신중기에 쉽게 인지될만한 이상이 없다. 다운증후군이 있으면 키가 작으며 후두가 편평하고 머리의 전후 직경이 짧아 머리지수*cephalic index*가 정상보다 높은 단두증*brachycephaly*을 보이며, 편평하고 작은 코, 작은 귀를 보인다. 그리고 혀를 내밀고 있으며 목덜미가 두껍고(임신 15~20주에 6mm 이상), 다섯 번째 손가락의 가운데 마디가 형성부전으로 인해 짧고 안으로 구부러진 측만지증(60%)을 보이며 손이 뭉툭하다. 또한 엄지발가락과 두 번째 발가락의 간격이 넓고 대퇴골과 상완골의 길이가 짧다.

심방심실중격결손(50%), 십이지장폐쇄(15%), 경증 신우확장(17~25%, 임신 15~20주에 4mm 이상, 20~30주에 5mm 이상, 30~40주에 7mm 이상)이 잘 동반된다. 림프낭종, 수종, 수흉과 제대탈장에서 다운증후군이 존재할 수 있다. 뿐만 아니라 경증 뇌실확장증과 에코성 장도 다운증후군과 연관된다(그림 5-5).

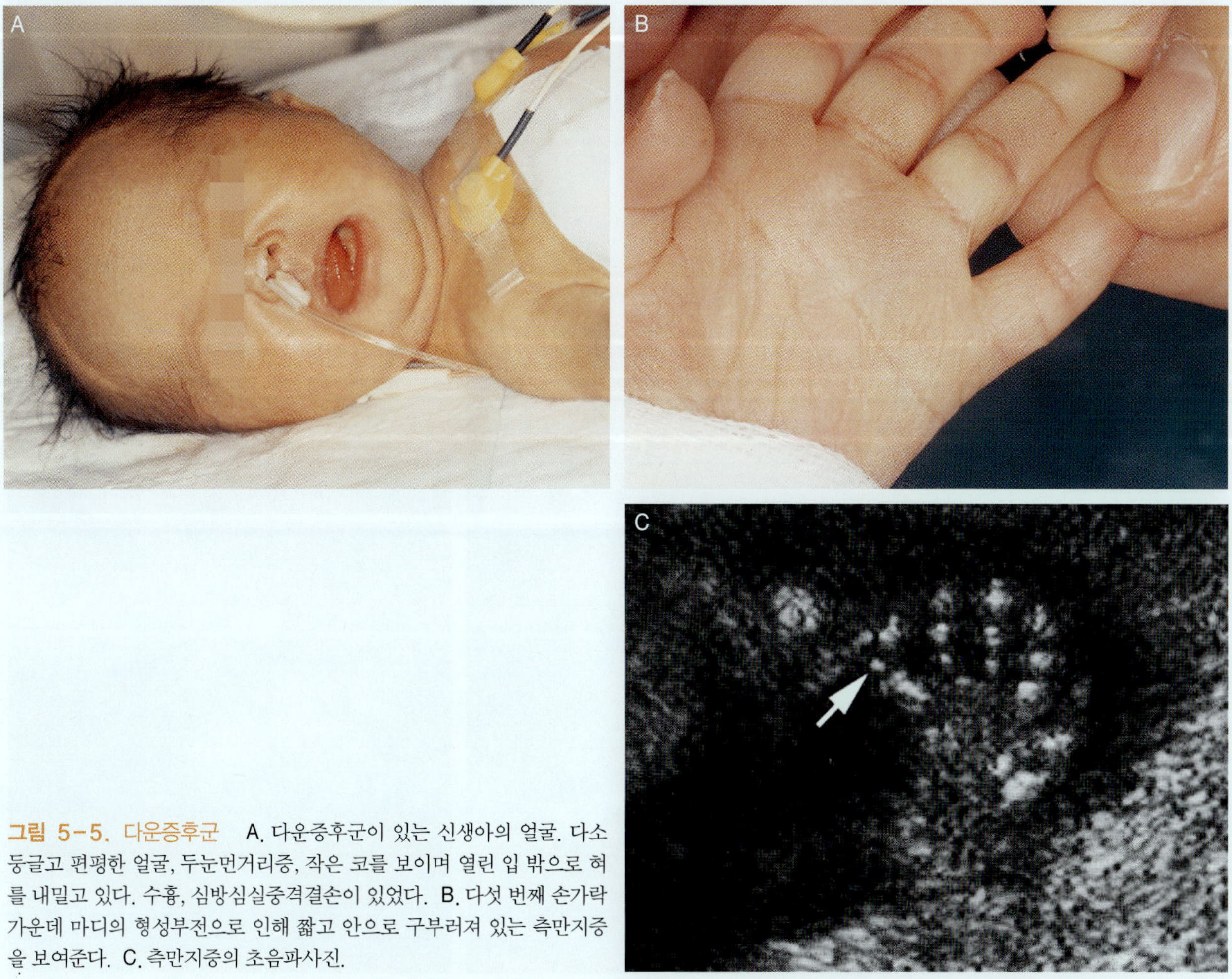

그림 5-5. 다운증후군 A. 다운증후군이 있는 신생아의 얼굴. 다소 둥글고 편평한 얼굴, 두눈먼거리증, 작은 코를 보이며 열린 입 밖으로 혀를 내밀고 있다. 수흉, 심방심실중격결손이 있었다. B. 다섯 번째 손가락 가운데 마디의 형성부전으로 인해 짧고 안으로 구부러져 있는 측만지증을 보여준다. C. 측만지증의 초음파사진.

2. 18번세염색체증

3,000명 출생에 1명의 빈도로 발생하는 18번세염색체증(에드워드증후군*Edwards syndrome*)은 임신주수에 비해 체중이 적은 태아(59%)와 양수과다증(>50%)이 첫 번째 단서가 될 수 있다. 18번세염색체증은 후두가 튀어나오고 양두정골직경이 좁아서 머리지수가 정상보다 낮기 때문에 딸기모양의 머리를 가진 장두증*dolichocephaly*, 거대대수조*megacisterna magna*(전후 직경 10mm 이상), 크거나(>13mm) 지속적인 맥락막총낭종(30%), 짧은 귀길이, 소하악증*micrognathia*, 짧은 흉골*sternum*, 굴지증(>80%)을 보이며 손에서 요골무형성을 볼 수 있고 발에서 만곡족과 흔들의자 밑과 같이 둥글게 굽은 발을 볼 수 있다. 엄지발가락이 짧고 배굴*dorsiflexion*되어 있다. 심장질환(90%, 심실중격결손, 심방심실중격결손, 양대혈관우심실기시), 횡격막탈장, 제대탈장, 특히 말굽신장*horseshoe kidney*, 수신증*hydronephrosis*과 수뇨관*hydroureter* 같은 신장질환, 단일제대동맥(>80%)이 동반된다(그림 5-6).

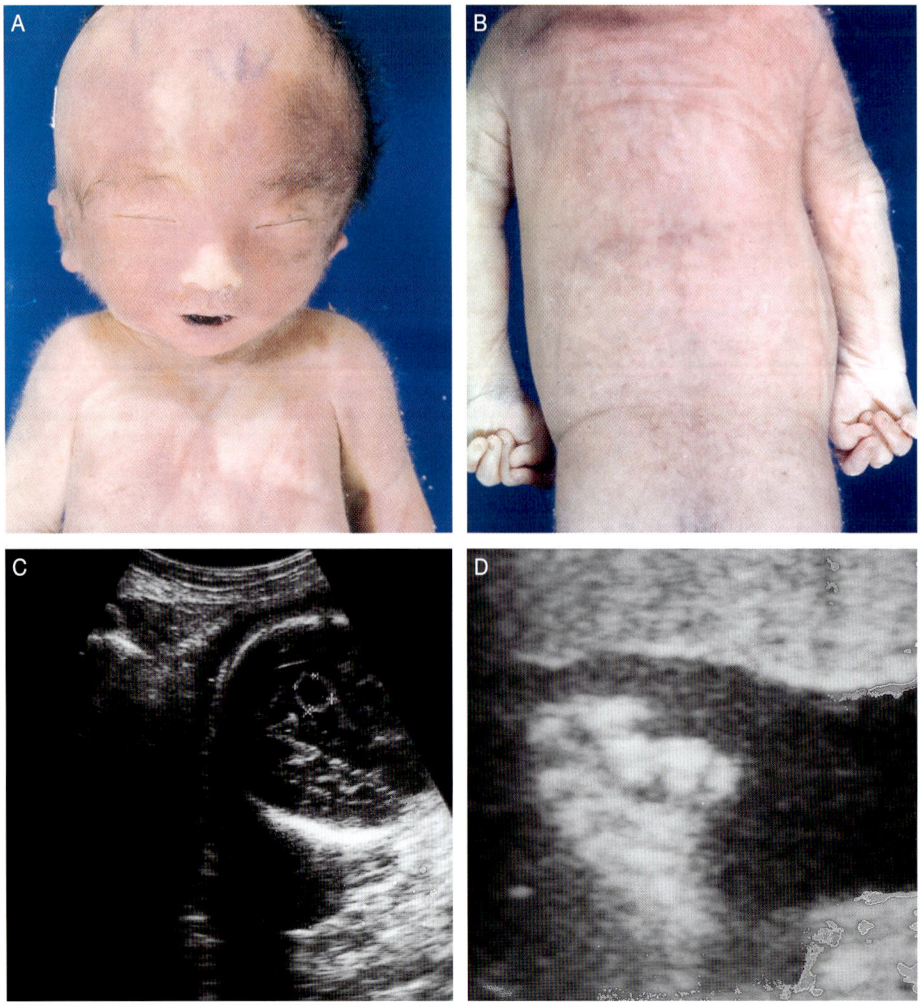

그림 5-6. 18번세염색체증 **A.** 자궁내성장지연을 보이고 사산된 태아에서 소하악증과 흉골이 짧은 상체를 볼 수 있다. **B.** 굴지증이 있는 손. **C.** 맥락막총낭종. 크기가 1.3×1.2cm, 1.0×0.9cm인 낭종이 양측에 있었다. **D.** 세 번째 손가락이 두 번째 손가락으로 겹쳐진 굴지증의 초음파사진.

3. 13번세염색체증

5,000명 출생당 1명의 빈도로 발생하는 13번세염색체증(파타우증후군*Patau syndrome*)은 이마가 경사진 소두증*microcephaly*, 전전뇌증(70%), 뇌량무발생을 보이며, 댄디워커기형, 수두증, 소안구증*microphthalmia*, 구순열이나 구개열 같은 중앙안면기형(60%), 후축성다지증*postaxial polydactyly*(70%)이 특징적이다(그림 5-7). 흔들의자의 밑과 같이 둥글게 굽은 발이 보이는 경우도 있다. 심장질환(>80%, 심실중격결손, 심방중격결손*atrial septal defect*, 동맥관개존증*patent ductus arteriosus*), 쌍각자궁*bicornate uterus, bicornuate uterus*(80%), 낭성이형성신장*cystic dysplastic kidney*과 수신증 같은 신장기형(30%), 제대탈장(30%), 단일제대동맥(10~50%), 임신주수에 비해 체중이 적은 태아(43%)가 잘 동반된다.

4. 터너증후군

터너증후군(45, X)이 있으면 태아의 대다수가 유산되고 약 5%만이 만삭*term*에 이른다. 살아서 출생한 여아 2,500명 중 1명의 빈도로 발생하는 터너증후군은 임신중기에 목덜미의 림프낭종이 있는 수종이 보이며, 만삭에는 낭성 종괴가 사라지고 익상경翼狀頸, *webbing of neck*이 보이며 피부가 느슨하게 접힌다. 키가 작고 손과 발의 부종이 있을 수 있다(그림 5-8). 대동맥축착大動脈縮窄, *coarctation of aorta*(15%)이 특징이다. 남아에서 핵형이 정상인 누난증후군*Noonan syndrome*과 감별해야 한다.

5. 세배수체

세배수체는 유산에서 가장 자주 보이는 염색체이상이다. 2,500명 출생 중 1명 미만으로 발생하는 세배수체 염색체질환(69, XXY 60%, 69, XXX 37%, 69, XYY 3%)은 국소적으로 큰 수종성 태반, 수두증(>70%), 전전뇌증, 신경관결손*neural tube defect* 같은 중추신경계 이상이 흔하게 발생한다.

임신초기에 비대칭성 자궁내성장지연을 보이며 구순열과 구개열을 볼 수 있고 양수과소증*oligohydramnios*, 세 번째와 네 번째 손가락의 합지증*syndactyly*(50%)이 특징이다.

V 요약

염색체질환을 정규초음파검사로 발견하기는 어렵기 때문에(전체 염색체질환의 20~25% 만이 초음파검사로 발견) 생화학적 선별검사가 더욱 효과적인 것으로 생각되지만, 염색체질환을 나타내는 초음파소견을 인지하고 있으면 발견하는 데 도움이 된다. 또한 임상의는 핵형분석이 권장되는 기형을 염두에 두고 있어야 하고, 특히 다발성 중증기형을 발견했을 때는 핵형분석이 필수적이다.

고령의 임신부 또는 임신부 혈청 선별검사 결과만으로는 침습적 검사의 적응증이 될

그림 5-7. 13번세염색체증 A. 소두증, 중앙 구순열과 구개열을 보이는 신생아. B. 후축성다지증이 있는 손. C. 전전뇌증의 초음파사진. D. 후축성다지증의 초음파사진.

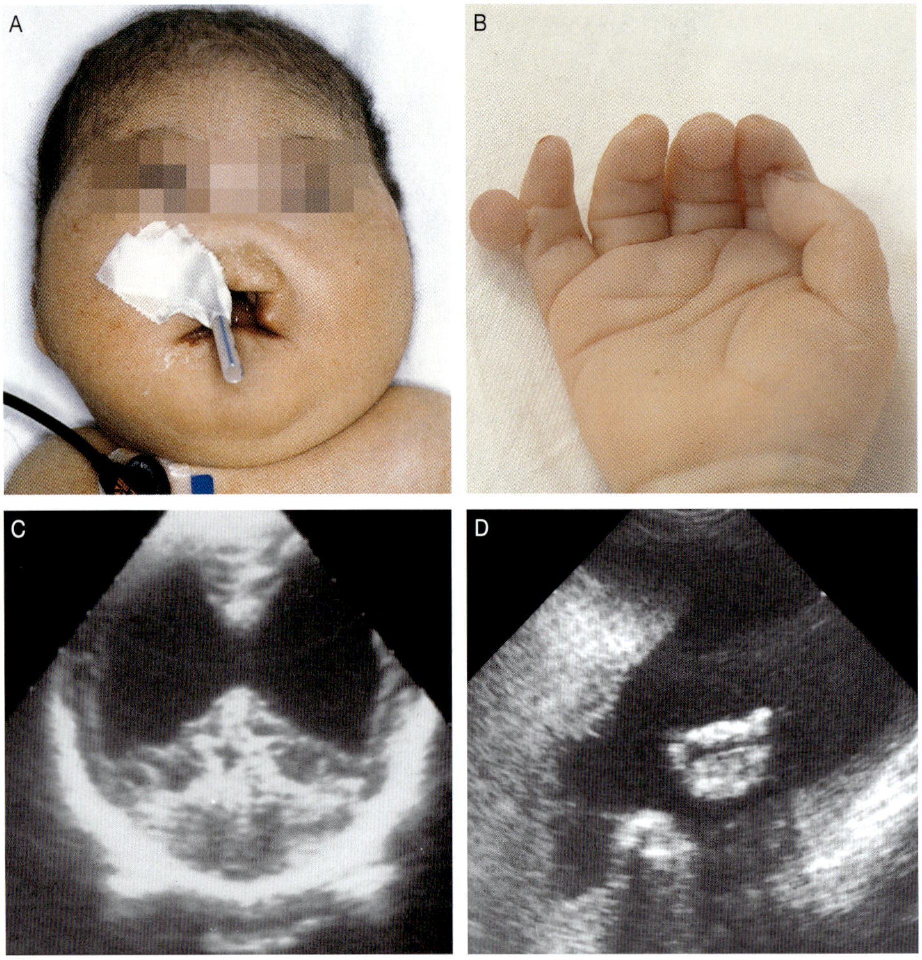

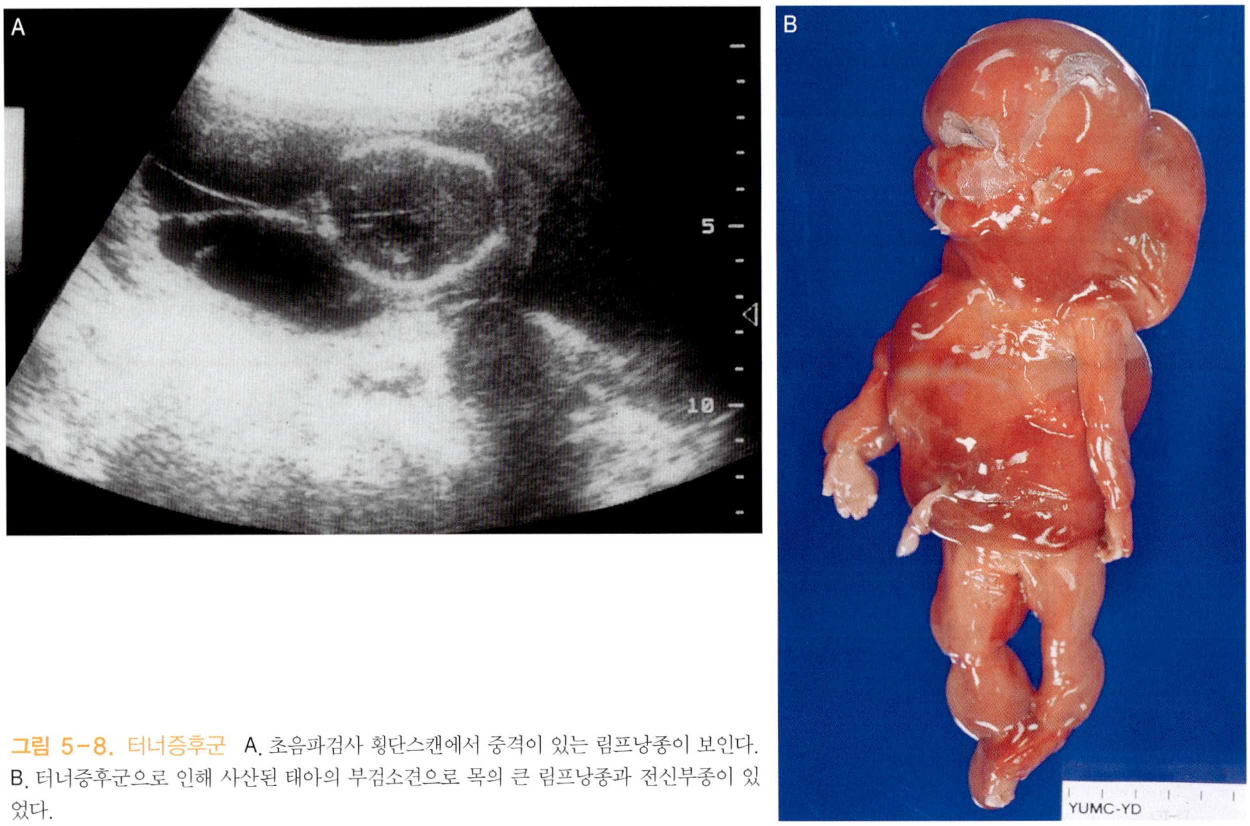

그림 5-8. 터너증후군 A. 초음파검사 횡단스캔에서 중격이 있는 림프낭종이 보인다. B. 터너증후군으로 인해 사산된 태아의 부검소견으로 목의 큰 림프낭종과 전신부종이 있었다.

수 없으며 그러한 환자를 위해 염색체질환을 확인하기 위한 산전 정밀초음파검사가 매우 중요하다.

또한 고위험군 환자에서 정상 염색체이상 선별초음파검사 결과는 다운증후군의 위험도를 상당히 낮출 수 있으며, 이 결과에 따라 침습적 검사의 위험도 역시 감소시킬 수 있다.

참고문헌

1. Winter RM, Knowles SAS, Bieber FR, et al. Chromosome anomalies. In: Winter RM, Baraitser M, Bieber FR, et al, eds. The Malformed Fetus and Stillbirth: a diagnostic approach. Chichester: John Wiley & Sons, Inc., 1988, pp.69-81.
2. Nyberg DA, Souter VL. Chromosomal abnormalities. In: Nyberg DA, McGahan JP, Pretorius DH, et al, eds. Diagnostic Imaging of Fetal Anomalies. Philadelphia: Lippincott Williams & Wilkins, 2003, pp.861-906.
3. Benacerraf BR, Barss VA, Laboda LA. A sonographic sign for the detection in the second trimester of the fetus with Down's syndrome. Am J Obstet Gynecol 1985;151:1078-1079.
4. Benacerraf BR, Gelman R, Frigoletto FD Jr. Sonographic identification of second-trimester fetuses with Down's syndrome. N Engl J Med 1987;317:1371-1376.
5. Crane JP, Gray DL. Sonographically measured nuchal skinfold thickness as a screening tool for Down syndrome: results of a prospective clinical trial. Obstet Gynecol 1991;77:533-536.
6. Borrell A, Costa D, Martinez JM, et al. Early midtrimester fetal nuchal thickness: effectiveness as a marker of Down syndrome. Am J Obstet Gynecol 1996;175:45-49.
7. Gray DL, Crane JP. Optimal nuchal skin-fold thresholds based on gestational age for prenatal detection of Down syndrome. Am J Obstet Gynecol 1994;171:1282-1286.
8. Nyberg DA, Souter VL, El-Bastawissi A, et al. Isolated sonographic markers for detection of fetal Down syndrome in the second trimester of pregnancy. J Ultrasound Med 2001;10:1053-1063.
9. Lockwood C, Benacerraf B, Krinsky A, et al. A sonographic screening method for Down syndrome. Am J Obstet Gynecol 1987;157:803-808.
10. Shipp TD, Bromley B, Mascola M, et al. Variation in fetal femur length with respect to maternal race. J Ultrasound Med 2001;20:141-144.
11. FitzSimmons J, Droste S, Shepard TH, et al. Long-bone growth in fetuses with Down syndrome. Am J Obstet Gynecol 1989;161:1174-1177.
12. Benacerraf BR, Neuberg D, Frigoletto FD Jr. Humeral shortening in second-trimester fetuses with Down syndrome. Obstet Gynecol 1991;77:223-227.
13. Rotmensch S, Luo JS, Liberati M, et al. Fetal humeral length to detect Down syndrome. Am J Obstet Gynecol 1992;166:1330-1334.
14. Benacerraf BR, Mandell J, Estroff JA, et al. Fetal pyelectasis: a possible association with Down syndrome. Obstet Gynecol 1990;76:58-60.
15. Snijders RJ, Sebire NJ, Faria M, et al. Fetal mild hydronephrosis and chromosomal defects: relation to maternal age and gestation. Fetal Diagn Ther 1995;10:349-355.
16. Schechter AG, Fakhry J, Shapiro LR, et al. In utero thickening of the chordae tendinae. A cause of intracardiac echogenic foci. J Ultrasound Med 1987;6:691-695.
17. Levy DW, Mintz MC. The left ventricular echogenic focus: a normal finding. AJR Am J Roentgenol 1988;150:85-86.
18. Petrikovsky BM, Challenger M, Wyse LJ. Natural history of echogenic foci within ventricles of the fetal heart. Ultrasound Obstet Gynecol 1995;5:92-94.
19. Roberts DJ, Genest D. Cardiac histologic pathology characteristics of trisomies 13 and 21. Hum Pathol 1992;23:1130-1140.
20. Bromley B, Lieberman E, Laboda L, et al. Echogenic intracardiac focus: a sonographic sign for fetal Down syndrome. Obstet Gynecol 1995;86:998-1001.
21. Lehman CD, Nyberg DA, Winter TC 3rd, et al. Trisomy 13 syndrome: prenatal US findings in a review of 33 cases. Radiology 1995;194:217-222.
22. Vibhakar NI, Budorick NE, Scioscia AL, et al. Prevalence of aneuploidy with a cardiac

intraventricular echogenic focus in at-risk patient population. J Ultrasound Med 1999;18: 265-268.

23. Bettelheim D, Deutinger J, Bernaschek G. The value of echogenic foci ('golfballs') in the fetal heart as a marker of chromosomal abnormalities. Ultrasound Obstet Gynecol 1999;14:98-100.
24. Bromley B, Lieberman E, Shipp TD, et al. The genetic sonogram: a method of risk assessment for Down syndrome in the midtrimester. J Ultrasound Med 2002;21:1087-1096.
25. Wax JR, Philput C. Fetal intracardiac echogenic foci: does it matter which ventricle? J Ultrasound Med 1998;17:141-144.
26. Smith-Bindman R, Hosmer W, Feldstein VA, et al. Second-trimester ultrasound to detect fetuses with Down syndrome: a meta-analysis. JAMA 2001;285:1044-1055.
27. Sepulveda W, Reid R, Nicolaidis P, et al. Second-trimester echogenic bowel and intraamniotic bleeding: association between fetal bowel echogenicity and amniotic fluid spectrophotometry at 410 nm. Am J Obstet Gynecol 1996;174:839-842.
28. Chinn DH, Miller EI, Worthy LM, et al. Sonographically detected fetal choroid plexus cysts: frequency and association with aneuploidy. J Ultrasound Med 1991;10:255-258.
29. Ostlere SJ, Irving HC, Lilford RJ. A prospective study of the incidence and significance of fetal choroid plexus cysts. Prenat Diagn 1989;9:205-211.
30. Benacerraf BR, Harlow B, Frigoletto FD Jr. Are choroid plexus cysts an indication for second-trimester amniocentesis? Am J Obstet Gynecol 1990;162:1001-1006.
31. Leonardi MR, Wolfe HM, Lanouette JM, et al. The apparently isolated choroid plexus cyst: importance of minor abnormalities in predicting the risk for aneuploidy. Fetal Diagn Ther 1998;13:49-52.
32. DeVore GR. Second trimester ultrasonography may identify 77 to 97% of fetuses with trisomy 18. J Ultrasound Med 2000;19:565-576.
33. Sullivan A, Giudice T, Vavelidis F, et al. Choroid plexus cysts: is biochemical testing a valuable adjunct to targeted ultrasonography? Am J Obstet Gynecol 1999;181:260-265.
34. Patel MD, Goldstein RB, Tung S, et al. Fetal cerebral ventricular atrium: difference in size according to sex. Radiology 1995;194:713-715.
35. Pilu G, Falco P, Gabrielli S, et al. The clinical significance of fetal isolated cerebral borderline ventriculomegaly: report of 31 cases and review of the literature. Ultrasound Obstet Gynecol 1999;14:320-326.
36. Cicero S, Curcio P, Papageorghiou A, et al. Absence of nasal bone in fetuses with trisomy 21 at 11-14 weeks of gestation: an observational study. Lancet 2001;358:1665-1667.
37. Sonek JD, Nicolaides KH. Prenatal ultrasonographic diagnosis of nasal bone abnormalities in three fetuses with Down syndrome. Am J Obstet Gynecol 2002;186:139-141.
38. Tran LT, Carr DB, Mitsumori LM, et al. Second-trimester biparietal diameter/nasal bone length ratio is an independent predictor of trisomy 21. J Ultrasound Med 2005;24:805-810.
39. Bromley B, Lieberman E, Shipp TD, et al. Fetal nose bone length: A marker for Down syndrome in the second trimester. J Ultrasound Med 2002;21:1387-1394.
40. Viora E, Errante G, Sciarrone A, et al. Fetal nasal bone and trisomy 21 in the second trimester. Prenat Diagn 2005;25:511-515.
41. Bromley B, Benacerraf BR. The genetic sonogram scoring index. Semin Perinatol 2003; 27:124-129.
42. Shipp TD, Bromley B, Lieberman E, et al. The second-trimester fetal iliac angle as a sign of Down syndrome. Ultrasound Obstet Gynecol 1998;12:15-18.
43. Abuhamad AZ, Kolm P, Mari G, et al. Ultrasonographic fetal iliac length measurement in the screening for Down syndrome. Am J Obstet Gynecol 1994;171:1063-1067.
44. Grangé G, Thoury A, Dupont J, et al. Sonographic measurement of the fetal iliac angle

cannot be used alone as a marker for trisomy 21. Fetal Diagn Ther 2000;15:41-45.

45. Lettieri L, Rodis JF, Vintzileos AM, et al. Ear length in second trimester aneuploid fetuses. Obstet Gynecol 1993;81:57-60.

46. Awwad JT, Azar GB, Karam KS, et al. Ear length: a potential sonographic marker for Down syndrome. Int J Gynaecol Obstet 1994;44:233-238.

47. Chitkara U, Lee L, Oehlert JW, et al. Fetal ear length measurement: a useful predictor of aneuploidy? Ultrasound Obstet Gynecol 2002;19:131-135.

48. Yeo L, Guzman ER, Ananth CV, et al. Prenatal detection of fetal aneuploidy by sonographic ear length. J Ultrasound Med 2003;22:565-576.

49. Benacerraf BR. Antenatal sonographic diagnosis of congenital clubfoot: a possible indication for amniocentesis. J Clin Ultrasound 1986;14:703-706.

50. Benacerraf BR. Ultrasound Evaluation of Chromosomal Abnormalities. In: Callen PW, ed. Ultrasonography in Obstetrics and Gynecology. Philadelphia: WB Saunders, 2000, pp.38-67.

51. Wilkins I. Separation of the great toe in fetuses with Down syndrome. J Ultrasound Med 1994;13:229-231.

52. Nygerg DA, Mahony BS, Luthy D, et al. Single umbilical artery. Prenatal detection of concurrent anomalies. J Ultrasound Med 1991;10:247-253.

53. Wu MH, Chang FM, Shen MR, et al. Prenatal sonographic diagnosis of single umbilical artery. J Clin Utrasound 1997;25:425-430.

54. Whittle MJ. Ultrasonographic "soft markers" of fetal chromosomal defects. BMJ 1997;314: 918.

55. Boyd PA, Chamberlain P, Hicks NR. 6-year experience of prenatal diagnosis in an unselected population in Oxford, UK. Lancet 1998;352:1577-1581.

56. Report of the Royal College of Obstetricians and Gynaecologists' Working Party. Ultrasound Screening. Supplement to Ultrasound Screening for Fetal Abnormalities. London: RCOG Press, 2000.

57. Vintzileos AM, Egan JF. Adjusting the risk for trisomy 21 on the basis of second-trimester ultrasonography. Am J Obstet Gynecol 1995;172:837-844.

58. Benacerraf BR, Neuberg D, Bromley B, et al. Sonographic scoring index for prenatal detection of chromosomal abnormalities. J Ultrasound Med 1992;11:449-458.

59. Nadel AS, Bromley B, Frigoletto FD Jr, et al. Can the presumed risk of autosomal trisomy be decreased in fetuses of older women following a normal sonogram? J Ultrasound Med 1995;14:297-302.

60. DeVore GR, Alfi O. The use of color Doppler ultrasound to identify fetuses at increased risk for trisomy 21: an alternative for high-risk patients who decline genetic amniocentesis. Obstet Gynecol 1995;85:378-386.

61. Nyberg DA, Luthy DA, Cheng EY, et al. Role of prenatal ultrasonography in women with positive screen for Down syndrome on the basis of maternal serum markers. Am J Obstet Gynecol 1995;173:1030-1035.

62. Vintzileos AM, Campbell WA, Rodis JF, et al. The use of second-trimester genetic sonogram in guiding clinical management of patients at increased risk for fetal trisomy 21. Obstet Gynecol 1996;87:948-952.

63. Bahado-Singh RO, Tan A, Deren O, et al. Risk of Down syndrome and any clinically significant chromosome defect in pregnancies with abnormal triple-screen and normal targeted ultrasonographic results. Am J Obstet Gynecol 1996;175:824-829.

64. Bromley B, Lieberman E, Benacerraf BR. The incorporation of maternal age into the sonographic scoring index for the detection at 14-20 weeks of fetuses with Down's syndrome. Ultrasound Obstet Gynecol 1997;10:321-324.

65. Verdin SM, Economides DL. The role of ultrasonographic markers for trisomy 21 in women with positive serum biochemistry. Br J Obstet Gynaecol 1998;105:63-67.
66. Nyberg DA, Luthy DA, Resta RG, et al. Age-adjusted ultrasound risk assessment for fetal Down's syndrome during the second trimester: description of the method and analysis of 142 cases. Ultrasound Obstet Gynecol 1998;12:8-14.
67. Sohl BD, Scioscia AL, Budorick NE, et al. Utility of minor ultrasonographic markers in the prediction of abnormal fetal karyotype at a prenatal diagnostic center. Am J Obstet Gynecol 1999;181:898-903.
68. Vintzileos AM, Guzman ER, Smulian JC, et al. Indication-specific accuracy of second-trimester genetic ultrasonography for the detection of trisomy 21. Am J Obstet Gynecol 1999;181:1045-1048.
69. Wax JR, Guilbert J, Mather J, et al. Efficacy of community-based second trimester genetic ultrasonography in detecting the chromosomally abnormal fetus. J Ultrasound Med 2000; 19:689-694.
70. DeVore GR, Romero R. Combined use of genetic sonography and maternal serum triple-marker screening: an effective method for increasing the detection of trisomy 21 in women younger than 35 years. J Ultrasound Med 2001;20:645-654.
71. Bahado-Singh RO, Tan A, Deren O, et al. Risk of Down syndrome and any clinically significant chromosome defect in pregnancies with abnormal triple-screen and normal targeted ultrasound results. Am J Obstet Gynecol 1996;175:824-829.
72. Pinette MG, Garrett J, Salvo A, et al. Normal midtrimester (17-20 weeks) genetic sonogram decreases amniocentesis rate in a high-risk population. J Ultrasound Med 2001;20:639-644.
73. Bromley B, Lieberman E, Shipp TD, et al. The genetic sonogram: a method for risk assessment for Down syndrome in the mid trimester. J Ultrasound Med 2002;21:1087-1096.
74. Hobbins JC, Bahado-Singh RO, Lezotte DC. The genetic sonogram in screening for Down syndrome: reponse to the JAMA study. J Ultrasound Med 2001;20:569-572.
75. Yeo L, Vintzileos AM. The use of genetic sonography to reduce the need for amniocentesis in women at high-risk for Down syndrome. Semin Perinatol 2003;27:152-159.
76. Benacerraf BR, Nadel A, Bromley B. Identification of second-trimester fetuses with autosomal trisomy by use of a sonographic scoring index. Radiology 1994;193:135-140.
77. Nyberg DA, Souter VL. Use of genetic sonography for adjusting the risk for fetal Down syndrome. Semin Perinatol 2003;27:130-144.

06
임신중기 태아기형 정규초음파검사

임신중기(18~22주)에 시행하는 초음파검사는 정규 산전관리의 중요한 부분이며 전 세계적으로 널리 이용되고 있다.

적절하게 시행된 태아기형 선별초음파검사는 대부분의 경우 정상 임신임을 확인해서 부모를 안심시킬 수 있으며, 태아의 전신검사를 체계적으로 시행하면 이제 기형의 대부분을 발견할 수 있다.[1] 대부분의 부모가 임신중기 초음파검사를 원하고, 적어도 태아기형을 비교적 정확하게 발견하는 병원에서는 임신중기 초음파검사가 비용효과가 있는 것으로 보고되었다.[2]

이 장에서는 임신중기 태아기형 정규초음파검사의 의의와 목적, 기술과 시기, 정확도, 제한점에 대해 살펴본다.

I 의의

임신 중 태아기형을 발견하기 위해 모든 임신부에서 정규적으로 시행하는 초음파검사도 있지만[3~5] 태아기형의 발생 위험이 높은 경우에만 선택적으로 시행하는 초음파검사가 있다.[6~8]

즉 선천성 기형의 가족력, 고령 임신부, 당뇨병*diabetes mellitus*이나 페닐케톤뇨증*phenylketonuria* 등이 있는 임신부와 기형발생인자*teratogen*에 노출된 임신부, 높거나 낮은 임신부 혈청 알파태아단백질*alpha-fetoprotein*, 자궁내성장지연*intrauterine growth restriction*, 거대아*macrosomia*, 양수과다증*polyhydramnios* 또는 양수과소증*oligohydramnios*, 쌍태아, 초음파검사상 기형이 의심되는 경우 등이 초음파검사의 적응증이다.

그러나 대부분의 기형은 인지될 만한 위험인자가 없는 임신에서 발생하므로 정규 선별초음파검사의 의의가 있다.[9]

Ⅱ 목적

임신 20주 전후에 태아기형 선별초음파검사를 시행하는 목적은 치명적이거나 심한 불구를 야기하는 기형의 경우 부모에게 임신중단을 권고하고, 교정할 수 있는 기형인 경우 가능하다면 임신 중 자궁내치료*in-utero fetal therapy*를 하거나 임신을 지속해서 출생 후 외과적으로 교정하기 위해서이다. 이를 통해 궁극적으로는 주산기사망률*perinatal mortality rate*과 이환율*morbidity*을 감소시킬 수 있다. 또한 적절한 분만 장소와 시기를 확인해서 생존 기회를 개선할 수 있다.

Ⅲ 기술

태아의 전신검사를 시행할 때는 체계적으로 접근해야 한다. 태아의 머리부터 발끝까지 15~20분 동안 조사한다. 3~5MHz 복부 탐촉자*transducer, probe*는 거의 모든 임신부에서 적당한 해상력*resolution*을 제공한다. 저주파(2~2.25MHz) 탐촉자는 비만인 임신부에서 더 나은 복부영상을 위해 필요할 수도 있다.

태아의 전신검사는 다음과 같은 방법으로 시행한다. 먼저 전체 자궁강*uterine cavity*을 횡단과 종축으로 스캔해서 양수량, 태반 위치, 태아의 위치를 평가한다. 머리와 척추의 관계, 위의 위치를 확인하면 태아의 우측과 좌측을 분명하게 확인할 수 있다. 다음에 태아의 인접 부위를 연속적으로 스캔하면 원하는 태아의 기관을 볼 수 있다. 태아를 적절하게 검사하기 위해서는 임신부의 자세나 탐촉자의 방향을 바꿔야 하는 경우도 있다.

표준검사에서 이상이 발견되면 이상의 성상*nature*에 관한 정보를 얻기 위해 정밀한 특별검사를 시행해야 한다. 기형아의 과거력, 임신부 혈청 선별검사 결과 이상 또는 제한된 검사에서 발견된 이상소견으로 기형이 의심되면 정밀 해부학적 구조검사를 해야 한다.

Ⅳ 시기

태아기형 선별을 위한 초음파검사의 시행시기는 태아의 기관이 가장 잘 보여 반복스캔을 하지 않아도 되는 시기와, 태아의 생존력*viability*과 관련한 유산의 법적 제한시기를 고려해서 결정해야 한다.

임신중기에 시행하는 정규초음파검사의 시기는 병원마다 다르다. 임신후반기에 시행하는 검사는 구조를 세밀하게 관찰하고 많은 구조적 결손을 발견하는 민감도*sensitivity*가 높은 반면, 임신전반기에 시행하는 검사는 유전되는 기형이나 융모막*chorion*의 수를 확인해서 단일융모막쌍태아*monochorionic twin*에 특이한 기형 발생에 주의를 갖고 관리하게 하는 정보를 일찍 제공할 수 있고 태아 염색체이상*chromosome abnormality*의 위험에 관한 정보도 제공할 수 있다. 그러므로 태아 전신검사는 유전질환을 확인하기 위한 양막천자*amniocentesis* 또는 임신 제2삼분기*second trimester* 임신부 혈청 선별검사의 시기에 맞추어 임신 15~18주에 시행할 수도 있다. 따라서 임신부가 유전질환을 확인하기 위한 양막천자를 고려하면 임신 15~18주에 초음파검사를 시행하고, 임신부가 위험이 적다고 생각되면 임신 18~22주에 초음파검사를 시행한다. 임신주수 결정, 태아의 생존력 평가, 다태임신*multiple pregnancy* 진단과 태아 목덜미투명대*nuchal translucency* 두께 측정을 포함하는 임신초기(11~14주) 초음파검사를 하는 병원에서도 임신중기(18~22주)에 초음파검사를 시행한다. 임신중기 초음파검사는 선천성 기형을 발견하기 위한 정규초음파검사의 근간이 되기 때문이다.

V 내용

임신중기 초음파검사에서는 머리부터 발끝까지 태아의 전신, 즉 해부학적 구조를 체계적으로 보아야 한다(anatomical scanning, 제1장 표 1-4 참고).[7] 또한 임신 20주 태아기형 초음파검사의 평가기준도 정해져 있다(제1장, 16~19쪽 참고).[5]

임신중기 초음파검사는 태아의 전신을 정밀하게 검사해서 구조적 이상을 확인하는 것 이외에도 태아의 성장, 태반이상, 양수, 자궁경관길이*cervical length*에 관한 중요한 정보를 제공한다.

VI 정확도

기형을 진단하는 초음파검사의 정확도는 초음파검사장비의 질, 검사집단의 기형 빈도, 검사자(술자)의 경험, 기술과 훈련 수준, 검사에 소요된 시간, 검사 시 임신주수, 중증기형*major malformation*과 경증기형*minor malformation*의 정의와 기형의 확인과정에 따라 결정된다.

태아기형의 위험이 많은 적응증을 가진 임신부가 경험이 많은 병원에서 선택적 초음파검사를 받으면 기형의 빈도(14~21%)와 발견율(86~96%)이 매우 높다(표 6-1).[10-12]

태아기형의 진단에 경험이 많지 않은 병원에서는 임신중기에 정규초음파검사로 17~85%(평균 50%)의 중증기형이 있는 태아를 정확하게 발견할 수 있다.[13-23] 그리고 태아기형을 발견하기 위한 정규초음파검사의 특이도*specificity*는 99% 이상이다(표 6-2). 태아기형을 위한 선별초음파검사는 정상 태아의 존재를 확인하는 데 유용한 도구이지만 기형

표 6-1. 고위험군에서 태아의 중증기형 발견을 위한 임신중기 초음파검사의 정확도

연구자	환자 수(명)	임신주수	빈도(%)	민감도(%)	특이도(%)	양성 예측률(%)
Campbell 등(1983)[10]	2,372	<26	17.1	95.3	99.6	98.1
Sabbagha 등(1985)[11]	594	<24	13.6	96.2	99.2	95.1
Sollie 등(1988)[12]	494	16~17 24~25	20.6	86.3	100	100

표 6-2. 태아의 중증기형 발견을 위한 임신중기 정규초음파검사의 정확도

연구자	환자 수(명)	임신주수	빈도(%)	민감도(%)	특이도(%)	위양성률(%)
Rosendahl 등(1989)[13]	9,012	<24	1.03	39.4	-	-
Saari-Kemppainen 등(1990)[14]	4,073	16~20	0.64	36.0* 76.9**	99.8	0.02
Levi 등(1991)[15]	15,654	12~22	2.30	21.0	100.0	-
Chitty 등(1991)[16]	8,432	18~20	1.48	74.4	99.9	0.02
Shirley 등(1992)[17]	6,183	19	1.36	60.7	99.9	0.02
Luck(1992)[18]	8,523	19	1.95	85.0	99.9	0.05
Ewigman 등†(1993)[19]	7,812	15~22	2.40	16.6	-	-
Levi 등(1995)[20]	9,392	≤22	2.45	41.0	99.9	0.01
Carrera 등(1995)[21]	33,192	≤22	3.03	59.4	99.9	0.01
Boyd 등(1998)[22]	33,376	18~22	2.17	54.6	99.9	0.05
Lee 등(1998)[23]	4,819	<24	2.82	22.8	99.9	0.06

* 시립병원.
** 대학병원.
† RADIUS(Routine Antenatal Diagnostic Imaging with Ultrasound Study Group).

이 있는 태아를 발견하는 비율은 다양하다.

임신 32주 전후에 추가로 정규초음파검사를 하면 중증기형이 있는 태아의 발견율은 34.8~78.7%(평균 57%)로 높아진다.[13, 15, 19~21, 23]

경험이 많은 대학병원에서는 임신중기 1회 정규초음파검사로 77%의 태아기형을 발견할 수 있었지만, 시립병원에서는 36.0%의 정확도를 보여주었다.[14] 미국의 3차의료기관 초음파검사의 정확도(35%)는 1, 2차의료기관의 경우(13%)보다 높았다.[19]

임신중기에 중증기형을 발견하기 위한 정규초음파검사의 정확도는 기형의 형태에 따라 다르기 때문에 기관계통을 잘 살펴보아야 한다. 거의 모든 연구에서 중추신경계기형과 요로기형이 잘 발견되었고, 심장기형, 구순열*cleft lip*과 구개열*cleft palate*, 골격계기형이 잘 발견되지 않았다(그림 6-1).[1, 15~17, 20~23] 따라서 영국산부인과학회*Royal College of*

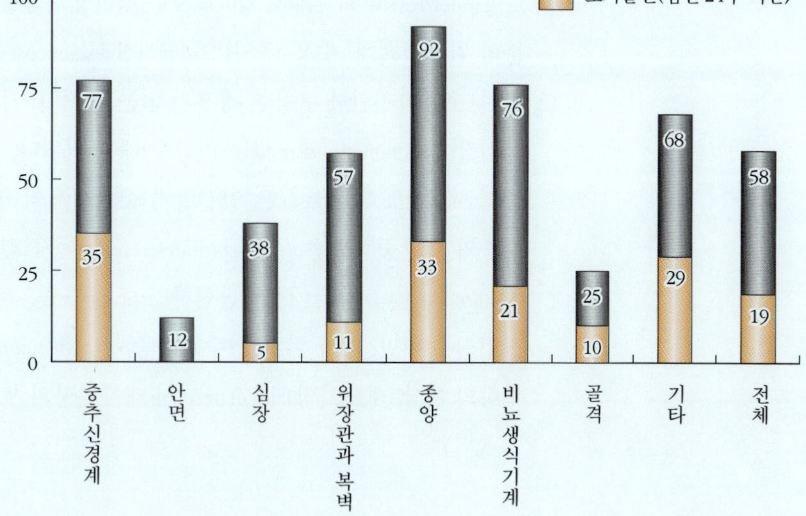

그림 6-1. 강남세브란스병원, 1990~1994년 기관계통별 중증기형 산전초음파검사의 민감도 전체 중증기형 발견율(58%)보다 중추신경계, 비뇨생식기계의 기형 발견율은 높았고, 심장, 안면, 골격계의 기형 발견율은 낮았다. 위장관과 복벽은 전체 기형 발견율과 유사했다. Lee 등(1998)[23]

Obstetricians and Gynaecologists; RCOG(2000)가 권하는 임신 20주 태아기형 정규초음파검사의 적정표준인 태아 얼굴, 심장의 4방단면도*four chamber view*와 심실유출로*ventricular outflow tract*를 포함해서 검사함으로써 기형의 발견율이 향상될 것이다.[5]

필자의 경험에 따르면 초음파검사의 중증기형 발견율은 임신 24주 이전에는 22.8%였지만 임신 24주 이후의 발견율을 합하면 전체 78.7%였다. 여기에는 임신후반기에 의심스러운 초음파소견이 보여 3차의료기관으로 전원된 경우와 장폐쇄*intestinal atresia*, 종양 등이 발견된 경우가 포함되었다. 중증기형으로 인한 임신중단은 39%였다.[23] 유럽태아연구*Eurofetus Study*(1999)에서는 가급적이면 임신 18~22주에 적어도 1번 초음파검사를 한 경우 중증기형의 발견율은 75%였고 중증기형의 55%가 임신 24주 전에 발견되었다. 임신중단은 41%였다.[1] 중증기형이 있는 태아의 부모는 39~49%라는 높은 비율로 임신중단을 선택했다.[1, 14, 22, 23]

중증기형이 발견되면 다른 연관된 기형이 있는지 찾아보아야 하고 다발성인 경우 염색체이상을 염두에 두어야 한다. 핵형분석*keratotyping*이 권장되는 태아기형은 맥락막총낭종*choroid plexus cyst*(크거나 다른 기형과 연관된 경우), 전전뇌증全前腦症, *holoprosencephaly*, 수두증*hydrocephalus*, 뇌량무발생*corpus callosum agenesis*, 댄디워커기형*Dandy-Walker malformation*, 목덜미패드*nuchal pad* 두께가 임신 16~20주에 6mm 이상, 심장질환, 횡격막탈장*diaphragmatic hernia*, 림프낭종*cystic hygroma*, 제대탈장*exomphalos, omphalocele*, 십이지장폐쇄*duodenal atresia*, 방광출구폐쇄*bladder outlet obstruction*, 수흉*hydrothorax* 또는 수종*hydrops* 등이다. 초음파로 발견된 태아기형 중 11~35%에서 염색체질환과 연관되며 특히 다발성 기형인 경우 염색체질환의 위험이 훨씬 높다. 저위험군에서 태아 염색체이상을 발견하는 초음파검사의 민감도는 34~35%이다.[24]

Ⅶ 제한점

임신 22주 이전에 거의 발견할 수 없는 기형들로는 폐쇄수두증*obstructive hydrocephalus*, 소두증*microcephaly*, 이종접합연골무형성증*heterozygous achondroplasia*, 요로기형(폐쇄요로병증*obstructive uropathy*, 영아형 또는 성인형 다낭성신장질환*polycystic kidney disease*), 대부분의 위장관폐쇄, 수흉, 종양(천미골기형종*sacrococcygeal teratoma*, 난소낭종*ovarian cyst*) 등이며, 초음파진단에 유용한 징후가 없는 구개열, 기관식도누공*tracheoesophageal fistula*, 항문직장폐쇄*anorectal atresia*는 진단이 매우 어렵다. 태아 자체의 생리로 인해 동맥관개존증*patent ductus arteriosus*은 임신말기에도 태아의 정상 혈관구조를 보이며, 심장기형 중 경증의 심방중격결손*atrial septal defect*, 심실중격결손*ventricular septal defect*, 폐동맥판협착*pulmonary stenosis*, 대동맥판협착*aortic stenosis*은 초음파검사로 진단이 어렵다.[25]

임신부 비만, 태아 위치, 양수과다증*polyhydramnios*, 양수과소증*oligohydramnios* 같은 양수량의 이상, 태아사망*fetal demise* 시 태아기형의 초음파진단은 기술적으로 제한된다.[26]

Ⅷ 요약

태아의 중증기형을 진단하는 초음파검사의 능력이 확인되었다. 임신 제1삼분기*first trimester*에 초음파검사를 해야 하는 특별한 적응증이 없을 때 1번의 초음파검사를 위한 최적의 시기는 임신 18~22주이다. 임신 18~22주에 시행하는 정규초음파검사는 태아의 생체계측은 물론, 태아의 해부학적 구조를 조사하기 위해 체계적으로 접근하고 훈련된 술자가 시행하면 대부분의 중증기형을 발견할 수 있다. 또한 임상의는 초음파검사를 하기 전에 태아기형 진단을 위한 초음파검사의 제한점에 대해 임신부에게 알려주어야 한다.

참고문헌

1. Grandjean H, Larroque D, Levi S. The performance of routine ultrasonographic screening of pregnancies in the Eurofetus Study. Am J Obstet Gynecol 1999;181:446-454.
2. Vintzileos AM, Ananth CV, Smulian JC, et al. Routine second-trimester ultrasonography in the united states: a cost-benefit analysis. Am J Obstet Gynecol 2000;182:655-660.
3. Report of the Royal College of Obstetricians and Gynaecologists Working Party on Routine Ultrasound Examination in Pregnancy. London: RCOG Press, 1984.
4. Report of the Royal College of Obstetricians and Gynaecologists' Working Party on Ultrasound screening for Fetal Abnormalities. London: RCOG Press, 1997.
5. Report of the Royal College of Obstetricians and Gynaecologists' Working Party on Ultrasound Screening. Supplement to Ultrasound Screening for Fetal Abnormalaties. London: RCOG Press, 2000.
6. The Use of Diagnostic Ultrasound Imaging in Pregnancy, NIH Publication number 84-667. US Department of Health and Human Services PHS, National Institute of Health. Washington, D.C.: U.S. Government Printing Office, 1984.
7. AIUM Practice Guideline for the performance of an antepartum obstetric ultrasound examination. J Ultrasound Med 2003;22:1116-1125.
8. ACOG. Practice Bulletin No.58 Ultrasonography in Pregnancy. Obstet Gynecol 2004;104:1449-1458.
9. Royal College of Physicians. Prenatal Diagnosis and Genetic Screening. Community and Service Implications. London: Royal College of Physicians, 1989.
10. Campbell S, Pearce JM. The prenatal diagnosis of fetal structural anomalies by ultrasound. Clin Obstet Gynecol 1983;10:475-506.
11. Sabbagha RE, Sheikh Z, Tamura RK, et al. Predictive value, sensitivity, and specificity of ultrasonic targeted imaging for fetal anomalies in gravid women at high risk for birth defects. Am J Obstet Gynecol 1985;152:822-827.
12. Sollie JE, van Geijin HP, Arts NFT. Validity of a selective policy for ultrasound examination of fetal congenital anomalies. Eur J Obstet Gynecol Reprod Biol 1988;27:125-132.
13. Rosendahl H, Kivinen S. Antenatal detection of congenital malformations by routine ultrasonography. Obstet Gynecol 1989;73:947-951.
14. Saari-Kemppainen A, Karjalainen O, Ylöstalo P, et al. Ultrasound screening and perinatal mortality: controlled trial of systematic one-stage screening in pregnancy. Lancet 1990;336:387-391.
15. Levi S, Hyjazi Y, Schaaps JP, et al. Sensitivity and specificty of routine antenatal screening for congenital anomalies by ultrasound: the Belgian Multicentric Study. Ultrasound Obstet Gynecol 1991;1:102-110.
16. Chitty LS, Hunt GH, Moore J, et al. Effectiveness of routine ultrasonography in detecting fetal structural abnormalities in a low risk population. BMJ 1991;303:1165-1169.
17. Shirley IM, Bottomley F, Robinson VP. Routine radiographer screening for fetal abnormalities by ultrasound in an unselected low risk population. Br J Radiol 1992;65:564-569.
18. Luck CA. Value of routine ultrasound scanning at 19 weeks: a four year study of 8849 deliveries. BMJ 1992;304:1474-1478.
19. Ewigman BG, Crane JP, Frigoletto FD, et al. Effect of prenatal ultrasound screening on perinatal outcome. RADIUS Study Group. N Engl J Med 1993;329:821-827.
20. Levi S, Schaaps JP, De Havay P, et al. End-result of routine ultrasound screening for congenital anomalies: the Belgian Multicentric Study 1984-92. Ultrasound Obstet Gynecol 1995;5:366-371.

21. Carrera JM, Torrents M, Mortera C, et al. Routine prenatal ultrasound screening for fetal abnormalities: 22 years' experience. Ultrasound Obstet Gynecol 1995;5:174-179.

22. Boyd PA, Chamberlain P, Hicks NR. 6-year experience of prenatal diagnosis in an unselected population in Oxford, UK. Lancet 1998;352:1577-1581.

23. Lee K, Kim SY, Choi SM, et al. Effectiveness of Prenatal Ultrasonography in Detecting Fetal Anomalies and Perinatal Outcome of Anomalous Fetuses. Yonsei Med J 1998;39:372-382.

24. Stoll C, Dott B, Alembik Y, et al. Evaluation of routine prenatal ultrasound examination in detecting fetal chromosomal abnormalities in a low risk population. Hum Genet 1993;91:37-41.

25. Pretorius DH, Nyberg DA. An overview of congenital malformations. In: Nyberg DA, Mahony BS, Pretorius DH, eds. Diagnostic Ultrasound of Fetal Anomalies. St. Louis: Mosby-Year Book, 1990, pp.21-37

26. Vandenberghe K, De Wolf F, Fryns JP, et al. Antenatal ultrasound diagnosis of fetal malformations: possibilities, limitations, and dilemmas. Eur J Obstet Reprod Biol 1984;18:279-297.

07
중추신경계기형

중추신경계기형은 모든 선천성 기형 중 가장 흔하다. 신경관결손*neural tube defect*이 가장 흔한 중추신경계기형이며 1,000명 출생당 1~2명에서 발생한다.[1] 태아 머리와 척추를 위한 기본초음파검사*basic ultrasonography*는 초음파로 태아 머리의 횡단면*transverse plane*을 얻어 측뇌실*lateral ventricles*, 투명중격강*cavum septum pellucidum*, 소뇌*cerebellum*와 대수조*cisterna magna*의 정상 구조를 확인하고 태아 척추의 횡단면과 종단면*longitudinal plane*을 얻어 신경궁*neural arch*과 신경궁을 덮고 있는 연조직을 관찰하는 것이다. 때로는 태아의 중추신경계기형이 의심되는 경우 머리의 관상면*coronal plane*과 시상면*sagittal plane*을 포함하는 정밀검사(신경초음파*neurosonogram*)를 시행하고 3차원 초음파검사를 보충하기도 한다.[2] 최근에는 태아 자기공명영상*magnetic resonance imaging; MRI*을 이용해서 주로 임신 20~22주 이후 선택된 경우에 중요한 정보를 추가할 수 있다.[3,4]

이 장에서는 태아 중추신경계기형 발견을 위한 기본초음파검사에 대해 다룬다.

I 정상 태아 머리

임신 제2삼분기*second trimester*와 제3삼분기*third trimester*에 태아 머리를 복부초음파검사*transabdominal ultrasonography*로 평가하며, 이때 머리의 횡단면 중 뇌실단면*transventricular plane*, 시상단면*transthalamic plane*, 소뇌단면*transcerebellar plane*이 유용하다(그림 7-1). 기본(정규)검사에서 유의해야 할 구조들은 측뇌실, 투명중격강, 소뇌와 대수조이다. 이상 3개의 구조가 정상으로 보이면 뇌와 척추의 기형 대부분이 제외된다.[5] 머리의 모양과 뇌의 질감도 횡단면에서 유의해서 관찰해야 한다.

1. 뇌실단면

뇌실 폭이 정상일 때 뇌실확장증*ventriculomegaly*과 수두증*hydrocephalus*을 제외할 수 있다. 뇌실 폭은 뇌실단면(그림 7-2A)에서 맥락막총*choroid plexus*의 사구*glomus*가 있는 측뇌실방*atrium*을 통해 측정한다. 정상 뇌실 폭은 6~8mm로, 10mm 이상은 뇌실확장증을 의미한다.[6]

뇌실단면은 측뇌실의 전후 부분을 보여준다. 전두각*frontal horn*(또는 전각)에는 잘 구분되는 측벽이 있고 내측으로는 투명중격강으로 분리된다. 측뇌실방은 에코성*hyperechogenic* 맥락막총 사구의 존재가 특징이며 후두각*occipital horn*(또는 후각)은 액체로 차 있다. 맥락막총은 전두각 내로 연장되지 않는다. 반면 둘러싸는 대뇌피질의 에코는 낮다.

표준 뇌실단면에서 아래쪽 측뇌실방이 분명하게 보이고 탐촉자*transducer, probe*에 가

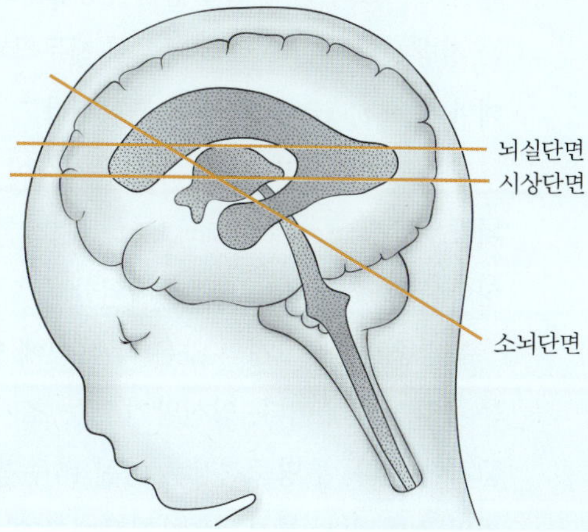

그림 7-1. 태아 머리의 횡단면

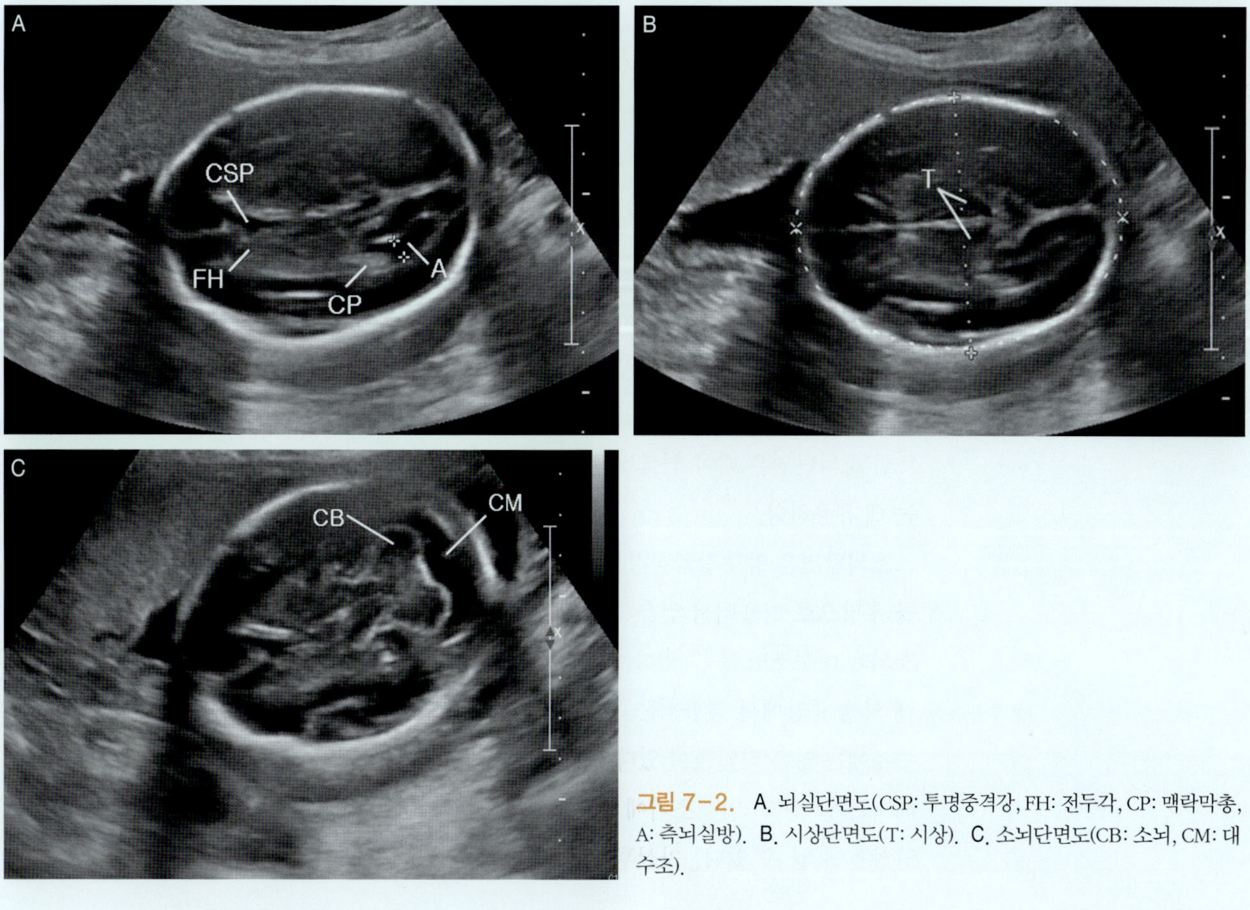

그림 7-2. A. 뇌실단면도(CSP: 투명중격강, FH: 전두각, CP: 맥락막총, A: 측뇌실방). B. 시상단면도(T: 시상). C. 소뇌단면도(CB: 소뇌, CM: 대수조).

까운 대뇌반구*cerebral hemisphere*는 뼈의 반향인공물*reverberation artifact*에 자주 가린다. 뇌실확장증은 편측에만 나타날 수도 있으므로 반대측 뇌실도 잘 볼 수 있도록 노력해야 한다. 여러 방향에서 접근하는 방법이 있지만 탐촉자를 아래쪽 측두골*temporal bone*을 통해 두개골의 반대측 위쪽으로 향하는 사위스캔*oblique scan*을 하면 가까운 대뇌반구를 개선된 영상으로 볼 수 있다.[7,8]

2. 시상단면

태아 머리를 계측하는 데 사용되는 시상단면(그림 7-2B)은 뇌실과 소뇌 중간 위치에서 얻을 수 있고, 흔히 양두정골직경*biparietal diameter*면이라고 부른다. 양두정골직경면에는 전방에서 후방으로 측뇌실의 전두각과 그 사이에 위치한 투명중격강, 시상*thalamus*과 해마이랑*hippocampal gyri*이 포함된다.[9]

양두정골직경면에서는 투명중격강이 항상 보여야 한다. 정상 투명중격강이 존재하면 뇌량무발생*corpus callosum agenesis*, 전전뇌증全前腦症, *holoprosencephaly*, 중격-시신경형성이상*septooptic dysplasia*은 제외할 수 있다.[10]

투명중격강은 2개의 얇은 막 사이에 있는 액체가 찬 강*cavity*으로 측뇌실들 사이에 있는 중앙선 구조이다. 임신말기 또는 조기 신생아시기에는 보통 이 막들이 융합해서 투명중격이 된다. 투명중격강은 임신 16주경에 볼 수 있고 만삭임신*term pregnancy*이 가까워지면 소멸된다. 복부초음파검사에서 임신 18~37주(또는 양두정골직경 44~88mm)에 항상 보여야 하며, 임신 16주 이전 또는 37주 이후에 투명중격강이 보이지 않는 것은 정상 소견이다.[11]

3. 소뇌단면

정상 소뇌와 대수조가 보이면 대부분의 개방이분척추*spina bifida aperta*와 댄디워커기형 *Dandy-Walker malformation*을 제외한다. 소뇌단면(그림 7-2C)에서 보이는 대수조(또는 소뇌-연수조*cisterna cerebello-medullaris*)는 소뇌 뒤 후두골*occipital bone* 앞쪽에 액체가 찬 에코가 없는 공간으로, 임신하반기에 대수조의 깊이(전후 직경)는 2~10mm로 일정하다.[12] 대수조의 소실은 이분척추의 가능성을 높이고 큰 대수조는 댄디워커기형을 시사한다. 또한 소뇌단면은 태아 염색체이상을 평가하기 위한 목덜미패드*nuchal pad* 두께를 측정하는 데 유용하다.

소뇌단면은 양두정골직경을 결정하는 평면에서 소뇌와 대수조가 보일 때까지 탐촉자를 후방으로 기울여서 얻을 수 있다. 이 단면에서는 측뇌실의 전두각, 투명중격강, 시상, 소뇌와 대수조도 볼 수 있다. 소뇌는 약간 에코가 있는 소뇌충부小腦蟲部, *cerebellar vermis*에 의해 중앙에서 결합되는 둥근 소뇌반구로 형성되는 나비모양의 구조로 나타나며, 대수조에는 얇은 격막들이 있다. 이는 정상 구조들이며, 혈관구조나 비정상 낭종들과 혼동해서는 안 된다. 임신초기에 소뇌충부는 제4뇌실을 완전히 덮지 못하고 거짓 충부결손 양상을 보일 수 있다. 임신후기에 그러한 소견이 보이면 소뇌이상을 의심할 수 있지만

임신 20주 전에는 대부분 정상 소견이다.[13]

Ⅱ 정상 태아 척추

임신 14주부터 정상 태아 척추는 초음파상 에코가 있는 3개의 골화중심*ossification center*을 갖고 있다. 그중 1개는 앞쪽의 척추체脊椎體, *vertebral body*와, 뒤쪽에 있는 좌우 2개는 각각 추궁판椎弓板, *lamina of vertebral arch*, 추궁근椎弓根, *pedicle of vertebral arch*과 만나 외측척추극돌기*lateral spinous process of vertebra*가 되어 척주관*spinal canal*을 형성한다.

척추 전체를 살펴보려면 경부에서부터 천골薦骨, *sacrum* 부위까지 각 신경궁을 관상, 횡단, 종단으로 스캔해야 한다. 이러한 스캔방향은 태아 위치에 따라 달라진다. 태아 위치를 변경하지 않으면 대부분 3가지 스캔방향 중 2가지 스캔만이 가능하다. 종단과 관상스캔은 척추의 전반적 모양을 잘 보여준다. 연속 횡단스캔은 포착하기 어려운 미묘한 결손을 가장 민감하게 발견하고 중앙선 연조직을 평가하기 위한 최적의 방법이며 종단스캔은 다음이다.

종단면에서 척추체와 뒤쪽 추궁椎弓, *vertebral arch*의 골화중심점들은 탐촉자의 방향에 따라 2줄 또는 3줄의 평행선을 형성해서 천골에서 만난다. 또한 이 화면에서 척추의 만곡뿐만 아니라 척추가 연조직으로 잘 덮여 있는지도 보아야 한다(그림 7-3A). 종단스캔으로는 태아가 엎드려 있을 때 골화되지 않은 척추극돌기를 통해 척추관 내에 척수를 볼 수 있는 경우도 있다. 횡단스캔에서 정상 신경궁은 닫힌 원으로 나타나며 그 위를 덮고 있는 연조직을 볼 수 있다(그림 7-3B). 관상스캔에서는 탐촉자의 방향에 따라 1~3개의 평행선을 볼 수 있다.

Ⅲ 태아 머리 계측

생체계측은 태아 머리 초음파검사의 중요한 부분이다. 임신 제2삼분기와 제3삼분기에

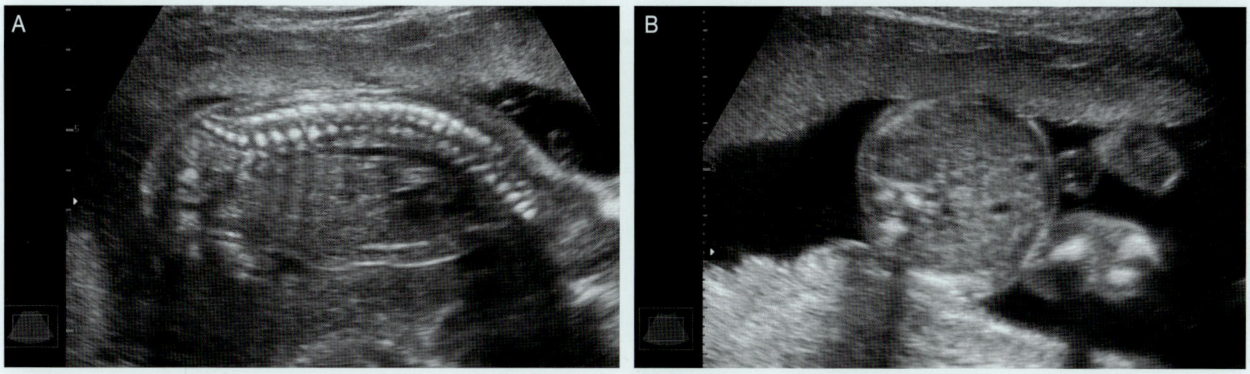

그림 7-3. 태아 척추 A. 태아 척추의 시상스캔에서는 평행한 골화중심을 볼 수 있다. 피부 표면에 가까운 골화중심은 후골화중심이고 앞쪽에 위치한 골화중심은 척추체이다. 척추가 연조직과 피부로 잘 덮여 있다. B. 태아 척추의 횡단스캔에서는 척추의 골화중심이 보인다. 척추를 덮고 있는 피부 표면의 연속성을 볼 수 있다.

시행하는 표준검사에는 양두정골직경, 머리둘레*head circumference*와 뇌실방의 내직경이 포함된다. 소뇌 횡직경과 대수조 깊이까지 측정하는 경우도 있다.

양두정골직경과 머리둘레는 태아 연령과 성장을 평가하는 데 흔히 사용되며 몇 가지 대뇌기형을 인지하는 데 역시 유용하다. 뇌실단면이나 시상단면에서 측정할 수 있다. 양두정골직경을 측정하기 위해 캘리퍼를 태아 두개관*cranial vault, calvaria* 바깥(외측에서 외측까지 측정)[14]에 위치시키는 방법이 가장 흔히 사용된다. 그러나 몇 가지 유용한 도표는 두개관의 먼 쪽 에코에서 생성되는 인공물*artifact*을 피하기 위해 외측에서 내측을 측정해서 만들어졌다.[10] 2가지 접근방법은 몇 mm의 차이가 있지만 임신초기에는 임상적으로 관련성이 있을 수 있다. 따라서 사용하는 도표를 만드는 동안 사용했던 측정방법을 알고 있어야 한다. 만일 초음파장비에 타원 측정 기능이 있다면 머리둘레는 두개골 에코의 외측 주위에 타원을 놓음으로써 직접 측정할 수 있다. 또한 양두정골직경과 후두전두경*occipitofrontal diameter*을 이용한 공식, 즉 머리둘레 = 1.62 × (양두정골직경 + 후두전두경)으로 계산할 수 있다. 양두정골직경 대 후두전두경 비율(머리지수*cephalic index*)은 보통 75~85%이다. 특히 임신초기에 태아 머리모양은 자주 바뀌고 둔위*breech presentation*의 태아 대부분은 어느 정도 장두증*dolichocephaly*을 보인다.

태아 머리가 정상인지 확인하기 위해서는 측뇌실방을 측정한다. 여러 연구 결과에 따르면 측뇌실방 측정이 뇌실계통을 평가하는 데 가장 효과적인 접근법이며, 비정상 대뇌발달에서는 뇌실확장증이 빈번하게 발생한다. 측뇌실방의 폭은 맥락막총의 사구 위치에서 뇌실 측벽으로 인해 발생한 에코들 안쪽에 캘리퍼를 뇌실과 수직으로 위치시켜서 측정한다(그림 7-4). 측뇌실방 폭은 임신 제2삼분기와 이른 제3삼분기에 평균 6~8mm이며 크게 변화하지 않는다. 측뇌실방 폭이 10mm 이하일 때 정상으로 간주한다.

임신중기에 측정한 측뇌실방의 폭이 10mm 이상이면 뇌실확장증, 15mm 이상은 중증의 뇌실확장증으로 판단하며 출생 시 두개내기형과 연관성이 높다.

소뇌 횡직경은 임신 14주에서부터 21주까지 1주일에 1mm씩 증가한다. 머리둘레, 양두정골직경과 함께 소뇌 횡직경은 태아 성장 평가에 도움이 된다(부록 1, 표 7). 소뇌충부

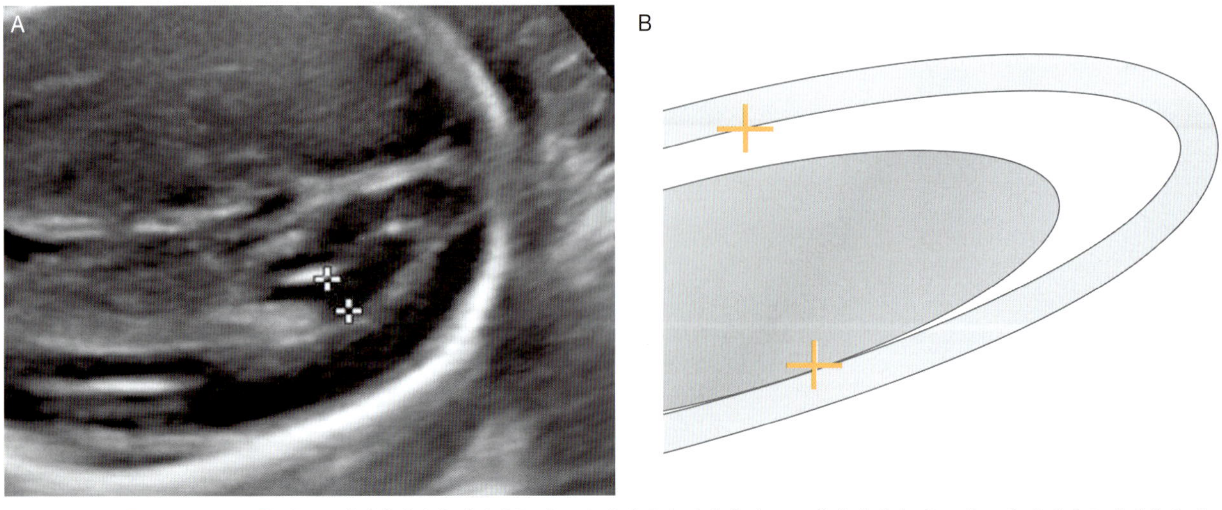

그림 7-4. 측뇌실방의 폭 측정 A. 뇌실단면에서 맥락막총 사구의 위치에서 뇌실 측벽으로 인해 발생한 에코 안쪽에 캘리퍼를 뇌실과 수직으로 놓음으로써 측정할 수 있다. B. 정확한 캘리퍼 위치. 뇌실벽의 가장 넓은 부위 내측 가장자리에서 캘리퍼를 뇌실의 장축과 수직으로 두어 측정한다.

와 후두골의 내측 사이에서 측정한 대수조의 깊이는 보통 2~10mm이다. 장두증은 이 깊이가 10mm보다 약간 크다.

Ⅳ 비정상 태아 머리와 척추

1. 뇌실확장증

뇌실확장증은 흔히 측뇌실의 확장을 의미한다. 발생빈도는 1,000명 출생당 0.5~2.5명으로, 다인자적 원인으로 발생하며 60~80%에서 수두증 등 다른 뇌의 기형과 연관된다. 수두증은 뇌실계통의 부위가 차단되어 뇌실 내의 압력이 증가하는 것이며, 수두증이 뇌실확장증을 유발하지만 뇌실확장증이 항상 수두증 때문에 발생하는 것은 아니다.

뇌실확장증은 다른 많은 병인으로 인해 발생할 수 있으며, 다음과 같은 원인이 있다. 첫째, 수도관협착水道管狹窄, *aqueductal stenosis*, 댄디워커기형, 이분척추가 있을 때 뇌실계통의 폐쇄로 인해 발생하는 수두증이 있는 경우, 둘째, 무뇌수두증*hydranencephaly*, 공뇌증*porencephaly*같이 혈관폐색, 감염으로 인해 뇌조직의 경색증*infarction*과 파괴를 일으켜 뇌위축*atrophy of brain*이 발생한 경우, 셋째, 뇌량무발생과 전전뇌증처럼 뇌의 이상발달로 조직이 발달하지 못하고 측뇌실의 후각이 주로 확장되는 거대후두각*colpocephaly*이 있는 경우이다(그림 7-5).

초음파검사에서 다음과 같은 소견이 보이면 뇌실확장증을 의심한다. 첫째, 대뇌반구에 비해 측뇌실이 확대되어 있다. 둘째, 측정 수치보다 더 중요한 것은 맥락막총의 모양이다. 예를 들면 임신 14주에 뇌실 대 대뇌반구의 비율은 높지만 맥락막총이 뇌실을 완전히 채운다. 뇌실확장증의 경우 맥락막총이 편평하고 얇아지며 중력으로 인해 뇌실의 가장 아래쪽에 위치하거나 중앙선을 횡단할 수 있다(맥락막총이 매달린 징후). 셋째, 측뇌실의 내측벽이 병치竝置되어 단일 중앙선 에코를 형성할 수 있다.

뇌실확장증이 경하거나 계속 확장되지 않고 그대로 남아 있으면 원인이 폐쇄성일 가능성이 적다. 갑자기 진행하는 뇌실확장증은 대부분 폐쇄수두증*obstructive hydrocephalus*

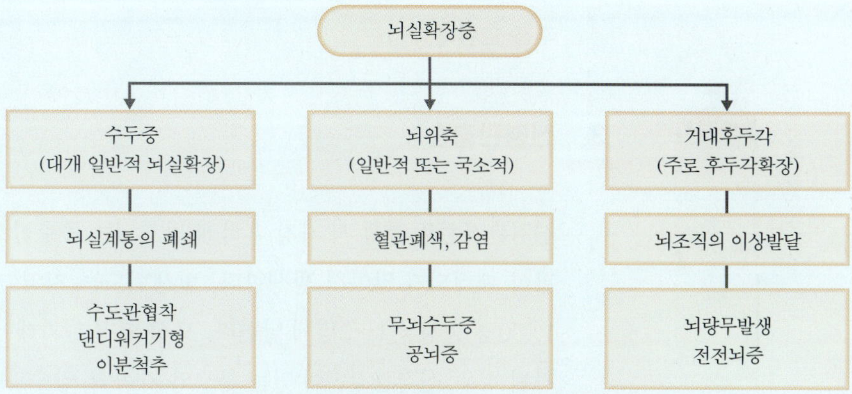

그림 7-5. 뇌실확장증의 원인에 따른 흔한 뇌기형

으로 인해 발생한다.

뇌실확장증을 발견하면 두개강 내는 물론 두개강 외의 선천성 기형이 있는지 찾기 위해 세밀하게 스캔하고 염색체이상을 배제하기 위해 핵형분석*karyotyping*을 해야 한다. TORCH(톡소포자충*Toxoplasma gondii*, 풍진*Rubella*, 거대세포바이러스*Cytomegalovirus*, 단순포진바이러스*Herpes simplex virus*)검사를 해서 감염을 배제하고 연속적으로 스캔해서 뇌실확장증의 진행을 평가해야 한다. 또한 X연관*X-linked*유전형을 확인하기 위해 DNA분석을 고려해야 한다.[15~17]

단독 중증 뇌실확장증이 있는 태아의 예후는 사망률이 74%로 나쁘며, 생존자 가운데 절반에서 지능은 정상이다.[18] 예후를 결정하는 데 가장 중요한 것은 뇌실확장증의 정도가 아니라 다른 기형의 존재다.

2. 경증 뇌실확장증

경증 뇌실확장증*mild ventriculomegaly*은 경증 수두증, 경계뇌실확장증*borderline ventriculomegaly*과 동의어이다. 경증 뇌실확장증이란 초음파검사 결과 다른 중추신경계기형이 없고 측뇌실의 경한 확장만 보이는 경우를 말한다. 맥락막이 내측 뇌실벽에서 분리되어 보이는 것이 초기 뇌실확장증의 증거일 수도 있지만 뇌실방의 직경이 10mm에 이를 때 뇌실확장증을 의심한다.

대부분의 경우 경증 뇌실확장증은 정상 변형이지만, 내재하는 태아기형의 유일하고 분명한 징후일 수도 있다. 또한 남아와 임신주수에 비해 체중이 많은 태아에서 임신 20주 후에 정상의 변형으로 더 잘 보이는 경향이 있다.

경증 뇌실확장증의 정의로 가장 광범위하게 인정받는 것은 뇌실방 폭이 10mm 이상인 경우이다.[19] 10~15mm의 뇌실방 폭을 기준으로 삼는 경우도 있고 10~12mm를 기준으로 삼는 경우도 있다.[20] 경증 뇌실확장증은 편측에서 발생할 수 있다.[21]

대다수의 태아가 정상 결과를 보이지만 비정상 결과도 다양하게 보고되었다. 4%에서 염색체이상(비배수체*aneuploidy*)이 있었고 21번세염색체증*trisomy 21*이 가장 흔했다. 4%에서 점진적 수두증과 낭성 뇌병변 같은 대뇌의 발달기형을 임신후기 또는 생후에 발견했다. 11.5%에서 비정상 지적발달과 운동발달을 보였다.[22]

뇌실방의 폭이 12.1~15mm인 경우 중등도 뇌실확장증이라 하고 일반적으로 나쁜 예후를 보인다.[23]

3. 신경관결손

신경관결손은 출생 시 가장 흔하게 발견되는 중추신경계기형으로, 임신 5~6주에 신경관이 폐쇄되지 않아서 발생한다. 발생빈도는 지역, 시기, 계절에 따라 차이가 있지만 1,000명 출생당 1~2명에 달한다. 모성 혈청 알파태아단백질*alpha-fetoprotein* 수치가 증가된 경우, 신경관결손이 있는 부모와 가족력, 양수과다증*polyhydramnios*이 있을 때 중추신경계의 세밀한 초음파검사가 필요하다.

무뇌증*anencephaly*과 이분척추는 같은 비율로 발생하며 신경관결손의 95%를 차지한다. 그리고 뇌류*encephalocele*는 나머지 5%에서 발생한다. 신경관결손의 대다수는 다인자적 원인으로 발생한다. 신경관결손이 산전에 진단되면 태아 핵형분석을 위한 양막천자*amniocentesis*를 권한다.[23,24]

(1) 무뇌증

무뇌증은 1,000명 출생당 0.5~3.5명의 빈도로 발생한다. 초음파검사로는 빠르면 임신 12주에 진단할 수 있다. 두개관과 대뇌반구는 없다(그림 7-6, 7-7). 무뇌증은 무두개증*acrania*, 외번뇌증*exencephaly*(그림 7-8)의 마지막 단계라고 간주된다. 그러나 무뇌증에서 안면골, 뇌간, 후두골과 중뇌의 일부는 대개 존재한다. 50%까지 척추병변이 연관되고 양수과다증은 임신 26주 이후에 흔하다(40~50%).

소두증*microcephaly*, 태아의 머리를 침범한 양막대증후군*amniotic band syndrome*과 감별해야 한다.

(2) 뇌류

두개골결손을 통해 뇌막*meninges*만 탈출되는 뇌막류*cranial meningocele*, 뇌와 뇌막이 함

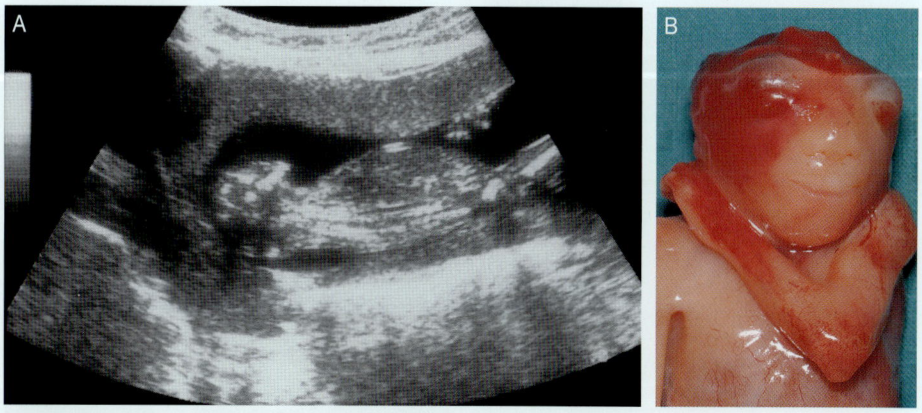

그림 7-6. 무뇌증 A. 임신 16주 시상스캔에서 대뇌와 두개관이 없다. B. 임신중단한 무뇌아.

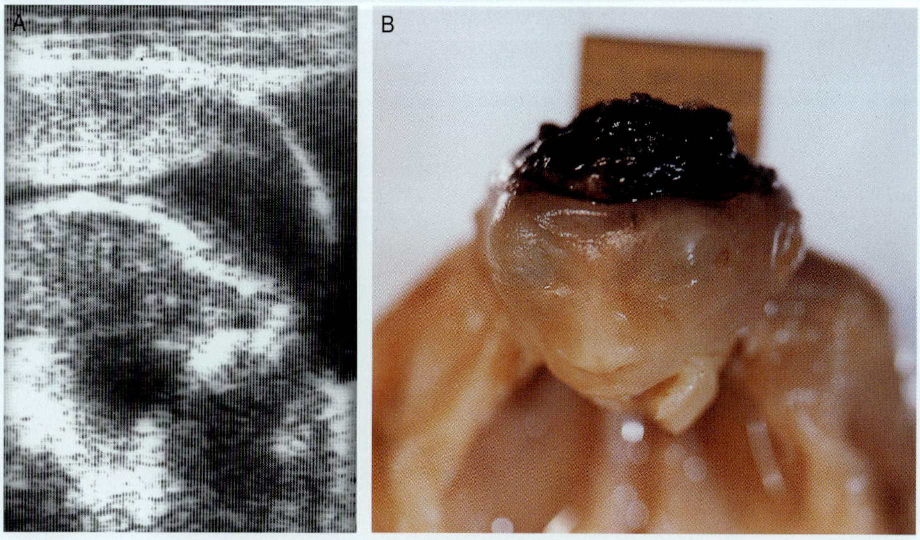

그림 7-7. 무뇌증 A. 임신 20주 시상스캔에서 대뇌와 두개관이 없다. B. 임신중단한 무뇌아.

께 탈출되는 진성 뇌류가 있다.

초음파상 두개골결손을 통해 탈출된 뇌척수액*cerebrospinal fluid* 또는 뇌조직으로 찬 낭囊, *sac*이 보이며 낭 내에서 중격은 보이지 않는다. 뇌류는 후두골 중앙(70~75%)에 가장 흔하게 발생하고 그 밖에 전두골*frontal bone*, 두정골*parietal bone* 중앙에 생긴다(그림 7-9,

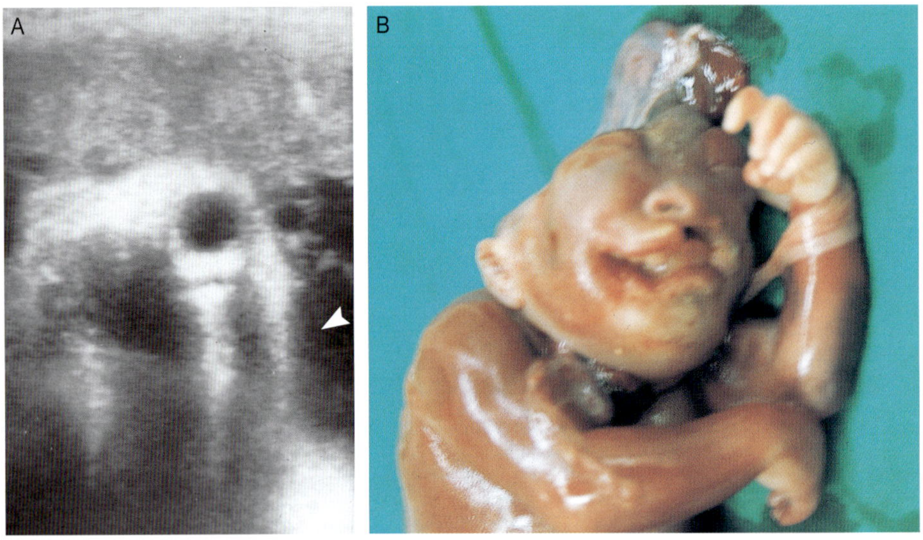

그림 7-8. 외번뇌증 A. 임신 37주 관상스캔에서 대뇌의 일부(화살촉)가 돌출되어 있지만 안와 상부 두개관이 없다. B. 병리 검체.

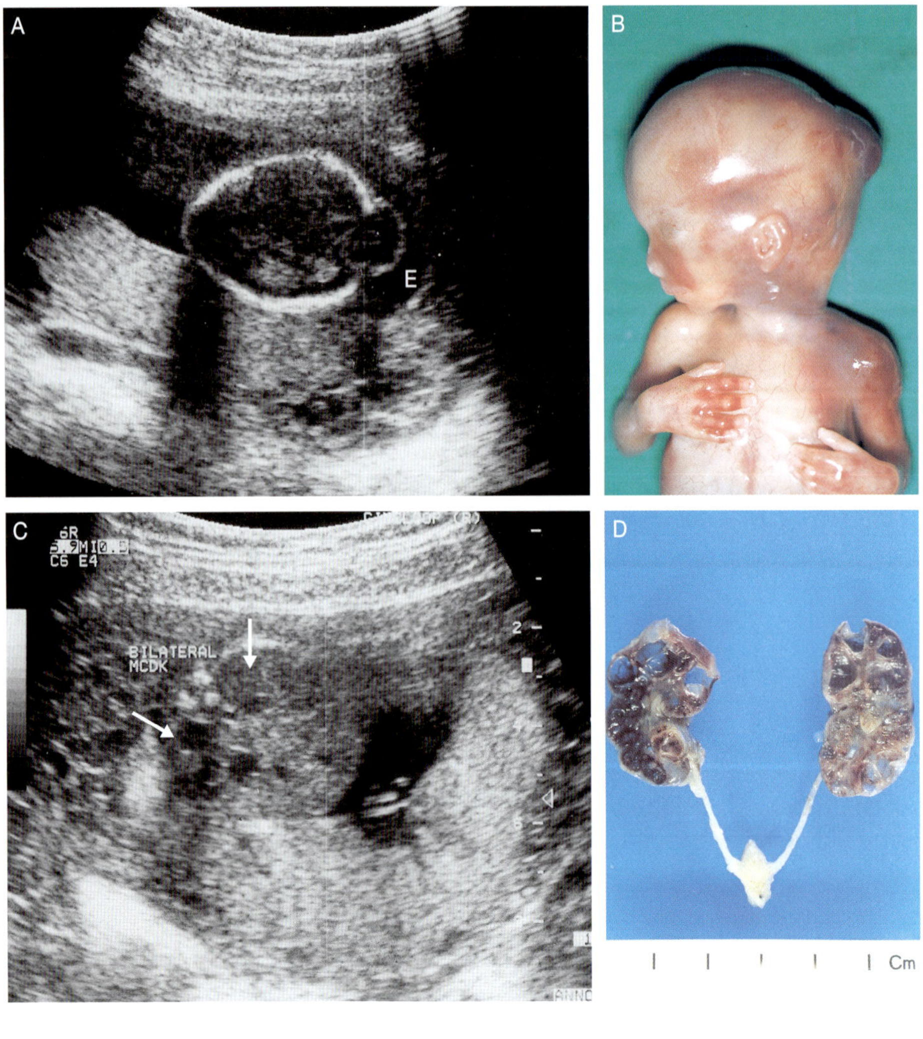

그림 7-9. 멕켈-그루버증후군 A. 임신 18주 태아 머리의 횡단스캔에서 후두골결손을 통해 작은 뇌류가 보인다(E: 뇌류). B. 후두골 중앙에 발생한 뇌류. 다지증은 없었다. C. 같은 태아 복부 횡단스캔에서 양측 다낭성이형성신장(화살표)을 보인다. D. 임신중단아에서 양측 다낭성이형성신장의 육안적 소견.

7-10). 중앙선 외의 다른 부위에서 발생한 경우 양막대증후군을 의심할 수 있다. 뇌류는 뇌척수액 순환을 방해해서 수두증을 일으킨다.

연관되는 기형에는 수두증, 소두증, 뇌량무발생, 댄디워커기형, 멕켈-그루버증후군 *Meckel-Gruber syndrome*(뇌류, 양측 낭성신장질환*cystic kidney disease*, 다지증*polydactyly*) 등이 있다.

림프낭종*cystic hygroma*, 코 부위에 발생한 기형종*teratoma*과 감별해야 한다.

(3) 이분척추

개방이분척추가 있을 때는 뇌척수액의 누출漏出, *leakage*로 인해 태아의 머리 안에 많은 특별한 징후들이 보인다. 전두골이 오목하게 들어가 태아 머리가 레몬모양*lemon shape*을 보이며(그림 7-11A), 이 징후는 이분척추가 있는 태아의 98~100%에서 존재한다. 또한 소뇌는 63%에서 중뇌 주위로 만곡되어 바나나모양*banana shape*을 하게 된다(그림 7-11B). 대수조가 소실되며(38%) 소뇌가 작거나 없을 수 있다. 수두증은 61~88% 이상에서 보이며(그림 7-11A, B) 소두증은 61%에서 존재한다. 임신 제1삼분기*first trimester*에 질초음파*transvaginal ultrasonography*로 이분척추가 발견된다(제3장 39~40쪽 참조).

1,000명 출생당 0.2~4명의 발생빈도를 보이며 뇌실확장증의 약 30%를 차지한다. 이

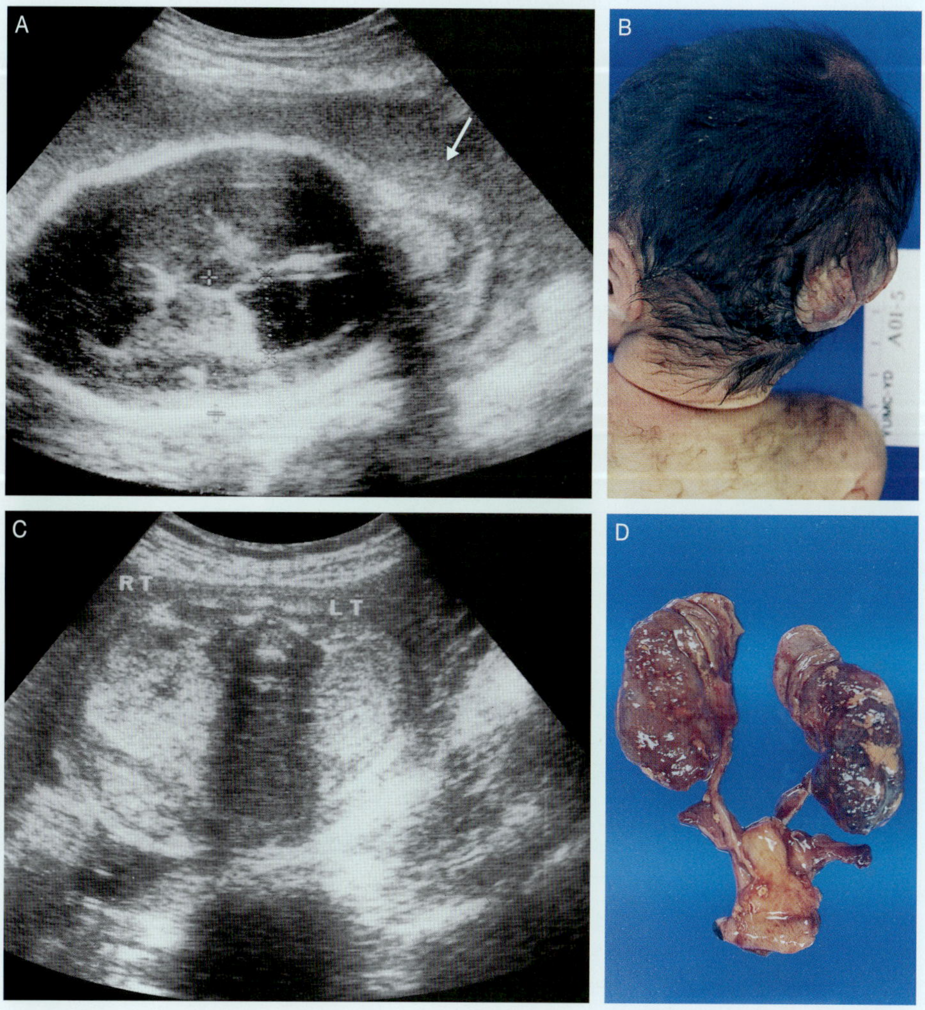

그림 7-10. 멕켈-그루버증후군 A. 임신 30주 태아 머리의 횡단스캔에서 후두골결손을 통해 뇌조직의 탈출(화살표)이 보인다. B. 후두 뇌류를 보여주는 병리 검체. C. 같은 태아의 복부 횡단스캔에서 크고 에코가 많은 양측 신장의 영아형 다낭성신장질환이 보인다. D. 영아형 다낭성신장질환을 보여주는 병리육안적 소견. 다지증은 없었다.

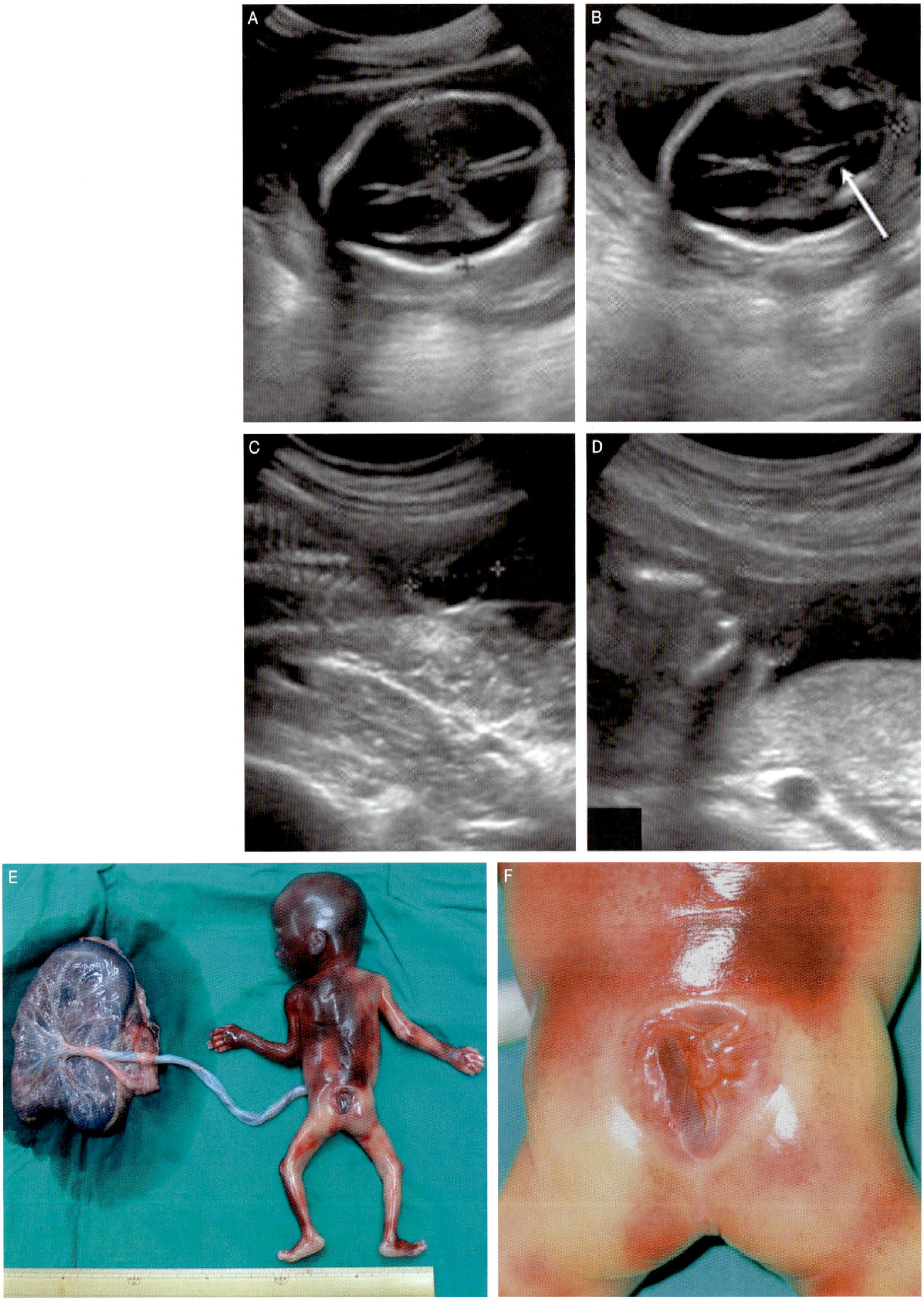

그림 7-11. 개방이분척추 A. 임신 20^{+1}주 태아 머리의 횡단스캔에서 레몬모양의 전두골과 뇌실확장이 보인다. B. 후두개와의 횡단스캔에서 바나나모양의 소뇌(화살표)와 대수조의 소실이 보인다. C, D. 척추의 관상스캔(C)과 횡단스캔(D)에서 요천추이행부에 2×2×1.1cm의 낭성 종괴가 있다. E, F. 임신중단아의 분만 시 파열된 수막척수류를 볼 수 있다.

분척추는 척추를 따라 어디서나 발생할 수 있지만 요추와 요천추 부위에 가장 흔하다. 결손 부위에 후골화중심들이 분리되며 개방이분척추가 있으면 연조직의 결손이 보인다. 잠재이분척추*spina bifida occulta*가 있는 경우 연조직은 정상이다.

횡단스캔을 했을 때 전형적인 삼각형모양은 C 또는 U자 모양이 되며 낭, 즉 수막류*meningocele* 또는 수막척수류*meningomyelocele*가 결손 부위를 덮고 있음을 볼 수 있다(그림 7-11C~F). 결손의 범위와 연관된 척주측후만증*kyphoscoliosis*은 종단스캔에서 가장 잘 평가된다. 관상면에서 척주관은 이분척추 부위에서 방추형紡錘形, *fusiform* 확대를 보인다.

관련된 기형으로는 신경학적 문제로 발생한 만곡족*clubfoot, talipes*(그림 7-12)과 고관절탈구*dislocation of the hip joint*가 있다. 다른 두개강 내의 기형으로 뇌량무발생과 전전뇌증을 볼 수 있다. 두개강 외 기형은 50%까지 나타나며 신장, 위장관, 가슴과 안면기형이 포함된다. 염색체이상은 8%에서 볼 수 있다.

잠재이분척추는 정상 머리모양, 정상 알파태아단백질 수치를 보이기 때문에 커다란 피하 수막류 또는 지방종*lipoma*을 제외하고는 진단하기가 어려울 수 있다. 수막척수류는 천미골기형종*sacrococcygeal teratoma*과 일차적으로 감별진단해야 한다(그림 7-13, 7-14). 두개소견이 천미골기형종을 배제하는 데 도움이 된다.

개방이분척추가 있는 태아는 출생할 때 다리마비, 수두증, 척주측후만증과 다른 기형이 있으면 예후는 나쁘다. 5년 생존율은 30%이며 생존자의 대부분(95%)이 불구아가 된다.

최근에는 개방이분척추의 자궁내봉합이 시도되고 있다. 이분척추를 교정하기 위한 태아수술은 주산기사망률*perinatal mortality rate*보다 뇌실복강단락*ventriculoperitoneal shunt*이 필요한 수두증의 장기 이환을 감소시키는 것으로 보인다(제17장 개방성태아수술 322~324쪽 참조).

4. 폐쇄수두증

폐쇄수두증은 뇌실계통이 차단되는 무교통수두증*noncommunicating hydrocephalus*과 뇌실계통의 밖에서 대개 지주막육아조직*arachnoid granulation*으로 폐쇄된 교통수두증*commu-*

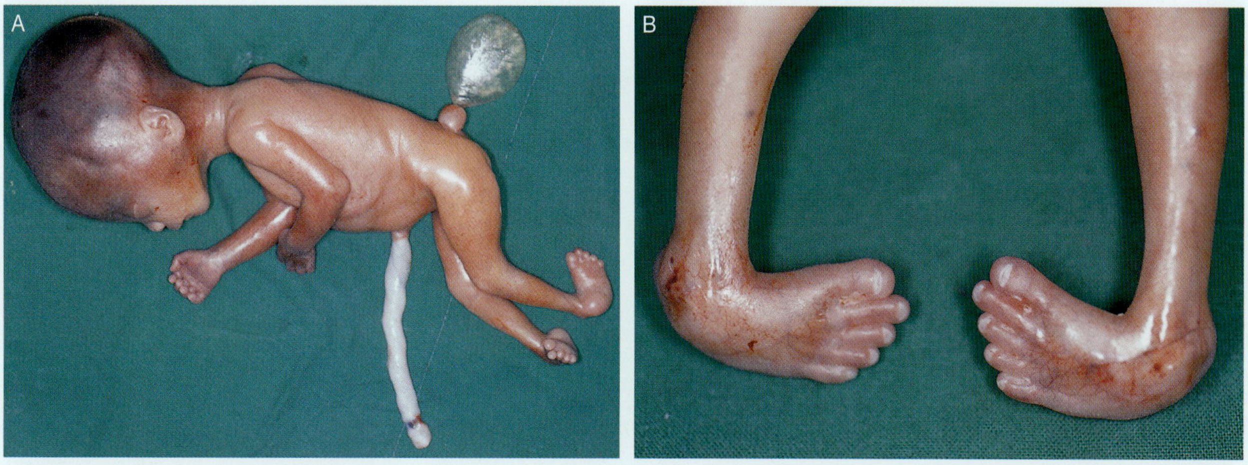

그림 7-12. 요천추에 발생한 수막척수류 A. 임신 23^{+2}주, 임신중단 태아의 요천추에 발생한 수막척수류. B. 수막척수류와 연관된 양쪽 만곡족.

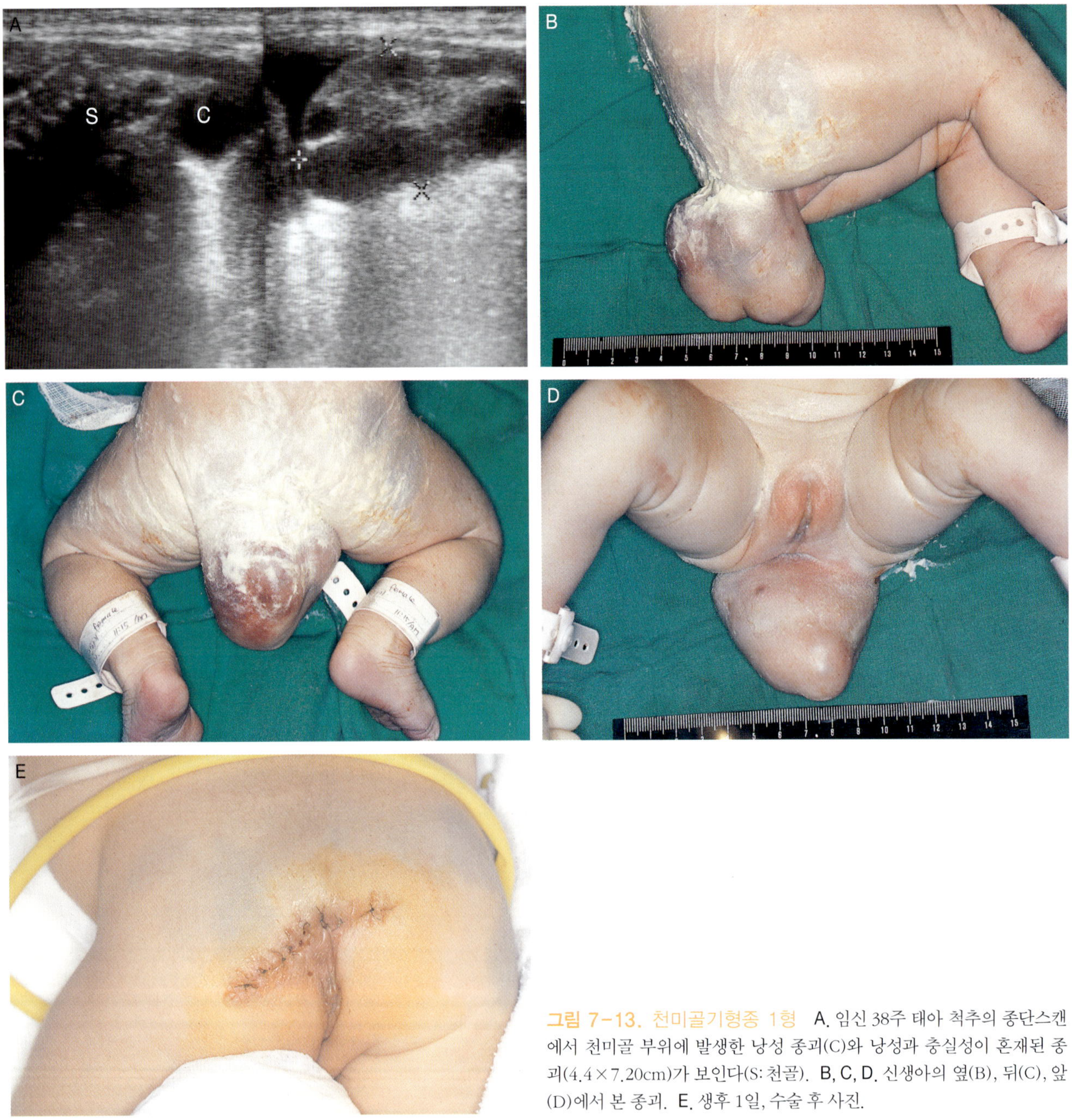

그림 7-13. 천미골기형종 1형 A. 임신 38주 태아 척추의 종단스캔에서 천미골 부위에 발생한 낭성 종괴(C)와 낭성과 충실성이 혼재된 종괴(4.4×7.20cm)가 보인다(S: 천골). B, C, D. 신생아의 옆(B), 뒤(C), 앞(D)에서 본 종괴. E. 생후 1일, 수술 후 사진.

*nicating hydrocephalus*으로 분류할 수 있다. 교통수두증은 태아에서는 드물고 대개 조산아에서 뇌실출혈*intraventricular hemorrhage* 후 발생하며 영아에서는 뇌막염*meningitis* 후에 발생한다.

선천성 수두증의 발생빈도는 10,000명 출생당 5~25명이다.

(1) 수도관협착

수도관협착은 수두증의 20%를 차지하며 제3뇌실과 제4뇌실을 연결하는 실비우스수도관*aqueduct of Sylvius*이 좁아져 생긴다. 원인은 염증(신경교증 神經膠症, *gliosis*)이 50%를 차지하고, 그 밖에 실비우스관발육불량과 단순협착 등이 있다. 2%는 X연관유전(모가 보인

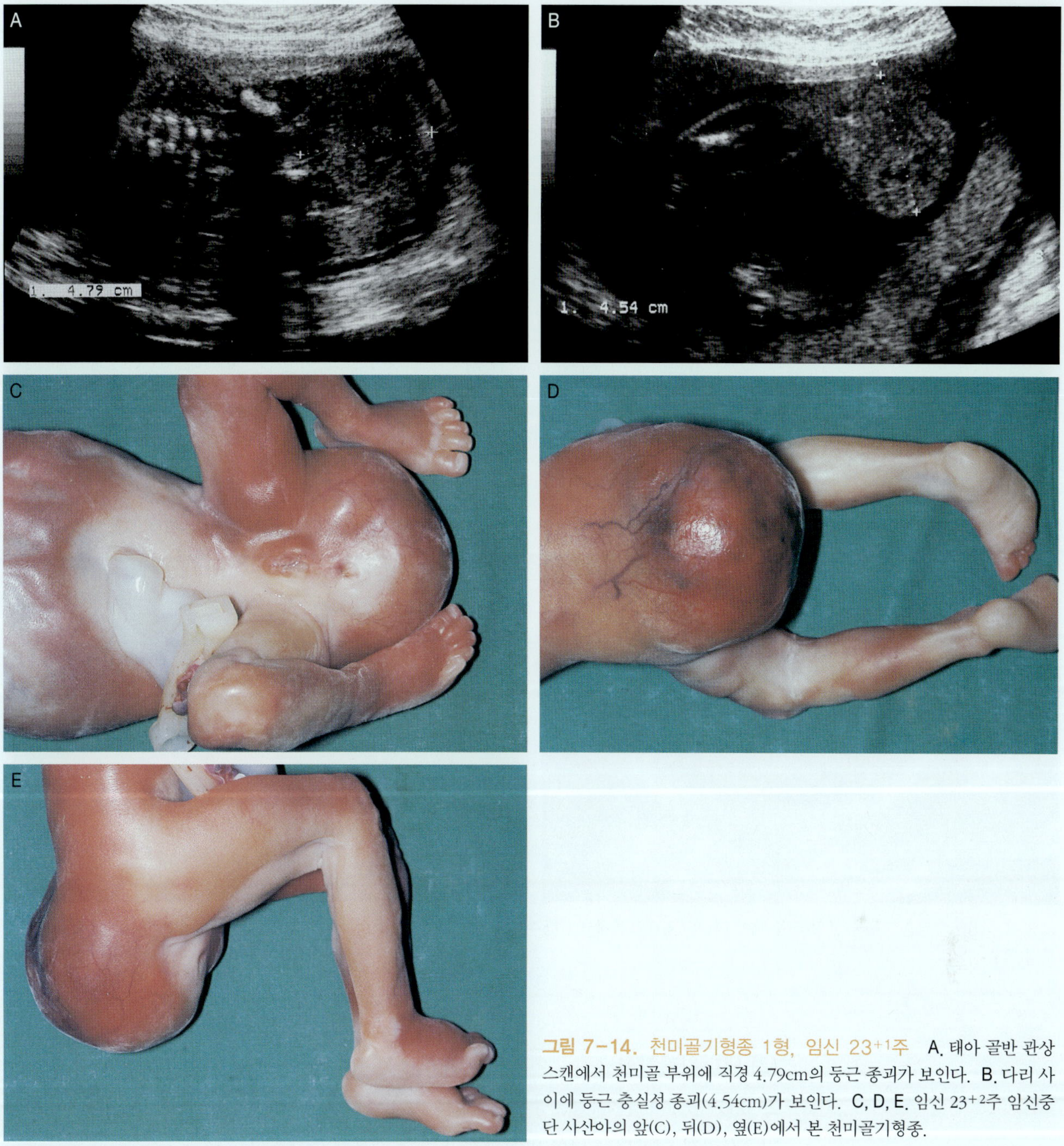

그림 7-14. 천미골기형종 1형, 임신 23^{+1}주 A. 태아 골반 관상 스캔에서 천미골 부위에 직경 4.79cm의 둥근 종괴가 보인다. B. 다리 사이에 둥근 충실성 종괴(4.54cm)가 보인다. C, D, E. 임신 23^{+2}주 임신중단 사산아의 앞(C), 뒤(D), 옆(E)에서 본 천미골기형종.

자이면 남아의 반이 이환되고 여아의 반이 보인자가 된다)이다.

수도관협착은 초음파상 다른 중추신경계기형이 없으며, 뇌실방의 폭이 15mm 이상인 경우를 말한다.[5] 초음파상 측뇌실과 제3뇌실이 커져 있으며 제4뇌실과 소뇌는 정상이다(그림 7-15, 7-16).

연관된 기형은 흔하지 않다. X연관유전된 남아의 20%에서 엄지손가락의 굴곡*flexion*과 내전*adduction*을 볼 수 있다. 예후는 비교적 좋은 편이며 생후 도관을 이용해서 단락술*shunting*로 치료할 수 있다. 사망률은 11～30%이며 반수 이상에서 정상 지능발달을 보인다.

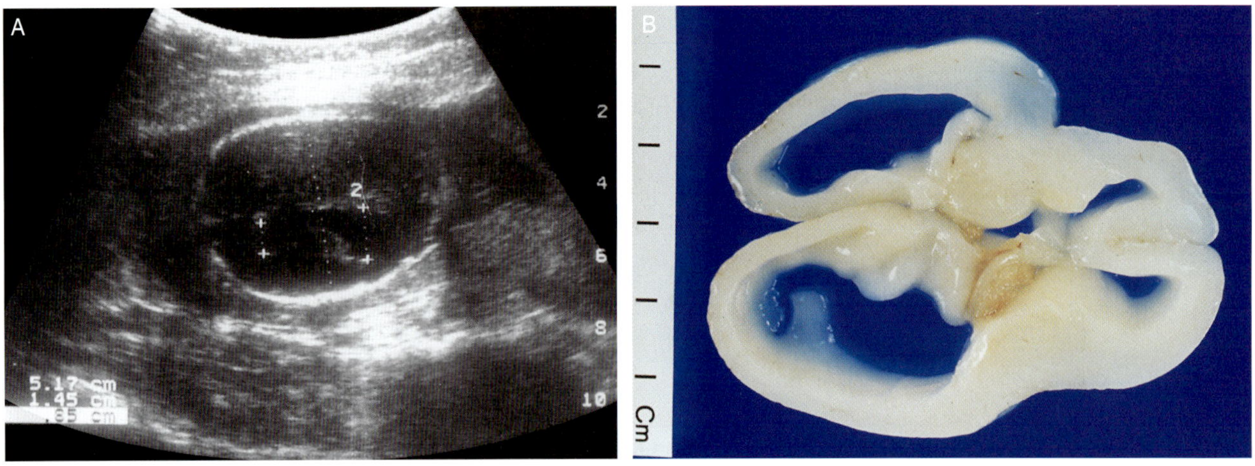

그림 7-15. 수두증 A. 임신 23^{+4}주 태아 머리의 횡단스캔에서 뇌실 내에 맥락막총이 매달리는(dangling) 징후가 있고 대뇌피질은 매우 얇아져 있으며 심한 뇌실확장증이 보인다. B. 심한 수두증으로 인해 대뇌피질이 얇아진 대뇌와 심한 뇌실확장을 보여주는 육안적 소견.

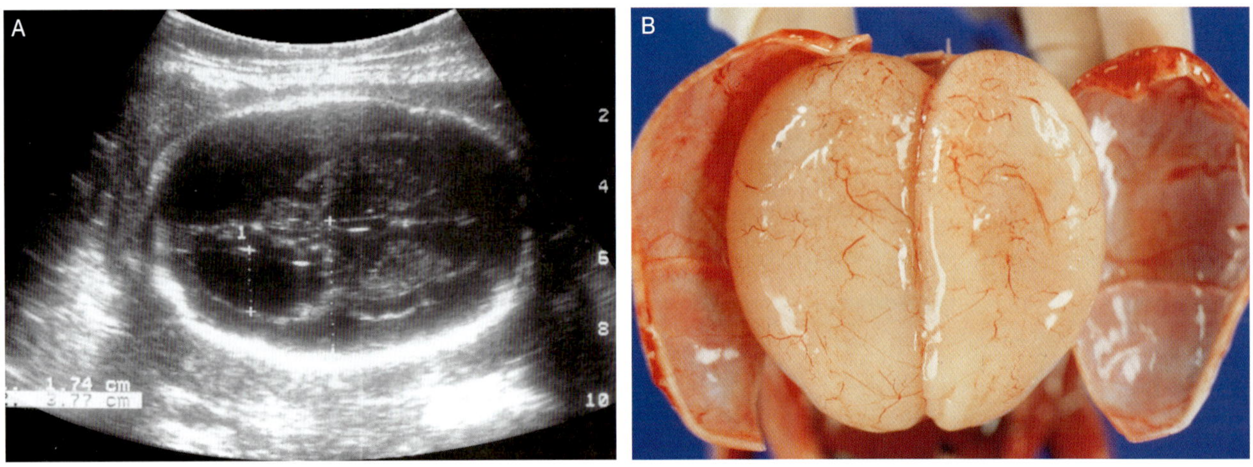

그림 7-16. 수두증 A. 임신 30^{+2}주 태아 머리의 횡단스캔에서 심한 뇌실확장이 보인다. B. 뇌실확장으로 인해 대뇌피질이 얇아져 대뇌반구가 투명하다.

(2) 댄디워커기형

25,000~35,000건의 임신당 1건의 빈도로 발생하는 비교적 드문 질환이다. 제4뇌실의 발육불량과 연관된 소뇌의 비정상적인 발달 때문에 발생한다.

초음파검사에서는 후두개와後頭蓋窩, *posterior cranial fossa*에 확장된 제4뇌실이 커다란 낭성 공간으로 보인다. 그리고 양쪽 소뇌반구가 분리되는 양상과 소뇌충부의 부분적 또는 완전무발생이 발견된다(그림 7-17, 7-18). 낭종은 소뇌충부의 결손을 통해 제4뇌실과 소통된다. 50~70%에서 수두증을 볼 수 있지만 수두증의 정도는 후두개와의 낭종 크기와는 무관하다.

이상의 전형적 댄디워커기형 외에 후두개와 확장 여부와 상관없이 소뇌충부의 결손이 있는 댄디워커변이*Dandy-Walker variant*와, 정상 소뇌충부가 상방으로 회전한 블레이크 주머니*Blake pouch*모양의 낭종, 정상 소뇌충부, 정상 소뇌반구와 거대대수조*megacisterna magna* 등 후두개와이상을 보이는 댄디워커복합기형*Dandy-Walker complex*이 있다.

두개강 내에서 흔히 발생하는 기형으로는 뇌량무발생(15%)이 있으며, 두개강 외에서

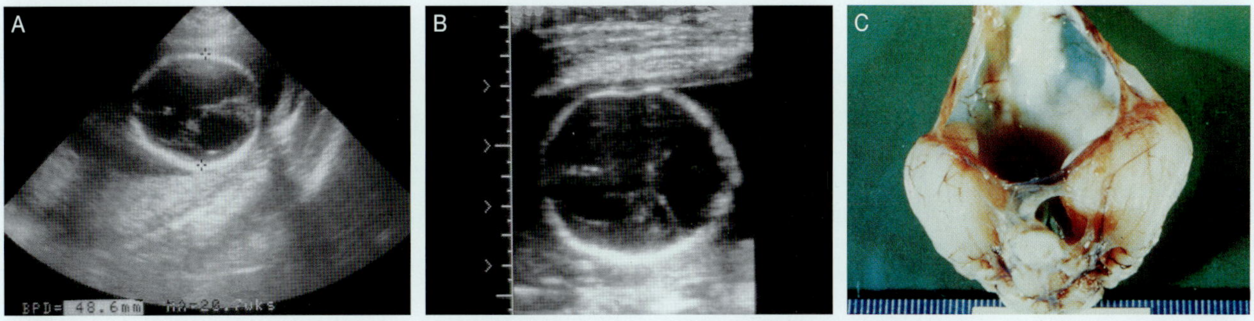

그림 7-17. 댄디워커기형 A. 임신 18^{+3}주 태아 머리의 뇌실단면에서 심한 뇌실확장증과 얇아진 대뇌피질이 보인다. B. 임신 19^{+5}주 소뇌단면에서 대수조는 크고 소뇌충부나 반구를 볼 수 없으며, 제4뇌실이 확장된 후두개와낭종이 보인다. C. 임신중단아의 병리검체를 아래에서 본 사진으로 소뇌충부의 발육부전과 제4뇌실 확장을 볼 수 있다.

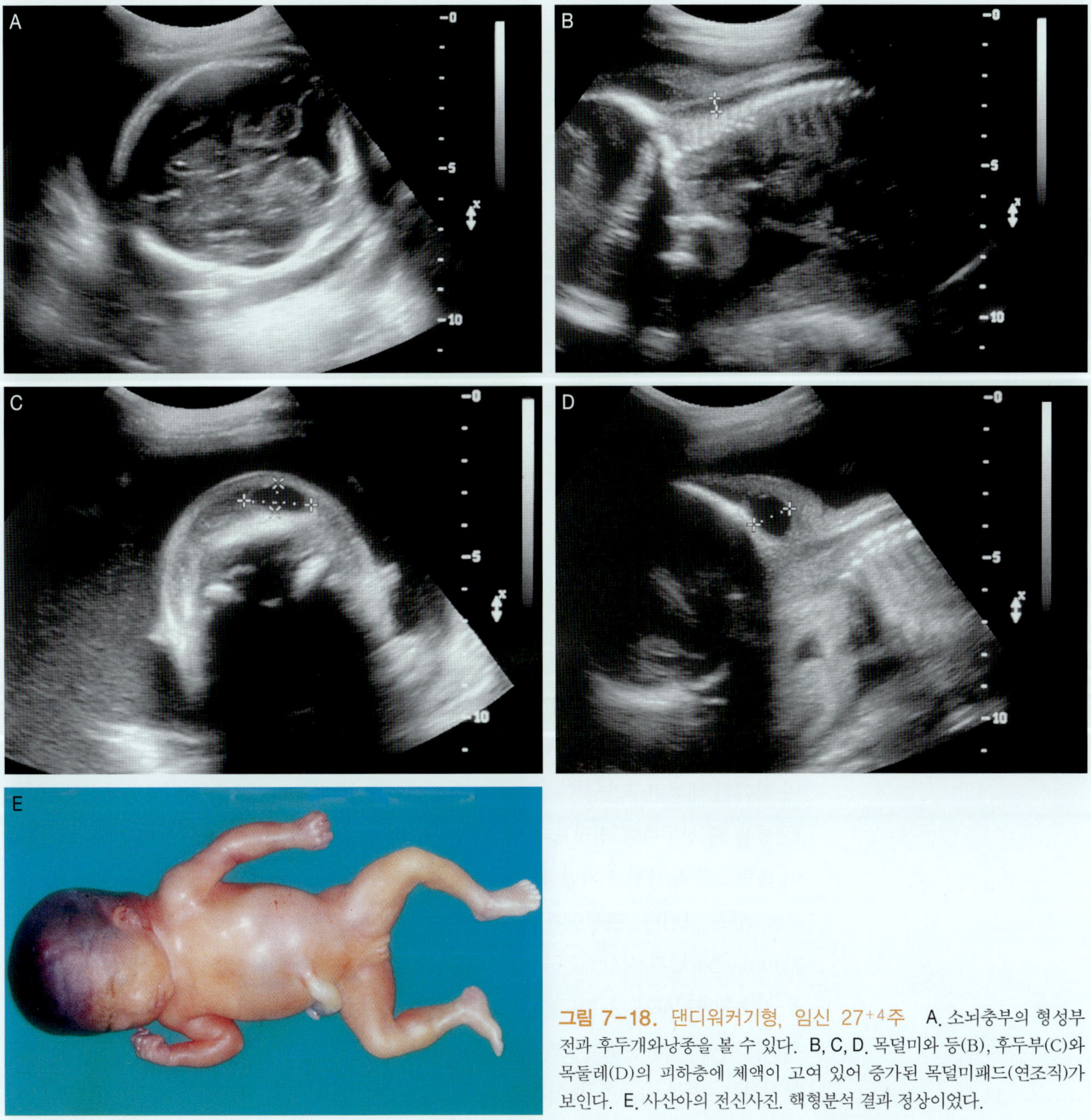

그림 7-18. 댄디워커기형, 임신 27^{+4}주 A. 소뇌충부의 형성부전과 후두개와낭종을 볼 수 있다. B, C, D. 목덜미와 등(B), 후두부(C)와 목둘레(D)의 피하층에 체액이 고여 있어 증가된 목덜미패드(연조직)가 보인다. E. 사산아의 전신사진. 핵형분석 결과 정상이었다.

는 심장(심실중격결손*ventricular septal defect* 17%, 심방중격결손*atrial septal defect* 3%, 폐동맥관협착*pulmonary stenosis* 2%), 신장(폐쇄요로병증*obstructive uropathy*, 이형성신장*dysplastic kidney*)과 안면기형(구순열*cleft lip*과 구개열*cleft palate* 7%, 안면이상형태*facial dysmorphism* 5%) 등이 흔히 발생한다. 연관된 주요 염색체이상으로는 13번세염색체증*trisomy 13*, 18번세염색체증*trisomy 18*, 21번세염색체증 등이 있다.

댄디워커기형은 소뇌후부*retrocerebellar* 지주막낭종*arachnoid cyst*과 감별해야 한다. 이 낭종은 소뇌반구를 분리하지 않으며 소뇌반구의 위치를 아래쪽으로 변경시킬 뿐 소뇌의 구조는 정상으로 보인다.

예후는 다른 연관된 기형에 따라 달라진다. 댄디워커기형이 있는 태아의 62%에서 정신지체*mental retardation*를 보이며 사망률은 35%이다.

(3) 이분척추

수두증의 25~30%에서 이분척추가 발견되며 이분척추의 경우 80% 이상에서 수두증이 존재한다. 신경관결손 중 이분척추를 참고하라(103~105쪽).

5. 비폐쇄성 뇌실확장증

(1) 뇌량무발생

뇌량*corpus callosum*은 신경섬유*nerve fiber*의 띠*band*로, 중앙선을 횡단해서 양쪽 대뇌반구를 연결하며 측뇌실과 투명중격강의 천정을 형성한다.

뇌량은 임신 12주에 형성되기 시작해서 임신 18~20주에 완성되기 때문에 뇌량무발생은 임신 20주 전에는 진단하기 어려우며[25] 그 이후에 진단할 수 있다.[26]

초음파검사에서 다음과 같은 소견이 보이면 진단할 수 있다. 첫째, 투명중격강이 보이지 않고 양쪽 대뇌반구가 많이 떨어져 있어 반구간틈새*interhemispheric fissure*가 정상보다 넓게 나타난다. 둘째, 경증 뇌실확장증이 자주 보인다. 이는 대뇌피질의 발육불량으로 인해 발생하기 때문에 뇌실내압은 정상이고 후두각 또는 후각이 커지는 것(거대후두각)이 특징이다(그림 7-19A). 이 때문에 뇌실단면에서 측뇌실의 눈물방울모양이 보인다. 셋째, 제3뇌실은 위로 이동해서 측면으로 옮겨진 측뇌실의 사이에 위치하고, 더욱 확장되며 커다란 대뇌반구간낭종*interhemispheric cyst*을 형성하는 경우도 있다. 넷째, 관상스캔을 했을 때 전두각이 정상보다 더 분리되고 콤마 또는 황소뿔 같은 모양을 한다. 측뇌실이 측면으로 옮겨지고 뇌량 신경섬유들이 측뇌실의 내측면을 따라 주행해서 초승달*crescent*모양을 보인다. 관상면과 시상면에서 뇌량이 없음을 보면 직접 진단할 수 있다(그림 7-19B). 관상면과 시상면은 특히 두정위*vertex presentation*에서 얻기가 어렵다. 그러한 경우 질초음파검사가 많은 도움이 될 수 있다. 색도플러*color Doppler*를 사용하면 시상면에서 제3뇌실 위의 전대뇌동맥*anterior cerebral artery*이 정상 뇌량의 궁 주위에 고리*loop*를 형성하는 지류*branch*를 보이지만 뇌량무발생에서는 고리를 형성하지 않고 수직으로 올라가는 비정상 지류를 볼 수 있다.[26] 후측으로 현저한 뇌실확장증이 보이면 뇌량무발생의 징후를 찾아보아야 하고, 특히 투명중격강을 찾아야 한다.

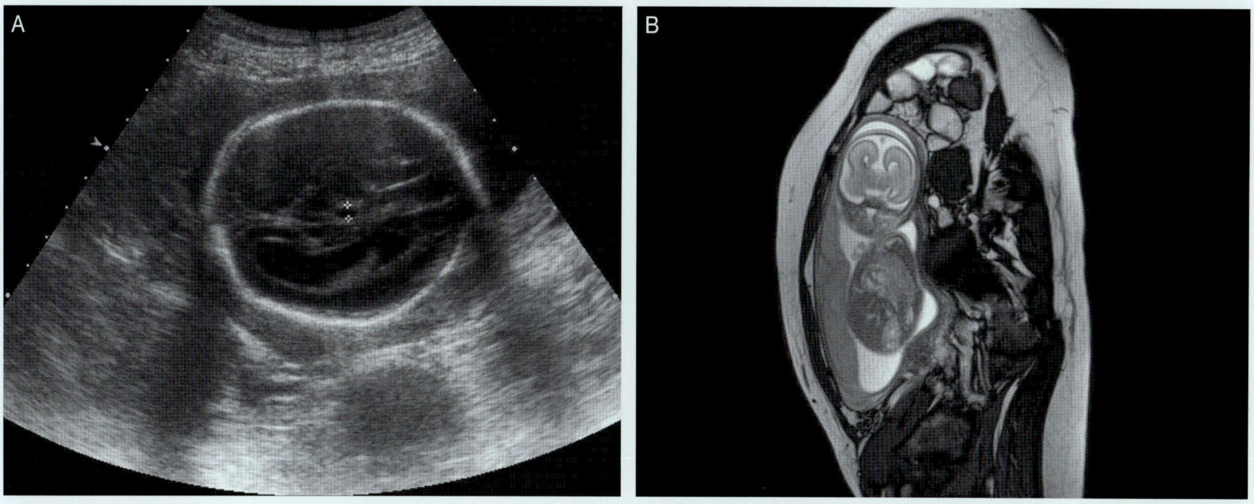

그림 7-19. 뇌량무발생 A. 임신 23^{+5}주에 투명중격강이 보이지 않고 측뇌실방이 확장되어 눈물방울모양을 보이며 측뇌실이 멀리 떨어져 있다. 반구간틈새의 폭이 정상보다 넓게 나타난다. 제3뇌실(캘리퍼 사이)은 위로 이동해서 확장되어 있다. (연세대학교 의과대학 세브란스병원 산부인과 김영한 조교수 제공) B. 유사한 경우로 임신22^{+4}주 MRI에서 후두각들이 약간 확장되어 있으며, 횡단면과 관상면에서 중앙선을 횡단하는 구조가 보이지 않는다.

부분뇌량무발생은 횡단면에서 투명중격강이 대부분 존재한다. 따라서 부분뇌량무발생을 진단하려면 뇌량의 후방 부위(팽대*splenium*와 체부*body*)가 없음을 보여주는 시상면이 있어야 한다.

동반 기형은 전전뇌증, 댄디워커기형, 13번세염색체증, 18번세염색체증 등이다. 단일기형인 경우 증상이 없을 수 있지만 70%에서 정신지체, 65%에서 경련을 보인다.

(2) 전전뇌증

10,000명 출생당 1명의 발생빈도를 보이며, 다인자적 원인으로 인해 전뇌가 분할*cleavage*되지 않아 2개의 대뇌반구와 2개의 측뇌실로 분리되지 않기 때문에 단뇌실을 보인다. 안포*optic vesicles*, 후구嗅球, *olfactory bulb*에 영향을 미치며 안면기형도 발생한다. 무엽성*alobar*, 반엽성*semilobar*, 엽성*lobar*, 중앙*middle* 대뇌반구간변형 형태가 있다.

무엽성은 가장 심한 형태로 단뇌실에 연결되는 배부낭종*dorsal sac*과 융합된 시상소견을 보이고 대뇌겸*falx cerebri*, 뇌량, 제3뇌실, 시각로*optic tract*, 후각로*olfactory tract*가 없다. 중뇌, 뇌간, 소뇌는 정상이다. 대뇌피질은 대개 앞쪽에 위치하고 말발굽모양을 보이며, 대뇌와 시상 사이 뇌실 천장의 맥락조직*tela choroidea*이 불완전하게 감싼 대뇌피질을 통해 바깥으로 풍선처럼 부풀어서 다양한 크기의 낭종을 형성한다. 이것을 배부낭종이라고 부른다. 대뇌피질이 뇌실을 감싸는 정도와 배부낭종의 유무에 따라 무엽성전전뇌증을 팬케이크*pancake*, 컵*cup*, 공*ball* 형태로 나눈다. 배부낭종은 낭종 위의 대뇌피질이 없고 배부낭종과 앞쪽의 대뇌피질 사이의 연결 부위인 해마능선海馬稜線, *hippocampal ridge*을 볼 수 있다. 공 형태에는 배부낭종이 없다(그림 7-20).

반엽성은 두 대뇌반구가 후방에서 부분적으로 분리되지만, 배부낭종과 연결되는 단뇌실과 시상이 부분적으로 융합된 소견을 보인다. 뇌량의 팽대는 존재하지만 전방의 뇌량, 즉 무릎*genu* 또는 체부 형성은 없다.

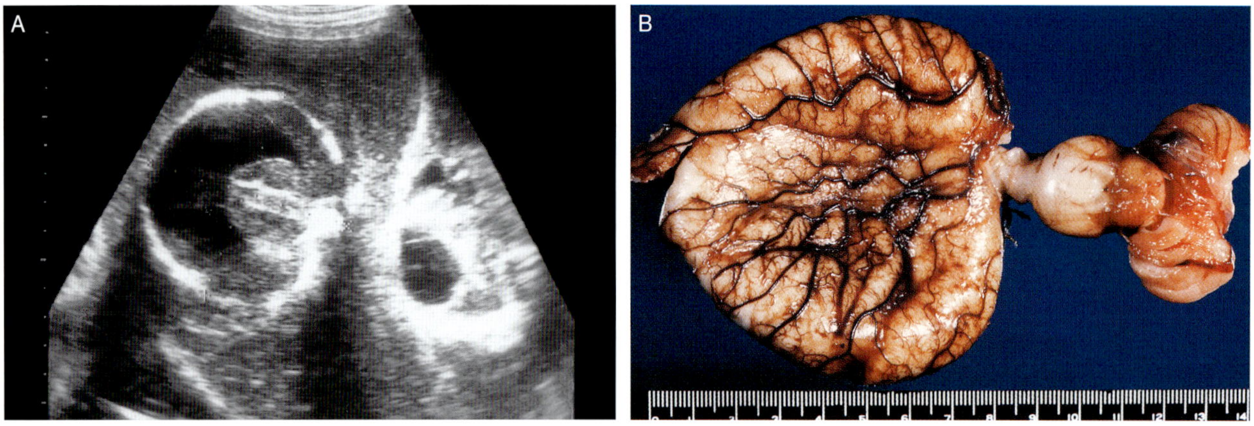

그림 7-20. 무엽성전전뇌증, 임신 27^{+5}주 A. 태아 머리의 횡단스캔에서 융합된 시상, 초승달모양의 단뇌실과 대뇌피질이 보인다. 중앙선 구조가 없다. B. 대뇌가 분리되지 않고 시상이 융합된 육안적 소견. 단뇌실로 제3뇌실은 없었다.

엽성은 가장 경한 형태로, 측뇌실이 전방으로는 융합되어 있지만 후방으로 후두각은 잘 분리되어 있다. 측뇌실들은 앞쪽으로 커지고 중앙선에서 소통된다. 뇌량은 대부분 없다. 관상면에서 측뇌실들은 편평한 천장을 갖고 융합되어 하방의 제3뇌실과 통해 있다. 제3뇌실 내에서는 두 대뇌반구의 전후에서 유두체乳頭體, *mamillary body*와 해마海馬, *hippocampus*를 선상 구조로 연결하는 원개圓蓋, *fornix*들이 융합되어 나타나는 것이 특이한 소견이다.[27, 28] 엽성전전뇌증의 경우 색도플러영상에서, 반구간틈새는 얕아서 전대뇌동맥의 분지인 주위 뇌량동맥이 비정상적으로 뱀이 기어가는 모양처럼 뇌의 표면을 주행한다. 엽성전전뇌증은 대뇌반구간낭종이 있는 뇌량무발생, 투명중격강이 없고 전각이 중앙에서 융합되며 뇌량이 대부분 존재하는 중격-시신경형성이상, 투명중격이 파괴된 수두증과 구별하기 어려울 수 있다. 따라서 태아 머리의 정중관상면*median coronal plane*에서 엽성전전뇌증의 전형적 소견인 전각들의 편평한 천장과 제3뇌실 내에 작고 둥근 구조로 보이는 융합된 원개를 인지하는 것이 중요하다.

전전뇌증의 중앙 대뇌반구간변형 형태는 측뇌실의 체부 위치에서 융합되지만 전두각과 후두각은 비교적 잘 발달되어 있다.[9]

투명중격강은 모든 형태의 전전뇌증에서 형성되지 않는다. 따라서 투명중격강이 확인되면 모든 형태의 전전뇌증을 제외한다.

전전뇌증에서 안면기형이 흔히 발생하며 무엽성 형태에서 가장 심하다. 안면기형은 눈, 코, 윗입술의 안면중앙부 기형으로, 단안증*cyclopia*, 사두증*ethmocephaly*(두눈가까움증 *hypotelorism*, 주둥이*proboscis*, 코없음증*arrhinia*), 원두증猿頭症, *cebocephaly*(두눈가까움증, 콧구멍이 1개인 코), 두눈가까움증이 있는 구순열과 구개열을 보인다. 무엽성 형태의 17%에서 정상 안면을 보이기 때문에 안면기형으로 뇌의 병변을 예측할 수 있지만 뇌의 병변으로 안면기형을 예측할 수는 없다.

중증의 수두증, 무뇌수두증과 감별진단해야 한다. 수두증의 경우 시상은 융합되지 않고 제3뇌실의 확장으로 인해 시상이 대부분 넓게 분리되며 대뇌겸이 앞에서부터 뒤로 존재한다. 무뇌수두증은 피질이 남아 있지 않고 양쪽 대뇌반구가 완전히 파괴되어 있다. 그러나 시상과 소뇌는 정상이며 대뇌겸은 대부분 존재한다.

심한 형태를 가진 태아는 자궁 내 또는 신생아 초기에 대부분 사망하며 생존아는 심한 정신지체, 간질*epilepsy*, 강직성*rigidity*을 보인다. 13번세염색체증, 18번세염색체증, 세배수체*triploidy* 같은 염색체이상과 연관된다. 다른 기형으로는 이형성신장, 제대탈장*exomphalos, omphalocele*, 심혈관기형, 만곡족, 이분척추, 위장관기형 등이 있다.

6. 파괴성 뇌병변

(1) 무뇌수두증

내경동맥*internal carotid artery*의 폐색, 오래되고 심한 수두증, 톡소포자충이나 거대세포바이러스감염 또는 배아*embryo* 형성 시 결손으로 인해 대뇌반구가 없고 뇌척수액으로 대치된다(그림 7-21, 7-22). 대뇌겸은 대부분 존재하고 중뇌와 소뇌는 보존된다.

심한 수두증과 구별해야 한다. 심한 수두증의 경우 얇은 대뇌피질이 주위에 남아 있고 대뇌겸의 중앙선 에코는 항상 확인할 수 있다.

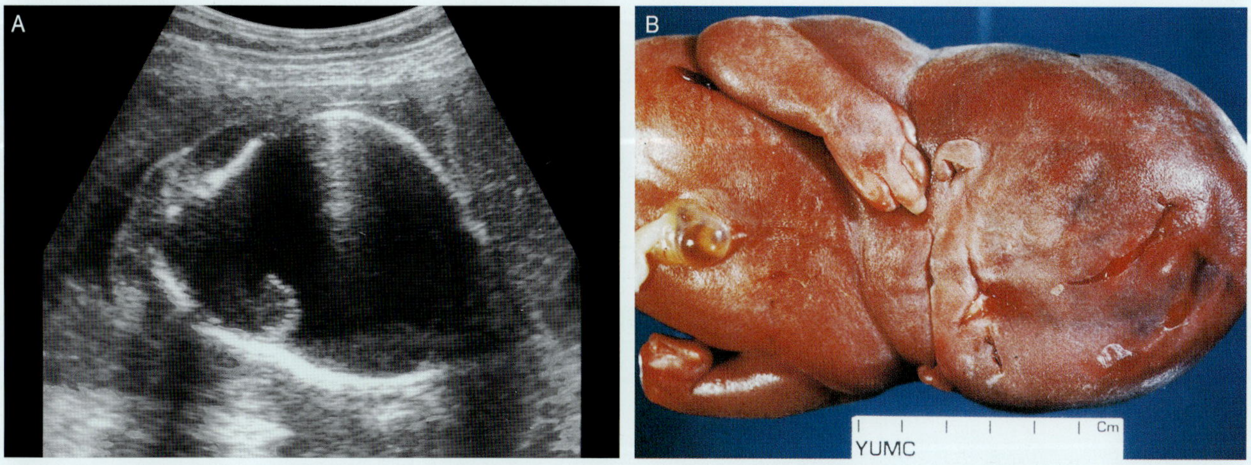

그림 7-21. 무뇌수두증 A. 임신 23주 무심장쌍태아 태아 머리의 횡단스캔에서 뇌구조와 대뇌겸을 볼 수 없고 두개강에 에코가 없다. B. 임신 24주 무심장쌍태아의 부검 시 사진으로, 전신부종이 있고 안면중앙기형 때문에 눈, 코, 혀가 없으며 구개열과 구순열, 융합된 폐가 있었으며, 위, 간, 비장, 췌장, 담낭과 좌측 척골이 없었다. 제대동맥이 1개였다.

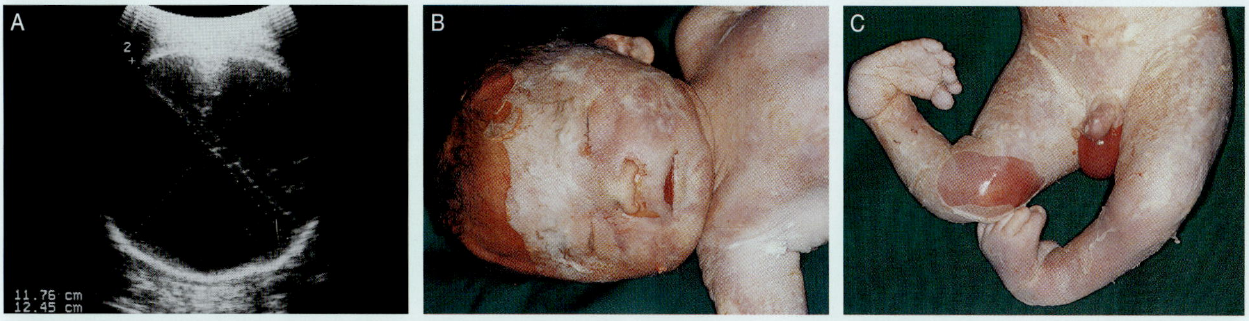

그림 7-22. 무뇌수두증, 임신 41+5주 A. 태아 머리의 양두정골직경면에서 대뇌겸은 보이지만 뇌구조를 볼 수 없으며 맥락막총이 보인다. 부검소견상 전두엽, 측두엽, 후두엽, 기저핵, 뇌간과 소뇌는 정상이었다. 양쪽 두정엽은 완전 파괴되어 뇌척수액으로 대치되었다. B, C. 같은 태아의 상반신(B)과 하반신(C) 사진으로 우측 발은 외반구족*talipes calcaneovalgus*, 좌측 발은 내반구족*talipes calcaneovarus* 변형을 보인다.

(2) 공뇌증

뇌조직 내에 뇌척수액을 포함하는 낭종의 발생을 말하며 대부분 측뇌실과 통해 있다. 흔히 편측성으로 발생하며 비대칭적 뇌실확장증과 중앙선의 이동이 자주 보이는 소견이다. 공뇌증은 대부분 임신 제3삼분기에 발생한다.

7. 소두증

발생빈도는 1,000명 출생당 0.1~1.5명이고, 단일기형과 연관된 기형으로 분류한다. 원인으로는 와파린*warfarin* 같은 항응고제나 아미노프테린*aminopterin* 같은 약물에 노출된 경우, 자궁내감염, 방사선에 노출된 경우에 발생할 수 있다. 염색체이상 또는 멕켈-그루버증후군 같은 상염색체열성*autosomal recessive* 유전질환과 흔하게 연관되며 근친결혼과 관련된 상염색체열성 형질*trait*로 유전될 수 있다.

초음파검사에서 머리둘레 대 복부둘레의 비율이 평균보다 3표준편차 이하일 때 의심해야 한다.

8. 두개내낭종

낭종이 뇌 안에 발생할 수 있으며 가장 흔한 원인은 맥락막총낭종*choroid plexus cyst*이다. 그 밖에 지주막낭종, 교뇌실막낭*glioependymal cyst*이 있다.

(1) 맥락막총낭종

맥락막총낭종은 임신 16~20주에 시행하는 정규초음파검사에서 비교적 흔히 보이는 소견으로 전체 태아의 약 1%에서 발생한다. 크기는 3~13mm로 다양하지만 평균 직경은 6.2mm이다. 편측과 양측이 비슷하게 발생하며, 임신 24주에는 대부분 저절로 사라진다 (그림 7-23).

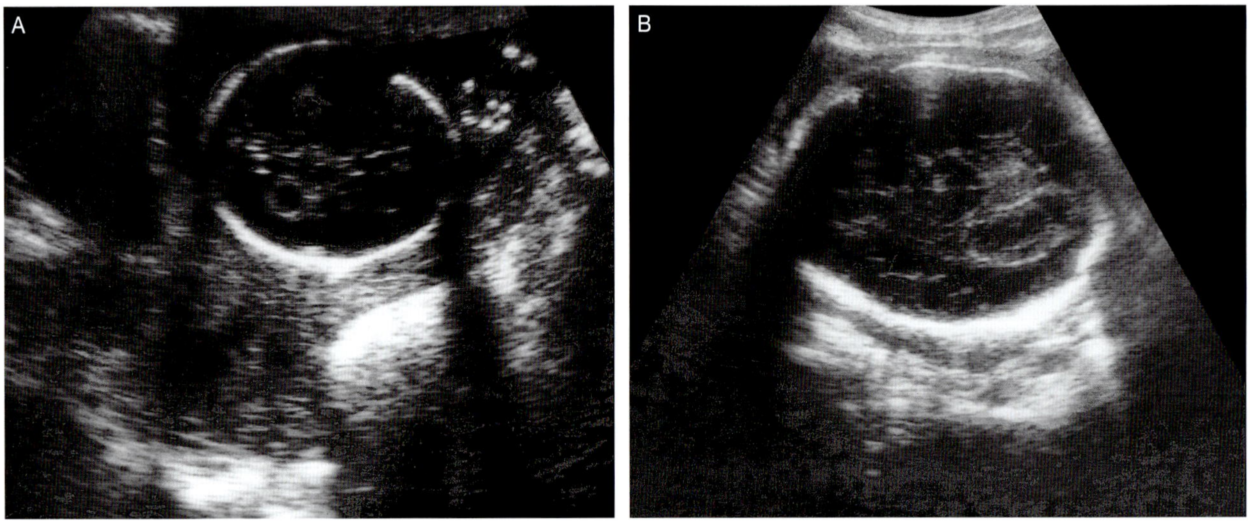

그림 7-23. 맥락막총낭종 A. 임신 23주 태아에서 발생한 단독의 작은 맥락막총낭종. B. 임신 26주 같은 태아에서 소멸된 맥락막총낭종.

맥락막총낭종의 1~2%는 염색체이상, 특히 18번세염색체증과 연관된다. 따라서 맥락막총낭종이 보이면 정밀초음파검사를 시행해서 크기가 13mm보다 크거나 지속적인 경우 또는 다른 기형이 있는 경우에는 염색체검사를 해야 한다.

(2) 지주막낭종

지주막낭종은 경막*dura*과 뇌실질 사이에 뇌척수액 같은 액체가 축적된 것이다. 가장 빈번한 부위는 큰 틈새*fissures*(실비우스틈새*sylvian fissure*, 롤란드틈새*rolandic fissure*, 반구간틈새)의 대뇌반구 표면과 안장*sella turcica* 부위, 전두개와*anterior cranial fossa*와 중두개와*middle cranial fossa*이다. 드물게 후두개와에서 볼 수 있다. 지주막낭종은 지주막하공간*subarachnoid space*과 소통될 수 있다. 산전진단된 경우의 대부분은 롤란드틈새, 실비우스틈새와 중간뇌주위수조*ambient cistern*에 천막위낭종*supratentorial cyst*을 포함하고 있다.

초음파검사상 지주막낭종은 주위 종괴효과*mass effect*를 보이고 주위와 잘 구분되며 에코가 없는 병변을 보인다(그림 7-24). 간혹 수두증과 연관된다. 산전진단된 지주막낭종의 대다수는 임신 제3삼분기에만 발견되었다.

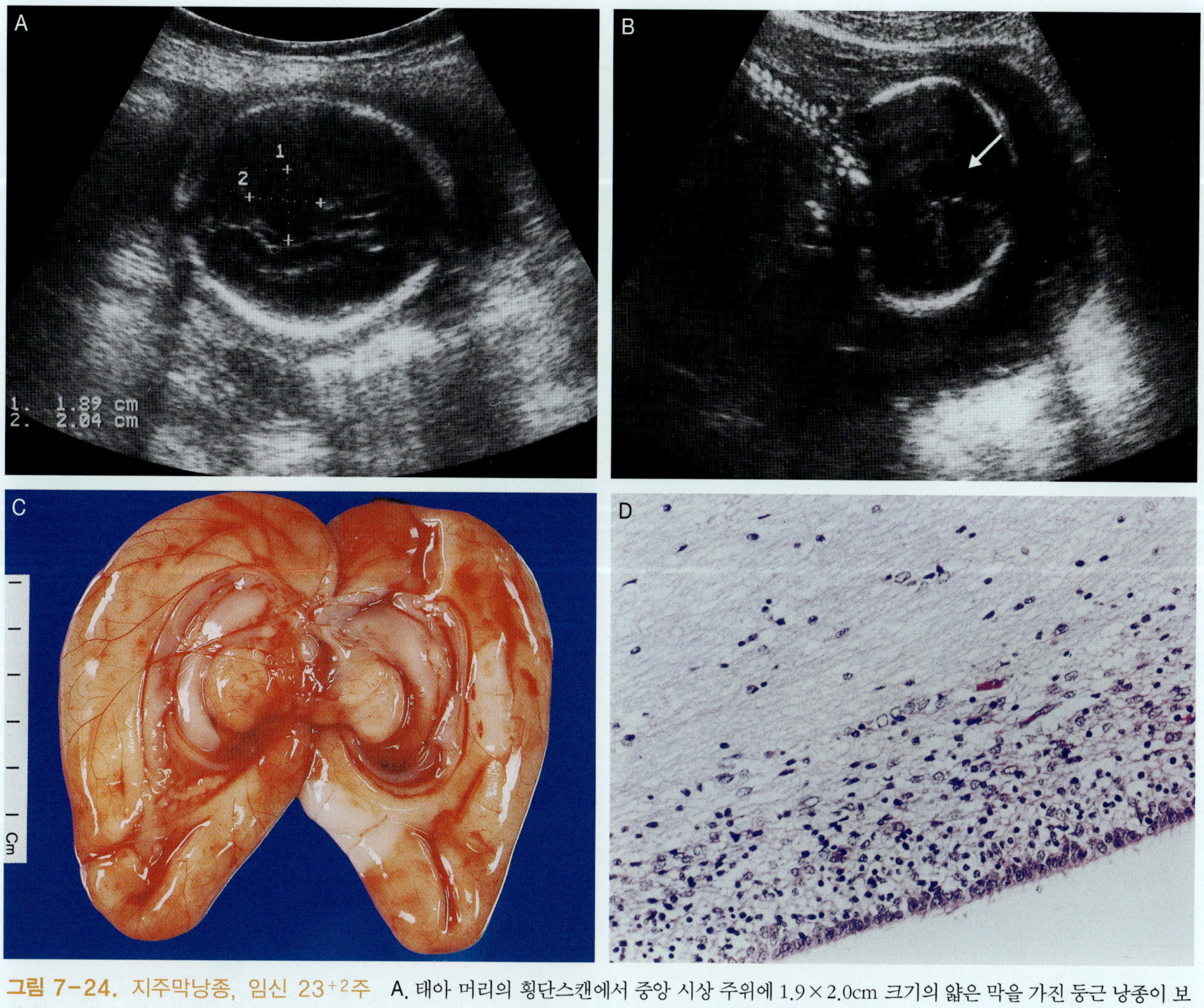

그림 7-24. 지주막낭종, 임신 23^{+2}주 A. 태아 머리의 횡단스캔에서 중앙 시상 주위에 1.9×2.0cm 크기의 얇은 막을 가진 둥근 낭종이 보인다. B. 같은 태아의 머리 시상스캔에서 역시 중앙에 둥근 낭종(화살표)이 보인다. C. 부검 시 중간뇌주위수조에 일부 천공되어 작아진 낭종이 있었다. D. 뇌실 밖 교뇌실막낭의 병리조직소견.

공뇌성낭종*porencephalic cyst*은 뇌실질 내에 위치하고 측뇌실과 대부분 소통한다. 뇌분열증*schizencephaly*에서 액체가 축적된 낭종은 측뇌실과 지주막하공간을 연결한다. 지주막낭종은 두개골과 뇌 표면에 있다. 후두개와 지주막낭종은 소뇌충부의 완전함을 봄으로써 댄디워커기형과 구별할 수 있다. 또 다른 유용한 단서는 지주막낭종의 경우 측면으로 위치하는 경향이 있기 때문에 후두개와에 비대칭으로 존재한다는 점이다.

수두증과 대두증*macrocephaly*이 신생아기에 가장 흔하게 나타난다. 다른 기형과 연관된 지주막낭종은 매우 드물게 보고되고 있지만, 18번세염색체증, 팔로4징*tetralogy of Fallot*, 천미골종양과 신경섬유종증*neurofibromatosis*이 연관되어 발생한다.

(3) 교뇌실막낭

교뇌실막낭은 위치가 바뀐 신경외배엽조직에서 유래하는 것으로 생각되고 지주막낭종과 같은 초음파소견을 보인다. 따라서 이 두 낭종은 대부분 조직검사를 통해서만 구별할 수 있다. 그러나 교뇌실막낭은 낭종이 중앙에 있고 뇌량무발생과 연관될 때 진단할 수 있다.

9. 종양, 출혈과 갈렌정맥류

종양과 출혈은 태아에서 드물게 발생하며 일반적으로 예후가 나쁘다. 가장 흔한 태아 뇌종양은 전체 종양의 절반을 차지하는 기형종이다. 초음파검사에서는 다양한 강도와 많은 낭성 공간을 가진 복합성 종괴로 보인다. 수두증은 대부분 없다.

두개내출혈*intracranial hemorrhage* 역시 드문 경우로, 초음파상 반향성이 높은 면적으로 나타난다. 뇌실 내, 뇌실질 내 또는 경막하공간에서 일어날 수도 있다. 예후는 출혈 부위와 정도에 따라 결정된다.

갈렌정맥류*vein of Galen aneurysm*는 갈렌정맥과 소통하는 동정맥기형으로 인해 발생하는 수두증의 드문 원인이다. 정맥을 통과하는 다량의 혈류는 정맥을 팽창시키기 때문에 초음파에서는 중앙에 맥박과 에코가 없는 관모양*tubular*의 구조로 보인다. 색도플러를 사용해서 팽창된 정맥을 통해 정맥류를 확인함으로써 진단할 수 있다. 일단 진단이 되었다면 주 합병증인 수두증이나 수종*hydrops*이 발생하는지 연속스캔을 시행해야 한다.

V 뇌실확장의 원인에 따른 뇌기형의 진단적 접근(그림 7-25)

뇌실확장증의 1/3은 이분척추와 연관되기 때문에 머리의 레몬모양, 소뇌의 바나나징후와 대수조의 소실을 살펴본다. 다음에 척추를 주의 깊게 평가해야 한다.

그리고 투명중격강을 확인한다. 투명중격강이 있다면 폐쇄성 원인의 가능성이 높다. 또한 제3뇌실의 크기를 평가한다. 제3뇌실이 확장되어 있고 후두개와가 정상이면 수도관협착이 가능한 진단이다. 대수조의 크기가 증가하고 소뇌가 벌어진 소견은 댄디워커기형을 의미한다.

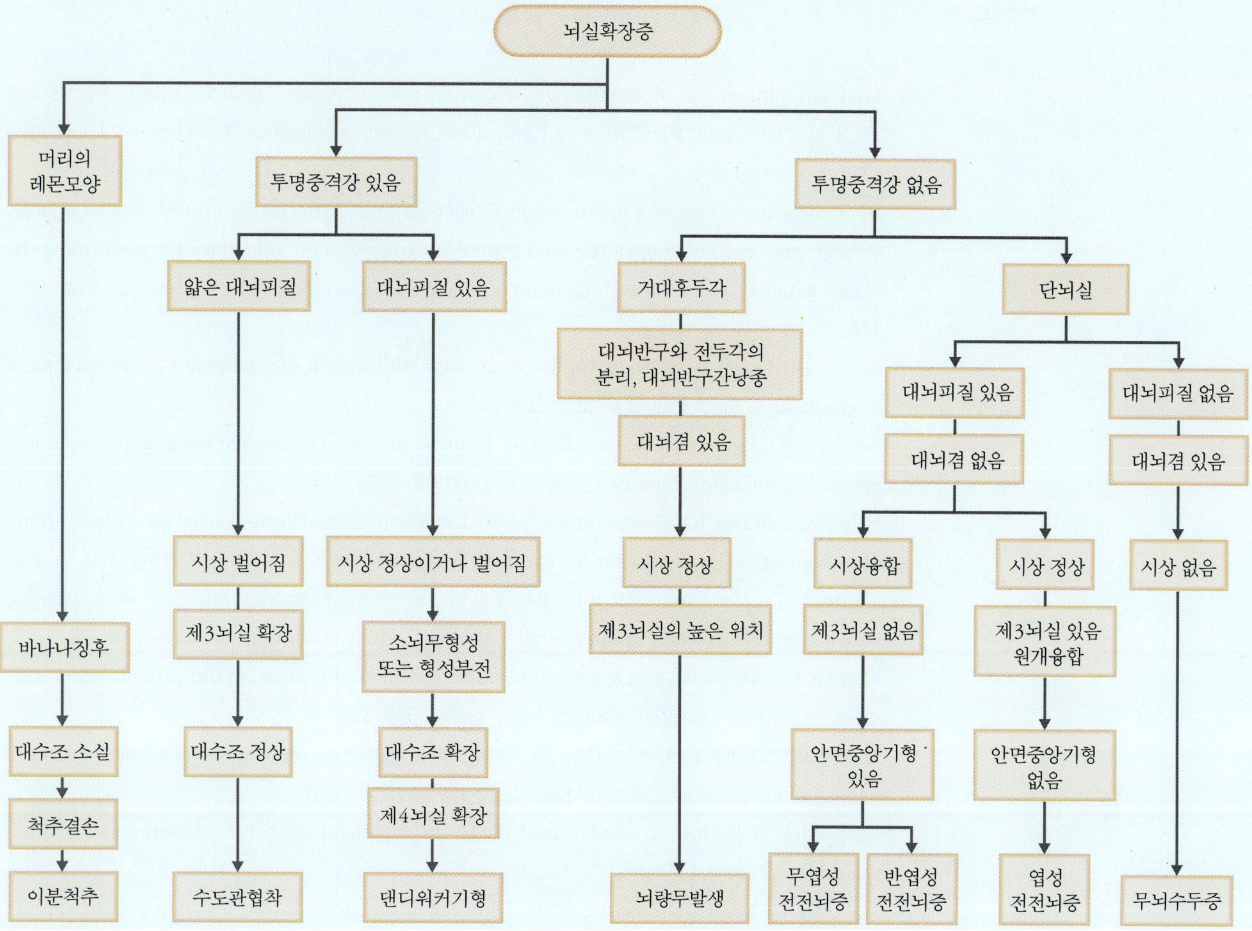

그림 7-25. 뇌실확장증의 원인에 따른 뇌기형의 진단적 접근

투명중격강이 없다면 측뇌실의 모양을 평가해서 거대후두각이 있는지 확인한다. 제3뇌실의 위치도 평가한다. 제3뇌실의 위치가 정상보다 높아 초승달모양으로 나타나는 측뇌실을 갈라놓는다면 뇌량무발생이나 엽성전전뇌증의 가능성이 있다.

단뇌실은 무엽성전전뇌증이나 무뇌수두증을 시사한다. 무뇌수두증의 경우 대뇌피질이 전혀 없고 대뇌겸은 있을 수 있다. 무엽성전전뇌증의 경우 대부분 전방으로 대뇌피질이 있다. 심한 수두증은 시상이 넓게 분리되지만 전전뇌증의 경우 시상은 융합되어 있다.

뇌실확장증이 경하거나 커지지 않고 그대로 있으면 폐쇄성 원인은 배제할 수 있다. 신속하게 진행하는 뇌실확장증은 대부분 폐쇄수두증이 원인이다.

태아에게 뇌실확장증이 있으면 염색체이상을 제외하기 위해 핵형분석을 하고 두개 외 이상을 찾기 위해 정밀초음파검사를 시행해야 한다. 또한 혈청검사를 해서 감염을 제외하고 연속스캔을 시행해서 뇌실확장증의 진전을 평가해야 한다.

1. Myrianthopoulos NC. Epidemiology of central nervous system malformations. In: Vinken PJ, Bruyn GW, eds. Handbook of Clinical Neurology. Amsterdam: Elsevier, 1977, pp.139-171.
2. International Society of Ultrasound in Obstetrics and Gynecology Education Committee. Sonographic examination of the fetal central nervous system: guidelines for performing the 'basic examination' and the 'fetal neurosonogram'. Ultrasound Obstet Gynecol 2007;29:109-116.
3. Levine D, Barnes PD, Robertson RR, et al. Fast MR imaging of fetal central nervous system abnormalities. Radiology 2003;229:51-61.
4. Griffiths PD, Paley MN, Widjaja E, et al. In utero magnetic resonance imaging for brain and spinal abnormalities in fetuses. BMJ 2005;331:562-565.
5. Filly RA, Cardoza JD, Goldstein RB, et al. Detection of fetal central nervous system anomalies: a practical level of effort for a routine sonogram. Radiology 1989;172:403-408.
6. Cardoza JD, Goldstein RB, Filly RA. Exclusion of fetal ventriculomegaly with a single measurement: the width of the lateral ventricular atrium. Radiology 1988;169:711-714.
7. Cronan MS, McGahan JP. A new ultrasound technique to visualize the proximal fetal cerebral ventricle. J Diagn Med Sonography 1990;6:333-335.
8. Brownnig PD, Laorr A, McGahan JP, et al. Proximal fetal cerebral ventricle: description of US technique and initial results. Radiology 1994;192:337-341.
9. Shepard M, Filly RA. A standardized plane for biparietal diameter measurement. J Ultrasound Med 1982;1:145-150.
10. Malinger G, Lev D, Kidron D, et al. Differential diagnosis in fetuses with absent septum pellucidum. Ultrasound Obstet Gynecol 2005;25:42-49.
11. Falco P, Gabrieli S, Visentin A, et al. Transabdominal sonography of the cavum septum pellucidum in normal fetuses in the second and third trimesters of pregnancy. Ultrasound Obstet Gynecol 2000;16:549-553.
12. Mahony BS, Callen PW, Filly RA, et al. The fetal cisterna magna. Radiology 1984;153:773-776.
13. Bromley B, Nadel AS, Pauker S, et al. Closure of the cerebellar vermis: evaluation with second trimester US. Radiology 1994;193:761-763.
14. Snijders RJ, Nicolaides KH. Fetal biometry at 14-40 weeks' gestation. Ultrasound Obstet Gynecol 1994;4:34-48.
15. Lyonnet S, Pelet A, Royer G, et al. The gene for X-linked hydrocephalus maps to Xq28, distal to DXS52. Genomics 1992;14:508-510.
16. Serville F, Benit P, Saugier P, et al. Prenatal exclusion of X-linked hydrocephalus-stenosis of the aqueduct of Sylvius sequence using closely linked DNA markers. Prenat Diagn 1993;13:435-439.
17. Rogers JG, Danks DM. Prenatal diagnosis of sex-linked hydrocephalus. Prenat Diagn 1983;3:269-270.
18. Gupta JK, Bryce FC, Lilford RJ. Management of apparently isolated fetal ventriculomegaly. Obstet Gynecol Surv 1994;49:716-721.
19. Goldstein RB, La Pidus AS, Filly RA, et al. Mild lateral cerebral ventricular dilatation in utero: clinical significance and prognosis. Radiology 1990;176:237-242.
20. Bromley B, Frigoletto FD Jr, Benacerraf BR. Mild fetal lateral cerebral ventriculomegaly: clinical course and outcome. Am J Obstet Gynecol 1991;164:863-867.
21. Lipitz A, Yagel S, Malinger G, et al. Outcome of fetuses with isolated borderline unilateral

ventriculomegaly diagnosed at mid-gestation. Ultrasound Obstet Gynecol 1998;12:23-26.

22. Pilu G, Falco P, Gabrielli S, et al. The clinical significance of fetal isolated cerebral borderline ventriculomegaly: report of 31 cases and review of the literature. Ultrasound Obstet Gynecol 1999;14:320-326.
23. Babcook CJ, Goldstein RB, Filly RA. Prenatally detected fetal myelomeningocele: is karyotype analysis warranted? Radiology 1995;194:491-494.
24. Babcook CJ, Ball RH, Feldkamp ML. Prevalence of aneuploidy and additional anatomic abnormalities in fetuses with open spina bifida: population based study in Utah. J Ultrasound Med 2000;19:619-623.
25. Bennet GL, Bromley B, Benacerraf BR. Agenesis of the corpus callosum: prenatal detection usually is not possible before 22 weeks of gestation. Radiology 1996;199:447-450.
26. Pilu G, Sandri F, Perolo A, et al. Sonography of fetal agenesis of the corpus callosum: a survey of 35 cases. Ultrasound Obstet Gynecol 1993;3:318-329.
27. Pilu G, Sandri F, Perolo A, et al. Prenatal diagnosis of lobar holoprosencephaly. Ultrasound Obstet Gynecol 1992;2:88-94.
28. Pilu G, Ambrosetto P, Sandri F, et al. Intraventricular fused fornices: a specific sign of fetal lobar holoprosencephaly. Ultrasound Obstet Gynecol 1994;4:65-67.

08
얼굴과 목의 기형

얼굴기형은 흔히 발생하며, 단독 구순열*cleft lip* 같은 단일결손에서부터 전전뇌증全前腦症, *holoprosencephaly*에서와 같이 뇌의 이상과 함께 얼굴중앙기형을 일으키는 결손에 이르기까지 다양하다. 영국산부인과학회*Royal College of Obstetricians and Gynaecologists; RCOG*(2000)는 태아기형 정규초음파검사의 일환으로 얼굴과 입술 검사를 권한다.[1] 미국초음파의학회*American Institute of Ultrasound in Medicine; AIUM*(2003)는 기본초음파검사 지침에 얼굴과 입술 검사를 포함하지 않는다.[2] 그러나 태아 얼굴의 초음파검사는 의심되는 기형이 있는 태아의 전신 정밀검사와 감별진단을 시행하기 위해 추가정보가 필요할 때 유용하다.

I 정상 태아 얼굴

일반적으로 3가지 스캔, 즉 관상스캔*coronal scan*, 시상스캔*sagittal scan*, 횡단스캔*transverse axial scan*을 해서 태아 얼굴을 평가한다(그림 8-1).[3-8] 특히 구순열이나 구개열*cleft palate*을 포함한 안면열*facial cleft*을 찾을 때 입술, 코, 콧구멍, 눈의 렌즈*lens*를 보여주는 관상스캔은 처음에 표준 양두정골직경*biparietal diameter*면을 얻고 탐촉자*transducer, probe*를 90° 회전하면 가장 잘 얻을 수 있다. 다음에 탐촉자를 태아 머리 앞쪽으로 전진시키면 전두개와*anterior cranial fossa*, 이마와 안와가 보인다. 입술과 코를 보여주기 위해 탐촉자를 얼굴 굴곡 부위에서 회전해야 한다. 태아가 두위*cephalic presentation*이며 태아 얼굴이 술자를 대하고 있으면 탐촉자를 태아 턱방향으로 움직여서 시계방향으로 90° 회전을 한다.[3] 관상스캔은 얼굴 전면에 평행한 절단면으로 입술, 코, 콧구멍을 가장 잘 보여준다.

하악, 상악, 치아*toothbud*와 안와를 보여주는 횡단스캔은 처음에 표준 양두정골직경면을 얻고 나서 천천히 아래로 계속 움직이면 안와, 눈의 렌즈, 윗입술, 상악, 치아, 혀, 하악이 보인다. 치아를 포함하는 상악 치조능선齒槽稜線, *alveolar ridge*을 보는 데는 횡단스캔

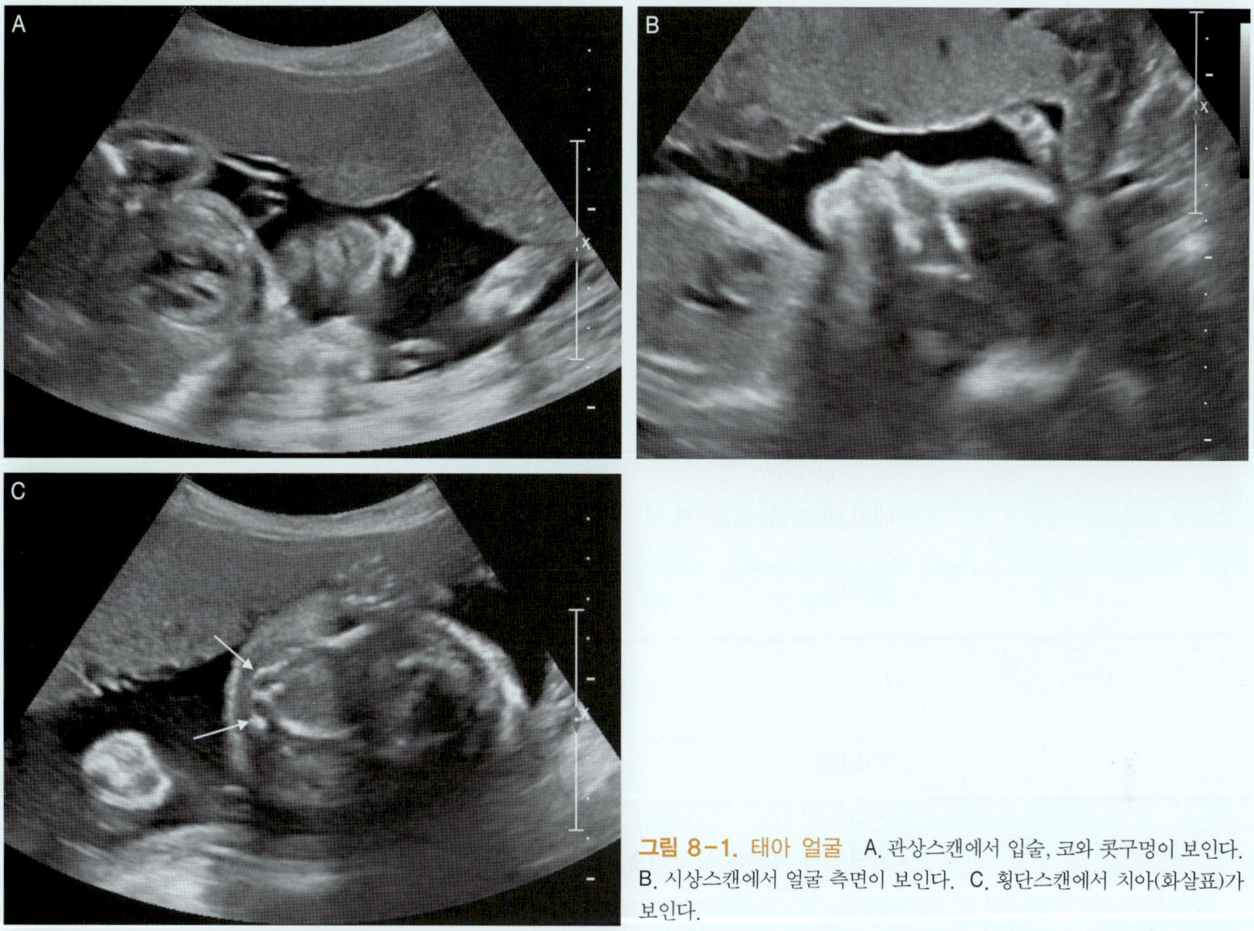

그림 8-1. 태아 얼굴 A. 관상스캔에서 입술, 코와 콧구멍이 보인다. B. 시상스캔에서 얼굴 측면이 보인다. C. 횡단스캔에서 치아(화살표)가 보인다.

이 유용하다. 앞니와 송곳니 사이의 경계는 일차구개와 이차구개의 융합선을 나타내므로 치아의 평가는 구순구개열*cleft lip and palate*의 형태나 부분적으로 없는 치아와 연관된 증후군을 발견하는 데 도움이 된다.

얼굴 측면(옆모습)을 보여주는 시상스캔은 태아 얼굴이 탐촉자를 정면으로 마주하고 있을 때 잘 얻을 수 있다. 이 위치에서 단순히 탐촉자를 90° 회전하면 얼굴 측면을 얻을 수 있다.[3] 정확한 얼굴 측면을 얻기 위해 정중시상면*midsagittal plane*을 보여주어야 한다. 시상스캔은 태아 얼굴의 이마, 코, 턱 같은 전체적인 모양을 얻기 위해서 유용하며, 전두골돌출*frontal bossing*, 코의 기형이나 소하악증*micrognathia* 또는 전상악돌출*premaxillary protrusion*로 인해 중간 얼굴에서 전방으로 돌출하는 덩어리를 봄으로써 양측 구순구개열 진단이 가능하다.[9]

태아 머리가 골반 아래로 위치하거나 태아 얼굴이 후방으로 향하고 있다면 얼굴의 관상면 또는 시상면을 얻기가 불가능할 수도 있다. 게다가 태아 얼굴이 자궁의 측면에 가까이 눌려 있다면 얼굴모양을 얻기가 어렵다.

2차원 초음파검사는 상악골*maxilla*의 음영문제 때문에 구개의 후반부인 연구개*soft palate*를 명확하게 보여주는 데 어려움이 있다. 이러한 어려움을 극복하기 위해 3차원 다면상*multiplanar imaging*과 단층촬영영상*tomographic imaging*,[10] 구개를 향한 다각도 3차원 다면상,[11] 관상면에서 후-안면스캔,[12] 횡단면에서 안면구개스캔,[13] 비스듬한 얼굴스캔[14]

같은 여러 가지 3차원 초음파검사방법이 시도되고 있다. 그러나 이러한 방법들을 사용함에도 불구하고 연구개는 여전히 보기가 어렵다. 이러한 경우 필요하다면 자기공명영상*magnetic resonance imaging; MRI*도 이용할 수 있다.[15, 16]

Ⅱ 정상 태아 목

목 부위는 척추*spine* 또는 연조직*soft tissue*의 이상을 제외하기 위해 정규적으로 관찰하고, 목덜미패드*nuchal pad* 두께는 소뇌를 보여주는 소뇌단면*transcerebellar view*에서 정규적으로 평가해야 한다. 앞쪽의 목에서 볼 수 있는 다른 구조들로는 갑상선*thyroid gland*, 액체가 찬 기관*trachea*과 하인두*hypopharynx*가 있다.

Ⅲ 태아 얼굴이상

1. 전전뇌증

전전뇌증과 연관된 얼굴기형은 다음과 같이 분류할 수 있다.

(1) 주둥이가 있는 단안증

눈 구조가 다양하게 중복된 단안증*cyclopia*, 코가 없고(코없음증*arrhinia*), 중앙 눈 위에 있는 끝이 막힌 주둥이*proboscis*가 발견된다(그림 8-2).

(2) 사두증

사두증*ethmocephaly*은 극단적인 두눈가까움증*hypotelorism*을 보이며 코가 없고, 눈 사이

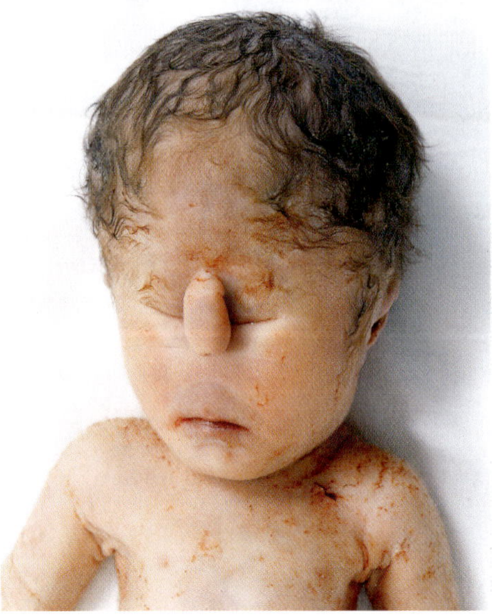

그림 8-2. 주둥이가 있는 단안증
중앙 눈 위에 끝이 막힌 주둥이를 볼 수 있다.

에서 끝이 막힌 주둥이가 발견된다.

(3) 원두증

원두증猿頭症, *cebocephaly*은 콧구멍이 1개인 코와 연관된 두눈가까움증을 보인다.

(4) 구개열이 있는 구순열

대부분 중앙 안면열을 나타낸다(그림 5-7A 참조).

(5) 다른 드문 결손들

드물게 발생하는 결손 중에는 입없음증*astomia*과 턱없음증*agnathia*이 있다.

단안증이 있는 태아들에게는 높은 빈도로 13번세염색체증*trisomy 13*과 무엽성전전뇌증*alobar holoprosencephaly*이 있다. 이러한 소견들은 임신 제1삼분기*first trimester*에 초음파로 발견할 수 있다. 임신주수에 따른 양안거리*binocular diameter*, 눈사이거리*interocular diameter*, 안구길이*ocular diameter*는 부록 1, 표 8을 참조한다.

2. 구순열과 구개열

안면열은 가장 흔한 두개안면기형이며 1,000명 출생당 1.4명의 빈도로 발생한다. 전형적인 안면열은 흔히 구순열과 구개열을 가리킨다. 구순열은 구개열과 연관될 수 있다. 구개열은 정상적인 윗입술과 앞쪽 구개는 존재하지만 구개의 뒤쪽 부분(앞니구멍*incisor foramen* 뒤쪽의 편편한 경구개*hard palate*에서부터 뒤쪽 아래로 구부러지는 목젖*uvula*까지의 연구개를 포함하는 이차구개)의 결손을 말한다.

구순구개열이 있는 태아 가운데 50%는 구순열과 구개열이 함께 존재하며, 20%는 구순열만 있고 30%는 구개열만 있다. 구순구개열은 양측보다 편측이 흔하며 이환된 태아의 대부분은 남아이다. 편측 구순구개열은 흔하게 좌측에 위치한다.

발달과정에서 연속적 윗입술은 내측 코와 상악돌기*maxillary process*가 융합되는 임신 8주경에 형성된다. 내측 코(인중, 앞니와 구개의 전반 부분, 즉 일차구개로 발달)와 상악돌기 융합 실패는 일차구개, 외측 앞니와 송곳니 사이, 윗입술의 인중 옆을 따라 콧구멍을 향해 갈라져 편측 또는 양측에 구순구개열이 된다. 단독 구개열은 흔히 여아에 잘 발생한다. 내측 코가 중앙에서 융합하지 못하면 일차구개가 없는 중앙 구순열이 발생하며 전전뇌증과 연관된다(그림 8-3).

구개는 일차구개와 이차구개에서 발달하며, 임신 7주에 시작해서 임신 14주가 되서야 끝난다. 구개열은 외측구개돌기*lateral palatine process* 내의 간엽間葉, *mesenchyme*이 융합하지 못해 일어난다. 구순열을 동반한 구개열은 편측이거나 양측일 수 있다.[17]

초음파소견에 따라 구순구개열을 분류하면 다음과 같다. 1형은 구순열(편측, 양측, 중앙), 2형은 편측 구순열과 구개열, 3형은 대부분 전상악돌출이 있는 양측 구순열과 구개열, 4형은 일차구개가 없는 중앙 구순열과 구개열, 5형은 양막대*amniotic band*로 깊이 베인 얼굴결손이다.[18]

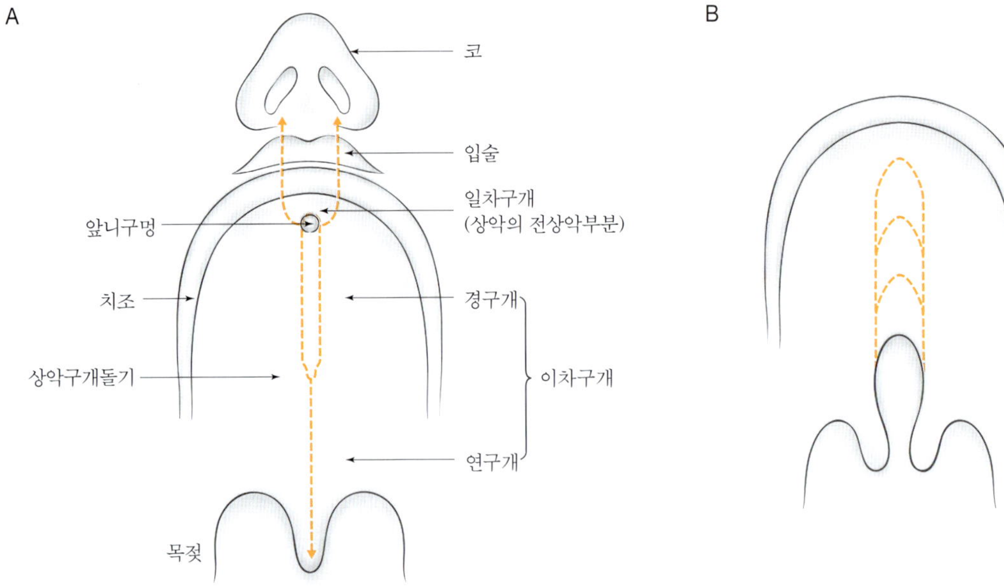

그림 8-3. 구순구개열 A. 코, 입술, 치조, 경구개, 연구개와 앞니구멍으로부터 나오는 융합선. 인중, 앞니와 상악의 전상악부분(일차구개)과 상악돌기의 융합 실패로 구순구개열이 발생한다. B. 단독 구개열의 정도 차이. 구개열은 이차구개의 상악 외측구개돌기가 중앙에서 융합하지 못해서 발생한다. 결손의 길이는 다양하다. Demircioglu(2008)[17]를 참고해서 작성.

구순구개열을 평가하는 데는 관상스캔과 횡단스캔이 가장 유용하다.[19] 치아를 포함하는 상악골의 치조능선을 볼 수 있도록 횡단스캔을 하면 열이 입술에 국한되어 있는지 또는 입술과 구개를 포함하는지를 정확하게 결정할 수 있다.

열의 초음파소견은 열의 형태, 심한 정도, 진단 시 임신주수와 연관된 기형에 따라 달라진다. 구개열이 없는 단독 구순열은 임신 20주 전에 진단하기 어렵다. 구순열은 전前관상면에서 가장 잘 보이고 한쪽 콧구멍에서부터 입가까지 수직선상 결손을 보이며 대부분 윗입술, 코의 변형과 연관된다(그림 8-4).

편측 구순열과 구개열이 가장 흔하며 심한 정도도 매우 다양하다. 이 경우 결손이 구개로 연장되며 상악의 횡단면에서 잘 보인다(그림 8-5).

양측 구순열과 구개열은 전상악분절*premaxillary segment*이 돌출된 것과 돌출되지 않은 것으로 분류할 수 있다. 횡단면과 시상면에서 구개와 입술의 중앙 부분이 돌출한 전상악돌출을 잘 볼 수 있다. 전상악돌출은 현저한 연조직으로 코 바로 밑에 에코가 있는 덩어리로 나타날 수 있다. 임신 제2삼분기*second trimester*에 분명하게 나타나며 매부리코모양을 보인다. 전상악돌출은 열 자체보다 훨씬 분명히 보일 수 있기 때문에 양측 구순열과 구개열의 정확한 진단을 확인하는 데 도움이 된다.[9] 양측 구순열과 구개열의 몇 예는 전상악돌출을 보이지 않으며 대신 코가 납작하고 중간 얼굴이 편평하다.[4] 그러나 편측 구순열과 구개열 또는 양측 구순열의 경우 얼굴 측면스캔에서는 특이소견이 없다.

중앙 구순구개열은 일차구개가 없어 중앙에 피부와 입술이 없기 때문에 빈틈을 보여준다(그림 8-6). 이러한 형태의 열은 특히 전전뇌증, 13번세염색체증과 연관되어 불량한 예후를 보인다. 깊이 베인 형태의 얼굴결손은 태생학적 형태를 따르지 않고 양막대 때문에 우연히 발생한 결손이며 대부분 심하고 치명적이다.

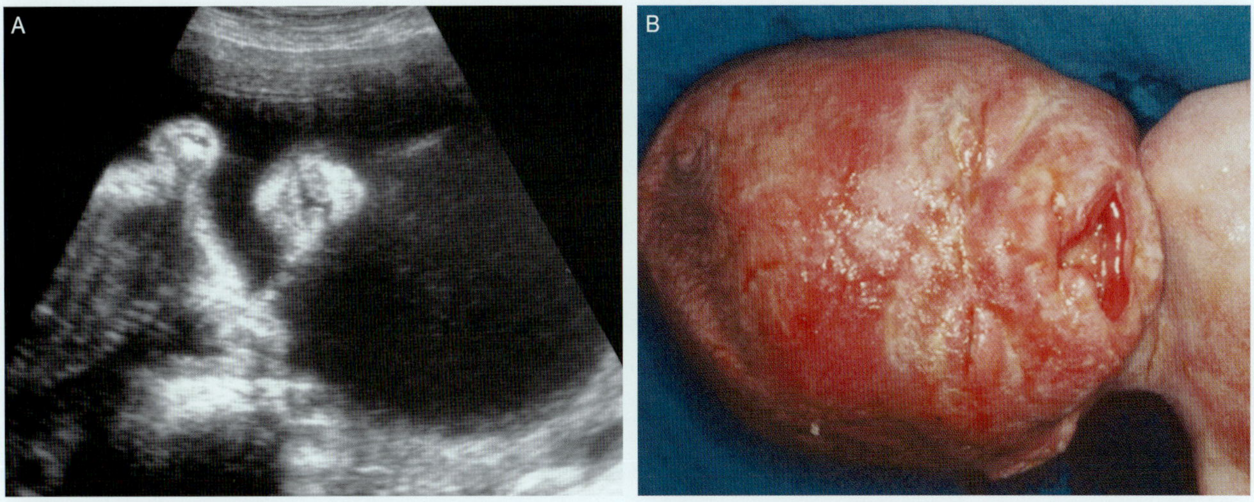

그림 8-4. 편측 구순열 A. 임신 29주 관상스캔에서 편측 구순열이 보인다. B. 임신중단 태아의 얼굴 사진.

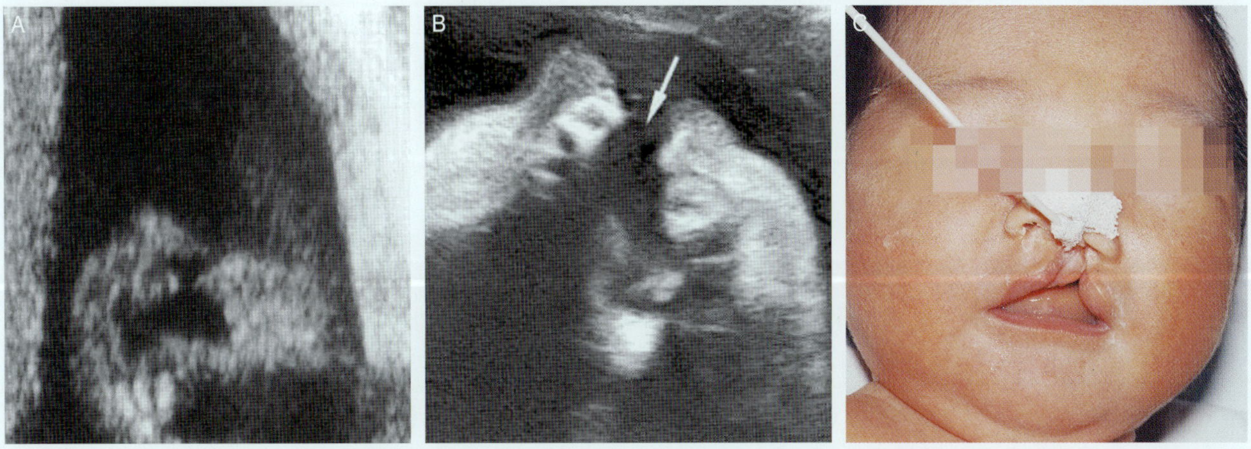

그림 8-5. 편측 구순열과 구개열 A. 관상스캔에서 편측 구순열과 구개열이 보인다. B. 상악을 통한 횡단스캔에서 치조, 일차구개, 이차구개에까지 연장되는 결손(화살표)이 보인다. C. 생후 사진.

그림 8-6. 중앙 구순구개열 A. 관상스캔에서 중앙 구순구개열(화살표)이 보인다. 낮은 코를 보이고 중앙의 윗입술이 없다. 머리 스캔에서 무엽성전전뇌증의 소견이 보였다. B. 생후 사진. 핵형은 13번세염색체증이었다.

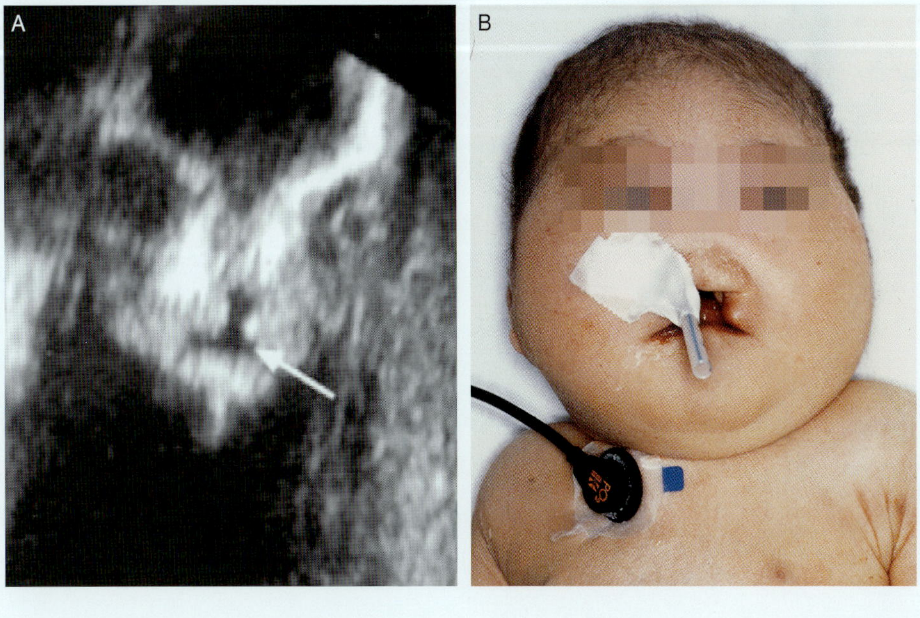

단독 구개열은 발견하기 매우 어렵다. 유럽 12개국에서 보고한 기형등록 결과에 따르면 7%에서 단독 구개열을 발견했지만[20] 최근 보고에 따르면 산전에 발견된 예는 없었다.[17,20] 대부분의 구개열 자체는 구개의 후방 부위인 연구개를 포함하고 있기 때문이다.

세배수체*triploidy*, 13번세염색체증, 18번세염색체증*trisomy 18*, 22번세염색체증*trisomy 22* 같은 염색체이상*chromosome abnormality*과 양막대증후군*amniotic band syndrome*, 전전뇌증, 외배엽이형성증후군*ectodermal dysplasia syndrome*, 로버트증후군*Roberts syndrome*, 밀러증후군*Miller syndrome*(사지결손증*amelia*, 합지증*syndactyly*), 모르증후군*Mohr syndrome*(혀갈림증*schistoglossia*, 만지증*clinodactyly*, 다지증*polydactyly*), 스티클러증후군*Stickler syndrome*, 피에르로빈속발증*Pierre Robin sequence*, 전두비골이형성증*frontonasal dysplasia*, CHARGE연합(모양체결손*Coloboma of ciliary body*, 심장질환*Heart disease*, 후비공폐쇄*Atresia choanae*, 성장지연과 중추신경계이상*Retared growth and/or central nervous system anomalies*, 생식기이상 또는 성선기능저하증*Genital anomalies and/or hypogonadism*, 귀이상*Ear anomalies and/or deafness association; CHARGE association*, MURCS연합(뮬러관무형성*MUllerian duct aplasia*, 신장무형성*Renal aplasia*, 경부-흉부-체절이형성*Cervico-thoracic Somite dysplasia association; MURCS association* 등 중추신경계기형, 골격이형성증*skeletal dysplasia*, 비뇨생식기계기형, 심혈관계기형과 연관되어 나타난다. 염색체이상 또는 증후군을 제외하고 연관된 기형은 단독 구개열의 경우 46.7%로, 단독 구순열(13.6%)과 구순구개열(36.8%)의 경우보다 훨씬 빈번했다.

예후는 직접적으로 연관된 기형과 증후군 또는 염색체이상에 따라 달라진다.

구순구개열이 있는 신생아는 성형외과의, 소아과의, 치과의, 언어특별치료사, 사회사업가, 청력전문가, 이비인후과 전문의, 정신과의사, 간호사 그리고 유전상담가가 한 팀이 되어 치료한다. 일차 입술복원수술은 대부분 생후 몇 개월에 시행된다. 따라서 이 시기에 어떻게 아기에게 급식을 하는지 부모에게 교육하는 것이 중요하다. 심한 파열 때문에 모유수유를 하지 못할 수도 있다. 구개복원수술은 대개 생후 9~18개월에 시행한다. 그러나 각각의 경우는 개별적으로 다루어야 하고 여러 번 수술을 받게 되는 환자도 있다.

Ⅳ 태아 목이상

대부분의 목이상은 종괴腫塊, *mass*를 의미한다. 가장 흔한 것은 림프낭종*cystic hygroma*, 갑상선종*goiter*과 종양腫瘍, *tumor*들이다.

1. 림프낭종

Hygroma는 축축하게 습기가 있는 활액滑液낭종을 뜻한다. 태아의 림프낭종은 대부분 목덜미를 포함하는 연조직 내에 단일 또는 여러 낭종들이 발생하는 것이 특징인 림프계*lymphatic system*의 기형이다. 배아에서 임신 7^{+5}주에 림프계의 경정맥*jugular* 림프낭*lymphatic cyst*이 정맥계와의 소통 실패로 인해 경정맥 림프낭을 확장시켜 목덜미 림프낭종을 형성하고 대부분 일반적인 림프관폐쇄와 관련되어 수종*hydrops*에 이르기도 한다. 림프낭종은 맑거나 탁한 액체를 포함하고 있다.

림프낭종은 산전초음파검사로 용이하게 조기에 발견할 수 있는 기형 중 하나이다. 이르면 임신 12주에 볼 수 있다. 림프낭종은 목 뒤에 하나의 대칭적 또는 양측 낭성 구조로, 하나 또는 그 이상의 특징적인 중격中隔, *septum*을 갖고 있다(그림 5-8 참조). 중앙선 중격은 전후 축*axis*을 따라 낭종을 가로지르는 목덜미인대*nuchal ligament*에 해당한다. 초음파소견에서는 림프낭종, 목덜미부종, 증가된 목덜미투명대*nuchal translucency* 두께가 서로 비슷한 양상을 보인다. 전형적으로 목의 측면 또는 전면에 편측으로 축적된 체액은 림프관종*lymphangioma*이라 부른다.

임신 제2삼분기(임신 14주 이후)에 전형적으로 보이는 큰 림프낭종에는 중격이 있는 것이 특징이고, 특히 터너증후군*Turner syndrome*의 발생위험(40~50%)이 높다(그림 8-7, 8-8).[22]

임신 제1삼분기에 보이는 림프낭종의 경우 염색체이상의 빈도는 낮은 것처럼 보이지만 21번세염색체증*trisomy 21*과 다른 염색체이상의 비율이 높다.[23]

염색체이상과 연관된 기형 이외에 림프낭종은 심장결손, 횡격막탈장*diaphragmatic hernia*, 골격이형성증 등의 다른 기형과 연관이 있을 수 있다. 또한 누난증후군*Noonan syndrome*, 다발익상편증후군*multiple pterygium syndrome*, 로버트증후군, 커밍증후군*Cumming syndrome*, 혈소판감소-요골무형성증후군*thrombocytopenia absent radius syndrome*, 안치아지증후군眼齒芽指症候群, *oculodentodigital syndrome*, 다비증후군多脾症候群, *polysplenia syndrome*, 젤베거증후군*Zellweger syndrome*, 프린스증후군*Fryns syndrome* 같은 다발성 기형증후군의 한 표현일 수 있다.

림프낭종은 염색체이상, 수종, 양수과소증*oligohydramnios*, 태아사망*fetal demise*과 종종 연관된다. 이러한 합병증의 발생 가능성은 림프낭종의 크기와 중격 유무에 따라 달라진다.

큰 림프낭종은 수종 또는 다른 기형과 관련되거나 염색체이상이 있을 때 예후가 나쁘다. 그러나 임신 제1삼분기에 보이는 작은 림프낭종의 경우 다소 양호한 예후를 기대할

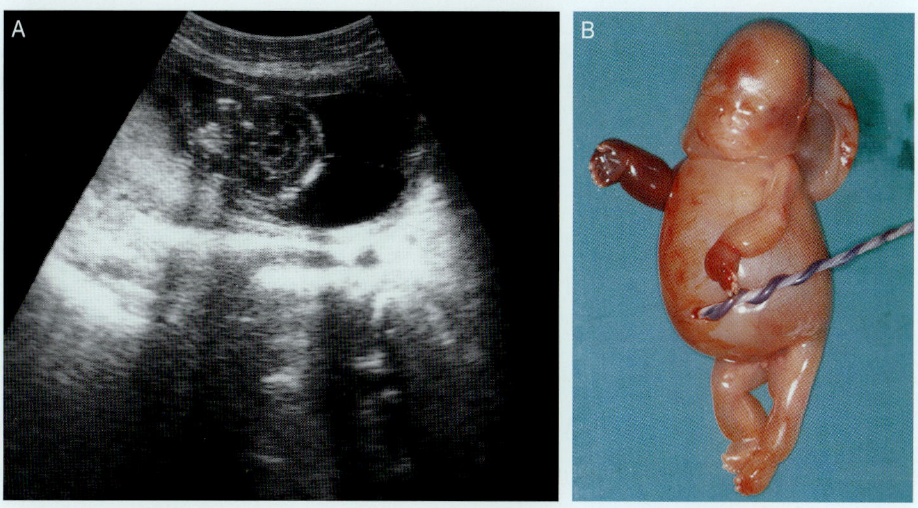

그림 8-7. 림프낭종, 임신 17^{+4}주 A. 횡단스캔에서 후두부에 중격이 있는 림프낭종이 보인다. B. 임신 중단 태아의 부검에서 림프낭종, 전신피부부종, 복수, 수흉과 심낭삼출액 같은 수종성 변화를 보였다. 핵형은 45, X였다.

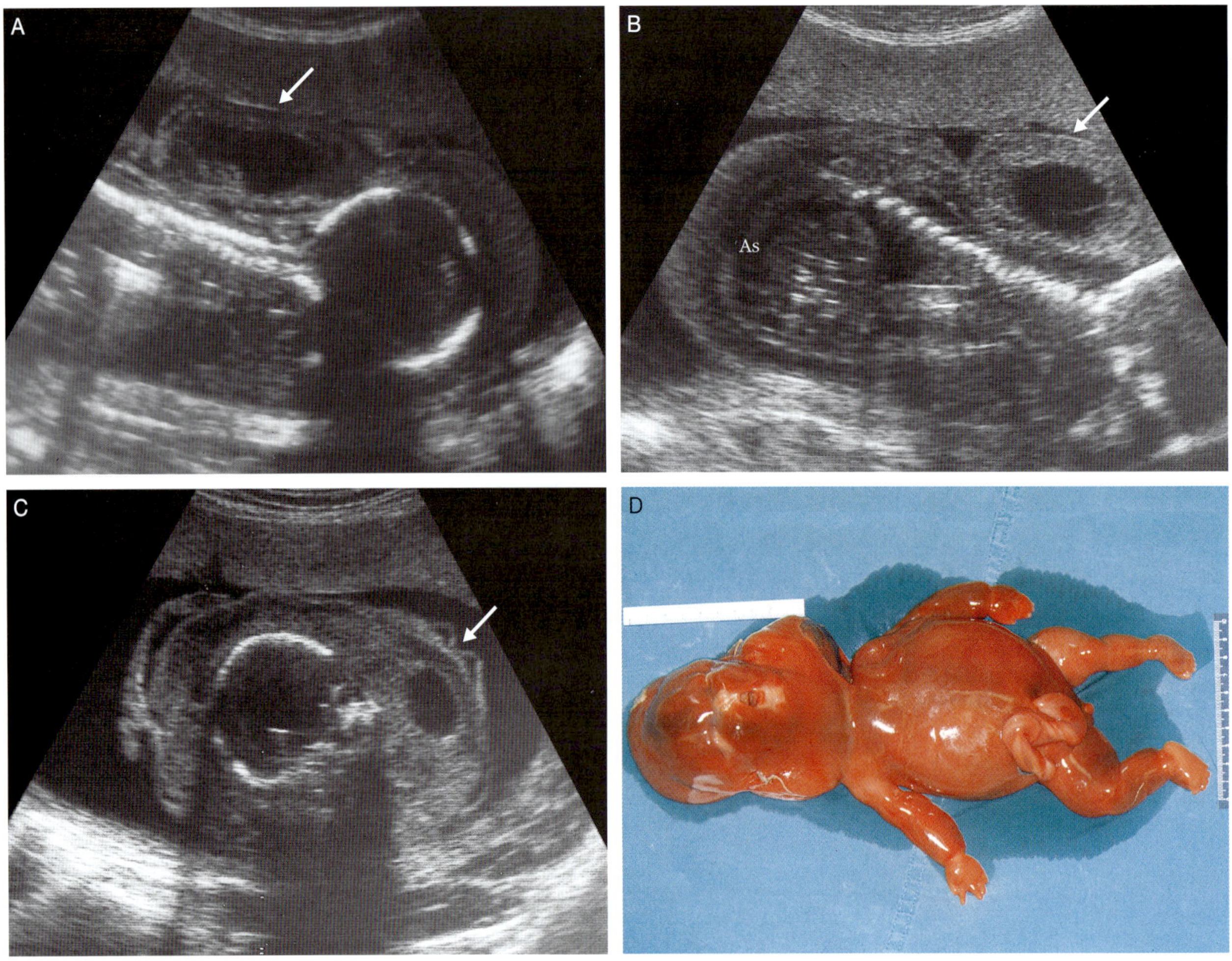

그림 8-8. 림프낭종, 임신 22주 A. 머리, 목과 흉곽의 시상스캔에서 커다란 두피, 목과 체벽의 부종, 목덜미의 낭성 종괴(화살표)가 보인다. B. 머리, 목과 흉곽의 시상스캔에서 목덜미의 낭성 종괴(화살표)와 복강 내 복수(As)가 보인다. C. 머리의 비스듬한 스캔에서 커다란 두피와 두피 안에 낭성 종괴(화살표)가 보인다. D. 경부의 림프낭종이 수종을 동반한 1.2kg 사산아의 전신사진. 핵형은 45, X였다.

수 있다.

태아사망에 이르지 않는 림프낭종은 자연 소멸되는 경향이 있다.

2. 갑상선종

태아 갑상선의 크기가 커지는 갑상선종은 갑상선기능저하증*hypothyroidism*이나 갑상선기능항진증*hyperthyroidism*으로 인해 발생한다.

갑상선기능저하증은 임신부가 그레이브스병*Graves disease*을 치료하기 위해 프로필티오우라실*propylthiouracil*이나 카르비마졸*carbimazole* 같은 항갑상선약물을 복용했을 때 흔히 발생한다. 그 밖에 임신부에게 I^{131}을 사용하거나 태아의 심실상성빈맥*supraventricular tachycardia*을 치료하기 위해 아미오다론*amiodarone*을 처방한 경우, 임신부가 리튬*lithium*을 복용했을 때 태아 갑상선기능저하증이 발생한다. 갑상선기능항진증은 그레이브스병이 있는 여성에서 모성 갑상선자극자가항체가 태반을 통과해서 발생할 수 있다.

갑상선종이 있으면 갑상선은 커져 보인다. 갑상선종은 대부분 충실성*solid*이며 에코가 낮지만 낭종성분이 있을 수 있다. 커다란 갑상선종은 목을 과도하게 신전*hyperextension* 시킬 수 있고 양수과다증*polyhydramnios* 역시 있을 수 있다.

태아의 갑상선 상태는 태아 혈액을 채취해서 정확하게 진단할 수 있다. 반면 양수의 갑상선호르몬*thyroid hormone*과 갑상선자극호르몬*thyroid stimulating hormone* 분석은 갑상선 상태를 확인하는 데 신뢰도가 높다고 생각되지 않는다. 갑상선종을 감별진단하는 데 가장 중요한 것은 목의 기형종*teratoma*과 혈관종*hemangioma*이다. 목의 기형종은 대부분 갑상선 위치에서 기시하는 충실성-낭성이 혼재하는 종괴이며, 빨리 자라고 식도를 눌러 양수과다증을 일으킬 수 있다. 목의 림프관종이나 혈관종은 대부분 편측이며 비대칭적이고 목의 측면에서 기시하며 낭종성분이 현저하다.

태아의 갑상선기능저하증은 보통 다른 기형과 연관되지 않는다. 그러나 프라더-윌리 증후군*Prader-Willi syndrome*이 갑상선종이 있는 신생아에서 기술된 경우가 있다.

3. 얼굴과 목의 종양과 종괴

다양한 종양 또는 종괴가 얼굴과 목 부위에 생길 수 있다. 얼굴에 생기는 종괴로는 망막모세포종網膜母細胞腫, *retinoblastoma*[24,25] 또는 누관낭종淚管囊腫, *lacrimal duct cyst*[26,27] 등이 있다. 입에 생기는 종괴로는 구강기형종인 비인두기형종*epignathus*,[28,29] 잇몸과립세포종양*gingival granular cell tumor* 또는 전前 뇌류*encephalocele*가 있다.

목에 생기는 종괴로는 기형종[30,31](그림 8-9), 림프관종과 혈관종,[32,33] 갑상선종[34,35] 등이 있다.

희귀한 종양으로는 육종*sarcoma*과 전이성 신경모세포종神經母細胞腫, *neuroblastoma* 등이 있다.

V 요약

안면열은 빈번하게 발생하는 기형이다. 따라서 태아기형 선별초음파검사를 시행할 때

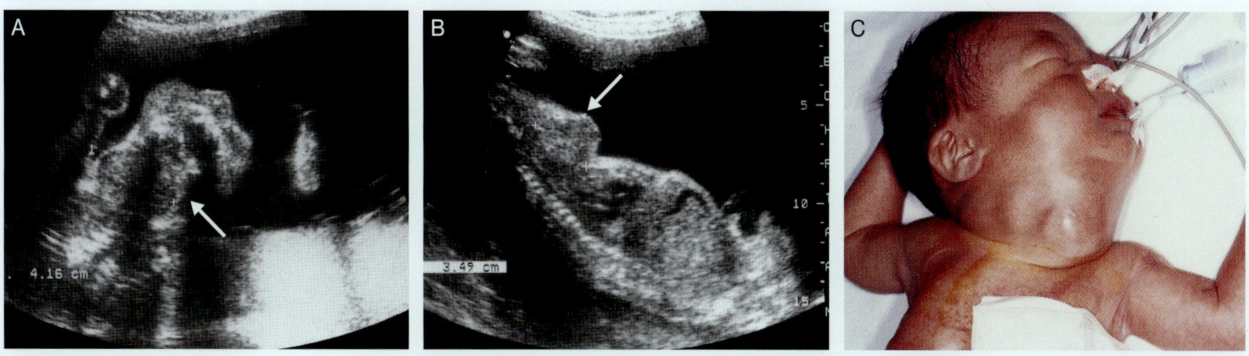

그림 8-9. 목의 기형종, 임신 27주 A, B. 목과 얼굴의 관상스캔(A)과 목 이하의 전신 시상스캔(B)에서, 앞쪽 목 중앙에 폭 4.2cm, 길이 3.4cm의 낭성과 충실성 에코가 혼합된 종괴(화살표)가 보인다. 양수과다증도 있다. C. 생후 사진에서 목의 기형종으로 인해 목의 과신전과 기도압박이 발생해 기관지삽관을 시행했다. 수술 후 병리조직을 확인했다.

정규적으로 얼굴을 평가해야 한다. 소하악증, 눈기형과 두개골조기유합증頭蓋骨早期癒合症, *craniosynostosis* 같은 다른 얼굴기형은 드물게 발생하며 전문가라도 인지하기가 어려울 수 있다.

목덜미 림프낭종은 산전에 진단되는 가장 흔한 기형 가운데 하나이다. 또한 전방의 목에서 발생하는 커다란 종괴는 호흡기능부전과 연관되고 3차의료기관에서 치료해야 한다.

참고문헌

1. Routine ultrasound screening in pregnancy: Protocol, standards and training. Royal College of Obstetricians and Gynaecologists-report of the RCOG Working Party. London: RCOG Press, 2000.
2. American Institute of Ultrasound in Medicine. AIUM Practice Guideline for the performance of an antepartum obstetric ultrasound examination. J Ultrasound Med 2003;22:1116-1125.
3. Benacerraf BR, Frigoletto FD Jr, Bieber FR. The fetal face: ultrasound examination. Radiology 1984;153:495-497.
4. Pilu G, Reece EA, Romero R, et al. Prenatal diagnosis of craniofacial malformation with ultrasonography. Am J Obstet Gynecol 1986;155:45-50.
5. Turner G, Twining P. The facial profile in the diagnosis of fetal abnormalities. Clin Radiol 1993;47:389-395.
6. Ghi T, Perolo A, Banzi C, et al. Two-dimensional ultrasound is accurate in the diagnosis of fetal craniofacial malformation. Ultrasound obstet Gynecol 2002;19:543-551.
7. Rotten D, Levaillant JM. Two and three-dimensional sonographic assessment of the fetal face. 1. A systematic analysis of the normal face. Ultrasound Obstet Gynecol 2004;23:224-231.
8. Rotten D, Levaillant JM. Two- and three-dimensional sonographic assessment of the fetal face. 2. Analysis of cleft lip, alveolus and palate. Ultrasound Obstet Gynecol 2004;24:402-411.
9. Nyberg DA, Hegge FN, Kramer D, et al. Premaxillary protrusion: a sonographic clue to bilateral cleft lip and palate. J Ultrasound Med 1993;12:331-335.
10. Faure JM, Captier G, Bäumler M, et al. Sonographic assessment of normal fetal palate using three-dimensional imaging: a new technique. Ultrasound Obstet Gynecol 2007;29:159-165.
11. Pilu G, Segata M. A novel technique for visualization of the normal and cleft fetal secondary palate: angled insonation and three-dimensional ultrasound. Ultrasound Obstet Gynecol 2007;29:166-169.
12. Campbell S, Lees C, Moscoso G, et al. Ultrasound antenatal diagnosis of cleft palate by a new technique: the 3D 'reverse face' view. Ultrasound Obstet Gynecol 2005;25:12-18.
13. Platt LD, Devore GR, Pretorius DH. Improving cleft palate/cleft lip antenatal diagnosis by 3-dimensional sonography: 'the flipped-face' view. J Ultrasound Med 2006;25:1423-1430.
14. Ten PM, Pedregosa JP, Santacruz B, et al. Three-dimensional ultrasound diagnosis of cleft palate: 'reverse face', 'flipped face' or 'oblique face'—which method is best? Ultrasound Obstet Gynecol 2009;33:399-406.
15. Ghi T, Tani G, Savelli L, et al. Prenatal imaging of facial clefts by magnetic resonance imaging with emphasis on the posterior palate. Prenat Diagn 2003;23:970-975.
16. Kazan-Tannus JF, Levine D, McKenzie C, et al. Real-time magnetic resonance imaging aids prenatal diagnosis of isolated cleft palate. J Ultrasound Med 2005;24:1533-1540.
17. Demircioglu M, Kangesu L, Ismail A, et al. Increasing accuracy of antenatal ultrasound diagnosis of cleft lip with or without cleft palate, in cases referred to the North Thames London Region. Ultrasound Obstet Gynecol 2008;31:647-651.
18. Nyberg DA, Sickler GK, Hegge FN, et al. Fetal cleft lip with and without cleft palate: US classification and correlation with outcome. Radiology 1995;195:677-684.
19. Babcook CJ, McGahan JP, Chong BW, et al. Evaluation of fetal midface anatomy related to facial clefts: use of US. Radiology 1996;201:113-118.
20. Offerdal K, Jebens N, Syvertsen T, et al. Prenatal ultrasound detecion of facial clefts: a prospective study of 49, 314 deliveries in a non-selected population in Norway. Ultrasound

Obstet Gynecol 2008;31:639-646.

21. Stoll C, Alembik Y, Dott B, et al. Associated malformations in cases with oral clefts. Cleft Palate Craniofac J 2000;37:41-47.

22. Chervenak FA, Isaacson G, Blakemore KJ, et al. Fetal cystic hygroma. Cause and natural history. N Engl J Med 1983;309:822-825.

23. Malone FD, Ball RH, Nyberg DA, et al. First-trimester septated cystic hygroma: prevalence, natural history, and pediatric outcome. Obstet Gynecol 2005;106:288-294.

24. Maat-Kievit JA, Oepkes D, Hartwig NG, et al. A large retinoblastoma detected in a fetus at 21 weeks of gestation. Prenat Diagn 1993;13:377-384.

25. Salim A, Wiknjosastro GH, Danukusumo D, et al. Fetal retinoblastoma. J Ultrasound Med 1998;17:717-720.

26. Walsh G, Dubbins PA. Antenatal sonographic diagnosis of a dacryocystocele. J Clin Ultrasound 1994;22:457-460.

27. Alper CM, Chan KH, Hill LM, et al. Antenatal diagnosis of a congenital nasolacrimal duct cyst by ultrasonography: a case report. Prenat Diagn 1994;14:623-626.

28. Chervenak FA, Tortora M, Moya FR, et al. Antenatal sonographic diagnosis of epignathus. J Ultrasound Med 1984;3:235-237.

29. Gull I, Wolman I, Har-Toov J, et al. Antenatal sonographic diagnosis of epignathus at 15 weeks of pregnancy. Ultrasound Obstet Gynecol 1999;13:271-273.

30. Trecet JC, Claramunt V, Larraz J, et al. Prenatal ultrasound diagnosis of fetal teratoma of the neck. J Clin Ultrasound 1984;12:509-511.

31. Kerner B, Flaum E, Mathews H, et al. Cervical teratoma: prenatal diagnosis and long-term follow-up. Prenat Diagn 1998;18:51-59.

32. Paladini D, Vassallo M, Sglavo G, et al. Cavernous lymphangioma of the face and neck: prenatal diagnosis by three-dimensional ultrasound. Ultrasound Obstet Gynecol 2005;26:300-302.

33. Viora E, Grassi Pirrone P, Comoglio F, et al. Ultrasonographic detection of fetal craniofacial hemangioma: case report and review of the literature. Ultrasound Obstet Gynecol 2000;15:431-434.

34. Abuhamad AZ, Fisher DA, Warsof SL, et al. Antenatal diagnosis and treatment of fetal goitrous hypothyroidism: case report and review of the literature. Ultrasound Obstet Gynecol 1995;6:368-371.

35. Agrawal P, Ogilvy-Stuart A, Lees C. Intrauterine diagnosis and management of congenital goitrous hypothyroidism. Ultrasound Obstet Gynecol 2002;19:501-505.

09
가슴기형

심장이상을 제외하고 가슴에서 발생하는 이상은 드물다. 가슴의 모양과 크기의 이상은 대개 분명하고 많은 경우 다른 계통의 이상과 연관된다. 단독 폐이상은 질감 변화나 인접 심장에 미치는 효과 또는 2가지 모두 때문에 쉽게 발견할 수 있다.

I 정상 태아 가슴

태아의 가슴과 배를 포함하는 몸통을 검사하기 위해서는 먼저 태아 몸통 전체의 좋은 사진들을 시상스캔*sagittal scan*과 관상스캔*coronal scan*에서 얻어야 한다. 이렇게 함으로써 모양의 이상이나 종양 또는 외부로 돌출하는 종창*swelling*을 배제할 수 있다. 다음으로 흉곽과 복부의 내용물을 시상스캔과 횡단스캔*transverse axial scan*으로 검사한다.

폐를 포함한 흉곽 내 구조들은 대개 심장을 평가하는 동안 횡단스캔에서 평가할 수 있다(그림 9-1). 초음파상 폐는 임신 제1삼분기*first trimester* 말부터 볼 수 있고 임신이 진행함에 따라 심장을 둘러싸는 에코가 균일한 조직으로 나타난다. 각각의 폐엽들은 정상 태아에서 보이지 않는다. 그러나 흉막삼출액*pleural effusion*(수흉*hydrothorax*)이 존재할 경우 액체가 틈새*fissure*로 스며들면 엽의 경계가 보인다. 심장의 4방단면도*four chamber view*에서 흉부둘레를 측정하면 폐형성부전*lung hypoplasia*을 발견하는 데 도움이 될 수 있다.[1,2] 횡격막*diaphragm*은 임신 6주와 14주 사이에 횡중격*septum transversum*(장래 중심건中心腱, *central tendon*), 흉복막*pleuroperitoneal membrane*, 식도의 장간막*mesentery*(장래 각부脚部, *crura*)과 체벽의 4가지 구조가 융합되어 형성된다. 횡격막은 관상 또는 시상스캔에서 복부와 흉곽을 분리하는 에코가 낮은 가는 선으로 볼 수 있고 임신 제3삼분기*third trimester*에 더욱 분명하게 보인다(그림 9-2). 심장은 복잡한 구조이며 태아의 심장질환을 평가하기 위해 여러 단면에서 평가해야 한다(제10장에서 태아 심장 5가지 기본 횡단면의 정상 소견 참조).

흉곽의 뼈 성분은 인접한 연조직 구조와 대조되어 쉽게 인지할 수 있다. 늑골, 쇄골, 견

그림 9-1. 폐 태아 가슴의 횡단스캔에서 심장을 둘러싸는 에코가 균일한 폐가 보인다.

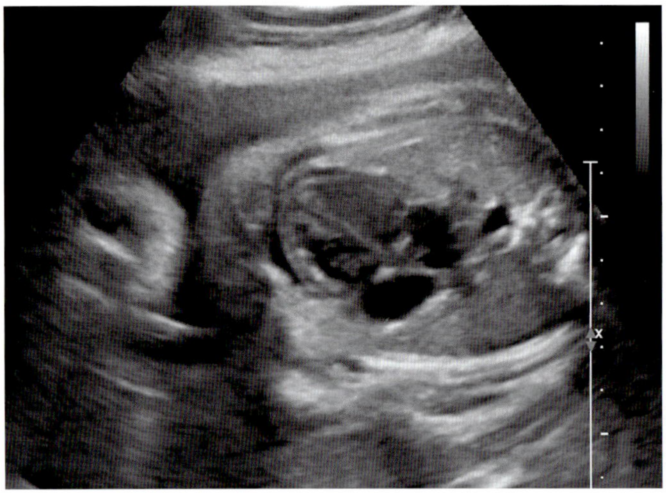

그림 9-2. 횡격막 태아 몸통의 시상스캔에서 가슴과 배 사이에 에코가 낮고 가는 선(화살표)으로 보이는 횡격막을 볼 수 있다.

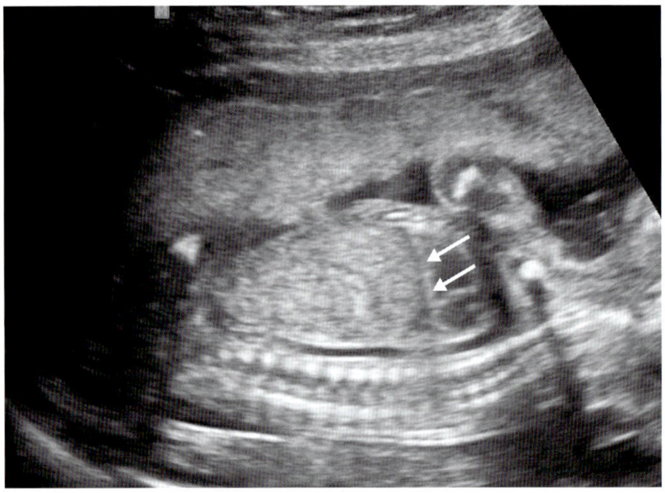

갑골의 평가는 몇 가지 형태의 골격이형성증*skeletal dysplasia* 감별진단에 중요할 수 있다(제13장 골격계기형 참조). 늑골은 흉추를 평가하기 위한 관상스캔에서 보일 수 있다. 또한 상부 흉곽의 횡단스캔에서는 쇄골, 견갑골도 평가할 수 있다.

Ⅱ 폐이상

태아 시기에 발생하는 폐의 이상은 드물다. 따라서 태아에게 흔한 가슴질환의 진단, 연관된 기형, 예후와 처치 전략에 초점을 맞춘다.

1. 폐형성부전

폐형성부전은 폐세포, 기도와 폐포 수의 감소로 인해 발생하며, 그 결과 폐의 크기와 무게가 감소한다. 가장 흔한 폐형성부전은 임신 20주 전에 조기양막파열*premature rupture of membrane* 또는 신장무발생*renal agenesis*으로 인해 발생한 양수과소증*oligohydramnios*과 흉곽 내 종괴腫塊, *mass*가 정상적인 폐 성장을 제한해서 발생한다. 그 밖에도 덜 흔한 원인으로 심장 우심실유출로*right ventricular outflow tract*에 폐쇄병변이 발생해 폐혈류를 제한하는 심혈관질환, 작거나 변형된 흉곽을 초래하는 골격질환과 태아 호흡에 지장을 주는 신경질환 등이 있다.

가슴둘레*chest circumference*는 양수과소증이나 골격이형성증으로 인해 가슴 크기가 감소되었을 때 폐형성부전을 예측하는 데 도움이 될 수 있으며,[3,4] 가슴둘레 대 복부둘레*abdominal circumference* 비율을 사용하기도 한다. 그러나 가슴둘레는 흉곽 내 종괴로 인한 폐형성부전의 경우에는 비교적 낮은 민감도*sensitivity*와 정확성을 보인다.[5,6] 이러한 경우에는 폐를 직접 측정하는 것이 가슴둘레 측정보다 훨씬 정확할 수 있다. 폐를 측정하기 위해 제시된 방법들은 폐길이, 폐면적과 폐직경을 이용한다.[6,7] 그 밖에 자기공명영상*magnetic resonance imaging; MRI*이나 3차원 초음파를 이용한 폐용적 측정, 폐동맥도플러 혈류속도, 태아 호흡운동 평가 등이 폐형성부전을 예측하기 위한 방법으로 제시되었으나 현재로는 정확성이 낮으며 제한점이 많다.

많은 기형이 폐형성부전과 연관될 수 있다. 폐형성부전이 있는 태아 중 대다수의 경우 관련된 중증기형*major malformation*이나 염색체이상*chromosome abnormality*이 그 원인이며, 폐형성부전의 절반은 흉곽 내에서 공간을 차지하는 병변이 발생해서 정상 폐실질을 압박하거나 대치한다. 횡격막탈장*diaphragmatic hernia*이 폐형성부전의 흔한 원인이다. 큰 수흉 또는 드문 흉곽 내 종양(신경모세포종神經母細胞腫, *neuroblastoma*, 전장*foregut*이상, 기형종*teratoma*)도 유사하게 작용할 수 있다. 낭성선종양기형*cystic adenomatoid malformation*, 폐격리*pulmonary sequestration*, 기관지폐쇄*bronchial atresia* 같은 일차적 폐실질이상은 정상 폐실질을 대치해서 폐형성부전에 이를 수 있다.

예후는 폐형성부전의 정도에 따라 다르다. 출생 시 호흡곤란이 심한 신생아는 호흡곤란이나 관련된 기형으로 인해 대부분 사망한다. 폐형성부전의 처치는 연관된 질환에 따라 다르지만, 폐의 재팽창을 위해 생후 곧 흉곽 내 종괴효과*mass effect*를 제거하는 시술을 시행한다.

2. 횡격막탈장

횡격막탈장은 복강 내 장기가 태아의 흉곽 내로 탈출하는 것으로, 태아 횡격막의 선천적 결손 때문에 발생한다.

발생빈도는 10,000명 출생당 2~5명이며 다인자적 원인으로 발생한다. 횡격막결손*diaphragmatic defect*은 후외측*posterolateral*이 가장 흔하지만(85~90%), 흉골후방*retrosternal*, 식도열공*esophageal hiatus*일 수도 있으며, 그 밖에 횡격막이 근육화와 신경지배의 실패로 인해 극도로 얇아져 복강 내용물이 흉강 내로 이동하는 횡격막성내장전위*diaphragmatic eventration*가 있을 수 있다.

후외측 횡격막탈장은 임신 8~9주에 흉복막관*pleuroperitoneal canal*이 폐쇄되지 않음으로써 발생하고 80%가 좌측에서, 15%는 우측에서, 5%는 양측성으로 발생한다.

횡격막탈장이 있는 태아의 55%에서 다른 기형이 동반되며,[8] 주로 중추신경계기형과 심장기형이다. 5~20%에서는 염색체이상을 보이는데, 주로 18번세염색체증*trisomy 18*이며 12번염색체 단완 短腕, *short arm*의 부분 네염색체증*tetrasomy*(팔리스터-킬리안증후군 *Pallister-Killian syndrome*)을 보일 수도 있다. 베크위트-위드만증후군*Beckwith-Wiedemann syndrome*, 피에르로빈속발증*Pierre Robin sequence*, 상염색체열성*autosomal recessive* 유전하는 프린스증후군*Fryns syndrome*(횡격막탈장, 말단수족지형성저하증*distal digital hypoplasia*, 안면이상형태*facial dysmorphism*)으로 나타날 수 있다.

초음파상 양수과다증*polyhydramnios*, 심장 종격*mediastinum* 이동을 보이며, 복강 내에 위가 없고 좌측 흉곽 내에 복강 내 장기(위, 장, 간)가 보이면 진단할 수 있다(그림 9-3). 복강 내에서 위를 확인할 수 없고 흉곽 내에 낭성 구조가 있으면 횡격막탈장을 의미한다. 지금까지 보고된 자료에 따르면 임신 17주에 가장 빨리 진단되었고 평균 임신 29주에 진단된다. 흉곽 내에 팽출*evisceration*된 간을 발견하기는 어렵지만 문맥*portal vein*의 말단가지가 횡격막보다 상방에 나타나고 충실성*solid* 종괴가 심장의 좌변과 탈출된 위 사이에 있으

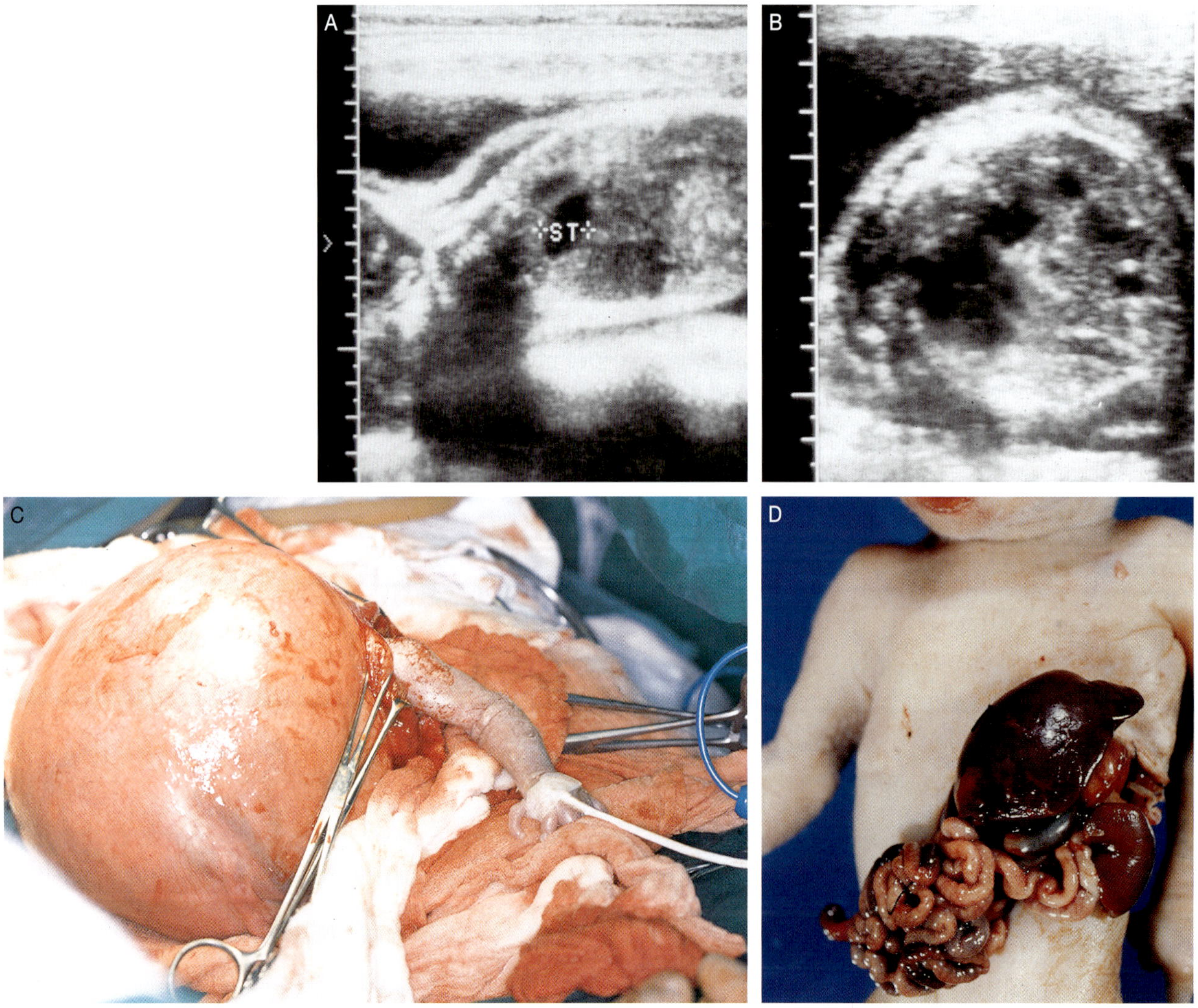

그림 9-3. 좌측 횡격막탈장 A. 임신 29주 태아 가슴의 시상스캔에서 흉강 내에 위(ST)가 보인다. B. 같은 태아 가슴의 횡단스캔에서 좌측 흉강 내에 에코가 낮은 장의 고리, 낭성 구조의 위, 우측으로 종격 이동된 심장이 보인다. 양수과다증도 있었다. C. 임신 31주 개복, 자궁절개해서 태아 수술을 시행했다. 태아 왼쪽 팔을 자궁 밖으로 빼내고 태아의 좌측 늑골하절개를 통해 위·장을 복강 내 복원, 횡격막결손을 교정하고 silastic pouch를 만드는 중 자궁수축으로 인해 태아가 자궁 밖으로 나와 사망했다. D. 같은 태아의 부검사진.

면 간의 존재를 시사하는 것이다. 이 경우 색도플러초음파영상*color Doppler sonogram*으로 간조직 내에서 문맥을 확인할 수 있다. 수종*hydrops*은 폐종양과 흔히 연관되어 발생하고 연관된 기형이 없다면 좌측 횡격막탈장에서는 수종이 잘 발생하지 않는다.

우측 횡격막탈장은 간과 폐의 유사한 에코 질감 때문에 진단하기 어렵다. 우측 횡격막탈장을 진단할 때는 수흉과 복수*ascites*가 보이는 경우에도 흉곽 내에서 담낭을 확인하면 도움이 된다.

정상 태아 흉곽을 비스듬하게 스캔하면 횡격막탈장으로 혼동할 수 있는 영상을 보이는 경우도 있기 때문에 심장의 4방을 횡단스캔하고, 태아 횡격막과 횡격막 하부 복부장기를 포함해서 시상주위스캔*parasagittal scan* 또는 관상스캔을 해야 한다. 일반적으로 심장의 4방을 횡단스캔할 때 흉곽 내에서 장은 보이지 않는다. 결손을 통한 장의 탈장은 간헐적일 수 있기 때문에 탈장의 크기와 내용물은 검사할 때마다 변할 수 있다.

폐의 낭성선종양기형, 폐격리, 기관지낭종*bronchogenic cyst* 또는 신경장관낭종*neurenteric cyst*과 감별진단해야 한다.

자궁 내에서 진단된 횡격막탈장의 예후는 대체로 폐형성부전과 지속성 태아순환*persistent fetal circulation*(폐고혈압*pulmonary hypertension*) 때문에 매우 나쁘며 생존율은 20~25%이다. 다른 연관된 기형, 염색체이상, 임신 25주 이전에 이루어지는 조기진단과 조기분만, 결손이 큰 탈장, 흉곽 내 위와 간, 작은 우측 폐(폐면적 대 머리둘레*head circumference* 비율)와 작은 좌심실은 좌측 횡격막탈장의 불량한 예후인자들이다. 태아 횡격막탈장을 치료하기 위해 자궁내치료*in-utero fetal therapy*가 시도되고 있다(제17장 태아경하기관폐색*fetoscopic tracheal occlusion* 327~329쪽 참조).

3. 선천성 낭성선종양기형폐

선천성 낭성선종양기형은 폐 내에 다낭성 종괴가 발생하는 것으로, 원시*primitive* 폐조직,

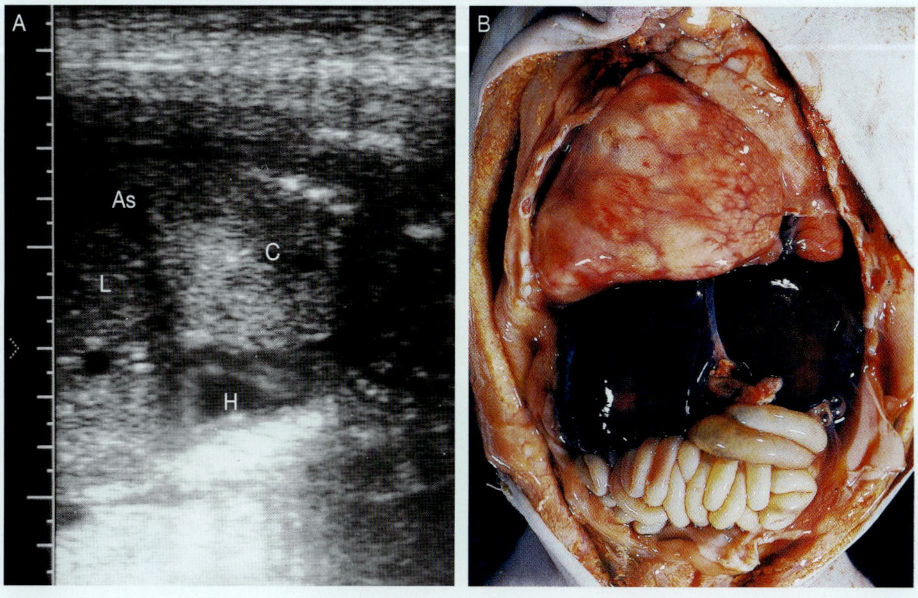

그림 9-4. 선천성 낭성선종양기형 I형, 임신 24+4주 A. 태아 가슴의 관상스캔에서 에코가 있는 커다란 폐종양(C)이 심장의 좌측으로 이동했다. 소량의 복수(As)가 보인다(L: 간). B. 임신 25주 부검에서 임신중단아의 커진 우측 폐종괴가 심장을 좌측으로 밀고 있다.

비정상 기관지와 세기관지*bronchiole* 같은 구조로 이루어져 있다. 대다수의 선천성 낭성 선종양기형은 편측이다. 종괴는 주로 낭종, 주로 충실성 또는 낭성과 충실성일 수 있다. Stocker 등(1997)은 현미경과 육안적 모양을 기초로 선천성 낭성선종양기형을 직경 2~10cm의 낭종이 있는 I 형(대낭성*macrocystic*, 그림 9-4~9-6), 2cm 미만의 낭종이 있는 II 형(대낭성과 소낭성*microcystic*으로 구성), 0.5cm 미만의 낭종이 있는 III 형(소낭성, 그림

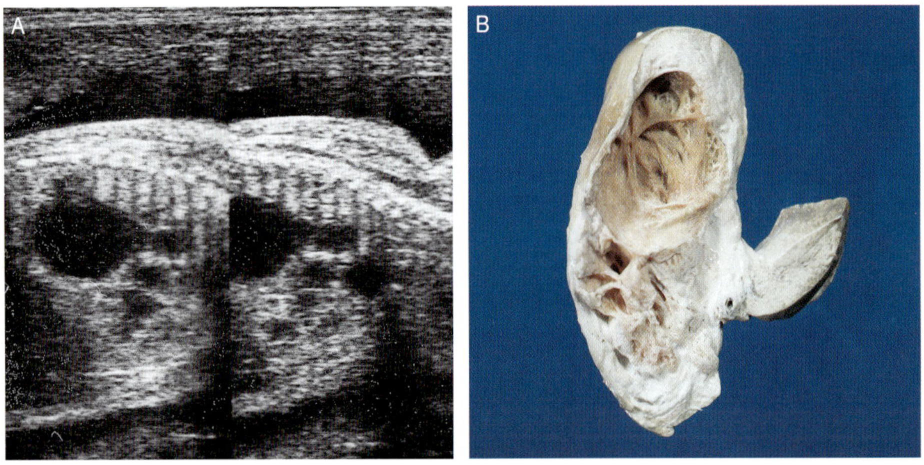

그림 9-5. 선천성 낭성선종양기형 I 형, 임신 32주 A. 태아 가슴의 시상스캔에서 크기가 다양한 낭종들과 피부부종을 보인다. 복수, 수종, 양수과다증도 있었다. B. 임신 32주 자연분만 후 신생아는 조기사망했으며 부검에서 기형폐의 병리 육안 소견을 확인했다. 다양한 크기의 낭 구조를 보이는 종괴를 볼 수 있다.

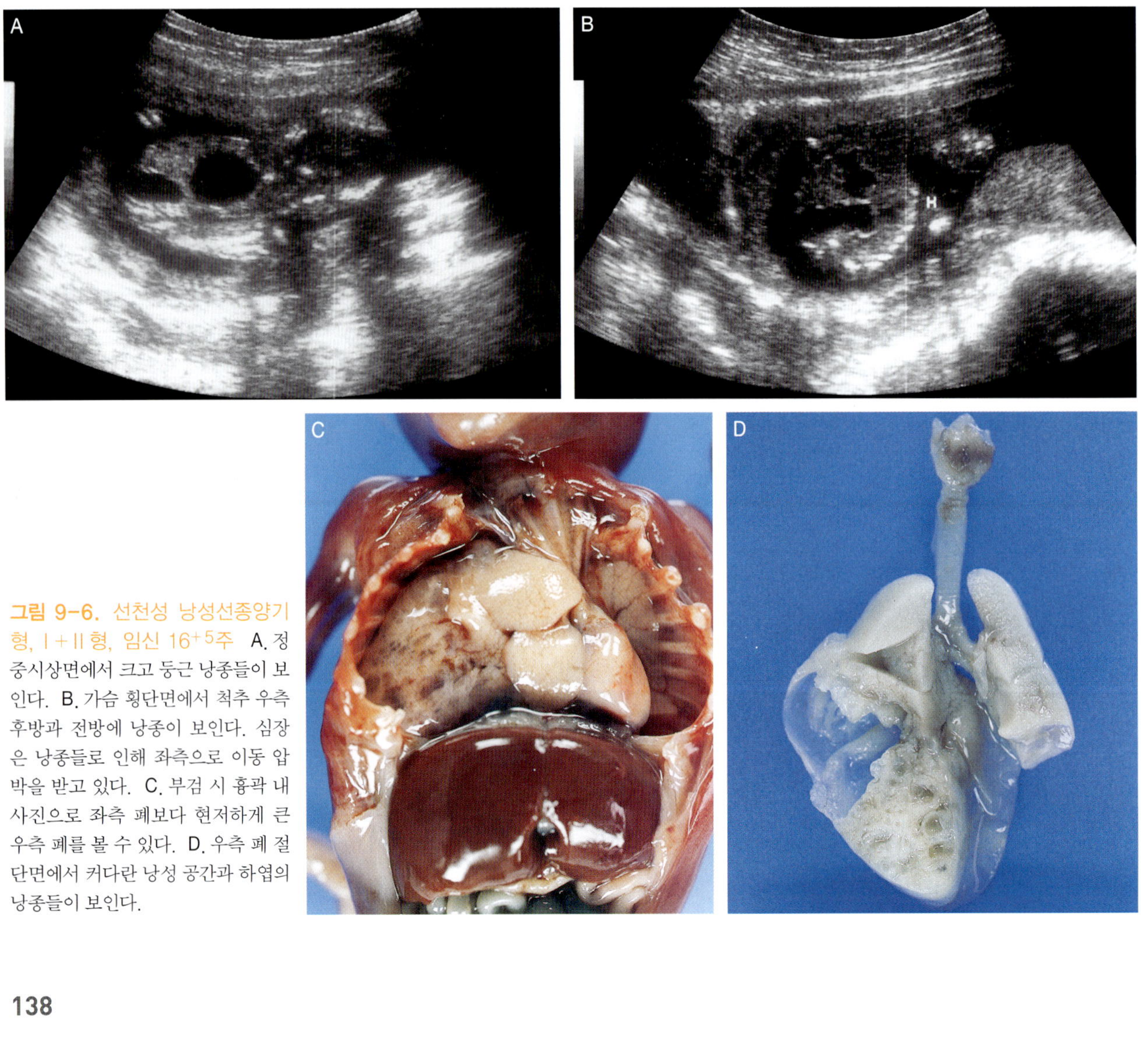

그림 9-6. 선천성 낭성선종양기형, I + II 형, 임신 16^{+5}주 A. 정중시상면에서 크고 둥근 낭종들이 보인다. B. 가슴 횡단면에서 척추 우측 후방과 전방에 낭종이 보인다. 심장은 낭종들로 인해 좌측으로 이동 압박을 받고 있다. C. 부검 시 흉곽 내 사진으로 좌측 폐보다 현저하게 큰 우측 폐를 볼 수 있다. D. 우측 폐 절단면에서 커다란 낭성 공간과 하엽의 낭종들이 보인다.

9-7)으로 분류했다.[9] 초음파상 큰 낭종들은 I형과 II형에서 보이고 III형은 충실성이며 에코가 있다. 조직학적으로 충실성 조직은 미성숙하거나 비정상 세기관지모양의 구부러진 가지가 많은 구조로 되어 있다.

초음파상 대부분의 병변들은 낭성과 충실성 구성 요소를 갖고 있으며 크기와 모양은 다양하다. 수종은 낭성선종양기형이 있는 태아의 소수에서 규칙적으로 커다란 병변과 연관되어 발생한다.

선천성 낭성선종양기형은 폐 이외의 기형이나 염색체이상과 흔히 연관되지는 않는다. 그러나 신장기형과 염색체이상이 있을 수 있으며 대부분 II형과 연관된다. 폐격리, 기관지낭종, 기관지폐쇄 같은 폐의 이상이 혼재할 수 있다. 대부분의 병변들은 임신이 진행하면서 작아지는 것처럼 보인다. 경우에 따라 종괴는 소멸된 것으로 보이지만 실제로 사라진 것이 아니고 출생 후 전산화단층촬영*computed tomography; CT*에서 발견할 수 있다.

예후는 다양하며 소낭성 형태는 매우 불량한 예후를 보이고 대부분의 경우 치명적이다. 따라서 태아 생존력*viability* 이전에 임신중단은 처치방법 중 하나일 수 있다. 또한 태아수종이 존재하면 예후가 나쁘기 때문에 태아치료나(제17장 개방성태아수술과 도관단락술 참조) 조산을 고려해야 한다.

4. 폐격리

폐격리가 발생하면 폐의 일부 조직이 폐의 나머지 조직으로부터 분리되어 비정상 순환을 보이며 기관지와 소통하지 않는다. 폐엽 내외에서 발생하는 2가지 형태가 있으며[10,11] 폐엽 외 형태는 부엽*accessory lobe* 같은 것이고 산전에 진단되는 거의 모든 폐격리가 이에 해당된다. 폐엽 내 형태는 폐 내에서 발생한다. 연관된 이상은 폐엽 외 형태에서 훨씬

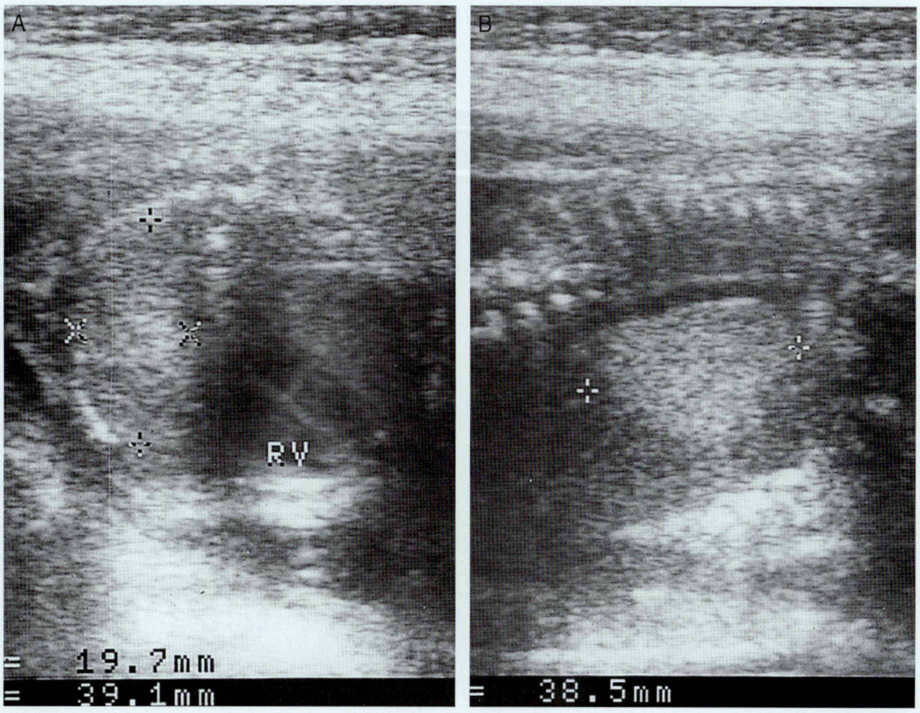

그림 9-7. 선천성 낭성선종양기형 III형, 임신 24주 A. 태아 심장 4방단면도 위치에서 우심방 뒤쪽에 에코가 있는 둥근 폐종괴가 보인다(RV: 우심실). B. 같은 태아 가슴의 관상스캔에서 편측 에코가 현저한 타원형 폐종괴가 보인다.

흔하지만 두 형태 모두에서 일어날 수 있고, 기관식도누공*tracheoesophageal fistula*을 포함하는 식도이상, 골격이상, 횡격막탈장과 심장이상 등이 있다.[12] 예후는 다양하지만 다른 중증기형이 있다면 예후는 중증기형에 따라 결정된다. 그렇지 않은 경우 예후는 격리의 상태에 따라 달라질 수 있고, 특히 몇몇 부위에는 수종이 일어나기 쉽다.

폐엽외격리는 초음파상 경계가 명확히 구별되는 에코가 있는 엽 또는 삼각형의 종괴로[13] 태아 가슴의 좌측 기저부에서 발견된다. 크기는 다양하지만 평균적으로 작거나 중간 크기의 병변 또는 큰 격리가 발생할 수 있고 종격 이동과 수종을 유발할 수 있다. 흉부대동맥*thoracic aorta*이나 복부대동맥*abdominal aorta*에서 기시해서 종괴에 혈류를 공급하는 체순환을 보여줌으로써 폐엽외격리의 진단을 돕는다(그림 9-8).

또한 색도플러가 매우 유용할 수 있다. 그러나 폐엽외격리의 정맥 유입은 대부분 체순환 정맥으로 그 성상은 초음파상 보기가 어렵다. 폐엽외격리의 5~10%에서 종괴가 있는 쪽에 수흉이 일어날 수 있으며, 10~15%는 횡격막(주로 좌측) 내 또는 횡격막하에서 발견된다.[14]

산전진단된 폐격리의 50~75%는 연속초음파검사에서 부분적 또는 완전 소실을 보여주는 것으로 추정된다.[15] 출생 후에는 외과적 적출이나 동맥색전술*arterial embolization*로 치료한다.

5. 기관지낭종

기관지낭종은 1개이거나 다발성일 수 있고[16] 전장의 기형들이다. 폐, 종격, 심낭*pericardium*, 목과 복부 같은 어떤 부위에나 발생할 수 있다. 단순 낭종이며 매우 드물지만 흉곽 내에 발생한 낭성질환을 감별진단할 때 염두에 두어야 한다.

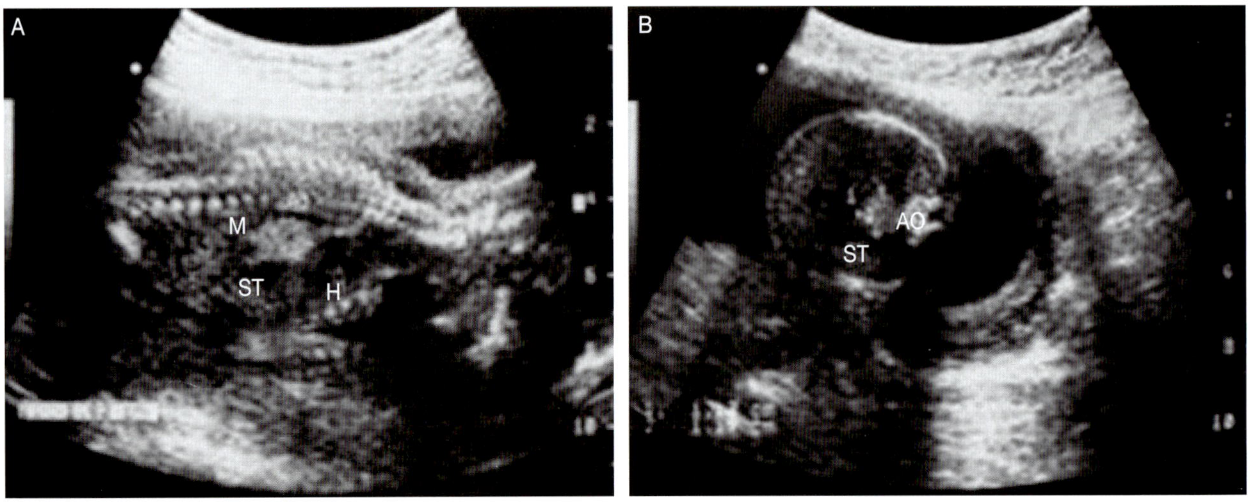

그림 9-8. 횡격막하 폐엽외격리, 임신 21+6주 A. 시상스캔에서 횡격막하, 위(ST) 뒤에 에코가 있는 길이 1.62cm의 종괴(M)가 보인다(H: 심장). B. 같은 태아의 횡단스캔에서 위(ST) 뒤쪽과 복부대동맥(AO) 앞쪽 가까운 위치에 있는 좌측 충실성 종괴(1.13× 1.19cm)가 보인다. 색도플러 영상을 시도했지만 복부대동맥으로부터 종괴에 공급하는 체순환을 볼 수 없었다. 부검상 폐엽외격리를 확인했다.

6. 다른 낭종과 종양

신경장관낭종의 전형적 초음파소견은 후방 흉곽에 격이 있거나 이엽*bilobed*의 낭성 종괴이며 흉추*thoracic vertebra* 또는 경추*cervical vertebra*의 기형(종종 반척추*hemivertebra*)이 항상 존재한다.[17~19]

기형종, 림프관종*lymphangioma*, 심낭낭종*pericardial cyst*, 요로낭종*urinary tract cyst*, 수막척수류*meningomyelocele*, 식도중복*esophageal duplication* 같은 많은 낭종과 종양이 흉곽에 존재할 수 있다.

7. 태아 수흉

태아 수흉 또는 흉막삼출액은 늑막강에 체액이 축적한 것이다. 태아에 흉수*pleural fluid*가 있는 것은 항상 비정상 소견이다. 초음파상 흉막삼출액은 늑막강에 에코가 없는 체액 집합으로 나타난다(그림 9-9, 9-10). 다른 기형과 연관되지 않은 흉막삼출액의 가장 흔한 원인은 신생아호흡곤란에 이르는 원인을 알 수 없는 유미흉乳糜胸, *chylothorax*으로, 흉수 중 림프구*lymphocyte*가 많은 부분을 차지한다.[20] 또한 빈혈, 염색체이상, 감염, 종양, 심장결손, 부정맥*arrhythmia*, 누난증후군*Noonan syndrome* 등과 같은 원인으로 발생하는 수종의 초기징후일 수 있다.

단독 수흉이 있는 태아의 주산기사망률*perinatal mortality rate*은 36~53%로, 특히 임신 32주 이전에 진단된 경우와 수종이 발생한 경우에는 예후가 나쁘다.[21~23] 폐발육과정 중 임신 17~24주의 세관기*canalicular period*에 폐가 압박되면 폐형성부전을 초래하고,[24] 다량의 흉수는 연하*swallowing*를 방해해서 양수과다증을 초래하며, 대정맥*vena cava*과 심장을 압박해서 수종을 야기시킨다. 적은 양의 수흉은 치료하지 않아도 만족할 만한 결과를 보이며, 자연 소실되는 경우도 있다.[25] 따라서 연속초음파검사를 시행해야 한다. 임신 32주 전에 발생한 수종은 자궁내치료를 고려해야 한다.[26~28]

그림 9-9. 양측 수흉 태아 가슴의 횡단스캔에서 많은 양의 양측 흉수(화살표)가 보인다.

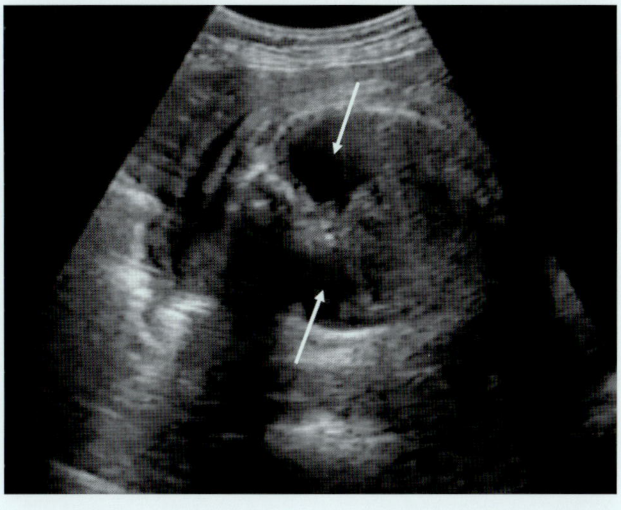

그림 9-10. 임신 33주에 발생한 편측 수흉과 흉막양막강단락술 A. 우측 수흉, 양수과다증, 심장의 종격이동을 볼 수 있으며, 흉수가 증가했다. B. 초음파유도하에 투관침을 임신부 복벽을 통해 양막강을 지나 삽입한다. C. 투관침을 태아의 흉수 내로 삽입한다. D. 투관침을 뺀다. E. 막대를 사용해서 도관의 한쪽 끝을 흉막강에 두고 도관의 다른 끝을 양막강에 둔다. F. 단락술 시행 후 7일째, 도관이 정상적으로 기능하고 있으며 흉수가 없고 폐가 잘 펴져 있다. G. 임신 39주에 선택적 제왕분만술을 시행한 신생아. 생후 흉막천자나 호흡기치료가 필요 없었으며 생후 9일째 퇴원했다.

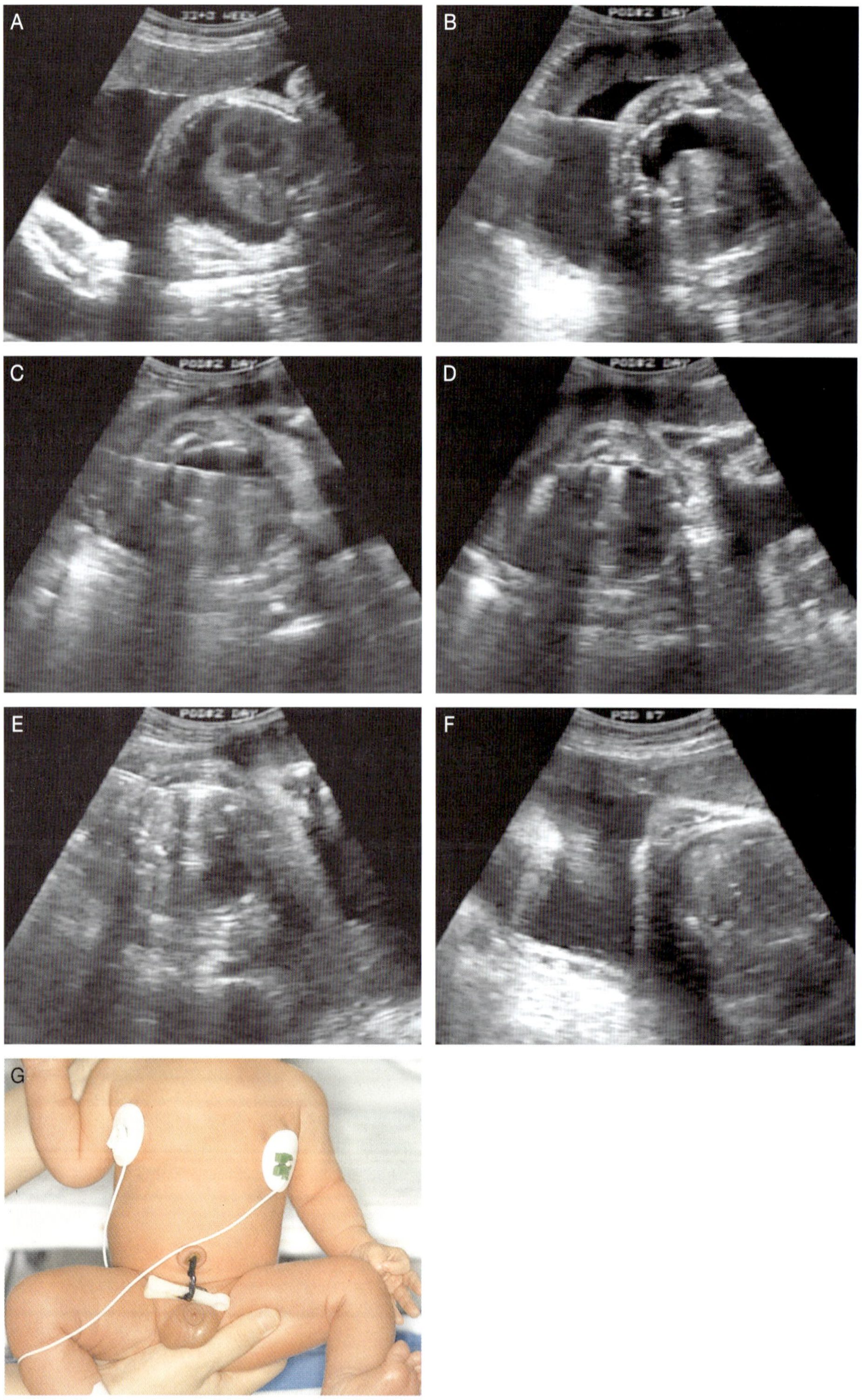

참고문헌

1. Fong K, Ohlsson A, Zalev A. Fetal thoracic circumference: a prospective cross-sectional study with real-time ultrasound. Am J Obstet Gynecol 1988;158:1154-1160.
2. Nimrod C, Davies D, Iwanicki S, et al. Ultrasound prediction of pulmonary hypoplasia. Obstet Gynecol 1986;68:495-498.
3. Chitkara U, Rosenberg J, Chervenak FA, et al. Prenatal sonographic assessment of the fetal thorax: normal values. Am J Obstet Gynecol 1987;156:1069-1074.
4. Laudy JA, Wladimiroff JW. The fetal lung. 2: Pulmonary hypoplasia. Ultrasound Obstet Gynecol 2000;16:482-494.
5. Vintzileos AM, Campbell WA, Rodis JF, et al. Comparison of six different ultrasonographic methods for predicting lethal fetal pulmonary hypoplasia. Am J Obstet Gynecol 1989;161:606-612.
6. Merz E, Miric-Tesanic D, Bahlmann F, et al. Prenatal sonographic chest and lung measurements for predicting severe pulmonary hypoplasia. Prenat Diagn 1999;19:614-619.
7. Yoshimura S, Masuzaki H, Gotoh H, et al. Ultrasonographic prediction of lethal pulmonary hypoplasia: comparison of eight different ultrasonographic parameters. Am J Obstet Gynecol 1996;175:477-483.
8. Puri P, Gorman F. Lethal nonpulmonary anomalies associated with congenital diaphragmatic hernia: implications for early intrauterine surgery. J Pediatr Surg 1984;19:29-32.
9. Stocker JT, Madewell JE, Drake RM. Congenital cystic adenomatoid malformation of the lung. Classification and morphologic spectrum. Hum Pathol 1977;8:155-171.
10. Rosado-de-Christenson ML, Frazier AA, Stocker JT, et al. From the archives of the AFIP. Extralobar sequestration: radiologic-pathologic correlation. Radiographics 1993;13:425-441.
11. Frazier AA, Rosado de Christenson ML, Stocker JT, et al. Intralobar sequestration: radiologic-pathologic correlation. Radiographics 1997;17:725-745.
12. Stocker JT. Sequestrations of the lung. Semin Diagn Pathol 1986;3:106-121.
13. Goldstein RB. Ultrasound evaluation of the thorax. In: Callen PW, ed. Ultrasonography in Obstetrics and Gynecology, 4th ed. Philadelphia: WB Saunders, 2000, pp.426-455.
14. Lager DJ, Kuper KA, Haake GK. Subdiaphragmatic extralobar pulmonary sequestration. Arch Pathol Lab Med 1991;115:536-538.
15. Adzick NS. Management of fetal lung lesions. Clin Perinatol 2003;30:481-492.
16. Bagolan P, Bilancioni E, Nahom A, et al. Prenatal diagnosis of a bronchogenic cyst in an unusual site. Ultrasound Obstet Gynecol 2000;15:66-68.
17. Uludağ S, Madazli R, Erdoğan E, et al. A case of prenatally diagnosed fetal neurenteric cyst. Ultrasound Obstet Gynecol 2001;18:277-279.
18. Reed JC, Sobonya RE. Morphologic analysis of foregut cysts in the thorax. Am J Roentgenol Radium Ther Nucl Med 1974;120:851-860.
19. Strollo DC, Rosado-de-Christenson ML, Jett JR. Primary mediastinal tumors: Part II. Tumors of the middle and posterior mediastinum. Chest 1997;112:1344-1357.
20. Benacerraf BR, Frigoletto FD Jr, Wilson M. Successful midtrimester thoracentesis with analysis of the lymphocyte population in the pleural effusion. Am J Obstet Gynecol 1986;155:398-399.
21. Longaker MT, Laberge JM, Dansereau J, et al. Primary fetal hydrothorax: natural history and management. J Pediatr Surg 1989;24:573-576.
22. Estroff JA, Parad RB, Frigoletto FD Jr, et al. The natural history of isolated fetal hydrothorax. Ultrasound Obstet Gynecol 1992;2:162-165.
23. Hagay Z, Reece A, Roberts A, et al. Isolated fetal pleural effusion: a prenatal management

dilemma. Obstet Gynecol 1993;81:147-152.

24. Castillo RA, Devoe LD, Falls G, et al. Pleural effusions and pulmonary hypoplasia. Am J Obstet Gynecol 1987;157:1252-1255.

25. Pijpers L, Reuss A, Stewart PA, et al. Noninvasive management of isolated bilateral fetal hydrothorax. Am J Obstet Gynecol 1989;161:330-332.

26. Blott M, Nicolaides KH, Greenough A. Pleuroamniotic shunting for decompression of fetal pleural effusions. Obstet Gynecol 1988;71:798-800.

27. Rodeck CH, Fisk NM, Fraser DI, et al. Long-term in utero drainage of fetal hydrothorax. N Engl J Med 1988;319:1135-1138.

28. 이국, 양정인, 김석영 등. 태아수흉, 복수와 폐쇄성 요로병증을 위한 자궁내 단락술: 7예 검토. 대한주산의학회잡지 2004;15:379-387.

10
심장기형

선천성 심장질환*congenital heart disease; CHD*은 태아기형 중 흔한 기형이며, 발생빈도는 1,000명 출생당 8명이다.[1] 그중 절반은 예후가 나쁜 중증기형*major malformation*이다. 또한 선천성 심장질환은 영아사망의 주요 원인이며 기형으로 사망하는 영아의 반수와 관련된다. 뿐만 아니라 심장외기형, 염색체이상*chromosome abnormality*과 빈번하게 연관된다. 태아 심장 평가는 정규초음파검사의 일부로 주장되어왔으며 초기에는 태아 심장의 4방단면도*four chamber view*가 추천되었다.[2,3] 그러나 최근에는 4방단면도 외에 대혈관(대동맥*aorta*과 폐동맥*pulmonary artery*)검사를 추천한다.[4,5]

태아의 심장기형을 평가하는 데 사용되는 영상기술에는 단면심장초음파술*cross-sectional echocardiography*, M방식 초음파, 간헐파형도플러심장초음파술*pulsed wave Doppler echocardiography*, 색도플러초음파술*color Doppler sonography*, 시공연계*spatio-temporal image correlation; STIC* 입체영상이 가능한 4차원 초음파술 등이 있다.[6~9]

이 장에서는 주로 단면초음파를 기본으로 선천성 심장질환의 고위험군에서 태아 심장 정밀초음파검사의 시기, 태아 심장 선별초음파검사로서 5가지 기본 횡단스캔*transverse axial scan*의 정상 소견, 각 횡단스캔과 연관된 선천성 심장질환, 선천성 심장질환이 있는 아기들의 예후와 산전·산후 처치 계획을 다루고자 한다.

I 선천성 심장질환의 고위험군

기형검사의 일부로 심장검사가 광범위하게 소개되었음에도 불구하고 많은 중증 선천성 심장질환이 출생 전에 발견되지 않고 있다. 현재 선별전략은 선천성 심장질환의 위험이 낮은 임신과 위험이 높은 임신을 구별하는 것이다. 선천성 심장질환의 가족력, 증가된 목덜미투명대*nuchal translucency* 두께, 모성 당뇨병*diabetes mellitus*, 의심되는 심장기형 등이 있는 선천성 심장질환의 고위험군(표 10-1)에게는 태아 심장 정밀초음파검사가 필요하고 심장의 모든 연결 부위들을 확인해야 한다. 횡단면영상*cross-sectional imaging*에 폐

표 10-1. 선천성 심장질환의 고위험군

1. 선천성 심장질환의 가족력
2. 증가된 목덜미투명대 두께
3. 심장질환과 연관된 다른 태아기형(제대탈장, 비면역성 태아수종, 비정상 태아 핵형 등)
4. 태아 심장부정맥
5. 의심되는 선천성 심장질환
6. 모성 당뇨병, 결합조직질환
7. 기형유발약제 복용(리튬, 항경련제 등)
8. 모성 감염(풍진, 콕사키바이러스, 파르보바이러스 B19 등)

동맥과 대동맥 도플러혈류, 심실도플러혈류와 색도플러 평가가 추가된다.

1. 선천성 심장질환의 가족력

어머니, 아버지 또는 아이들에게 심장질환이 있는 가계에서 선천성 심장질환의 위험이 증가한다. 아버지 또는 아이들에게 심장질환이 있다면 위험률은 약 2~3%이며, 어머니에게 심장질환이 있다면 재발위험률은 6%로 높아진다. 어머니, 아버지 또는 자식의 가족력이 있음에도 불구하고 지난 10년 넘게 6,000여 건의 임신 선별검사를 기초로 계산된 재발위험률은 2~3%이다.[10] 이 비율은 염색체이상 또는 인지된 증후군이 없는 경우의 경험적 재발률이며, 유전양식이 의문되는 경우 임상적으로 조언할 때 도움이 된다. 좌-우측 비대칭(이성체*isomerism*), 또는 염색체 22q11 결손의 경우 재발위험은 경험적 재발위험보다 의미 있게 높을 수 있다.

2. 증가된 목덜미투명대 두께

목덜미투명대 두께 측정은 주로 다운증후군*Down syndrome* 같은 태아 염색체이상을 진단하기 위한 선별검사방법으로 소개되었다.[11] 핵형과 무관하게 목덜미투명대 두께가 증가된 태아에서 선천성 심장질환의 위험이 증가하는 것으로 보고되었지만,[12,13] 최근의 통계에 따르면 목덜미투명대 두께 측정은 선천성 심장질환을 위한 선별검사로서는 민감도*sensitivity*가 15~35%로 매우 낮다.[14,15]

3. 모성 당뇨병

당뇨병이 있는 임신부의 태아에서 선천성 심장질환의 빈도가 증가한다. 모성 당뇨병으로 검사를 의뢰한 태아의 3%에서 선천성 심장질환이 있다.[16]

Ⅱ 고위험군에서 태아 심장 정밀초음파검사의 시기

임신중단의 법적 한계가 임신 24주인 나라에서는 보통 임신 18~22주에 태아 심장 정밀초음파검사를 시행한다. 이 시기에는 심장의 모든 연결 부위를 평가할 수 있다. 중증 선천성 심장질환의 가족력이 있는 가계 또는 임신초기에 태아의 목덜미투명대 두께가 증가한 경우를 대상으로 임신 13~15주에 전문의료기관에서 태아 심장 정밀초음파검사를 시행한다. 임신초기에 정밀초음파검사를 시행하면 임신부를 일찍 안심시킬 수 있거나 선천성 심장질환을 조기진단할 수 있다. 그러나 임신초기에 정상이었던 경우도 임신후기에 검사를 반복해서 심장이 정상적으로 발달하는지 확인하고 더욱 미묘하거나 점진적인 병변들을 확인할 수 있다. 일반적으로 추후 검사는 임신 20~22주에 시행된다.

대동맥축착*coarctation of aorta*과 대동맥판협착*aortic stenosis* 또는 폐동맥판협착*pulmonary stenosis* 같은 점진적 병변의 기왕력이 있는 가족을 위해서 임신 24주가 지나면 심장초음파검사*echocardiography*를 시행해서 추가적인 정보를 얻을 수 있다.

Ⅲ 저위험군에서 태아 심장 선별초음파검사

고위험군을 확인했음에도 불구하고 선천성 심장질환이 있는 대부분의 아기들은 저위험군에서 발생한다. 그러나 고위험군처럼 저위험군에서 선별초음파검사의 일부로 태아 심장 전체를 종합평가하는 것은 합리적이지 않다.

영국산부인과학회*Royal College of Obstetricians and Gynaecologists; RCOG*와 세계산부인과초음파학회*International Society of Ultrasound in Obstetrics and Gynecology; ISUOG* 진료지침에서는 정규 산전관리의 일부로 저위험군을 평가하기 위해 태아 심장 선별검사로 4방단면도와, 가능하면 유출로*outflow tract*의 횡단면을 얻을 것을 권한다.[4,5] 초음파검사자*sonographer*가 얻어야 하는 태아 심장의 5가지 기본 횡단면에는 복부위치*abdominal situs*, 4방단면도, 좌심실유출로*left ventricular outflow tract*, 우심실유출로*right ventricular outflow tract*와 3혈관단면도*three vessel view*가 있다(그림 10-1).[17] 이러한 단면도들은 상복부*upper abdomen*에서 상종격*upper mediastinum*까지 연속적인 횡단면에서 한 번에 얻을 수 있기 때문에 대부분의 심장질환을 발견할 수 있다. 이러한 검사방법은 저위험군에 적용할 수 있다.[18,19] 또한 고위험군에서는 태아 심장 정밀초음파검사에서 최소한의 기준이 된다.

Ⅳ 태아 심장 5가지 기본 횡단면의 정상 소견

1. 복부위치

복부위치(그림 10-2)는 복부둘레*abdominal circumference* 측정에 사용되는 상복부횡단면*transverse view of the upper abdomen*이다.

먼저 임신부의 몸을 횡단스캔과 종단스캔*longitudinal scan*을 해서 태아의 좌측과 우측을 결정한 다음, 태아의 상복부횡단면에서 태아에서 좌측 또는 우측 구조의 중복 가능성에 관한 중요한 정보(이성체)를 제공하는 복부대동맥*abdominal aorta*과 하대정맥*inferior*

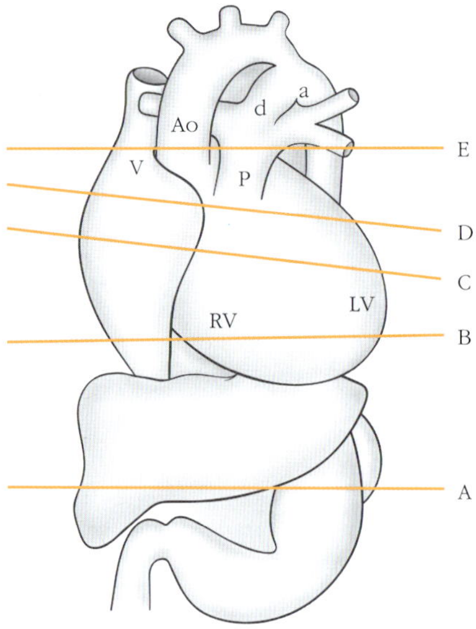

그림 10-1. 태아 심장의 5가지 기본 횡단스캔 A. 복부위치. B. 4방단면도. C. 좌심실유출로. D. 우심실유출로. E. 3혈관단면도(P: 폐동맥, Ao: 상행대동맥, V: 상대정맥, d: 동맥관, a: 하행대동맥, RV: 우심실, LV: 좌심실).

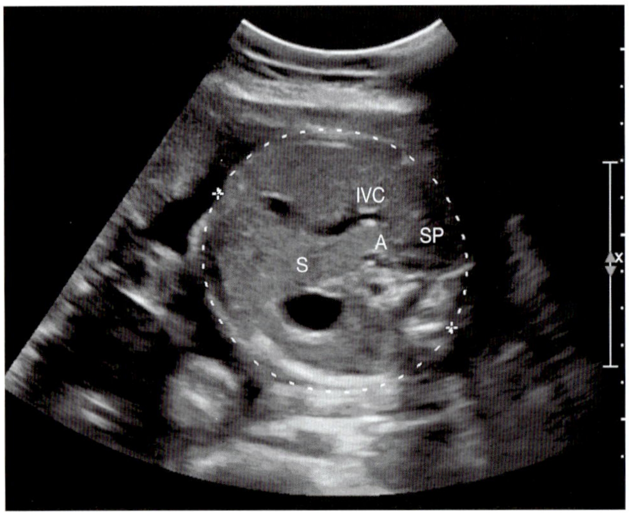

그림 10-2. 복부위치(A: 복부대동맥, IVC: 하대정맥, SP: 척추, S: 위)

*vena cava; IVC*의 상대적 위치(복부위치)를 검사한다. 대동맥은 척추의 앞쪽 좌측에 있으며 박동이 있다. 하대정맥은 척추의 앞쪽 우측에 위치하며 태아의 위는 좌측에 있다. 일단 우측과 좌측이 결정되면 태아의 위와 심장의 첨단*apex*이 좌측, 즉 신체의 같은 쪽에 있는 것을 확인하는 것이 도움이 된다.

2. 4방단면도

태아 심장의 4방단면도(그림 10-3)는 횡격막*diaphragm* 바로 위에서 태아 흉곽의 적절한 횡단면을 확인하기 위해 태아 흉부 주위에서 1개의 늑골*rib*이 보여야 한다.

이 단면도에서 심장은 흉곽의 약 1/3을 차지해야 한다. 심장의 첨단은 관상면*coronal*

그림 10-3. 4방단면도(A: 하행대동맥, LA: 좌심방, LV: 좌심실, RA: 우심방, RV: 우심실)

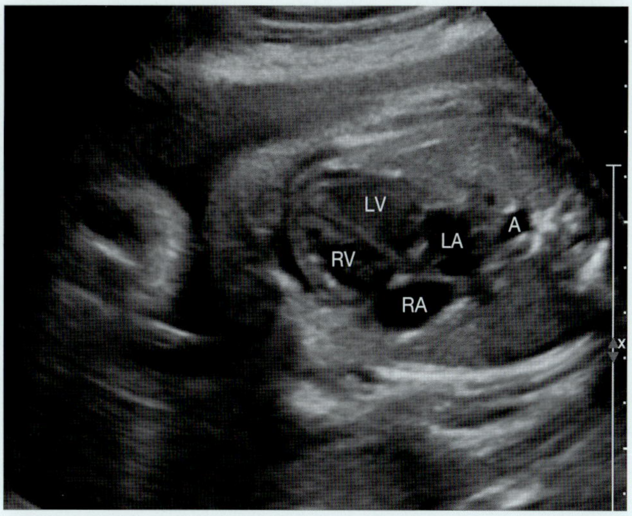

*plane*이나 종단면*longitudinal plane*에서 앞쪽 좌측으로 약 45°(2표준편차 = 20°, 범위 22~75°)를 가리킨다(좌측 심장축편위).[20,21] 양쪽 심실은 크기가 비슷하며 균등하게 수축한다. 심근은 우심실의 첨단을 향해 약간 두껍게 보인다. 이것은 조절대*moderator band*이고 우심실의 정상 모습이다. 양쪽 심방심실판막*atrioventricular valve*이 개폐되는 것을 볼 수 있다. 심실중격*ventricular septum*, 일차심방중격*primum atrial septum*과 심방심실판막들은 심장의 중앙교차점*crux*에서 만난다. 자세히 보면 삼첨판*tricuspid valve*(우측 심방심실판막)은 승모판*mitral valve*(좌측 심방심실판막)보다 심장의 첨단 쪽에 가깝게 부착한다.[22] 심방 간에 정상 소통이 있으며(난원공*foramen ovale*) 심방들은 대개 크기가 비슷하다. 영상의 질이 좋으면 폐정맥*pulmonary vein*이 좌측 심방의 후면으로 들어가는 것을 볼 수 있다.[2,3]

심장의 4방단면도에서 탐촉자*transducer, probe*의 방향을 바꾸지 않고 상방으로 움직이면 5방이라고 불리는 대동맥이 기시하는 근원*root*을 볼 수 있다.

3. 좌심실유출로: 대동맥 기시부

좌심실유출로단면도(그림 10-4)는 4방단면도에서 탐촉자를 태아의 우측 어깨를 향해 상방으로 비스듬하게 기울이면 얻을 수 있다.

대동맥은 심장의 중앙에 가깝게 기시한다. 대동맥이 심장을 떠날 때 처음에는 태아의 우측 어깨를 향한다. 대동맥의 전벽은 심실중격과, 후벽은 승모판의 앞쪽 첨판과 끊기지 않고 이어진 선으로 보여야 한다. 대동맥은 좌심실에서 기시한다.[23] 대동맥판*aortic valve*을 통과하는 혈류는 색도플러를 사용해서 쉽게 확인할 수 있다. 상행대동맥*ascending aorta*은 주폐동맥*main pulmonary artery* 우측에 위치한다. 대동맥은 대동맥궁*aortic arch*이 되며 대동맥궁은 두경부 혈관분지를 둔다. 대동맥은 폐동맥보다 약간 작다.

영상을 얻기가 어려운 태아에서 좌심실유출로는 태아 척추가 6시 또는 12시(척추가 위에 있는 경우) 위치에 있을 때 가장 잘 보인다. 이 위치에서 초음파 방향과 심실중격은 거의 수직이기 때문에 최적의 해상력*resolution*을 얻을 수 있다.

그림 10-4. 좌심실유출로(A: 대동맥, LA: 좌심방, LV: 좌심실, RA: 우심방, RV: 우심실)

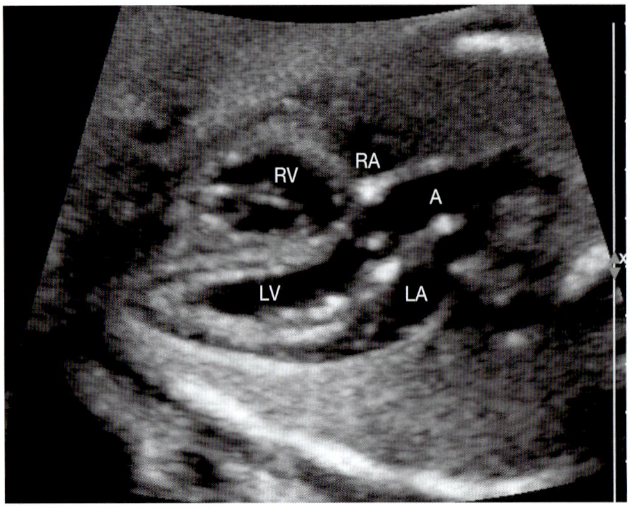

4. 우심실유출로: 폐동맥

좌심실유출로를 확인한 단면에서 탐촉자를 태아 머리 상방으로 움직이면 우심실유출로(폐동맥-좌우 폐동맥-동맥관*arterial duct*, 그림 10-5)를 얻을 수 있다.

폐동맥은 대동맥보다 전방에서 기시한다. 폐동맥은 정상 태아에서 전방의 흉부로부터 하행대동맥*descending aorta*과 태아 척추를 향해 위쪽으로, 직접 후방으로 향한다(그림 10-5A). 주폐동맥은 좌우 폐동맥과 동맥관이 되어(그림 10-5B) 척추의 앞에서 후방으로 하행대동맥에 연결된다. 상행대동맥은 주폐동맥의 우측에 위치한다. 횡대동맥궁*transverse aortic arch*은 폐동맥의 우측 바로 옆에 보인다. 폐동맥은 대동맥보다 약간 크다.[23]

태아 흉부에서 상하로 조금씩 탐촉자를 움직이면 대동맥과 폐동맥이 각각의 기시부에서 교차하는 것을 확인할 수 있다. 상행대동맥과 주폐동맥이 교차해서 지나가는 것은 심실로부터 대혈관들이 정상적으로 유출되고 있음을 의미한다.

5. 3혈관단면도

상방 종격*mediastinum*에서 비스듬하게 잘린 폐동맥, 상행대동맥과 상대정맥*superior vena cava; SVC*의 횡단면을 얻을 수 있다. 이것을 3혈관단면도라고 한다(그림 10-6A).[24, 25] 주폐동맥, 상행대동맥과 상대정맥은 좌측 전면에서부터 우측 후방으로 직선정렬*alignment*하고 크기는 순서대로 작아진다. 즉 주폐동맥이 가장 크고 상대정맥이 가장 작다. 탐촉자를 이보다 태아 머리 쪽으로 움직이면 동맥관궁*ductal arch*, 횡대동맥궁, 상대정맥과 기관*trachea*의 횡단면이 보인다(그림 10-6B).

가장 상방의 3혈관단면도에서 혈관들은 다음과 같은 순서로 보인다. 먼저 우측에서 태아 머리와 목으로부터 우심방으로 혈액을 공급하기 위해 상방 종격을 건너지르는 상대정맥의 횡단면이 보인다. 다음에 보이는 혈관은 횡대동맥궁이다. 대동맥은 태아의 우측 어깨를 향하다가 곧 위로 올라가서 후방으로 그리고 하행대동맥을 향해 좌측으로 방향을 바꾼다. 가장 상방의 3혈관단면도에서 대동맥 부분이 횡대동맥궁으로, 소시지

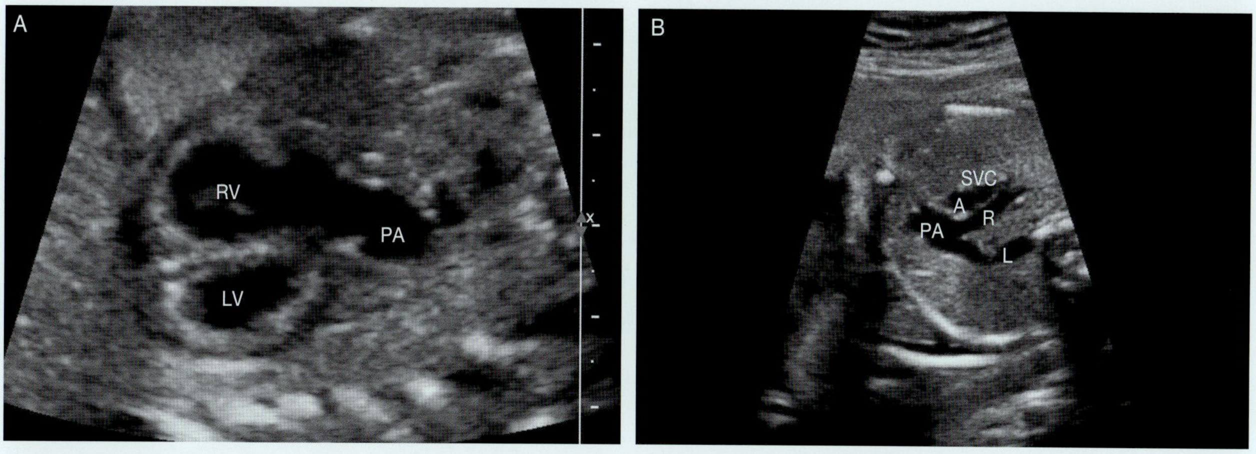

그림 10-5. 우심실유출로(PA: 폐동맥, RV: 우심실, LV: 좌심실, R: 우폐동맥, L: 좌폐동맥, A: 상행대동맥, SVC: 상대정맥)

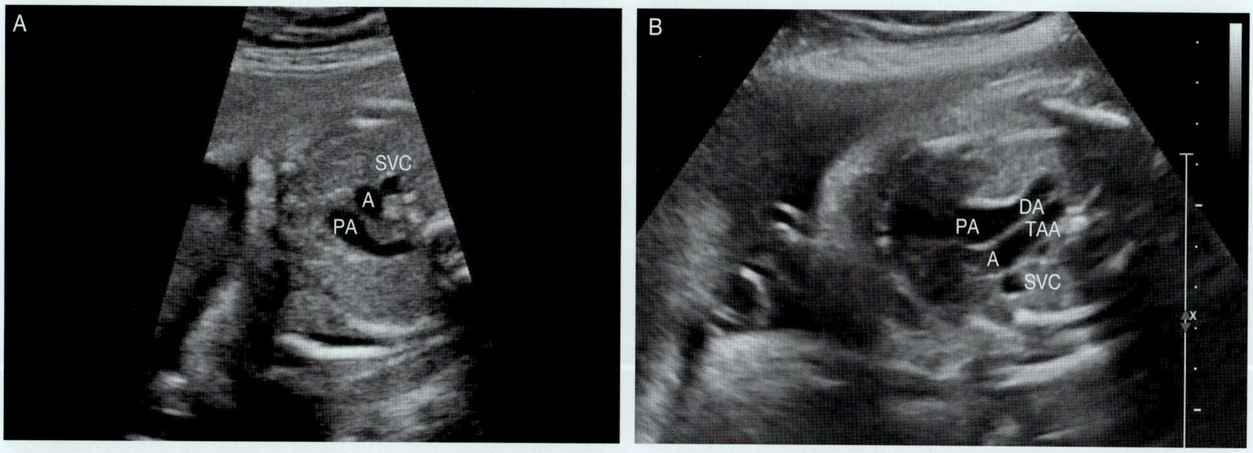

그림 10-6. 3혈관단면도(PA: 폐동맥, A: 상행대동맥, SVC: 상대정맥, DA: 동맥관, TAA: 횡대동맥궁)

*sausage*모양의 구조로 이루어져 있으며 전우측에서, 기관의 좌측에서 후좌측으로 비스듬하게 향한다. 3혈관단면도에서 기관의 존재를 강조하기 위해 3혈관과 기관단면도라고 부르기도 한다.[26,27]

기관은 상대정맥의 후방에서 횡단면이 보일 수 있다. 가장 좌측의 혈관은 동맥관궁으로, 거의 직선으로 전후 방향으로 주행한다. 동맥관궁은 전후 평면에 있고 대동맥궁은 비스듬한 사면에 있다. 폐동맥은 하행대동맥과 연결되는 동맥관으로 이어진다. 동맥관과 대동맥궁은 V모양으로 하행대동맥에서 만난다. 정상 태아에서 동맥관과 대동맥궁의 직경은 비슷하다.

V 비정상 상복부횡단면

1. 우심방이성체와 좌심방이성체

상복부횡단면은 내장위치가 정상인지, 비정상인지에 관한 정보를 제공한다. 내장위치가 비정상이라는 것은 선천성 심장질환이 있다는 징후이다.

내장위치는 중앙선 또는 종축단면과 관련된 신체기관의 정렬형태를 말한다. 내장위치의 3가지 형태, 즉 정상위치*situs solitus*, 내장역위증*situs inversus*과 내장위치이상*heterotaxy*(불분명위치*situs ambiguus*)이 있다.[28,29] 내장위치는 간, 위, 복부대동맥과 하대정맥의 위치를 관찰함으로써 결정된다.

정상위치에서는 간의 큰 엽과 담낭이 우측에, 위가 좌측에 있다. 그리고 비장이 낫모양의 구조로 위의 후측벽을 따라 보인다. 복부대동맥은 후방으로 척추의 좌측 앞에 위치하고 하대정맥은 우측에서 더욱 앞쪽으로 위치한다. 내장역위증은 이러한 좌우관계가 뒤바뀌는 것을 말한다.

상복부와 가슴의 횡단면에서 위와 심장 첨단이 복부의 다른 쪽에 있을 때 내장위치이상을 의심해야 한다. 내장위치이상은 정상위치 또는 내장역위증에서 보이는 기관의 정돈된 정렬과는 다른 정렬을 가리키며 거의 항상 무비증無脾症, *asplenia* 또는 다비증多脾症, *polysplenia*과 연관된다.[28,30~35]

무비증이 있는 내장위치이상은 대칭적 간이 복부의 한쪽에서 다른 쪽으로 연장되며 위가 어느 쪽에도 위치할 수 있다. 우이성체*right isomerism*의 90% 이상에서 복부대동맥과 하대정맥이 척추의 같은 쪽에 위치하고 복부대동맥은 하대정맥 뒤에 있다.[36,37]

다비증이 있는 내장위치이상은 간과 위가 어느 쪽에도 위치할 수 있다. 다비증이 있는 내장위치이상의 경우 대부분 간의 한쪽은 다른 쪽보다 크며 비대칭이다. 다비증의 75~90%에서 하대정맥은 단절되어 홀정맥*azygos vein*이나 반홀정맥*hemiazygos vein*으로 연결되고 상대정맥으로 환류된다.[36,37]

상복부횡단면에서 2개인 혈관이 척추의 앞에서 보일 때 하대정맥단절을 의심한다. 이 경우 2개의 혈관이 척추의 앞쪽 가장자리를 따라서 보이고 척추의 앞에서 사선으로 또는 나란히 정렬되어 있다. 뒤쪽 혈관은 확장된 홀정맥이며 단절된 하대정맥을 환류한다.

흉곽에서 내장위치이상은 폐엽, 기관지, 폐동맥가지와 심방 부속의 모양이 대칭인 것이 특징이다. 무비증의 대부분은 양쪽 모두 정상 우측을 닮아 있고(우이성체), 다비증의 대부분은 양쪽 모두 정상 좌측을 닮아 있다(좌이성체*left isomerism*).

또한 선천성 심장질환(단심실*single ventricle*, 공통심방심실판막*common atrioventricular valve* 또는 공통심방*common atrium*, 대혈관전위*transposition of great vessels*, 폐동맥폐쇄*pulmonary atresia* 등)은 내장위치이상을 시사한다. 태아가 비정상 내장정렬을 보일 때 좌우이성체는 정맥-심방연결이상에 이르기 때문에 체정맥환류*systemic venous return*와 폐정맥환류*pulmonary venous return*를 철저하게 조사하는 것이 중요하다.

내장위치이상이 존재하면 선천성 심장질환은 매우 흔하다. 우이성체가 있는 무비증은 거의 항상 심한 선천성 심장질환(비정상 폐정맥연결)과 연관된다. 다비증이 있는 좌이성체는 대부분 덜 심한 선천성 심장질환(체정맥, 대부분 하대정맥의 환류이상)를 나타낸다. 표 10-2에 2가지 형태의 내장위치이상과 흔하게 연관된 선천성 심장질환을 정리했다.[38]

내장위치이상에 공통된 선천성 심장질환은 심방심실중격결손*atrioventricular septal defect*이다. 완전방실차단*complete atrioventricular block*이 구조적 심장질환과 연관되어 발생하면 좌이성체가 거의 항상 존재한다.

표 10-2. 우이성체와 좌이성체에서 흔한 선천성 심장질환

	우이성체	좌이성체
양측 상대정맥	45%	45%
관상정맥동 없음	100% 이하	60% 이하
하대정맥단절	2.5% 미만	75~90%
대동맥과 하대정맥이 같은 위치	90% 초과	흔하지 않음
전폐정맥환류이상의 심장 외 형태	50%, 막힘	희귀함
심방심실중격결손	90%	50%
심방심실연결	70%에서 단심실	75% 이하에서 양측 심실
심실동맥연결	4%에서만 합치	70%에서 합치
폐동맥폐쇄 또는 협착	80%	30%
좌측 폐쇄성 병변	5% 미만	30% 이하
방실분리·서맥	희귀함	흔함

* Yoo 등(2008)[38]

Ⅵ 비정상 4방단면도

심장의 연결이상을 나타내는 용어로는 폐쇄*atresia*, 협착*stenosis*, 이형성*dysplasia*, 변위 *displacement*가 있다(표 10-3).

비정상 4방단면도와 연관된 심장이상의 가장 흔한 형태는 표 10-4에 정리했다. 이러한 형태들은 심장의 연결 부위에 이상이 있는 경우, 연결은 정상이지만 이상이 분명한 경우와 비정상 4방단면도와 연관된 대혈관에 이상이 있는 경우로 세분된다.

1. 정맥-심방연결이상

(1) 전폐정맥환류이상

정맥-심방연결이상은 체정맥 또는 폐정맥이 각각 우심방과 좌심방에 환류되는 곳에서 일어난다. 심장의 우측 정맥연결이상은 대부분 더욱 복잡한 선천성 심장질환과 연관된다. 그러나 폐정맥에서는 단독으로 환류이상이 발생하는 경우가 흔하다. 3개의 다른 장소, 즉 심장 내 관상정맥동*coronary sinus*, 심장 위 무명정맥*innominate vein* 또는 심장 아래 간정맥계와 하대정맥으로 비정상 환류될 수 있다. 전폐정맥환류이상*total anomalous pulmonary venous return; TAPVR*은 태아에서 매우 진단하기 어렵다.[39~41]

태아에서 전폐정맥환류이상을 시사하는 소견은 우심방과 우심실이 커져서 4방단면도가 비정상으로 보이는 것이다. 폐정맥이 정상적으로 좌심방에 환류되는 것이 보이지 않고 좌심방은 작게 보일 수 있다. 좌심방 뒤에서 정맥들이 비정상적으로 관상정맥동에 환류되고 있다면 관상정맥동은 팽창되어 보일 수 있고 우심방으로 환류된다. 심장 위로 환류되는 경우 우심실 용적과부하*volume overload*의 정도는 환류가 막히는 정도에 달려 있다. 몇 가지 예에서는 폐정맥들이 좌심방에 환류되는 것을 볼 수 없음에도 불구하고 태아의 4방단면도는 정상으로 나타날 수 있다. 심장 아래로 환류하는 형태는 대부분 막혀 있기 때문에 우심실 용적과부하는 특별히 진단을 어렵게 하는 양상은 아니다. 부분폐정맥환류이상은 심실의 의미 있는 크기의 불균형을 야기하는 것으로 보이지는 않는다.

표 10-3. 연결이상을 나타내는 용어

폐쇄(연결 없음*absent*) →	완전폐쇄*obstructed*
협착 →	부분폐쇄*partially obstructed*
이형성 →	누출*leaking*
변위 →	기형적*anomalous* 또는 적절치 않은*inappropriate*

표 10-4. 비정상 4방단면도와 연관된 선천성 심장질환

1. 정맥-심방연결이상
전폐정맥환류이상
2. 심방심실연결이상
승모판폐쇄
삼첨판폐쇄
심방심실중격결손
엡슈타인기형 · 삼첨판이형성
양방단실유입
심방심실불일치
수정대혈관전위
3. 심실-동맥연결이상
대동맥폐쇄
심실중격결손이 없는 폐동맥폐쇄
중증 대동맥판협착
중증 폐동맥판협착
4. 기타
대동맥축착
심실중격결손
심근병증
종양

상대정맥의 단독 확장은 폐정맥환류이상의 단서가 될 수 있다.[42]

폐정맥환류이상은 색도플러와 출력도플러*power Doppler*를 사용해서 좌심방에 환류되는 폐정맥의 경로를 직접 검사함으로써 진단할 수 있다. 우심방과 우심실 확장의 감별진단에는 난원공을 통한 혈류의 도플러검사가 유용하다. 예를 들면 난원공을 통해 좌측에서 우측으로 혈류가 이동할 때, 특히 난원공판*foramen ovale flap*이 우심방을 향해 활모양으로 휘면 좌측 심장에 폐쇄 병변이 있음을 강력하게 시사한다. 전폐정맥환류이상의 경우 우측에서 좌측으로의 혈류이동이 있다.

전폐정맥환류이상은 22번세염색체증*trisomy 22*에서 흔하다. 전폐정맥환류이상처럼 심방심실판막과 대혈관의 동맥판이 막히지 않았지만 우심실이 좌심실보다 큰 경우에는 삼첨판역류*tricuspid regurgitation*, 좌측 심장폐쇄질환, 만기임신*term pregnancy*, 대동맥축착, 공간을 차지하는 폐질환으로 인해 감소된 폐정맥환류, 동맥관수축, 갈렌정맥류*vein of Galen aneurysm* 등을 감별해야 한다(표 10-5).

표 10-5. 심방심실과 심실동맥의 정상 연결 시 4방단면도에서 우심실이 좌심실보다 큰 원인들

만기임신
대동맥축착
전폐정맥환류이상
공간을 차지하는 폐질환으로 인해 감소된 폐정맥환류

2. 심방심실연결이상

심방심실연결이상에는 좌측 또는 우측 연결 부위가 없거나(폐쇄), 공통심방심실판막, 양방단실유입*double inlet ventricle*, 이형성 또는 변위된 경우가 포함된다. 드물게 우심방이 형태상 좌심실에 연결되고, 좌심방이 형태상 우심실에 연결되어 심방심실연결이 뒤바뀐 수정대혈관전위*corrected transposition of the great arteries*도 있다.

(1) 심방심실중격결손

심방심실연결 부위에서 심장의 중앙에 커다란 중격결손이 있는 것이 특징이다. 이 경우 심방중격의 아랫부분과 심실중격의 입구*inlet* 부분에 결손이 있으며 그 결과 2개의 심방심실판막이 정상적으로 형성되지 않는다. 대신 1개의 공통심방심실판막이 결손에 다리를 놓기 때문에 심장의 중앙교차점에서 심방심실판막들의 정상 차별적 부착을 볼 수 없다. 그러므로 심장초음파영상에서는 단 1개의 판이 양측 심실로 열리는 모양을 보이며, 공통판막이 심장수축기에 닫혀서 결손에 다리를 놓은 것같이 보인다. 양쪽 심방은 심장확장기에 그림 10-7에서 보는 것과 같이 양쪽 심실로 소통해서 심장의 중심교차점에 구멍이 분명하게 보인다. 양쪽 심방과 심실 구성의 크기는 다양할 수 있기 때문에 차이가 있으면 기록한다. 경우에 따라 의미 있는 심실의 크기가 보이지 않아도 이러한 경우 여전히 심방심실판막들의 차별적 부착 소실이 있다. 심방중격의 하부결손만 있는 경우는 부분적 또는 불완전한 심방심실중격결손이라고 한다.

심방심실중격결손의 경우 심실 입구의 길이가 단축된다. 4방단면도에서 심방길이는 심실길이의 2/3 이상으로 길어지며 많은 경우 거의 1 : 1에 이른다. 정상 심장에서 심방길이는 심실길이의 약 1/2이다.[43,44]

심방심실중격결손은 선천성 심장질환의 가장 흔한 형태 가운데 하나이다.[45] 이러한 결손의 단독 형태는 특히 21번세염색체증*trisomy 21* 같은 염색체이상이 흔하게 연관된다.[46] 또한 염색체가 정상인 환자에서 내장의 정상위치와 함께 발생할 수 있지만, 심방이성체와 연관되어 역시 자주 발견된다.[47] 우이성체의 90%와 좌이성체의 50%에서 심방심실중격결손을 볼 수 있다. 중앙에 흔적 심방조직의 외가닥이 있는 공통의 방이 있다. 4방단면도에서 흔적 심방중격조직은 공통심방에서 중앙의 점으로 보인다. 이러한 소견은 우이성체를 강력하게 시사한다.

좌상대정맥존속증*persistent left superior vena cava*과 연관되어 확장된 관상정맥동을 심방심실중격결손으로 잘못 진단할 수 있다. 한편 양대혈관우심실기시*double outlet right ventricle*는 심방심실중격결손이 있는 심장질환에서 발생할 수 있다.

그림 10-7. 심방심실중격결손, 임신 31^{+2}주 심장확장기에 심방심실판막이 열린다. 양쪽 심방은 양쪽 심실로 소통해서 심장의 중심교차점에 구멍을 보여준다(RV: 우심실, LV: 좌심실). (연세대학교 의과대학 세브란스병원 산부인과 김영한 조교수 제공)

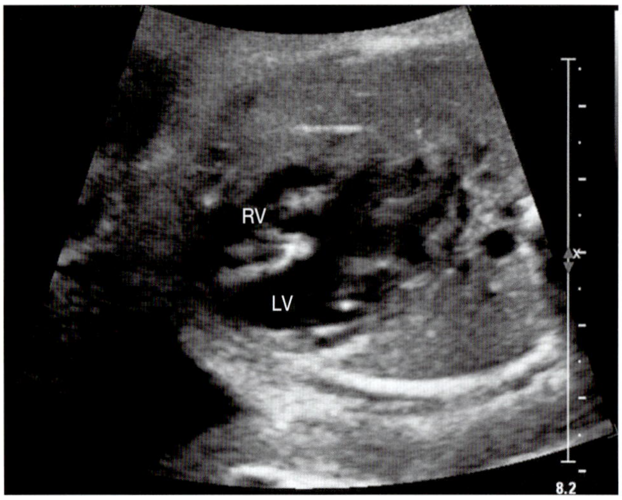

(2) 삼첨판폐쇄

삼첨판폐쇄*tricuspid atresia*가 있으면 우심방과 우심실이 연결되지 않아서 삼첨판이 우심방과 우심실 사이에서 열리는 것을 볼 수 없다. 태아 심장의 4방단면도에서는 비정상으로 분명한 삼첨판을 볼 수 없고 우심실은 발육부전으로 보인다. 간헐파형도플러심장초음파나 색도플러 혈류검사에서 삼첨판을 건너지르는 혈류가 발견되지 않는다.

전형적으로 다양한 크기의 심실중격결손*ventricular septal defect*이 있고 이 결손의 크기는 우심실의 크기에 영향을 미칠 수도 있다. 대부분의 삼첨판폐쇄에서는 대혈관들이 정상으로 관계를 유지하지만, 약 20%에서 대혈관들이 전위되어 있을 수 있다. 전위는 예후에 영향을 미치기 때문에 중요하다. 삼첨판폐쇄는 심장 외의 기형과 잘 연관되지 않는다.

(3) 승모판폐쇄

승모판폐쇄*mitral atresia*의 경우 승모판이 폐쇄되어 열리는 승모판을 볼 수 없고 좌심실은 작아 4방단면도는 비정상이다. 색도플러 혈류검사에서 후後 심방심실판막을 건너지르는 혈류가 보이지 않는다.

승모판폐쇄는 3가지 형태로 발생할 수 있다. 좌심형성부전증후군*hypoplastic left heart syndrome*에서 대동맥폐쇄*aortic atresia*와 연관되어 가장 흔하게 발생한다(그림 10-8). 그렇지 않으면 승모판폐쇄는 정상으로 연결되고 개통된 대동맥이 있는 심실중격결손이 있거나, 두 대혈관들이 주로 우심실에서 기시하는 양대혈관우심실기시가 있는 심실중격결손과 함께 발생할 수 있다.

태아 심장초음파검사에서는 승모판폐쇄를 삼첨판폐쇄보다 더 자주 볼 수 있다.

태생기에 승모판폐쇄는 염색체이상, 특히 18번세염색체증*trisomy 18*과 의미 있는 연관성이 있다. 13번세염색체증*trisomy 13*, 21번세염색체증과 염색체의 전좌轉座, *translocation* 또는 결실*deletion*이 있는 경우에는 역시 발생할 수 있다.[45]

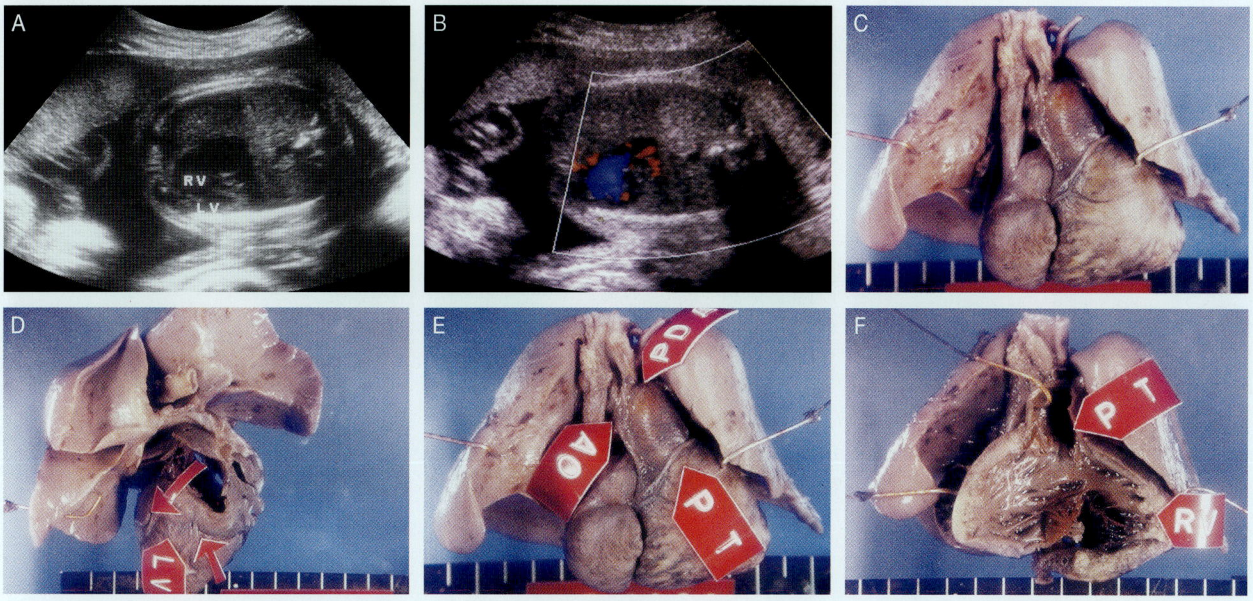

그림 10-8. 좌심형성부전증후군, 임신 28^{+1}주 A. 4방단면도에서 좌심실(LV)은 우심실(RV)보다 매우 작다. 에코가 있는 심내막이 보이고 심장 첨단은 우심실로 이루어진다. 난원공판이 우심방을 향해 활모양으로 휜다. 이것은 좌측 심장의 폐쇄 병변을 시사한다. B. 색도플러초음파검사에서 좌심실로의 혈류는 볼 수 없고 우심방에서 우심실로의 혈류를 볼 수 있다. C. 심장의 전면 사진. D. 좌심실(LV)은 작다. E. 우심실에서 기시하는 확장된 폐동맥간(PT)과 동맥관(PDA) 분지가 보인다. 반면 형성부전된 매우 작은 상행대동맥(AO)은 실처럼 가늘게 보인다. F. 우심실(RV)은 폐동맥간(PT)과 소통됨을 볼 수 있다. 승모판폐쇄도 있었다.

(4) 양방단실유입

양방단실유입의 경우 양쪽 심방심실판막 또는 공통판막이 주로 한 심실(대부분 좌심실)로 배액*drain*된다. 대부분의 경우 1개의 주된 심실이 있고 1개의 퇴화된 심실공간이 있다. 4방단면도는 비정상이다.

2개의 심방심실판막 사이에 심실을 균등하게 나누는 심실중격이 보이지 않으며, 혈류는 양쪽 심방심실판막 또는 공통판막으로부터 같은 심실공간으로 유입된다. 동맥연결이 일치할 수도 있지만 보통 일치하지 않아 자주 전위*transposition*되어 있다. 대혈관들이 평행하게 발생하기 때문에 대동맥은 퇴화된 심실에서 발생한다. 전위된 경우 3혈관단면도에서 상행대동맥은 주폐동맥의 좌측 앞쪽에 위치한다.

양방단실유입은 심장 외 기형과 잘 연관되지 않는다.

(5) 심실-동맥연결불일치가 있는 심방심실연결불일치

이 경우에는 우심방이 좌심실에 연결되고 좌심실에서 폐동맥이 기시한다. 좌심방은 우심실에 연결되고 우심실에서 대동맥이 나간다. 그러므로 체정맥환류는 폐동맥으로 넘어가고 폐정맥환류는 대동맥으로 흘러가서, 심실 해부구조는 뒤바뀌었지만 순환은 해부학적으로 수정된다. 좌심방은 난원공판과 폐정맥 부착으로 인지된다. 또한 좌심방 뒤에는 하행대동맥이 있다. 좌심방은 위치를 변경한 삼첨판을 통해 우심실로 연결된다. 우심실은 조절대로 구별할 수 있다.

4방단면도에서 좌측 심방심실판막은 중격에서 더 첨단 쪽으로 부착하게 되어 정상과 반대다. 또한 우심실의 양상인 조절대는 좌심실에서 분명하게 볼 수 있다(그림 10-9A). 좌심실은 우측에 있고 우심실은 좌측에 있다. 따라서 전위된 양방단실 또는 수정대혈관

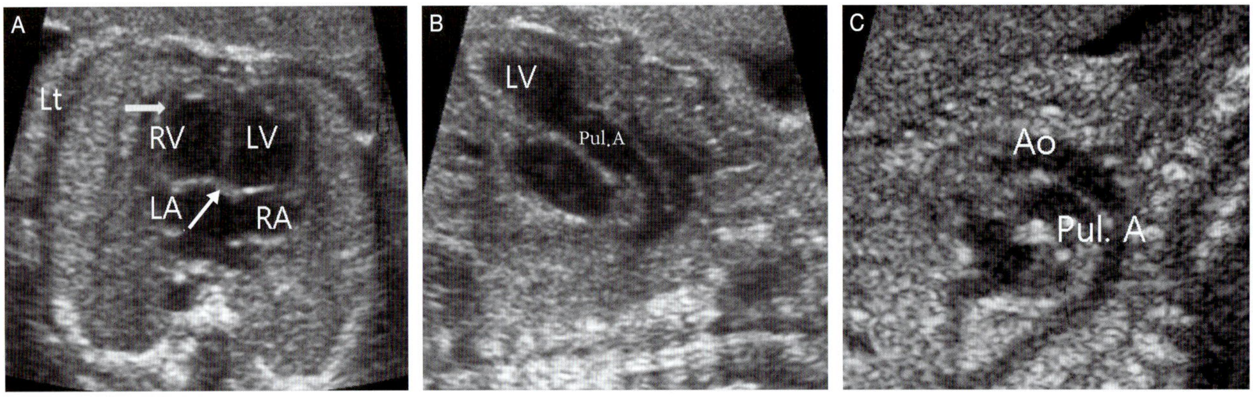

그림 10-9. 수정대혈관전위, 임신 24^{+5}주 A. 4방단면도에서 좌측(Lt)에 있는 판막이 우측 판막보다 낮게 위치한다(화살표). 또한 조절대가 좌측 심실에서 관찰된다(굵은 화살표). B. 우측 유출로 단면도. 좌심실(LV)에서 폐동맥(Pul. A)으로 연결된다. C. 나란히 분지되는 대동맥(Ao)과 폐동맥소견이 관찰되며 전방 심실에서 대동맥이 연결됨을 알 수 있다. (울산대학교 의과대학 서울아산병원 산부인과 김암, 원혜성 교수 제공)

전위에서 심장축은 다소 앞쪽으로 또는 심지어 우측으로 향한다. 대혈관들(대동맥과 폐동맥)은 심저心底, *base of heart*에서 평행하게 발생해서 교차하지 않는다(그림 10-9B, C). 3혈관단면도에서 보면 상행대동맥이 주폐동맥의 좌측 앞쪽에 위치하며 내장 정상위치, 즉 정상 정맥-심방연결하에서 수정대혈관전위를 강력하게 시사한다.

이러한 경우가 단독 소견이라면 오랫동안 합병증 없이 살 수 있다. 그러나 폐동맥판협착(50%), 심실중격결손(50%), 완전방실차단 또는 좌측 삼첨판이 하향으로 위치를 변경한 엡슈타인기형*Ebstein anomaly*이 연관되어 발생하면 예후가 나쁘다. 심장 외 기형은 잘 연관되지 않는다.

(6) 심방심실연결 부위의 추가적 이상

1) 엡슈타인기형과 삼첨판이형성

엡슈타인기형과 삼첨판이형성*tricuspid dysplasia*은 중복되며 두 가지를 구별하기가 어려운 경우가 있다.[48, 49] 삼첨판이형성의 경우 삼첨판은 두껍고 결절로 나타나지만 첨판*leaflet*들은 정상 위치에 부착된다. 엡슈타인기형에서 삼첨판의 중격 첨판은 아래 우심실에 부착된다(그림 10-10). 위치 변경의 정도는 다양하며 위치가 바뀐 삼첨판은 심각한 엡슈타인기형에서는 발견하기가 어려운 경우도 있다. 두 질환은 삼첨판 기능부전*incompetence*과 연관되어 다양한 정도로 우심방이 확대되면서 심장 대 흉부 비율이 증가된다. 엡슈타인기형과 삼첨판이형성은 심장비대와 연관되기 때문에 태아에서 자주 발견된다. 심한 심장비대로 인해 압박이 오래 지속된 결과 발생하는 이차적 폐형성부전*lung hypoplasia*은 두 형태의 병변에서 생명을 위협하는 소견일 수 있다.

두 질환에서는 폐동맥판협착 또는 폐동맥폐쇄가 발생하기 때문에 우심실유출로의 폐쇄가 흔하게 연관된다. 엡슈타인기형은 수정대혈관전위의 좌측 심방심실판막인 삼첨판에서 흔하게 일어난다.

심장 외 구조적 기형은 엡슈타인기형과 삼첨판이형성 모두에서 매우 드물다. 그러나 염색체이상은 어떤 경우에도 일어날 수 있다.

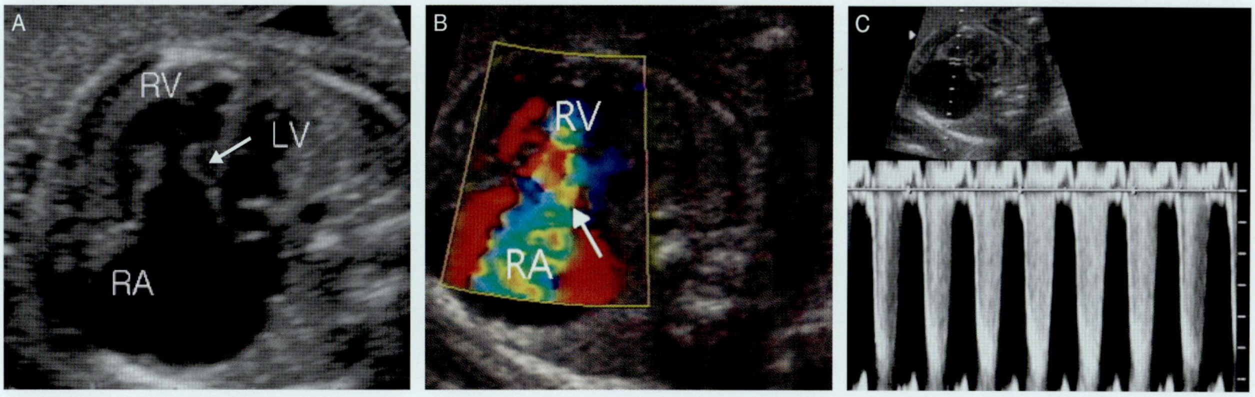

그림 10-10. 엡슈타인기형, 임신 23주 A. 4방단면도에서 우심방(RA)의 비대가 관찰되며, 삼첨판(화살표)이 하향 전위되어 있다. B, C. 색도플러와 간헐파형도플러검사에서 삼첨판역류(화살표)가 관찰된다. 3혈관단면도에서 폐동맥이 대동맥보다 작았다. (울산대학교 의과대학 서울아산병원 산부인과 김암, 원혜성 교수 제공)

(7) 비정상 4방단면도와 연관된 심실-동맥연결이상

1) 심실중격결손이 없는 폐동맥폐쇄와 폐동맥판협착

폐동맥판의 막힘은 부분적(협착)이거나 완전(폐쇄)할 수 있다. 4방단면도에서는 우심실이 형성부전이거나 비대되어 보이기 쉽다. 출생 후 가장 흔하게 보는 형태는 우심실이 작은 경우이며 유출로를 볼 수 없고 우심실은 빈약하게 수축한다. 폐동맥은 대부분 작다. 또한 삼첨판운동이 제한되고 빠른 속도의 삼첨판역류가 있을 수 있다. 폐동맥판을 볼 수 있다면 폐동맥판이 열리지 않거나 운동이 제한되는 것을 알 수 있다. 산전에 보이는 폐동맥폐쇄는 삼첨판이형성 또는 엡슈타인기형 같은 삼첨판역류와 연관되어 우심실 비대로 발견되며, 폐동맥으로 나아가는 혈류를 발견할 수 없다. 그러나 폐동맥 지류가 동맥관에서 역행해서 차기 때문에 동맥관으로부터 역류가 관찰된다. 폐동맥판 부위에서 폐동맥유출을 막는 두꺼워진 막을 대부분 볼 수 있으며 폐동맥의 크기는 정상이다. 삼첨판역류의 결과로 심장이 확장되면 폐성장을 방해해서 예후가 나빠진다.

대동맥판협착이나 폐동맥판협착은 상대적 크기의 차이 때문에 대부분 인지할 수 있으며 협착된 혈관은 매우 작다. 동맥판의 비대 또는 협착 후 확장이 흔치 않게 보인다.

폐동맥판협착의 경우 고속의 앞쪽 혈류가 발견될 수도 있지만 심한 경우에는 동맥관으로부터 역류가 있을 수 있다. 폐동맥은 임신연령에 비해 정상보다 작을 수 있으며 대동맥보다 작은 경우가 많다.[50] 이 질환이 있으면 염색체이상이 있을 수 있지만 심장 외 기형과 흔하게 연관되지 않는다.

2) 대동맥폐쇄

대동맥폐쇄는 대부분 좌심형성부전증후군을 일으키는 승모판폐쇄와 연관되어 발생하며(그림 10-10 참조), 산전에 발견되는 흔한 형태의 선천성 심장질환이다.[51]

좌심실은 작은 것에서부터 구멍 틈새같이 분간하기 어려운 크기까지 다양한 충실성 *solid* 종괴로 나타난다. 대부분의 경우 혈류가 좌심실로 유입되는 것을 볼 수 없다. 승모판의 발달이 심하게 제한되지만 개방이 되어 있는 경우 좌심실에는 에코가 있을 수 있다. 그러나 빈약하게 수축하기 때문에 좌심실로 들어가는 혈류를 거의 발견하지 못한다. 대동맥판은 폐쇄되어 상행대동맥으로 향하는 혈류가 없다. 상행대동맥과 대동맥궁은 형성부전으로 인해 폐동맥에 비해 매우 작고 혈류가 동맥관으로부터 역류한다. 난원공은 운동이 제한되거나 손상되지 않고 완전할 수 있다.

좌심형성부전증후군은 염색체이상, 특히 터너증후군*Turner syndrome*(45, X)과 연관되며 그 밖에 18번세염색체증, 13번세염색체증과도 연관이 있다.

3) 대동맥판협착

대동맥판을 통한 혈류가 막히고, 협착의 심한 정도는 다양하다. 그러나 태아에서 발견되면 대부분 중증이거나 위독하다.[52,53] 만약 대동맥판협착이 중등도이거나 심하면 좌심실은 정상이거나 단지 경하게 비대해 보일 수 있다. 대동맥판은 두껍게 나타날 수 있고 대동맥도플러는 좌심실의 보상 정도에 따라 정상이거나 증가될 수 있다. 대동맥판협착이 심각하면 전형적으로 빈약하게 수축하는 확장된 좌심실이 있다. 심실벽과 승모판 유두근乳頭筋, *papillary muscle*의 에코가 증가되어 있다.

대동맥판협착은 흔히 다른 좌측 심장질환, 특히 대동맥축착, 승모판이상과 연관된다. 승모판은 열릴 때 제한되며 고속혈류 시 승모판역류*mitral regurgitation*가 발생할 수 있다.

(8) 비정상 4방단면도와 연관된 다른 기형

1) 대동맥축착과 대동맥궁기형

대동맥궁은 대동맥축착에서와 같이 부분적으로 막히거나 완전히 단절*interruption*될 수 있다. 축착은 단독 결손으로 또는 복합기형 중 하나로 발생할 수 있다. 산전에는 대개 협부*isthmus*와 횡대동맥궁의 형성부전이 연관되어 있다.[54] 동맥관의 개방 때문에 축착 선반*shelf* 병변이 보이지 않아 자궁 안에서 진단하는 것은 어렵기 때문에 다른 징후로 의심한다.[55]

진단하는 데 첫 번째 단서는 4방단면도의 비대칭으로, 우심실이 좌심실에 비해 팽창되어 있고 폐동맥이 대동맥보다 팽창되어 크게 나타나며 대동맥궁의 형성부전을 보인다. 대동맥궁에서 역류소견이 보이는 것은 대동맥궁의 폐쇄 병변을 의미하는 중요한 징후이다.[56] 대동맥축착은 터너증후군에서 흔하다.

단절된 대동맥궁은 하행대동맥으로 추적할 수 없는 것이 특징적 소견이며 상행대동맥이 수직으로 보이는 점이 유용한 단서가 된다.

2) 심실중격결손

심실중격결손은 출구, 막주위*perimembranous*, 입구 또는 섬유주*trabecular* 중격에서 발생할 수 있다. 심실중격결손은 태아에서보다 출생 후에 훨씬 흔히 발견되기는 하지만 선천성 심장질환의 가장 흔한 형태 가운데 하나이다. 심실중격결손은 단독으로 발생하거나 선천성 심장질환의 복합 형태 중 하나로 발생할 수 있다. 태아 심장의 4방단면도에서 입구중격결손을 볼 수 있으며, 이는 심방심실판막의 차별적 부착 소실을 일으킨다. 섬유주중격결손은 근육중격의 어느 부분에서도 발견될 수 있고 결손의 크기에 따라 4방단면도에서 대부분 분명하게 나타난다.

심실중격결손이 있을 때 보이는 밝은 점은 심실중격의 끝이다. 반면 2개의 심방심실판막 아래로 중격이 사라지는(dropout) 모양은 초음파가 중격의 얇은 부분에 평행할 때 보인다. 초음파를 중격에 수직으로 비추면 진정한 결손이 없는 한 중격은 완전하게 나타날 것이다.

심실중격결손은 심장 외 구조적 기형, 염색체이상과 흔하게 연관된다.[7,8]

3) 종양

심장종양은 드문 심장 병변이지만 태아에서 비교적 흔하게 볼 수 있다.[57] 태아에서 보이는 가장 흔한 종양은 심장횡문근종*cardiac rhabdomyoma*이며 단독 또는 다발성일 수 있다. 이 종양이 발생하면 혈류를 막아 수종*hydrops*을 일으키거나 자궁내사망에 이르게 할 수 있다.

심장횡문근종의 크기와 발생하는 부위는 다양하다. 태아에서는 종양의 크기가 증가하는 경향이 있기 때문에 임신이 진행함에 따라 보이기 시작할 수 있다. 심장횡문근종은 자연 소실될 수 있으며, 결절경화증*tuberous sclerosis*과 연관된다. 훨씬 드문 기형종*teratoma*으로는 낭성 심장주위 종양이 있으며, 이는 심장을 압박해서 수종과 태아의 자궁내 사망을 야기할 수 있다. 심실 내 에코성 종괴(골프공모양)와 감별해야 한다.

Ⅶ 심실유출로이상

정상적으로 두 대혈관인 대동맥과 폐동맥은 각각 좌심실과 우심실에서 기시하며, 기시부에서 직각으로 서로 교차한다. 두 대혈관의 크기는 유사하지만 횡단직경에서 폐동맥이 대동맥보다 약간 크다.

심실유출로이상 중에서도 대혈관이상에는 폐쇄, 협착, 대동맥기승*overriding of aorta*, 전위 또는 양대혈관우심실기시가 포함된다.

앞에서 살펴본 것처럼 몇 가지 심장질환은 태아 심장의 비정상 4방단면도와 연관된다. 그러나 몇 가지 심실유출로이상 중증 심장질환은 4방단면도가 정상이기 때문에 대동맥과 폐동맥의 단면도를 얻지 못하면 대동맥이상과 폐동맥이상을 간과할 수 있다. 심실유출로단면도는 심실동맥연결을 평가하기 위한 기본 스캔면이다. 이미 태아 심장의 5가지 기본 횡단면에 대해 설명한 것처럼, 심실유출로는 태아의 상복부에서 상부 종격까지 한 번에 스캔하는 동안 볼 수 있다.

1. 팔로4징

팔로4징*tetralogy of Fallot; TOF*의 존재를 알려주는 유용한 징후는 심장축*cardiac axis*이 의미 있게 증가한 것이다. 팔로4징과 동맥간*truncus arteriosus*, 우심실확장(엡슈타인기형, 대동맥축착과 좌심형성부전증후군)이 있을 때 심장축은 더욱 좌측을 향한다.

좌심실유출로단면은 커다란 막주위 심실중격결손을 보이고 정상 크기보다 큰 대동맥은 심실중격결손 위에서 기시한다(대동맥기승, 그림 10-11A). 대동맥 근원이 전방으로 위치를 변경해서 대동맥이 심실중격에 걸쳐 발생하며, 대동맥-심실중격의 연속성을 잃는다. 대동맥기승의 정도는 다양하며, 초음파의 부정확한 입사각 때문에 발생할 수 있는 위양성, 동맥간과 심실중격이 있는 폐동맥폐쇄 등을 감별진단해야 한다(표 10-6). 일반적으로 대동맥이 50% 이상 우심실에서 기시한다면 양대혈관우심실기시로 분류한다(그림 10-12). 양대혈관우심실기시는 단심실과 좌심형성부전증후군에서 볼 수 있다.

대동맥이 분명히 심실중격결손 위에 걸쳐 있다면(대동맥기승) 폐동맥을 찾아야 한다. 폐동맥이 우심실에서 기시하면 진단은 팔로4징이 확실하다. 만약 폐동맥이 대동맥에서 기시하면 동맥간이다. 그리고 폐동맥이 심장에 연결되지 않으면 심실중격결손이 있는 폐동맥폐쇄이다.

폐동맥의 형성부전이나 정도는 다양하다. 출구중격의 폐동맥판막하누두*subpulmonic infundiblum* 부위는 전방으로 치우쳐 있는 것이 특징이다. 이러한 소견은 팔로4징의 특징인 점진적 폐동맥누두부협착증*infundibular pulmonic stenosis*으로 설명된다. 출구중격이 전방으로 치우쳐 있는 소견은 특히 임신초기에는 보기가 어려울 수 있다. 도플러검사로 주폐동맥에서 혈류속도가 증가하는 소견은 우심실유출로에서 혈류가 막혀 있음을 시사한다. 색도플러나 간헐파형도플러검사를 시행했을 때 주폐동맥에서 전방으로의 혈류가 없거나 역류가 보이면 폐동맥폐쇄를 의미한다. 우심실비대는 태아에서는 대부분 보이지 않는다.

주폐동맥은 특징적으로 작으며(그림 10-11B), 대동맥과 폐동맥 직경의 비율은 팔로4징의 경우 비정상이다. 대동맥과 폐동맥 직경의 분명한 차이는 임신중기 태아에서는 비정상이고 태아 심장 정밀초음파검사를 위해 3차의료기관으로 이송해야 한다.

3혈관단면도에서는 직경이 큰 상행대동맥이 앞쪽으로 위치를 변경하고 작은 주폐동

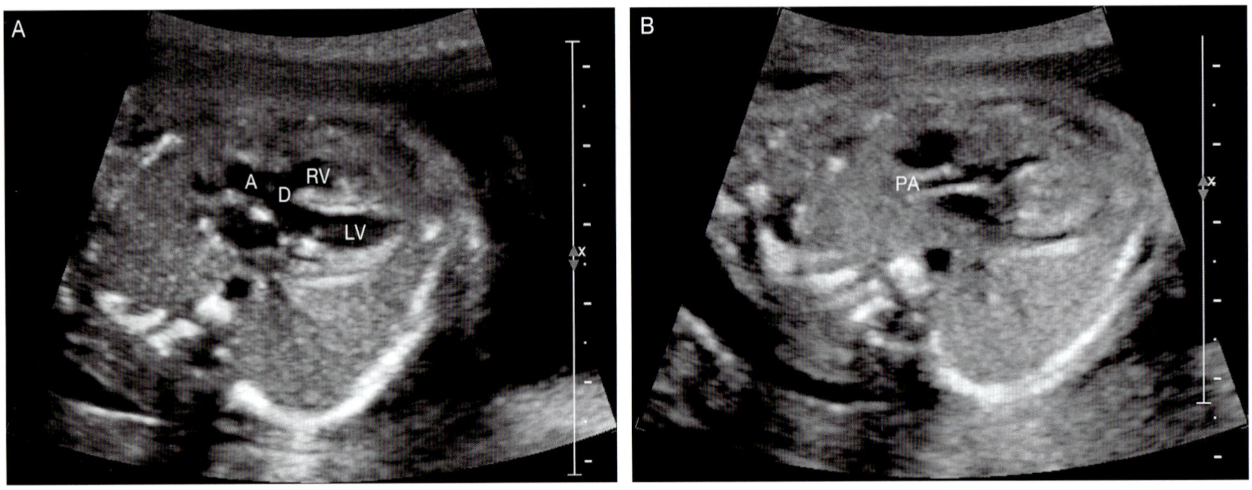

그림 10-11. 팔로4징, 임신 22^{+2}주 A. 좌심실유출로단면에서 정상보다 큰 대동맥(A)이 심실중격결손(D) 위에서 기시한다. B. 특징적으로 작은 폐동맥(PA)이 우심실에서 기시한다. (연세대학교 의과대학 세브란스병원 산부인과 김영한 조교수 제공)

표 10-6. 대동맥기승

위양성
1개의 대혈관
공통동맥간
심실중격결손이 있는 폐동맥폐쇄
2개의 대혈관
팔로4징

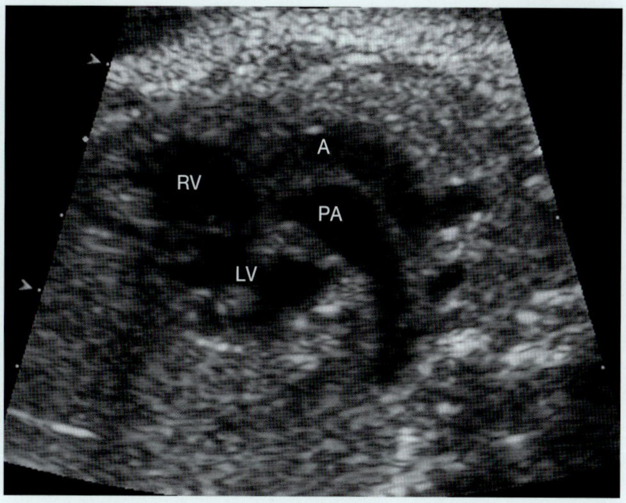

그림 10-12. 양대혈관우심실기시, 임신 31+3주 4방단면도에서 탐촉자를 앞쪽으로 기울이면 양대혈관이 우심실에서 기시해 심실중격 앞쪽으로 평행하게 주행하는 것을 볼 수 있다. 대동맥(A)은 폐동맥판협착과 연관되어 작은 폐동맥(PA) 앞쪽에 있다. (연세대학교 의과대학 세브란스병원 산부인과 김영한 조교수 제공)

맥이 약간 뒤쪽으로 위치하는 것을 볼 수 있다.

생후 수술적 교정시기는 환자마다 다르지만 대부분 영아 때 시행한다. 어떤 영아는 블레일록-타우시그단락*Blalock-Taussig shunt* 또는 우심실유출로를 풍선확장술*balloon dilatation*을 이용해 먼저 일시적으로 치료를 받기도 한다. 태아의 예후는 공존하는 비심장성 기형에 영향을 받는다.[58]

2. 심실중격결손이 있는 폐동맥폐쇄

태아 심장의 4방단면도는 전형적으로 정상이다. 대동맥은 다양한 정도의 대동맥기승과 함께 심실중격결손 위에서 기시한다. 이 경우 주폐동맥은 형성부전이며, 색도플러검사에서 동맥관의 역류가 있다. 따라서 혈류는 대동맥으로부터 폐순환하게 된다.

생후 처치방법을 결정할 때는 폐동맥의 해부구조가 매우 중요하다. 폐동맥폐쇄가 있을 경우 대혈관(대동맥-폐동맥) 측부혈관*collateral vessel*이 자주 보이며, 이 혈관들은 처치를 어렵게 할 수 있다. 불행하게도 폐의 혈액공급원을 태아 심장초음파로 정확하게 알 수 없기 때문에 산전상담을 매우 어렵게 한다. 이러한 경우에는 생후 심장도관술*cardiac catheterization*을 이용해서 정밀검사를 시행하고 자기공명영상*magnetic resonance imaging; MRI*도 추가로 시행한다.

3. 공통동맥간

이 경우 태아 심장의 4방단면도는 대부분 정상이다. 보통 심실중격결손 위에서 1개의 대동맥이 기시한다. 대동맥궁과 폐동맥은 1개의 동맥간에서 기시하며 다양한 해부구조를 보인다. 동맥간의 막은 협착이 있을 수 있고 역류할 수도 있기 때문에 생후 예후에 영향을 미친다. 다른 예후인자는 폐동맥의 해부구조와, 특히 공존하는 대동맥궁의 단절 같은 대동맥궁의 이상을 포함한다.

3혈관단면도에서는 단지 2개의 혈관만이 보이며 동맥간에서 좌우 폐동맥이 기시한다.

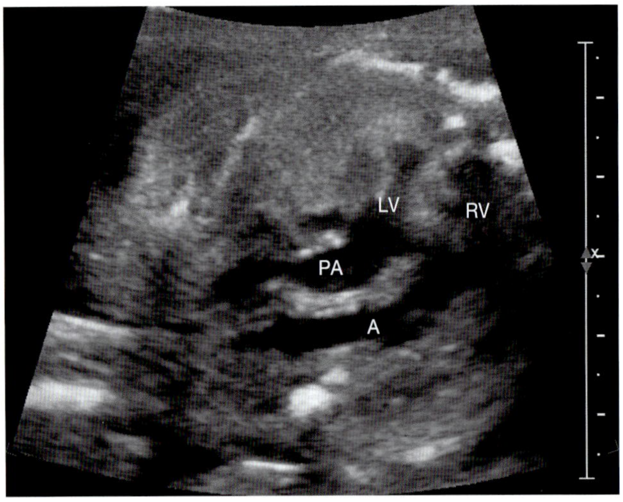

그림 10-13. 대혈관전위, 임신 25+3주 심실유출로단면에서 대동맥(A)은 우심실(RV)에서, 주폐동맥(PA)은 좌심실(LV)에서 기시해서 대혈관들이 교차하지 않고 평행하게 주행한다. (연세대학교 의과대학 세브란스병원 산부인과 김영한 조교수 제공)

외과적 교정을 위해 대동맥 위치에 동맥간의 막을 사용해서 심실중격결손을 막고 우심실과 폐동맥 사이에 통로*conduit*를 만든다.[59]

4. 대혈관전위

대혈관전위가 있는 경우 태아 심장의 4방단면도는 전형적으로 정상이다. 주폐동맥은 좌심실에서 기시해서 후방으로 주행하고 좌우 폐동맥으로 분지하는 것을 볼 수 있다. 대동맥은 우심실에서 기시하기 때문에 정상 심장과 대조적으로 대혈관들이 교차하지 않는다(그림 10-13).

대혈관전위가 있는 경우 대동맥과 폐동맥은 대부분 정상보다 주행방향이 다소 평행하다. 우심실에서 기시하는 대혈관은 전방 흉벽 가까이에서 발생하며 궁*arch*과 머리, 목의 혈관이 생겨난다. 이 대동맥궁은 정상의 좁은 갈고리*hook*모양보다 훨씬 넓은 곡선모양을 나타낸다. 흉곽의 중앙에서 기시하는 대혈관이 좌우 폐동맥의 분지가 된다.

대혈관전위는 임신 중 중증 선천성 심장질환 가운데 발견율이 낮다. 심실중격이 완전할 수 있고 심실중격결손이 있는 경우 폐동맥판협착 또는 대동맥축착과 연관될 수 있다.

3혈관단면도에서는 3혈관의 삼각*triangular*정렬이 보인다. 대동맥은 주폐동맥의 우측 앞쪽에 위치한다.

합병증을 일으키지 않는 대혈관전위는 신생아시기에 대동맥치환술*arterial switch operation*이 전형적인 치료방법이다. 관상동맥의 해부구조가 수술을 하는 데 예후적 의미가 있을 수 있지만 출생 전에는 정확하게 알 수 없다. 이러한 병변을 산전에 발견하면 생후 결과가 개선된다는 증거가 있다.[60]

Ⅷ 3혈관단면도이상

3혈관단면도는 심실유출로, 대혈관과 관련된 거의 모든 병변을 진단하는 데 중요한 단서를 제공한다. 3혈관단면도에서 볼 수 있는 이상에는 비정상 혈관 크기, 직선정렬, 좌우정렬*arrangement*과 혈관 수 등이 있다(표 10-7).

1. 비정상 혈관 크기

3혈관단면도에서 대혈관 크기 차이의 불일치는 심실유출로폐쇄를 나타내는 징후이다.

표 10-7. 3혈관단면도의 비정상 소견

	비정상 소견	선천성 심장질환
비정상 혈관 크기	상행대동맥이 작고 주폐동맥이 큰 경우	대동맥축착 대동맥궁단절 좌심형성부전증후군 중증 대동맥판협착
	주폐동맥이 작고 상행대동맥이 큰 경우	팔로4징 심실중격결손을 동반한 폐동맥폐쇄 심실중격결손이 없는 폐동맥폐쇄 또는 중증 폐동맥판협착 엡슈타인기형
	주폐동맥이 확장된 경우	폐동맥판협착 폐동맥역류
	상행대동맥이 확장된 경우	대동맥판협착 대동맥역류 마르팡증후군
	상대정맥이 확장된 경우	하대정맥단절 심장 상부형 전 또는 부분폐정맥환류이상 우측 심부전 갈렌정맥류
비정상 혈관 직선정렬	주폐동맥이 작고 상행대동맥이 앞쪽으로 위치한 경우	팔로4징 폐동맥판막하협착을 동반한 양대혈관우심실기시
	상행대동맥이 작고 뒤쪽으로 위치한 경우	좌심형성부전증후군 대동맥궁단절
	동맥 크기가 같고 나란히 정렬되어 있는 경우	양대혈관우심실기시 완전대혈관전위의 일부
	상행대동맥이 나란히 정렬되어 있는 경우	대동맥판막하협착을 동반한 양대혈관우심실기시 대동맥판막하협착을 동반한 완전대혈관전위
비정상 혈관 좌우정렬	우측 앞 상행대동맥(삼각정렬)	완전대혈관전위 양대혈관우심실기시의 일부
	좌측 앞 상행대동맥	수정대혈관전위 전위가 동반된 양방단실유입
	좌측 상대정맥	우측 상대정맥의 결여
비정상 혈관 수	동맥이 1개인 경우	동맥간 심실중격결손을 동반한 폐동맥폐쇄와 주폐동맥폐쇄 또는 형성부전
	혈관이 4개인 경우	양측 상대정맥 부분폐정맥환류이상

* Yoo 등(1997)[61]

3혈관단면도에서 작은 상행대동맥과 큰 주폐동맥이 보이면 혈류가 폐동맥으로 전환되고 있음을 시사한다.[25~27, 61] 상행대동맥이 상대정맥이나 하행대동맥보다 작은 경우 상행대동맥은 정상보다 작은 것으로 간주해도 된다. 이러한 경우에는 일치되는 심방심실과 심실동맥연결하에서 좌측 심장의 폐쇄성 질환 또는 병변이 있을 때 주폐동맥으로의 선택적 혈류가 발생한다. 폐동맥으로의 선택적 혈류가 없는 경우는 폐동맥판협착 때문에 확장된 것일 수 있다.

작은 주폐동맥과 큰 상행대동맥은 혈류가 상행대동맥으로 전환되고 있음을 시사한다. 이러한 경우 정상 연결 심장에서 상행대동맥으로 선택적 혈류가 발생하는 것은 삼첨판역류 그리고/또는 우측 심장의 폐쇄성 질환(삼첨판협착 또는 폐동맥판협착)이 있다는 징후이다. 작은 주폐동맥의 원인에는 팔로4징, 심실중격결손이 있는 폐동맥폐쇄, 심실중격결손이 없는 폐동맥폐쇄 또는 중증 협착, 엡슈타인기형 등이 있다. 상행대동맥으로 선택적 혈류가 발생하지 않는 것은 큰 상행대동맥에 대동맥판협착이 있는 경우 협착 후 확장되기 때문이다.

상대정맥의 확장은 좌이성체, 갈렌정맥류 같은 동정맥기형, 우측 심부전*heart failure*이 있는 경우 볼 수 있으며,[62] 또 폐정맥환류이상이 무명정맥 또는 상대정맥에 직접 연결될 때 볼 수 있다.[42]

2. 비정상 혈관 직선정렬

혈관들의 좌우 순서는 유지되지만 직선으로 정렬되지 않는 3혈관을 가리킨다. 가장 흔한 비정상 직선정렬은 상행대동맥이 앞쪽으로 위치하고 주폐동맥의 뒤쪽 위치 변경이 있거나 없는 경우이다.

이러한 비정상 혈관 직선정렬형태는 팔로4징의 대부분에서 보이며 팽창된 상행대동맥이 앞쪽으로 위치하고 폐동맥의 우측으로, 작은 주폐동맥이 뒤쪽으로 위치한다.[25, 61, 63] 양대혈관우심실기시에서는 대혈관들이 나란히 위치하는 경우가 많다. 완전대혈관전위도 이와 유사한 병렬관계를 보여줄 수 있다.

작은 상행대동맥의 후방 위치 변경은 좌심형성부전증후군과 대동맥궁의 단절 같은 좌측 심장의 심한 폐쇄성 병변을 시사한다.

3. 비정상 혈관 좌우정렬

비정상 혈관 좌우정렬은 3혈관의 좌우 순서가 변형되는 것을 가리킨다. 가장 흔한 비정상 좌우정렬은 삼각정렬로, 대동맥이 주폐동맥의 우측 앞쪽 또는 직접 앞쪽에 위치한다. 이러한 경우는 대부분의 완전대혈관전위와 양대혈관우심실기시의 일부에서 볼 수 있다.

대혈관들의 역위치도 볼 수 있다. 즉 상행대동맥이 주폐동맥의 좌측 앞쪽에 있다. 이 경우는 수정대혈관전위에서 전형적으로 보인다. 역순의 대혈관 위치는 심실동맥연결불일치가 있는 양방단실유입에서도 볼 수 있다.

4. 비정상 혈관 수

3혈관단면도에서 2개의 혈관만 존재하는 경우는 드물지만 1개의 동맥간이 없거나 심하게 형성부전인 경우 또는 단지 1개의 동맥간만이 존재하는 것을 시사한다.[25,61,63] 이러한 경우는 폐동맥폐쇄가 있는 팔로4징, 즉 심실중격결손이 있는 폐동맥폐쇄에서 가장 흔하게 볼 수 있다. 동맥간에서 2개의 혈관만이 전형적으로 보이며, 단일 동맥간이 심장에서 기시해서 상행대동맥, 폐동맥과 관상동맥을 발생시킨다.

3혈관단면도에서 4혈관은 양측 상대정맥에서 가장 흔하게 볼 수 있다.[25,61,64] 좌상대정맥존속증은 주폐동맥의 좌측 뒤쪽, 우측 상대정맥의 반대쪽에 위치한다. 부분 또는 전폐정맥환류이상이 무명정맥으로 연결될 때도 볼 수 있다. 이 경우 추가로 발생한 혈관은 수직정맥이다.[65]

Ⅸ 선천성 심장질환이 있는 아기들의 예후와 산전·산후 처치계획

심장초음파검사 중 이상이 발견되거나 의심되면 지체 없이 소아심장전문의에게 협진을 의뢰한다. 소아심장전문의가 태아의 심장질환에 대해 상세하게 진단한 정보는 예후에 관해 부모와 상담할 때 중요한 역할을 한다. 또한 특정 심장질환에 대해 보고된 결과도 예후에 관한 정보를 제공하는 데 유용하다(표 10-8).[66,67] 그러나 같은 심장질환이라도 병리양상은 똑같지 않기 때문에 상담은 환자에 따라 개별화해야 한다.

정확한 심장질환 산전진단은 연관된 심장 외 기형과 태아 염색체이상이 있는지 확인하고, 치료선택으로 임신중단, 자궁내중재술, 분만 시 3차의료기관 전원과 생후 응급치료 같은 처치계획을 가능하게 한다.

대부분의 구조적 심장기형에 산전치료는 유용하지 않으며 매우 제한된 역할을 하고 있다. 그러나 산전치료는 점진적 판막협착이 있는 태아에서 이로울 수 있다. 예를 들면 대동맥판협착이 좌심형성부전증후군으로 진행하는 것을 막기 위해 그리고 대동맥과 폐동맥폐쇄의 경우 이차적 심근손상을 방지하기 위해 풍선확장술 등으로 산전치료를 하면

표 10-8. 선천성 심장질환 예후의 10단계 분류(1 : 예후 매우 좋음, 10 : 예후 매우 심각)

1. 작은 심실중격결손, 경증 폐동맥판협착
2. 심방중격결손과 동맥관개존증(산전진단 불가), 중등도 심실중격결손, 경증 대동맥판협착
3. 중증 폐동맥판협착, 큰 심실중격결손, 중등도 대동맥판협착, 팔로4징, 단순대혈관전위, 단순수정대혈관전위
4. 방실중격결손, 대동맥축착, 양대혈관우심실기시, 전폐정맥환류이상, 엡슈타인기형
5. 총동맥간, 폐동맥폐쇄가 있는 팔로4징, 심실중격이 정상인 폐동맥폐쇄
6. 총동맥간, 폐동맥폐쇄가 있는 팔로4징, 중증 대동맥판협착, 양대혈관우심실기시, 복합대혈관전위, 수정대혈관전위
7. 삼첨판폐쇄, 양방단실유입
8. 정상 심실중격을 동반한 폐동맥폐쇄, 승모판폐쇄, 심장비대가 있는 중증 엡슈타인기형, 매우 중증의 대동맥판협착
9. 좌심형성부전증후군, 우이성체
10. 완전심장차단이 있는 방실중격결손과 좌이성체, 울혈심부전이 있는 선천성 심장질환, 자궁 내 울혈심부전이 있는 심근기능장애

• Allan 등(2004)[66]

표 10-9. 동맥관 의존 선천성 심장질환

1. 좌측 심장 폐쇄성 질환 좌심형성부전증후군 중증 대동맥축착 중증 대동맥판협착
2. 우측 심장 폐쇄성 질환 폐동맥폐쇄±심실중격결손 중증 폐동맥판협착 중증 팔로4징
3. 완전대혈관전위

• Allan 등(2000)[67]

분만 후 양쪽 심실복원*ventricular repair*을 할 수 있다. 또한 수종의 발생을 막고 폐순환을 적절히 하기 위해 심방중격을 여는 중재적 수술이 단독 대혈관전위와 좌심형성부전증후군에 유용할 수 있다.[68~72]

계획된 분만과 즉각적 생후 처치를 위해 소아심장치료설비가 유용한 3차의료기관으로 전원하는 것은 동맥관의 개방에 의존하는 선천성 심장질환의 종류에 따라 결정한다. 생후 동맥관의 지속적 개방이 필요한 심장결손을 동맥관 의존 선천성 심장질환이라고 한다(표 10-9).[56, 67, 73] 여기에는 심장 좌우측의 심한 폐쇄성 질환과 대혈관전위에서처럼 생존을 위해 동맥관을 통해서 체순환과 폐순환의 혼합이 필요한 질환들이 포함된다.

동맥관 의존 선천성 심장질환이 있는 아기들에게는, 심장질환이 인지되지 않는다면 생후 1~2일 사이에 허탈과 사망의 위험이 있다. 좌심형성부전증후군과 폐동맥폐쇄가 있거나 심근기능이 매우 불량한 신생아들은 일찍 사망하지만 단절된 대동맥궁과 대동맥축착, 대동맥판협착 같은 대동맥궁의 기형이 있는 신생아들은 생후 1주일 후 허탈하거나 사망한다.

수술할 때까지 동맥관의 개방을 유지하기 위해 신생아에게 프로스타글란딘*prostaglandin* E1을 곧 정맥주사한다. 심장중격을 통한 혈류 혼합을 개선하기 위해 완전대혈관전위가 있는 경우 풍선심방중격절개술*balloon atrial septostomy*을 시행하거나 폐쇄된 판막을 통해 혈류를 개선하기 위해 심한 반월판*semilunar valve*의 협착 또는 폐쇄가 있는 경우 풍선확장술 같은 카테터삽입중재술을 시행한다. 분명히 동맥관 의존형은 아니지만 폐나 기도에 영향을 주는 몇 가지 특별한 선천성 심장질환도 역시 생후 관리가 필요하다. 엡슈타인기형과 폐동맥판이 없는 팔로4징이 그 대표적인 예이다. 생후 치료 선택에는 외과적 치료, 카테터삽입중재술, 자연 소멸을 확인하기 위한 내과적 추적과 특별관리 등이 있다.

X 요약

태아 심장초음파검사의 주요 목적 가운데 하나는 심장질환의 유무를 확인하는 것이다. 검사 결과가 이상하면 소아심장전문의에게 협진을 의뢰한다. 검사자(태아 및 소아심장전문의)는 이상의 특징을 설명하고 감별진단을 해서 출생 후 즉각적 내과적 또는 외과적 치료가 필요한 태아를 선별하는 중요한 역할을 한다. 그리고 동맥관 의존 선천성 심장질환의 발생 가능성이 높은 태아 발견에 주력해야 한다.

참고문헌

1. Ferencz C, Rubin JD, McCarter RJ, et al. Congenital heart disease: prevalence at livebirth. The Baltimore-Washington infant study. Am J Epidemiol 1985;121:31-36.
2. Allan LD, Crawford DC, Chita SK, et al. Prenatal screening for congenital heart disease. Br Med J 1986;292:1717-1719.
3. Copel JA, Pilu G, Green J, et al. Fetal echocardiographic screening for congenital heart disease: the importance of the four-chamber view. Am J Obstet Gynecol 1987;157:648-655.
4. Routine ultrasound screening in pregnancy: Protocol, standards and training. Royal College of Obstetricians and Gynaecologists-report of the RCOG working party. London: RCOG Press, 2000.
5. International Society of Ultrasound in Obstetrics and Gynecology. Cardiac screening examination of the fetus: guidelines for performing the 'basic' and 'extended basic' cardiac scan. Ultrasound Obstet Gynecol 2006;27:107-113.
6. DeVore GR, Falkensammer P, Sklansky MS, et al. Spatio-temporal image correlation (STIC): a new technology for evaluation of the fetal heart. Ultrasound Obstet Gynecol 2003;22:380-387.
7. Gonçalves LF, Lee W, Chaiworapongsa T, et al. Four-dimensional ultrasonography of the fetal heart with spatiotemporal image correlation. Am J Obstet Gynecol 2003;189:1792-1802.
8. Chaoui R, Hoffman J, Heling KS. Three-dimensional (3D) and 4D color Doppler fetal echocardiography using spatio-temporal image correlation (STIC). Ultrasound Obstet Gynecol 2004;23:535-545.
9. Volpe P, Campobasso G, De Robertis V, et al. Two- and four-dimensional echocardiography with B-flow imaging and spatiotemporal image correlation in prenatal diagnosis of isolated total anomalous pulmonary venous connection. Ultrasound Obstet Gynecol 2007;30:830-837.
10. Jones A, Cook A, Simpson JM. Prenatal detection of congenital heart disease: identification of high risk groups and normal sonographic appearances. BMUS Bulletin 2002;10:6-10.
11. Pandya PP, Snijders RJ, Johnson SP, et al. Screening for fetal trisomies by maternal age and fetal nuchal translucency thickness at 10 to 14 weeks of gestation. Br J Obstet Gynaecol 1995;102:957-962.
12. Hyett J, Perdu M, Sharland G, et al. Using fetal nuchal translucency to screen for major congenital cardiac defects at 10-14 weeks of gestation: population based cohort study. Br Med J 1999;318:81-85.
13. Ghi T, Huggon IC, Zosmer N, et al. Incidence of major structural cardiac defects associated with increased nuchal translucency but normal karyotype. Ultrasound Obstet Gynecol 2001;18:610-614.
14. Mavrides E, Cobian-Sanchez F, Tekay A, et al. Limitations of using first-trimester nuchal translucency measurement in routine screening for major congenital heart defects. Ultrasound Obstet Gynecol 2001;17:106-110.
15. Michailidis GD, Economides DL. Nuchal translucency measurement and pregnancy outcome in karyotypically normal fetuses. Ultrasound Obstet Gynecol 2001;17:102-105.
16. Meyer-Wittkopf M, Simpson JM, Sharland GK. Incidence of congenital heart defects in fetuses of diabetic mothers: a retrospective study of 326 cases. Ultrasound Obstet Gynecol 1996;8:8-10.
17. Yagel S, Cohen SM, Achiron R. Examination of the fetal heart by five short-axis views: a proposed screening method for comprehensive cardiac evaluation. Ultrasound Obstet Gy-

necol 2001;17:367-369.

18. Achiron R, Glaser J, Gelernter I, et al. Extended fetal echocardiographic examination for detecting cardiac malformations in low risk pregnancies. Br Med J 1992;304:671-674.
19. Stümpflen I, Stümpflen A, Wimmer M, et al. Effect of detailed fetal echocardiography as part of routine prenatal ultrasonographic screening on detection of congenital heart disease. Lancet 1996;348:854-857.
20. Smith RS, Comstock CH, Kirk JS, et al. Ultrasonographic left cardiac axis deviation: a marker for fetal anomalies. Obstet Gynecol 1995;85:187-191.
21. Shipp TD, Bromley B, Hornberger LK, et al. Levorotation of the fetal cardiac axis: a clue for the presence of congenital heart disease. Obstet Gynecol 1995;85:97-102.
22. Vettraino IM, Huang R, Comstock CH. The normal offset of the tricuspid septal leaflet in the fetus. J Ultrasound Med 2002;21:1099-1104.
23. DeVore GR. The aortic and pulmonary outflow tract screening examination in the human fetus. J Ultrasound Med 1992;11:345-348.
24. Yoo SJ, Lee YH, Kim ES, et al. Three-vessel view of the fetal upper mediastinum: an easy means of detecting abnormalities of the ventricular outflow tracts and great arteries during obstetric screening. Ultrasound Obstet Gynecol 1997;9:173-182.
25. Yoo SJ, Lee YH, Cho KS. Abnormal three-vessel view on sonography: a clue to the diagnosis of congenital heart disease in the fetus. Am J Roentgenol 1999;172:825-830.
26. Yagel S, Arbel R, Anteby EY, et al. The three vessels and trachea view (3VT) in fetal cardiac scanning. Ultrasound Obstet Gynecol 2002;20:340-345.
27. Viñals F, Heredia F, Giuliano A. The role of the three vessels and trachea view (3VT) in the diagnosis of congenital heart defects. Ultrasound Obstet Gynecol 2003;22:358-367.
28. Hagler DJ, O'Leary PW. Cardiac malpositions and abnormalities of atrial and visceral situs. In: Emmanouilides GC, Allen HD, Riemenschneider TA, et al, eds. Moss and Adams' Heart disease in infants, children and adolescents including the fetus and young adult. Baltimore: Williams & Wilkins, 1991, p.1307.
29. Stanger P, Rudolph AM, Edwards JE. Cardiac malpositions: An overview based on study of sixty-five necropsy specimens. Circulation 1977;56:159-172.
30. Phoon CK, Neill CA. Asplenia syndrome: insight into embryology through an analysis of cardiac and extracardiac anomalies. Am J Cardiol 1994;73:581-587.
31. Phoon CK, Villegas MD, Ursell PC, et al. Left atrial isomerism detected in fetal life. Am J Cardiol 1996;77:1083-1088.
32. Berg C, Geipel A, Smrcek J, et al. Prenatal diagnosis of cardiosplenic syndromes: a 10-year experience. Ultrasound Obstet Gynecol 2003;22:451-459.
33. Berg C, Geipel A, Kamil D, et al. The syndrome of left isomerism: sonographic findings and outcome in prenatally diagnosed cases. J Ultrasound Med 2005;24:921-931.
34. Freedom RM, Jaeggi ET, Lim JS, et al. Hearts with isomerism of the right atrial appendages—one of the worst forms of disease in 2005. Cardiol Young 2005;15:554-567.
35. Lim JS, McCrindle BW, Smalhorn JF, et al. Clinical features, management, and outcome of children with fetal and postnatal diagnoses of isomerism syndromes. Circulation 2005;112:2454-2461.
36. Atkinson DE, Drant S. Diagnosis of heterotaxy syndrome by fetal echocardiography. Am J Cardiol 1998;82:1147-1149.
37. Lin JH, Chang CI, Wang JK, et al. Intrauterine diagnosis of heterotaxy syndrome. Am Heart J 2002;143:1002-1008.
38. Yoo SJ, Jaeggi E. Ultrasound Evaluation of the Fetal Heart. In: Callen, PW, ed. Ultrasonography in Obstetrics and Gynecology. Philadelphia: Saunders Elsevier, 2008, p.531.

39. Allan LD, Sharland GK, Cook AC. Anomalies of venous connection. In: Colour atlas of Fetal Cardiology. London: Mosby Wolfe, 1994, pp.29-31.
40. Yeager SB, Parness IA, Spevak PJ, et al. Prenatal echocardiographic diagnosis of pulmonary and systemic venous anomalies. Am Heart J 1994;128:397-405.
41. Allan LD, Sharland GK. The echocardiographic diagnosis of totally anomalous pulmonary venous connection in the fetus. Heart 2001;85:433-437.
42. Respondek-Liberska M, Janiak K, Moll J, et al. Prenatal diagnosis of partial anomalous pulmonary venous connection by detection of dilatation of superior vena cava in hypoplastic left heart: a case report. Fetal Diagn Ther 2002;17:298-301.
43. Machlitt A, Heling KS, Chaoui R. Increased cardiac atrial-to-ventricular length ratio in the fetal four-chamber view: a new marker for atrioventricular septal defects. Ultrasound Obstet Gynecol 2004;24:618-622.
44. Yoo SJ. What does an increased atrial-to ventricular length ratio mean in fetuses with atrioventricular septal defect? Ultrasound Obstet Gynecol 2004;24:597-598.
45. Allan LD, Sharland GK, Milburn A, et al. Prospective diagnosis of 1,006 consecutive cases of congenital heart disease in the fetus. J Am Coll Cardiol 1994;23:1452-1458.
46. Allan LD, Sharland GK, Chita SK, et al. Chromosomal anomalies in fetal congenital heart disease. Ultrasound Obstet Gynecol 1991;1:8-11.
47. Huggon IC, Cook AC, Smeeton NC, et al. Atrioventricular septal defects diagnosed in fetal life; associated cardiac and extracardiac abnormalities and outcome. J Am Coll Cardiol 2000;36:593-601.
48. Sharland GK, Chita SK, Allan LD. Tricuspid valve dysplasia or displacement in intrauterine life. J Am Coll Cardiol 1991;17:944-949.
49. Lang D, Oberhoffer R, Cook A, et al. Pathological spectrum of malformations of the tricuspid valve in prenatal and neonatal life. J Am Coll Cardiol 1991;17:1161-1167.
50. Hornberger LK, Benacerraf BR, Bromley BS, et al. Prenatal detection of severe right ventricular outflow tract obstruction: pulmonary stenosis and pulmonary atresia. J Ultrasound Med 1994;13:743-750.
51. Andrews R, Tulloh R, Sharland G, et al. Outcome of staged reconstructive surgery for hypoplastic left heart syndrome following antenatal diagnosis. Arch Dis Child 2001;85:474-477.
52. Sharland GK, Chita SK, Fagg NL, et al. Left ventricular dysfunction in the fetus: relation to aortic valve anomalies and endocardial fibroelastosis. Br Heart J 1991;66:419-424.
53. Simpson JM, Sharland GK. The natural history and outcome of aortic stenosis diagnosed prenatally. Heart 1997;77:205-210.
54. Hornberger LK, Sahn DJ, Kleinman CS, et al. Antenatal diagnosis of coarctation of the aorta: a multicenter experience. J Am Coll Cardiol 1994;23:417-423.
55. Sharland GK, Chan KY, Allan LD. Coarctation of the aorta: difficulties in prenatal diagnosis. Br Heart J 1994;71:70-75.
56. Berning RA, Silverman NH, Villegas M, et al. Reversed shunting across the ductus arteriosus or atrial septum in utero heralds severe congenital heart disease. J Am Coll Cardiol 1996; 27:481-486.
57. Groves AM, Fagg NL, Cook AC, et al. Cardiac tumours in intrauterine life. Arch Dis Child 1992:67;1189-1192.
58. Allan LD, Sharland GK. Prognosis in fetal tetralogy of Fallot. Pediatr Cardiol 1992;13:1-4.
59. Duke C, Sharland GK, Jones AM, et al. Echocardiographic features and outcome of truncus arteriosus diagnosed during fetal life. Am J Cardiol 2001;88:1379-1384.
60. Bonnet D, Coltri A, Butera G, et al. Detection of transposition of the great arteries in fetuses reduces neonatal morbidity and mortality. Circulation 1999;99:916-918.

61. Yoo SJ, Lee YH, Kim ES, et al. Three-vessel view of the fetal upper mediastinum: an easy means of detecting abnormalities of the ventricular outflow tracts and great arteries during obstetric screening. Ultrasound Obstet Gynecol 1997;9:173-182.
62. McElhinney DB, Halbach VV, Silverman NH, et al. Congenital cardiac anomalies with vein of Galen malformations in infants. Arch Dis Child 1998;78:548-551.
63. Yoo SJ, Lee YH, Kim ES, et al. Tetralogy of Fallot in the fetus: findings at targeted sonography. Ultrasound Obstet Gynecol 1999;14:29-37.
64. Machevin-Surugue E, David N, Verspyck E, et al. Dilated coronary sinus in prenatal echocardiography; identification, associations and outcome. Prenat Diagn 2002;22:898-902.
65. Patel CR, Lane JR, Spector ML, et al. Totally anomalous pulmonary venous connection and complex congenital heart disease: prenatal echocardiographic diagnosis and prognosis. J Ultrasound Med 2005;24:1191-1198.
66. Allan LD, Huggon IC. Counselling following a diagnosis of congenital heart disease. Prenat Diagn 2004;24:1136-1142.
67. Allan LD, Hornberger LK. Prnetal counselling. In: Allan L, Honrnberger LK, Sharland G, eds. Textbook of fetal cardiology. London: Greenwich Medical media, 2000, pp.399-406.
68. Tulzer G, Arzt W, Franklin RC, et al. Fetal pulmonary valvuloplasty for critical pulmonary stenosis or atresia with intact septum. Lancet 2002;360:1567-1568.
69. Tworetzky W, Wilkins-Haug L, Jennings RW, et al. Balloon dilation of severe aortic stenosis in the fetus: potential for prevention of hypoplastic left heart syndrome: candidate selection, technique, and results of successful intervention. Circulation 2004;110:2125-2131.
70. Mäkikallio K, McElhinney DB, Levine JC, et al. Fetal aortic valve stenosis and the evolution of hypoplastic left heart syndrome: patient selection for fetal intervention. Circulation 2006; 113:1401-1405.
71. Galindo A, Gutiérrez-Larraya F, Velasco JM, et al. Pulmonary balloon valvuloplasty in a fetus with critical pulmonary stenosis/atresia with intact ventricular septum and heart failure. Fetal Diagn Ther 2006;21:100-104.
72. Marshall AC, van der Velde ME, Tworetzky W, et al. Creation of an atrial septal defect in utero for fetuses with hypoplastic left heart syndrome and intact or highly restrictive atrial septum. Circulation 2004;110:253-258.
73. Mielke G, Steil E, Kendziorra H, et al. Ductus arteriosus-dependent pulmonary circulation secondary to cardiac malformations in fetal life. Ultrasound Obstet Gynecol 1997;9:25-29.

11
위장관기형과 복벽기형

태아의 위장관기형은 1,000명 출생당 6명의 빈도로 흔히 발생한다.[1] 대부분 특징적인 모양을 보이기 때문에 초음파로 산전에 진단되며 산전진단된 기관계통별 기형 중에서 15~20%를 차지한다. 산전진단된 위장관기형은 중추신경계기형, 근골격계기형, 심혈관계기형과 달리 출생 후 조기에 외과적으로 교정하면 대부분 예후가 좋다.[2]

I 정상 태아 위장관

임신 제2삼분기*second trimester*에 초음파검사로 볼 수 있는 복강 내 기관들로는 위*stomach*, 간*liver*, 비장*spleen*, 담낭*gallbladder*, 신장*kidney*, 부신*adrenal gland*, 방광*bladder*, 소장*small intestine*, 대장*large intestine*, 대혈관 등이 있다. 태아 복부의 기본초음파검사를 시행할 때는 횡단면*transverse plane*에서 복부둘레*abdominal circumference*를 측정하고 위, 신장, 방광, 제대부착부위와 인접한 전복벽*anterior abdominal wall*을 확인해야 한다.[3,4] 영국산부인과학회*Royal College of Obstetricians and Gynaecologists; RCOG*(2000)에서는 그 밖에 횡격막*diaphragm*과 방광을 포함하는 종단면*longitudinal plane*에서 흉부와 복부의 모양을 확인한다.[4]

1. 식도

식도*esophagus*는 허탈*collapse*되어 대부분 보이지 않는다. 조심스럽게 찾으면 가슴의 관상스캔*coronal scan*과 횡단스캔*axial scan*에서 중간 식도와 하부 식도가 하행대동맥*descending aorta* 바로 앞쪽에 있고 에코가 많은 장막*serosa*, 점막*mucosa*과 에코가 적은 근육층으로 이루어진 여러 층의 평행선 에코로 보일 수도 있다. 상부 식도는 정상 태아에서 보기가 매우 어렵다.[5]

그림 11-1. 태아 복부둘레 복부둘레를 측정하는 횡단스캔에서 위(S), 간(L), 제대정맥(U), 문맥(P), 척추(SP)가 보인다. 제대정맥은 척추의 직접 앞쪽 중앙에서 인지된다. 제대정맥이 간 내 깊숙한 문맥과 만나는 위치의 횡단면이 복부둘레를 측정하기 위한 적절한 위치이다.

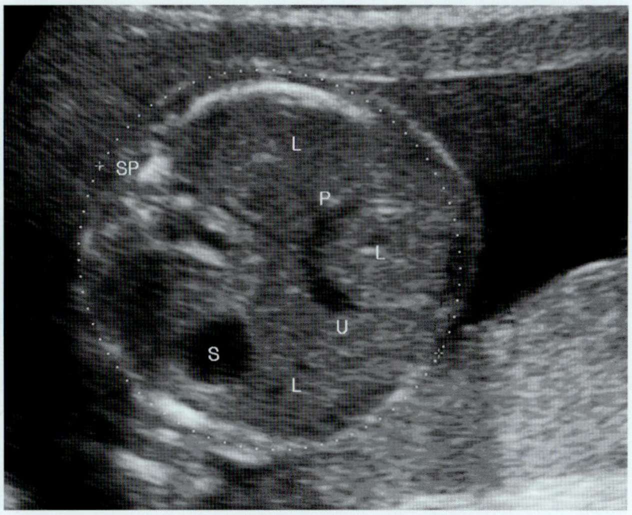

2. 위

위는 횡단스캔이나 종단스캔*longitudinal scan*에서 복부의 좌상부에 액체가 들어 있는 무반향성*echolucent*인 다양한 크기의 낭성 구조로 보인다. 임신 14주에 위의 해부학적 구조를 볼 수 있으며 이 종단면은 위와 횡격막 사이의 정상 관계를 확인하는 데 유용할 수 있다. 복부둘레를 측정하는 표준*standard* 횡단면에서 위가 보여야 한다(그림 11-1). 임신 14주 후에 정상 위치에서 위를 보지 못하면 병변이 있음을 의미한다. 위가 심장축*cardiac axis*과 같은 쪽에 있음을 확인하는 것도 중요하다. 임신 16주부터 연하*swallowing*와 함께 태변*meconium*이 장에 축적되기 시작한다.

3. 간

간은 상복부의 대부분을 차지하고 좌측 엽이 태아의 좌측 상복부에 연장된다. 간은 임신 제2삼분기부터 여일하게 보인다.

탐촉자*transducer, probe*의 각도를 조금 달리하면 다른 복강 내 기관을 볼 수 있다. 작은 비장은 위 뒤쪽에서 충실성*solid* 기관으로 보인다. 담낭은 우상복부 내 간의 하변에서 무반향성으로 보인다. 부신은 신장 위에서 볼 수 있다. 에코가 적은 피질과 에코가 있는 수질은 임신후기에 부신의 분명한 모양을 보여준다. 우측 부신은 하대정맥*inferior vena cava; IVC* 바로 뒤에 위치하고, 좌측 부신은 더욱 삼각형이며 좌측 신장의 상극에 위치한다. 췌장*pancreas*은 임신 제3삼분기*third trimester*에도 인지하기가 어렵다.

남은 복강의 대부분은 일차적으로 장으로 채워지며, 태아 장의 모양은 임신주수에 따라 다르다. 임신 제2삼분기 초에 장은 간에서부터 방광까지 에코가 증가하고 밀집한 부위로 복부를 채운다(그림 11-2).[6~8] 간의 에코와 비교할 때 장은 경하게 에코가 보이는 경우가 있다.

그림 11-2. 임신 전반기 장의 초음파소견 임신 16주 태아의 복부 시상스캔에서 장은 간에서부터 방광(B)까지 에코가 증가하고 밀집한 지역으로 복부를 채운다.

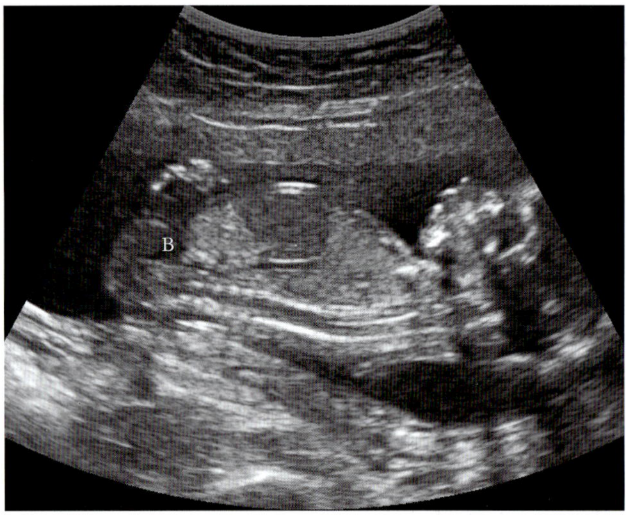

그림 11-3. 임신말기 소장과 대장의 초음파소견 임신 36주 태아의 복부 횡단면에서 에코가 적은 태변으로 찬 관모양 구조의 대장(화살표)이 복강 주위에 위치하고 중앙에 에코가 있는 밀집한 소장을 보여준다.

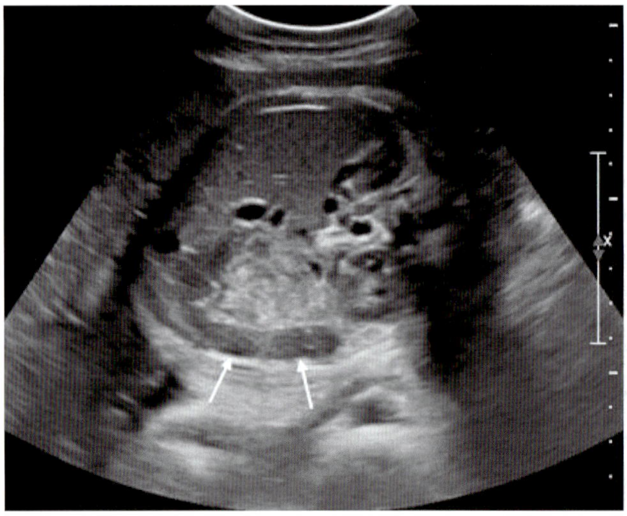

4. 소장과 대장

소장과 대장은 임신 20주 이후에 구별할 수 있으며 임신이 진행함에 따라 더욱 분명해진다.[9] 임신 제3삼분기에 대장은 복부의 주변에 에코가 적은 태변으로 찬 연속적 관모양의 구조로 보인다(그림 11-3). 팽대협착*haustral constriction*은 임신 31주부터 보인다. 만삭*term*에는 내직경이 최고 18mm에 이르고 연동은 보이지 않는다.[9,10]

같은 시기에 정상 소장은 복부 중앙에 위치하고 때때로 소량의 액체를 포함하며 연결되지 않은 분명한 소장을 거의 모든 태아에서 볼 수 있고 활발한 연동으로 인해 모양이 변한다. 소장 각 고리*loop*의 내직경은 7mm, 길이는 15mm를 넘지 않는다.[10]

Ⅱ 정상 태아 복벽

전복벽의 발달은 상부, 하부와 두 측부의 외배엽*ectoderm*과 중배엽*mesoderm* 주름의 융합

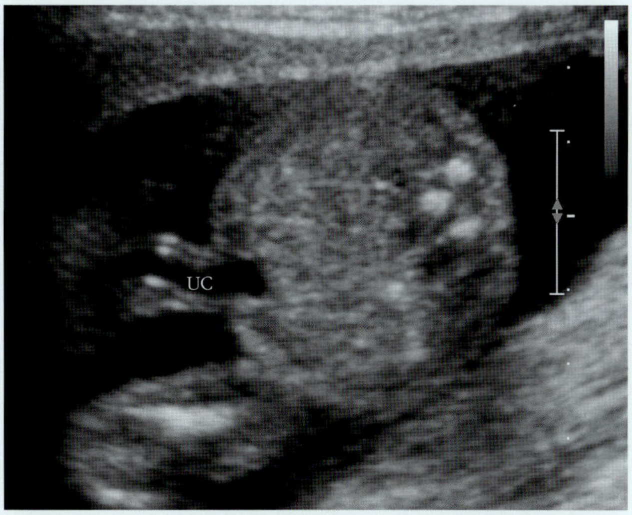

그림 11-4. 정상 제대부착부위와 정상 전복벽 임신 17주 태아 복부의 횡단스캔에서 제대(UC)가 전복벽으로 정상 부착된 것을 볼 수 있다.

에 의존하며, 제대*umbilical cord*는 제장간막관*omphalomesenteric duct*과 요막관*allantoic duct*의 융합으로 임신 7주 이내에 형성된다. 전복벽과 제대는 임신 13~14주부터 쉽게 확인할 수 있다. 정상 제대가 복부를 통과하는 것을 확인하기 위해 복벽 내로 제대부착부위를 확인(그림 11-4)하고 인접한 전복벽이 완전한지를 횡단면과 정중시상면*midsagittal plane*에서 잘 보여줌으로써 대부분의 전복벽결손*ventral wall defect, anterior abdominal wall defect*을 제외할 수 있다.

임신 8주에 제대의 기저부로 탈장된 장은 임신 12주경에는 복강 내로 돌아오기 때문에 이 시기 이후에 보이는 복강 내 내용물의 탈장소견은 비정상이다.

Ⅲ 태아 복부둘레 측정

복부둘레는 임신후반기에 태아 성장을 평가하는 데 큰 가치가 있다(부록 1, 태아생체계측 참조). 복부둘레의 편차는 간과 피하지방의 크기 변화를 반영한다. 횡단면에서는 간 내의 깊은 곳에 제대정맥의 짧은 부분만 보여야 한다(그림 11-1).

복부둘레는 위가 보이는 위치에서 제대정맥이 간 내 깊숙한 우측 문맥*portal vein*과 좌측 문맥으로 분지되는 횡단면에서 피부 표면을 측정한다. 제대정맥은 척추로부터 직접 전방의 중앙선에서 인지된다. 복부둘레는 복부 전후직경과 횡직경의 평균 직경에 3.14를 곱해서 계산할 수도 있다.

Ⅳ 태아 위장관기형

위장관기형은 위장관의 모양과 위치에 따라 폐쇄, 벽결손, 기타(단일 낭성 질환)로 대별할 수 있다. 제대탈장*exomphalos, omphalocele*과 복벽파열*gastroschisis* 같은 복벽결손은 임신초기에 발견되는 가장 흔한 병변이며 임신 12~13주에도 진단할 수 있다. 복벽결손이 있으면 모성 혈청 알파태아단백질*alpha-fetoprotein* 수치가 높다. 상부 위장관폐쇄*gastro-intestinal obstruction*는 임신후기에 많이 발생하며 양수과다증*polyhydramnios*이 흔하다.

태아 위장관기형과 복벽결손으로 인한 기형들의 병인, 전형적 병리와 초음파소견, 관련된 기형과 예후에 대해 살펴보겠다.

1. 폐쇄

흔한 위장관기형의 전형적 초음파소견과 연관된 기형은 표 11-1에 정리했다. 가장 흔한 기계적 또는 기능적 장폐쇄*intestinal obstruction*는 태아 복부 내에 하나 또는 그 이상의 특징적 관모양*tubular* 구조를 보이며 폐쇄 부위의 근위부*proximal* 장이 확장된다. 확장된 장의 흔한 원인들을 표 11-2에 요약했다.

표 11-1. 흔한 위장관이상의 전형적 초음파소견

이상	전형적 초음파소견	연관된 기형
식도폐쇄	위가 보이지 않음 나중에 양수과다증 발생	18번세염색체증, 21번세염색체증 위험성 증가 VATER연합
십이지장폐쇄	쌍방울징후	산전에 21번세염색체증이 50% 이상 발견
공회장폐쇄	확장된 소장	대부분 단독으로 나타남
태변장폐쇄증	에코가 많거나 확장된 장	낭성섬유증
항문직장폐쇄	때때로 확장된 대장 장관 내 석회화	VATER연합

표 11-2. 확장된 장의 원인

소장
공회장폐쇄
장염전
태변장폐쇄증
태변복막염
히르슈슈프룽병
장관중복
선천성 염소설사
대장
소장확장의 원인도 고려
항문직장폐쇄
히르슈슈프룽병
오류
정상 장
수뇨관

(1) 식도폐쇄

식도폐쇄*esophageal atresia*의 발생빈도는 1,000명 출생당 0.2~1.2명이며, 10%에서만 완전폐쇄가 있고 90%에서는 기관식도누공*tracheoesophageal fistula*이 있다.[11~13] 식도폐쇄에는 5가지 유형이 있으며(그림 11-5), 가장 흔한 형태(88%)는 상부 식도가 막힌 주머니로 끝나고 기관식도누공은 하부 식도에 연결된다. 임신 6~7주에 태생의 전장*foregut*이 기관과 식도로 완전히 분리되지 않아 일어난다.

기관식도누공이 있거나 없는 식도폐쇄는 다음과 같은 직접 또는 간접 징후를 근거로 진단할 수 있다.

① 태아의 위를 볼 수 없거나 작고 임신 20주 후에 발생한 양수과다증(그림 11-6)[12, 14, 15]

② 자궁내성장지연*intrauterine growth restriction*과 양수과다증[16~18]

③ 식도폐쇄와 동반된 십이지장폐쇄*duodenal atresia* 또는 협착으로 인해 팽창된 위와 십이지장

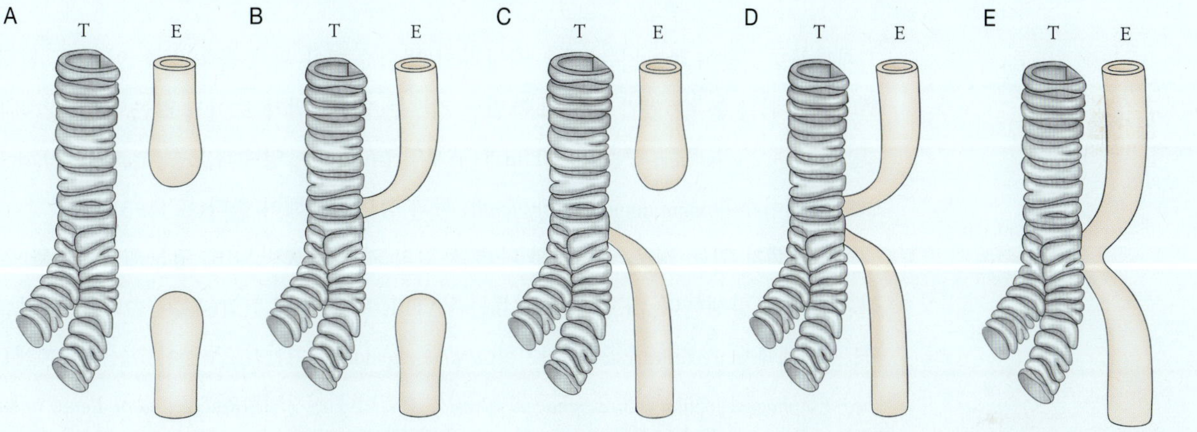

그림 11-5. 식도폐쇄의 5가지 유형 식도폐쇄와 하부 식도가 기관식도누공을 형성하는 C형이 가장 흔한(88%) 형태이다(E: 식도, T: 기관).

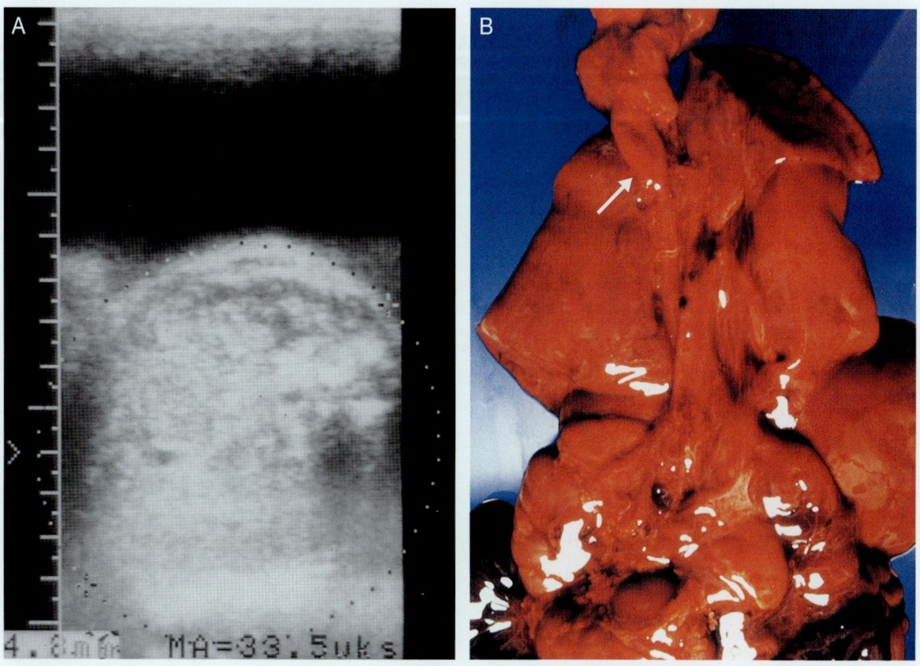

그림 11-6. 식도폐쇄 A. 임신 34주 태아 복부 횡단스캔에서 위를 찾을 수 없고 양수과다증을 보인다. B. 임신 36주에 태아사망으로 임신중단. 부검 시 후면에서 본 상부 식도의 막힌 주머니(화살표)가 보인다. 하부 식도의 기관식도누공이 있었다.

표 11-3. 초음파검사에서 위가 보이지 않는 경우

1. 식도의 기계적 폐쇄
   ① 식도폐쇄 · 기관식도누공
   ② 인두, 식도 또는 종격동 종양
   ③ 갑상선종 · 목기형종
   ④ 횡격막탈장
   ⑤ 흉곽 내 종괴(거대낭성선종양기형 또는 기관폐쇄)
2. 연하장애를 유발하는 해부학적 질병(심한 구개열)
3. 연하장애를 유발하는 중추신경계질병
4. 양수과다증
5. 양수과소증
6. 오류: 정상 태아에서 위가 일시적으로 보이지 않는 경우

을 보여주는 C자형 고리[19, 20]

④ 확장된 상부 식도의 막힌 주머니[21~23]

기관식도누공이 존재하는 경우 상당량의 양수가 태아 위로 들어갈 수 있으며, 위액이 분비되어 위를 볼 수 있기 때문에 특별한 징후는 없다. 위가 보이지 않는 경우 횡격막탈장*diaphragmatic hernia*, 구순열*cleft lip*과 구개열*cleft palate*, 양수과소증*oligohydramnios*, 비면역성 태아수종*nonimmune hydrops fetalis* 등과 감별진단해야 한다(표 11-3).

식도폐쇄가 있는 경우 50%에서 다른 부위의 기형이 동반되며, 항문직장기형과 심장질환이 주로 발생한다. 또한 식도폐쇄는 VATER/VACTERL연합(척추결손*Vertebral defect*, 항문직장폐쇄*Anorectal atresia*, 심장기형*Cardiac anomalies*, 기관식도누공이 있는 식도폐쇄*Tracheo-Esophageal fistula with esophageal atresia*, 요골이나 신장기형*Radial and/or Renal anomalies*, 사지결손*Limb defects association; VATER/VACTERL association*)의 일부로 나타날 수 있다. 염색체이상도 5~10%에서 흔히 발생한다.

(2) 십이지장폐쇄

발생빈도는 10,000명 출생당 1명이며 대부분 임신 10주에 일어나는 십이지장의 관재소통*recanalization* 실패나 혈관장애로 인해 발생한다.

초음파로 진단할 때는 위와 상부 십이지장의 확장 때문에 보이는 쌍방울징후*double bubble sign*와 양수과다증에 의존하며 대부분 임신 20주가 지나서야 분명하게 확인할 수 있다(그림 11-7). 두 낭성 구조가 연결되어 있다. 위의 유문동幽門洞, *pyloric antrum* 막양구조膜樣構造, *web*로 인한 폐쇄에서는 위만 팽창되기 때문에 단일 방울모양으로 나타날 수 있다.

태아의 정상 위를 관상스캔하면 위의 현저한 각절흔角切痕, *incisura angularis*의 결과로 발생한 쌍방울징후를 볼 수 있다. 이러한 오류는 복부를 횡단스캔하면 용이하게 극복할 수 있다. 임신초기에 쌍방울징후가 관찰되었지만 반복스캔했을 때 사라진 경우 정상 소견만은 아니기 때문에 추적검사가 반드시 필요하다. 총담관낭종*choledochal cyst*, 간낭종*hepatic cyst*, 십이지장중복낭종*duodenal duplication cyst*, 유문협착*pyloric stenosis*, 확장된 위

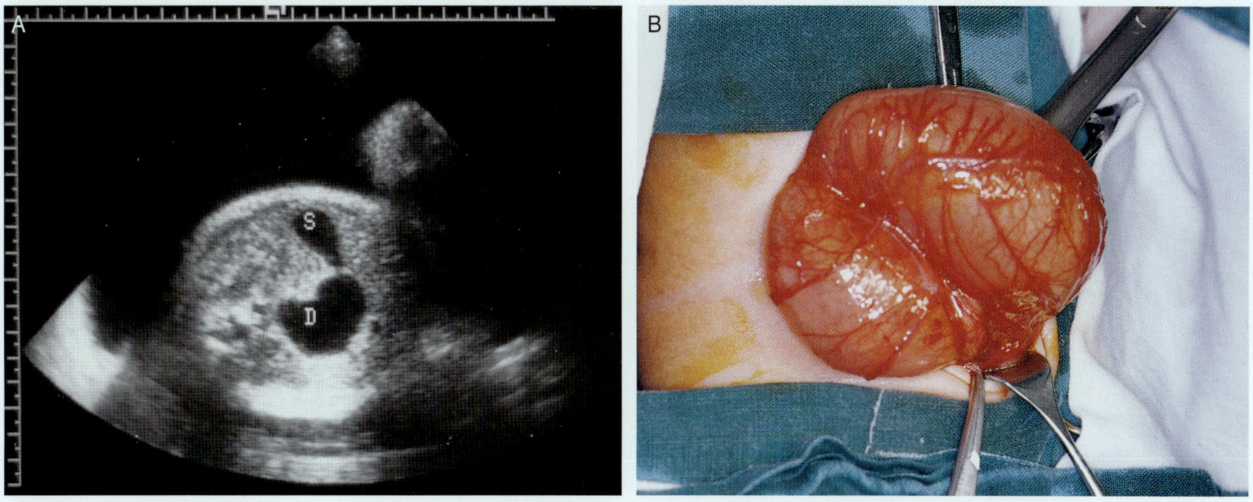

그림 11-7. 십이지장폐쇄 A. 임신 33주 횡단스캔에서 위(S)와 십이지장(D)이 확장된 쌍방울징후를 보이고 쌍방울 사이가 연결되어 있으며, 양수과다증이 있다. B. 임신 34주 조산, 생후 1일 신생아 개복수술에서 확장된 위와 근위부 십이지장이 보인다.

전정胃前庭, *gastric antrum*과 감별진단해야 한다.[24,25] 총담관낭종이 있을 때는 두 낭성 종괴 사이에 소통이 없고 팽창된 담관이 낭종에 들어가는 것을 볼 수 있다.

50%에서 다른 기형이 동반되며 21번세염색체증*trisomy 21*(30%), 심장질환(17%), 장의 회전이상*malrotation*(20%)이 주로 동반된다. 십이지장폐쇄와 식도폐쇄는 특히 다운증후군*Down syndrome*의 위험이 높다. 십이지장폐쇄와 연관된 심장의 심방심실중격결손*atrioventricular septal defect* 역시 다운증후군의 위험이 높다.

(3) 소 · 대장폐쇄

소장폐쇄*small intestinal atresia*와 대장폐쇄*large intestinal atresia*의 발생빈도는 각각 5,000명 출생당 1명, 20,000명 출생당 1명이며 일반적으로 기관 형성 후에 혈관손상의 결과로 발생한다. 사과껍질을 벗긴 것 같은 크리스마스트리모양의 광범위 공회장폐쇄*jejunoileal atresia*, 낭성섬유증*cystic fibrosis*이 있을 때 태변장폐쇄증*meconium ileus*처럼 유전적으로도 발생할 수 있다.

공장폐쇄*jejunal atresia*와 회장폐쇄*ileal atresia*는 복부에 장이 다발성 팽창된 고리로 나타나며 양수과다증을 보인다(그림 11-8~11-11). 이러한 소견은 중장염전*midgut volvulus*도 역시 존재할 경우 구별하기 어렵다. 연동은 활발하며 장천공*intestinal perforation*이 일어나면 복수*ascites*, 태변복막염*meconium peritonitis*(그림 11-12)과 태변가성낭종*meconium pseudocyst*(그림 11-13)이 뒤따를 수 있다. 공장폐쇄는 회장폐쇄보다 2배나 흔히 발생하며, 다발성 폐쇄가 있고 연관된 기형이 많다. 그러나 산전 천공은 공장폐쇄에서 의미 있게 덜 흔하다.[26,27] 임신하반기 초음파상 공장폐쇄는 장고리의 현저한 팽창, 팽창된 위와 양수과다증이 흔히 보이며 조산 경향이 높다. 회장폐쇄는 천공이 흔히 발생하기 때문에 복수가 자주 보인다.

상염색체열성*autosomal recessive*유전질환인 선천성 염소설사*congenital chloride diarrhea*도 소 · 대장의 다발성 팽창과 양수과다증을 보인다.[28~31] 거대방광-소대장-장저연동증

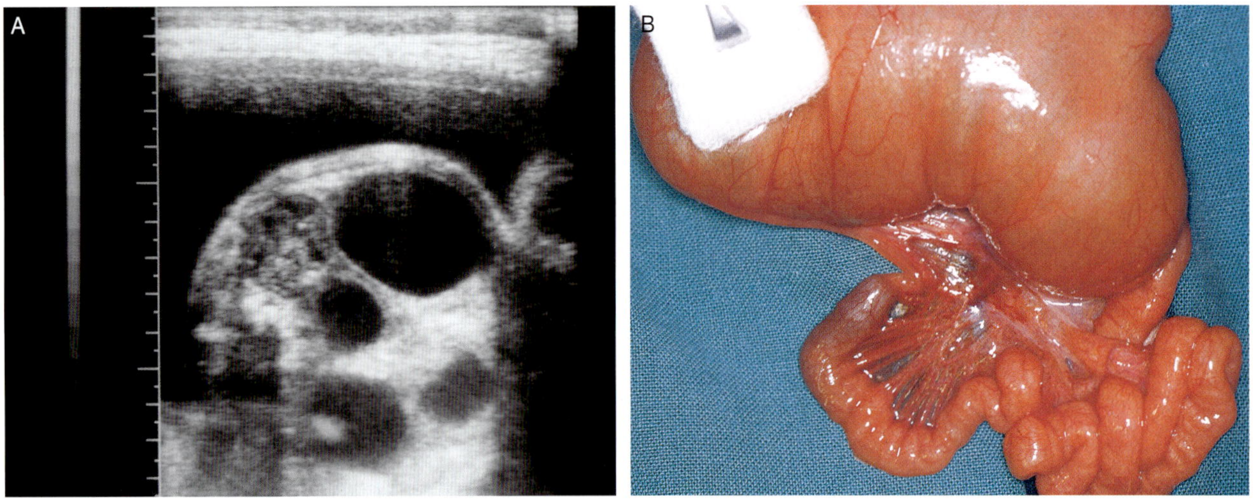

그림 11-8. 공장폐쇄 A. 임신 34주 태아 복부 횡단스캔에서 다발성으로 팽창된 장의 고리와 양수과다증이 보인다. B. 같은 태아의 조산 2일 후 시행한 수술에서 근위부 장이 팽창되고 말단은 섬유성 띠로 연결된 소견을 보인다.

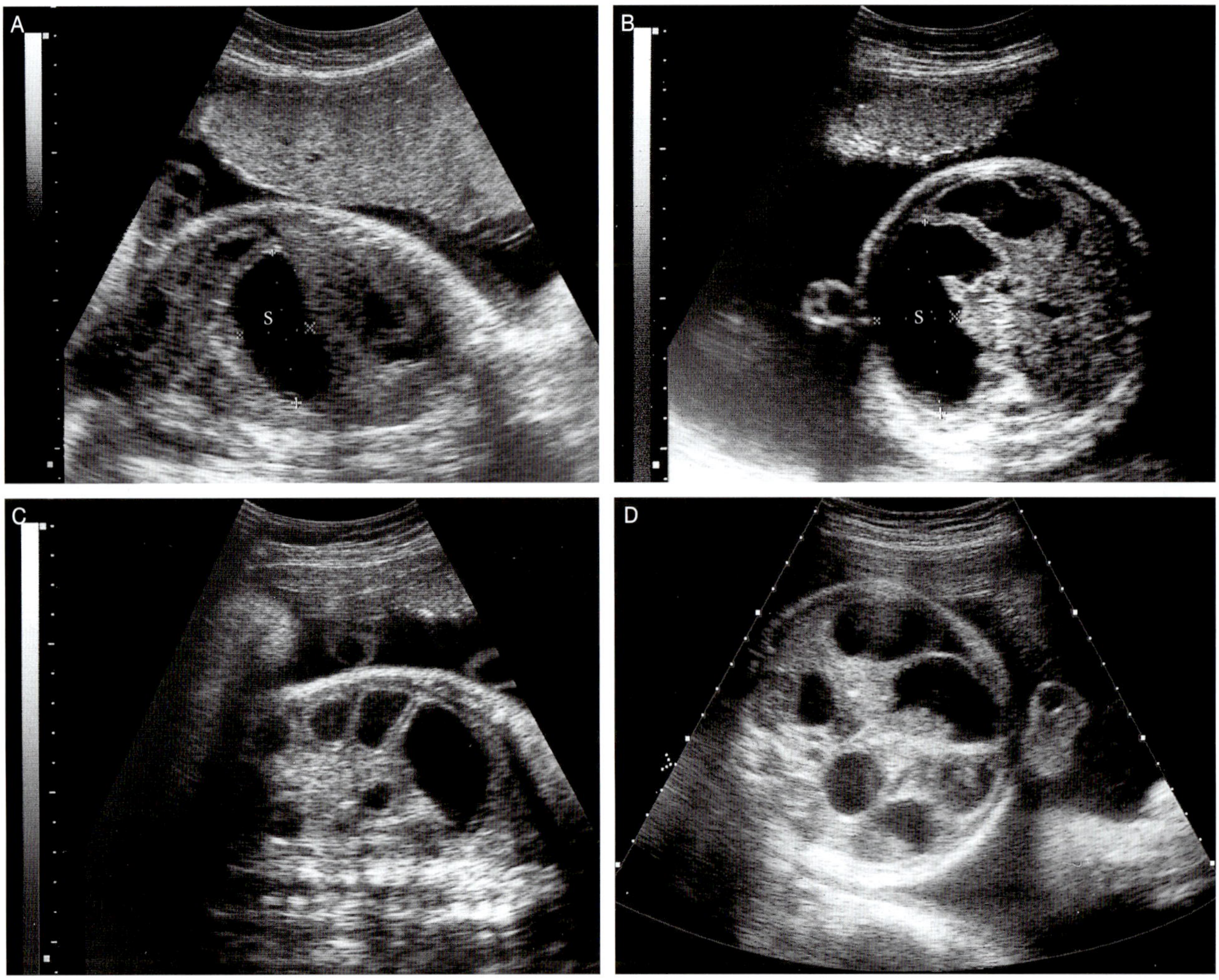

그림 11-9. 다발성 공장폐쇄, 임신 35+3주 A. 종단스캔에서 반달형의 커다란 위(S, 종축길이 2.5cm)로 인해 복부가 팽창되어 있다. B. 횡단스캔에서 팽창된 위(S, 6.4×2.7cm)와 인접 장이 보인다. 양수과다증이 있다. C. 종단스캔에서 여러 소장의 팽창이 보인다. D. 신장 하부 횡단스캔에서 팽창된 여러 소장의 고리가 보인다. 10일 후 조기양막파열로 자연분만했고 생후 5일 개복해서 다발성 폐쇄를 확인했다.

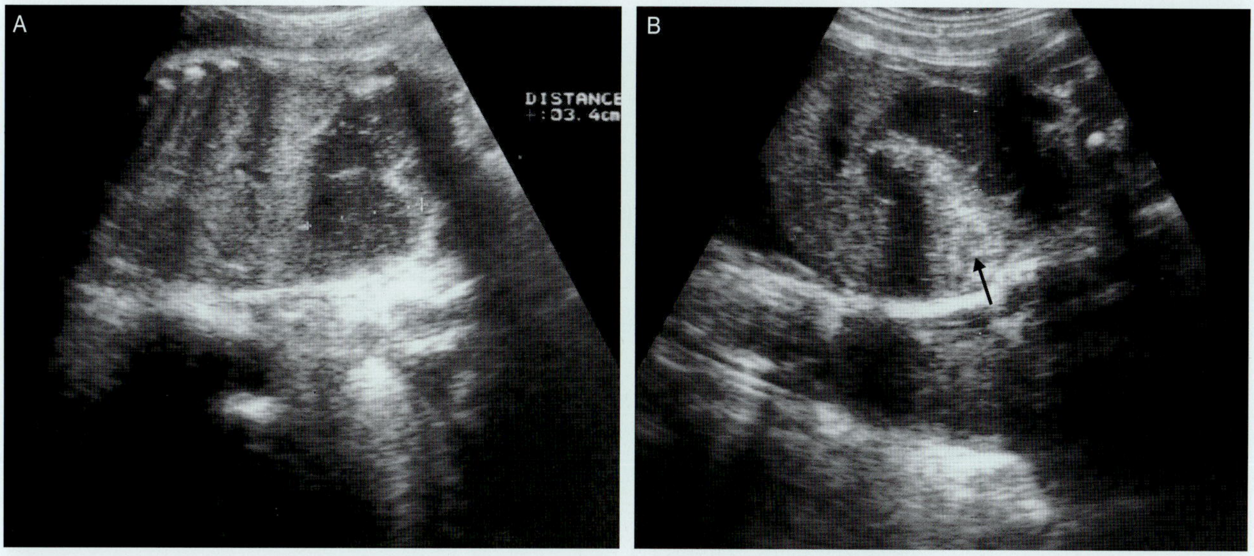

그림 11-10. 회장폐쇄, 임신 37^{+4}주 A. 단일융모막이중양막쌍태임신 중 첫 아기의 복부 관상스캔에서 태변으로 찬 소장의 내직경이 3.4cm로 팽창되어 있다. B. 비스듬한 복부 종단스캔에서 소장과 함께 주변의 에코가 높은 태변복막염 양상(화살표)을 보인다. 생후 개복수술에서 회장폐쇄로 인해 천공이 있었다.

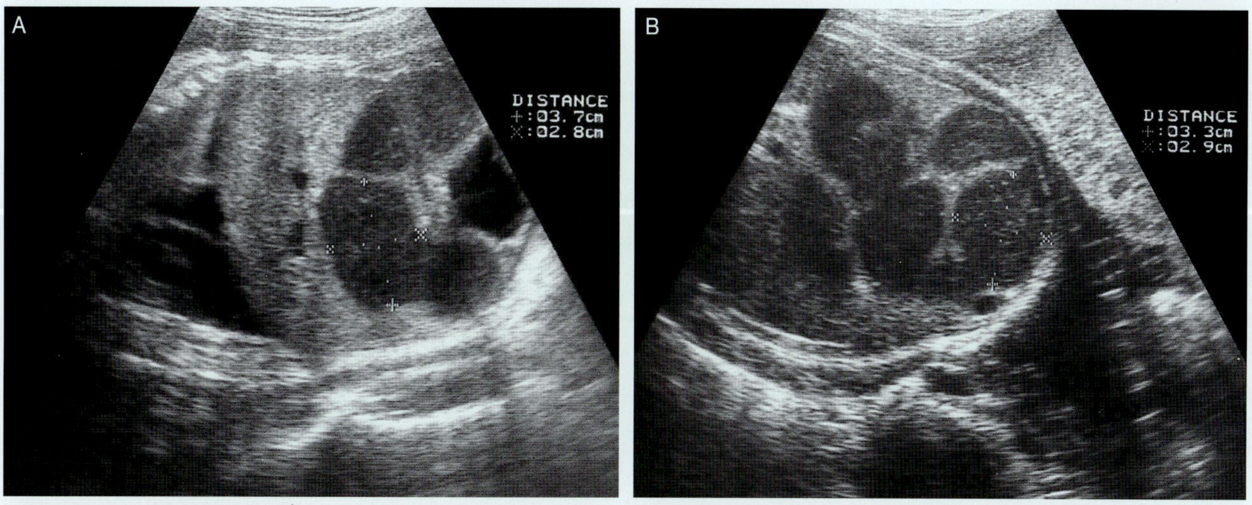

그림 11-11. 회장폐쇄, 임신 38^{+1}주 A. 관상스캔에서 팽창된 장의 고리가 여러 개 보인다. B. 횡단스캔에서 태변이 차서 에코가 낮은 장의 팽창이 보인다. 장의 내직경은 2.8~2.9cm으로 증가되어 있다. 생후 3일 개복수술로 확인했다.

그림 11-12. 태변복막염, 임신 37^{+2}주 태아 복부 횡단스캔에서 많은 양의 복수와 함께 장간막석회화가 보인다. 양수과다증이 있다. 2일 후 분만, 생후 1일 개복수술에서 회장천공이 있었다.

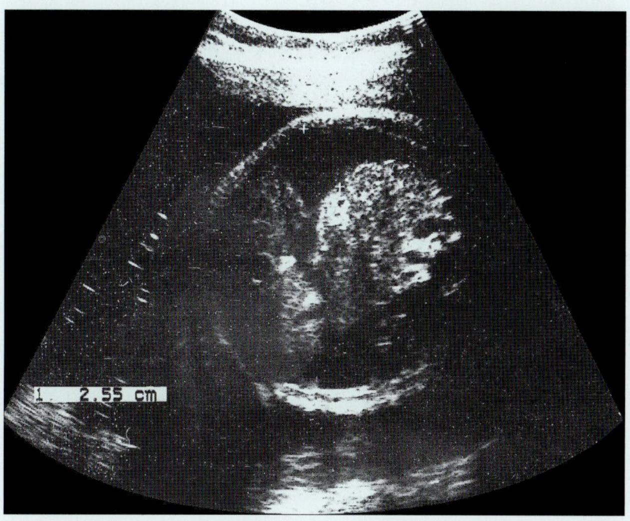

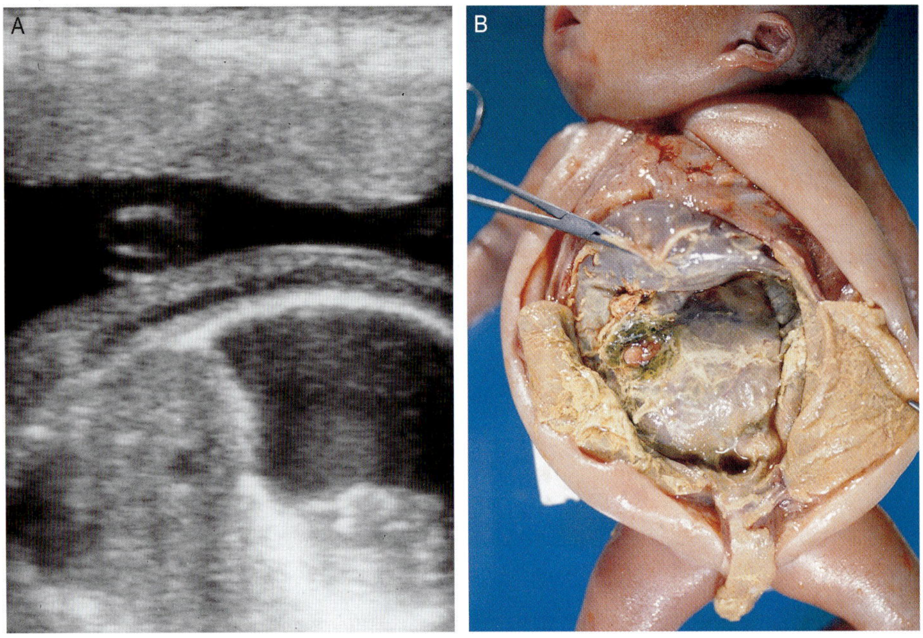

그림 11-13. 태변가성낭종 A. 임신 26^{+3}주 관상스캔에서 복막석회화로 인해 에코가 있는 두꺼운 벽에서 에코가 낮은 낭종이 보인다. 낭종 안에서 에코가 있는 작은 입자들을 볼 수 있다. 염증반응으로 인해 복벽도 두꺼워져 있다. B. 임신중단 태아의 부검 시 복강사진.

후군*megacystis-microcolon-intestinal hypoperistalsis syndrome; MMIHS* 역시 기능적 장폐쇄의 또 다른 드문 질환으로, 90% 이상 여아에서 발생한다. 그리고 양수량은 정상이거나 증가되어 있으며 예후는 불량하다.[32]

대장폐쇄가 있으면 대장의 의미 있는 팽창을 보이지 않을 수도 있다. 대장폐쇄는 일반적으로 양수과다증과 연관되지 않는다. 대부분 S자대장 또는 직장에 병변을 초래하는 히르슈슈프룽병*Hirschsprung disease*(무신경절거대결장*aganglionic megacolon*), 태변마개증후군*meconium plug syndrome*도 고려해야 한다.

위장관기형 이외에 연관되는 기형은 드물다.

(4) 태변장폐쇄증

태변장폐쇄증은 하부 회장에 비정상적으로 진하고 끈적한 태변이 차 있는 것이 특징이며, 기능적 폐쇄를 나타낸다. 태변장폐쇄증이 발생한 거의 모든 신생아에게는 낭성섬유증이 있다. 반대로 낭성섬유증의 10~15%에서 태변장폐쇄증이 일어나기 때문에, 태변장폐쇄증이 보이면 상염색체열성유전되는 낭성섬유증을 의심해야 한다.[33, 34]

초음파상 하복부에 에코성 장*echogenic bowel*이 밀집해 있거나 태변이 차서 확장된 장을 보면 진단할 수 있다. 확장된 장으로 보이는 태변장폐쇄증은 에코성 장보다 덜 흔할 수도 있다. 소장확장의 대부분은 임신 26주 후에 진단되었다. 양수과다증은 20%에서 보인다. 태변마개증후군으로 인해 대장확장을 보이는 영아 역시 낭성섬유증과 드물게 연관된 것으로 보고된다.

에코성 장은 임신 28주 이전의 정상 소장, 태아의 비배수체*aneuploidy* 같은 염색체이상, 장폐쇄, 선천성 태아감염, 양막강 내 출혈이 있을 때 태아가 혈액을 삼킨 경우, 낭성섬유증, 심한 자궁내성장지연과 저산소증*hypoxia*이 있는 경우에도 관찰된다(에코성 장 185쪽 참조).

표 11-4. 태아의 복부에서 에코성 병소의 원인

석회화
복막석회화
태변복막염
수자궁질증
장관 내 태변석회화
항문직장폐쇄
소장폐쇄
드물게 장폐쇄 없이 단독으로 나타남
실질
간, 비장, 부신, 난소낭종합병증(드묾)
담석증-담낭
태아속태아
비석회화
에코성 태변
복강 내 흉곽 외 폐격리
종양
부신출혈

(5) 에코성 장

에코성 장은 초음파검사에서 장의 에코가 주위 뼈의 에코와 유사하게 보인다(그림 5-3, 70쪽 참조). 임신 제2삼분기에 전형적으로 보이며 0.2~1.8% 빈도로 발생한다. 에코성 장을 평가할 때 관찰자의 주관적 해석과 고주파 초음파 사용은 장의 에코 평가에 영향을 줄 수 있다. 일반적으로 5MHz 이상의 고주파 탐촉자를 사용하면 장의 점막하조직을 돋보이게 해서 장에 에코가 있는 것으로 보인다.[35] 따라서 경험이 있고 숙련된 관찰자가 익숙한 초음파 장비를 사용해서 에코성 장이라고 진단하는 것이 중요하다(표 11-4).

에코성 장의 경우 정상 태아에서도 볼 수 있지만[10] 장폐쇄, 염색체이상, 감염, 낭성섬유증, 자궁내성장지연, 사산과 태변복막염 등의 원인도 찾아보아야 한다.[36, 37] 에코성 장과, 특히 태변복막염 같은 복강 내 에코가 있는 부위와 구별해야 하고 이형성신장*dysplastic kidney*, 복강 내 흉곽 외 폐격리*pulmonary sequestration* 또는 장관중복낭종*enteric duplication cyst* 같은 에코가 있는 다른 복강 내 종괴 역시 구별해야 한다. 출혈성난소낭종*hemorrhagic ovarian cyst* 또는 신경모세포종*neuroblastoma* 같은 복강 내 종괴는 임신 제3삼분기가 되어야 보인다. 임신 제3삼분기에 에코성 태변은 정상일 수 있지만 대부분 대장에 국한된다. 임신 제3삼분기에 에코성 소장은 드물고 역시 상기 원인으로 인해 나쁜 예후와 연관된다. 모든 검사가 정상이고 임신부 혈청 알파태아단백질 수치가 정상이면 태아의 예후는 양호할 가능성이 높다.

(6) 항문직장폐쇄

항문직장폐쇄*anorectal atresia*의 발생빈도는 5,000명 출생당 1명으로 원인은 항문직장을 형성하는 태생 후장*hindgut*의 말단부 발육의 결손 또는 정지이다. 즉 배설강*cloaca* 형성 시기(임신 6주)와 그 후 배설강이 요직장중격*urorectal septum*에 의해 요생식동*urogenital*

그림 11-14. 출생 시 항문폐쇄가 있었던 신생아

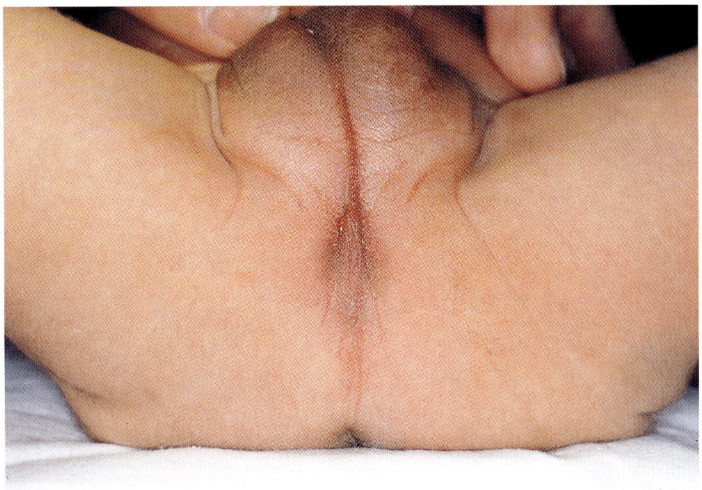

sinus(장래 방광과 대부분의 요도*urethra*)과 직장, 항문관*anal canal* 상부 2/3로 분리되는 시기(임신 9~10주), 직장의 후방 이동시기, 항문관 하부 1/3에서 임신 6주의 항문오목*proctodeum*으로부터 항문막*anal membrane*이 천공되는 시기(임신 10주)에 일어날 수 있다.

항문직장폐쇄는 항문거근肛門擧筋, *levator ani muscle* 치골직장걸이*puborectalis sling*의 위치에 따라 저위低位기형(항문폐쇄*imperforate anus*, 항문무발생*anal agenesis*)과 고위高位기형(항문직장무발생*anorectal agenesis*, 직장폐쇄*rectal atresia*)으로 분류된다. 저위기형은 90%이며, 고위기형은 10%에서 존재한다.[38] 항문무발생의 80%는 회음누공*perineal fistula*과 연관되며 항문직장무발생의 60%에는 직장질누공*rectovaginal fistula* 또는 직장요도누공*rectourethral fistula*이 있다. 항문폐쇄는 간단한 형태로 항문막이 천공되지 않아 일어나는 드문 경우이고(그림 11-14), 항문직장폐쇄의 복잡한 형태는 배설강존속증*persistent cloaca*으로, 직장, 질과 요도는 단일 구멍을 통해 회음부와 소통된다.

현재 항문폐쇄의 산전 발견율은 아직 낮다.[39] 초음파검사에서는 대부분 하복부에 말단 대장이 U 또는 V자모양으로 팽창된 고리로 보이지만(42%), 산전에 발견할 수 있는 초음파소견을 나타내지 않을 수도 있다. 장 내 석회화*enterolithiasis*된 태변은 항문직장폐쇄의 또 다른 소견이다.[40~43] 양수과다증은 드물며 신장이상으로 인해 양수과소증이 있을 수 있다. 확장된 소장은 대장과 흡사하기 때문에 대장확장이 의심될 때마다 소장확장의 원인들을 역시 고려해야 한다(표 11-2). 배설강존속증, 대장폐쇄, 태변마개증후군과 히르슈슈프룽병을 감별해야 한다.

일반적으로 50% 이상에서 동반되는 기형이 있으며 고위기형이 훨씬 많다.[38] 주로 요천추*lumbosacral vertebra*이상과 신장무발생*renal agenesis*, 이형성신장 같은 비뇨생식기계 이상이 흔하다. VATER/VACTERL연합 또는 천골무발생*sacral agenesis*, 하지형성부전 같은 꼬리쪽퇴행증후군*caudal regression syndrome*의 일부로 나타날 수 있다.[38, 44, 45]

(7) 배설강존속증과 요생식동존속증

배설강존속증과 요생식동존속증*persistent urogenital sinus*은 후장, 요로와 생식로*genital tract*에 미치는 복합기형으로 요직장중격의 형성이상으로 인해 발생한다. 배설강존속증의 발생빈도는 여아에서 훨씬 높다. 배설강, 요생식동과 관련한 결손을 요직장중격기형속발증*urorectal septum malformation sequence*이라고 부른다.

배설강존속증의 병리소견은 방광, 근위 요도, 질의 상부 2/3와 직장이 모여 회음부와는 1개의 구멍으로 연결되는 것이다. 방광과 요도, 질, 직장이 막혀 장, 질, 신장이 팽창하고 양수과소증을 유발한다. 양쪽 뮬러관*mullerian duct*이 융합하지 못해서 자궁과 질이 중복된다. 요생식동존속증의 경우 요생식동과 항문으로 연결되는 2개의 회음부구멍이 있다. 수질증*hydrocolpos* 또는 수자궁질증*hydrometrocolpos*이 발생할 수 있다.

배설강존속증의 초음파소견에서는 전형적으로 중격*septum*이 있는 중앙의 낭성 골반종괴, 수자궁질증, 방광출구폐쇄*bladder outlet obstruction*, 양수과소증과 자궁내성장지연을 보인다.[46, 47] 모호한 생식기*ambiguous genitalia*와 복수, 정상 방광을 볼 수 없는 것이 추가소견이다. 초음파검사만으로 방광, 질과 결장을 구별하기는 어렵다.

요생식동존속증은 배설강존속증과 유사한 소견을 보여준다. 1개의 낭성 종괴는 대부분 현저하게 확장된 질 또는 자궁이고 다른 1개는 방광이다. 액체와 잔설殘屑, *debris*은 이 질환을 강력하게 시사한다.[48]

(8) 히르슈슈프룽병(선천성 무신경절거대결장)

하부 장관 벽내신경총*intramural nervous plexus*의 선천적 결여인 장관의 무신경절증*aganglionosis*이 특징적이다. 내항문괄약근*internal anal sphincter*에서 시작해서 상부로 연장되어 장의 상당 부분을 침범한다. 5,000명 출생당 1명의 빈도로 발생하며 신생아에서 장폐쇄의 가장 흔한 원인이다. 남아가 여아보다 4배나 많다. 연관된 기형은 10~20%에서 관찰되고 21번세염색체증은 3~10%에서 발견된다. 5%에서 가족력이 있기 때문에 유전적 인자가 영향을 주는 것으로 보인다.[49, 50]

74%에서 직장과 S자결장에 국한되고, 90%에서 S자결장을 넘어 좌결장곡左結腸曲, *splenic flexure*을 침범하며 10% 미만에서 전결장이 침범된다.[51]

산전초음파진단에 관한 보고는 많지 않다.[52, 53] 이 질환의 주요 초음파 표지자*marker*는 비특이적 장확장과 양수과다증이다. 히르슈슈프룽병은 이 질환이 전결장에 관여해서 임신 제3삼분기 동안 소장확장과 양수과다증을 유발하면 산전에 발견할 수도 있다.

(9) 태변복막염

태변복막염은 거의 항상 소장의 천공으로 인해 발생하는 무균성화학복막염*aseptic chemical peritonitis*이다.

복막석회화*peritoneal calcification*는 산전초음파와 생후 방사선검사에서 태변복막염의 가장 흔한 특징적 소견이다.[54] 태변복막염의 다른 초음파소견으로는 태변가성낭종, 복수와 장확장 등이 있다. 양수과다증도 역시 발생할 수 있다. 복수는 태변복막염의 첫 번째 징후일 수도 있다. 간 위의 벽측복막*parietal peritoneum*과 장간막*mesentery*에서 내장측복막*visceral peritoneum* 또는 초상돌기*vaginal process*를 통해 음낭 등 복강 내 어디에나 복막석회화가 발생할 수 있다. 이러한 석회화는 대부분 태변복막염의 급성염증 후 유일하게 볼 수 있는 징후이다(그림 11-12). 태변가성낭종은 장천공으로 인해 장관 밖으로 누출된 태변이 에코가 낮은 종괴로 나타나는 것이다(그림 11-13). 석회화는 분명하지 않을 수도 있고 음향그림자*acoustic shadow*가 분명하지 않더라도 에코가 있는 벽이 종괴 주위로 형성된다. 장확장의 존재는 가장 흔하게 공회장폐쇄, 장염전*volvulus* 또는 태변장폐쇄증 같은 연관된 장폐쇄를 시사한다.

태변복막염은 에코성 장과 구별해야 한다(표 11-4). 태변복막염의 석회화는 모양이 대개 직선이며 복막에 국한되어 있다. 반면 장 내 태변석회화는 장 내에 국한된 반점*punctate*으로 나타난다. 태변가성낭종, 복강 내 종괴와 구별해야 한다. 또한 복수가 발생할 수 있는 수종, 감염, 신장이상, 염색체이상, 심장이상, 장염전, 태변복막염, 후두폐쇄*laryngeal atresia*, 파열되지 않은 처녀막*hymen*, 수질증 등을 고려해야 한다.

일반적으로 산전진단된 태변복막염의 예후는 좋다. 복막석회화만을 보이는 태아들은 수술하지 않아도 좋은 결과를 기대할 수 있지만[55] 복수, 태변가성낭종 또는 장확장이 합병된 태변복막염이 있는 태아들은 천공된 장 부분을 외과적으로 절제해야 한다.[56, 57]

장 관내*intralumen* 태변석회화에서는 예외가 보고되었지만[58] 거의 항상 장폐쇄와 연관된다. 장폐쇄의 원인들로는 항문직장폐쇄, 다발성 장폐쇄, 소장협착*small intestinal stenosis*, 장염전, 배설강존속증과 전결장무신경절증 등이 있다. 석회화는 폐쇄 부위의 전방 또는 후방에 위치할 수 있다.

태아속태아*fetus in fetu*는 석회화로 나타날 수 있으며 태변복막염 또는 기형종*teratoma*으로 잘못 진단할 수 있다. 부신석회화*adrenal calcification*는 감염 또는 신경모세포종으로 인해 발생할 수 있지만 실질조직의 석회화는 일차적으로 간에 국한된다.

(10) 장염전

장염전은 장간막동맥*mesenteric artery* 또는 분지 주위로 장이 꼬이는 것이다. 허혈성괴사*ischemic necrosis*가 발생하면 장폐쇄에 이를 수 있다. 장폐쇄가 먼저 일어나고 장폐쇄 상부에서 확장된 장의 연동이 증가하면 염전을 일으킬 수 있다.

태아나 소아에서 장염전의 특징적인 초음파소견은 소용돌이징후*whirlpool sign*다.[59~61] 초음파영상에서 꼬인 장과 동반된 장간막, 장간막혈관들이 소용돌이모양으로 보인다. 도플러초음파*Doppler ultrasound*영상에서 꼬인 장간막혈관을 보면 진단을 용이하게 할 수 있다. 소용돌이징후는 모든 태아 장염전에서 나타나는 것이 아니다. 초음파에서 장확장, 복수, 복강 내 낭성 종괴와 양수과다증이 비특이적으로 보이는 경우도 있다.[62, 63]

(11) 복수

복수는 수종, 감염, 염색체이상, 요성복수*urinary ascites*, 태변복막염, 후두폐쇄와 일차림프관확장증*lymphangiectasia* 등의 다양한 원인으로 인해 이차적으로 발생할 수 있다(제14장 태아수종 참조).

수종이 없고 원인을 알 수 없는 단독 태아 복수를 치료하기 위해 자궁 내 도관단락술*catheter shunting*이 시도되었으나(그림 11-15), 일반적으로 요성복수, 수종 같은 이차적 합병증이 있는 복수가 자궁내치료*in-utero fetal therapy* 대상이다.[64]

확장된 장이 있는 것으로 생각될 때 복강 내 신장, 요관과 방광 같은 요로이상, 여성생식기인 자궁과 난소이상, 간, 담낭, 비장, 췌장과 장간막의 낭종 같은 낭성 종괴를 고려해야 한다(표 11-5). 특히 낭성 관모양 구조가 골반에 국한되어 있을 때 확장된 장과 수뇨관*hydroureter*을 구별하기는 어려울 수 있다.

산전에 다양한 형태의 복부종괴*abdominal mass*를 볼 수 있으며, 종괴의 위치, 임신연령, 성별과 복부종괴의 초음파소견이 정확한 진단을 하거나 감별진단을 하는 데 도움이 된다. 어떤 형태의 종괴는 에코가 있거나 낭종으로 혼합되어 나타날 수 있지만, 에코가 있는 종괴와 낭성 종괴로 구별하는 것이 유용하다.

복부에서 에코가 있는, 즉 충실성 종괴는 낭성 종괴보다 덜 흔하다. 에코가 있는 종괴로는 태변가성낭종, 장관중복낭종, 부신출혈*adrenal hemorrhage* 또는 종양, 복강 내 흉곽외 폐격리, 출혈성난소낭종, 수질증 또는 여러 가지 종양이 있다.

복강 내 낭성 종괴는 많은 기관계통에서 발생할 수 있다(표 11-6). 요로계(수신증*hydronephrosis*, 다낭성이형성신장*multicystic dysplastic kidney*, 신장주위가성낭종*perirenal pseudocyst*, 수뇨관, 확장된 방광)에서 발생하는 낭성 종괴나 팽창된 장을 제외하면 복강 내 낭성 종괴는 난소낭종, 장관중복낭종, 장간막낭종*mesenteric cyst*(림프관종*lymphangioma*), 총담관낭종, 간낭종 또는 비장낭종*splenic cyst*, 수질증, 요막관낭종尿膜管囊腫, *urachal cyst*, 간엽과오종間葉過誤腫, *mesenchymal hamartoma*, 혈종*hematoma* 또는 제대정맥류*varix of the umbilical vein*로 나타날 수 있다. 많은 경우 분명한 산전진단은 가능하지 않다.

1. 난소낭종

태아의 난소낭종은 요로계통의 원인과 팽창된 장을 제외하면 산전에 보고된 복강 내 낭종의 가장 흔한 원인이며,[65~73] 임신 제3삼분기 전에 보고된 적은 없다.

대부분의 난소낭종은 편측에서 발생하며, 초음파소견은 낭종의 크기와 염전*torsion* 또는 출혈 같은 합병증에 따라 다르다. 합병증이 없는 난소낭종은 단방*unilocular* 낭성 종괴로 나타나며 때때로 내부에 중격이 있을 수 있다(그림 11-16). 염전 또는 출혈 같은 합병증이 있을 경우에는 복합성 또는 심지어 충실성으로 나타날 수 있다(그림 11-17). 합병증이 있는 난소낭종은 액체와 잔설층, 응괴수축*clot retraction*과 내부 중격을 보일 수 있다. 낭종의 벽은 경색증*infarction*과 연관된 비정상석회화*dystrophic calcification*로 인해 에코가 있을 수 있다.

태아 골반 또는 하복부에 발생한 낭성 종괴의 감별진단은 표 11-6에 정리했다. 장간막낭종이나 장관중복낭종은 난소낭종과 구별하기 어려울 수 있다. 이 경우 남아로 확인되었을 때 난소낭종, 수질증, 배설강존속증 또는 거대방광-소대장-장저연동증후군은 제외된다. 요막관낭종, 장관중복낭종과 장간막낭종은 양성*both sexes*에서 고려해야 한다. 만일 종괴와 분리된 방광이 확인되지 않으면 폐쇄요로병증*obstructive uropathy*, 거대방광-소대장-장저연동증후군과 배설강존속증 같은 낭성 골반종괴를 의심해야 한다.

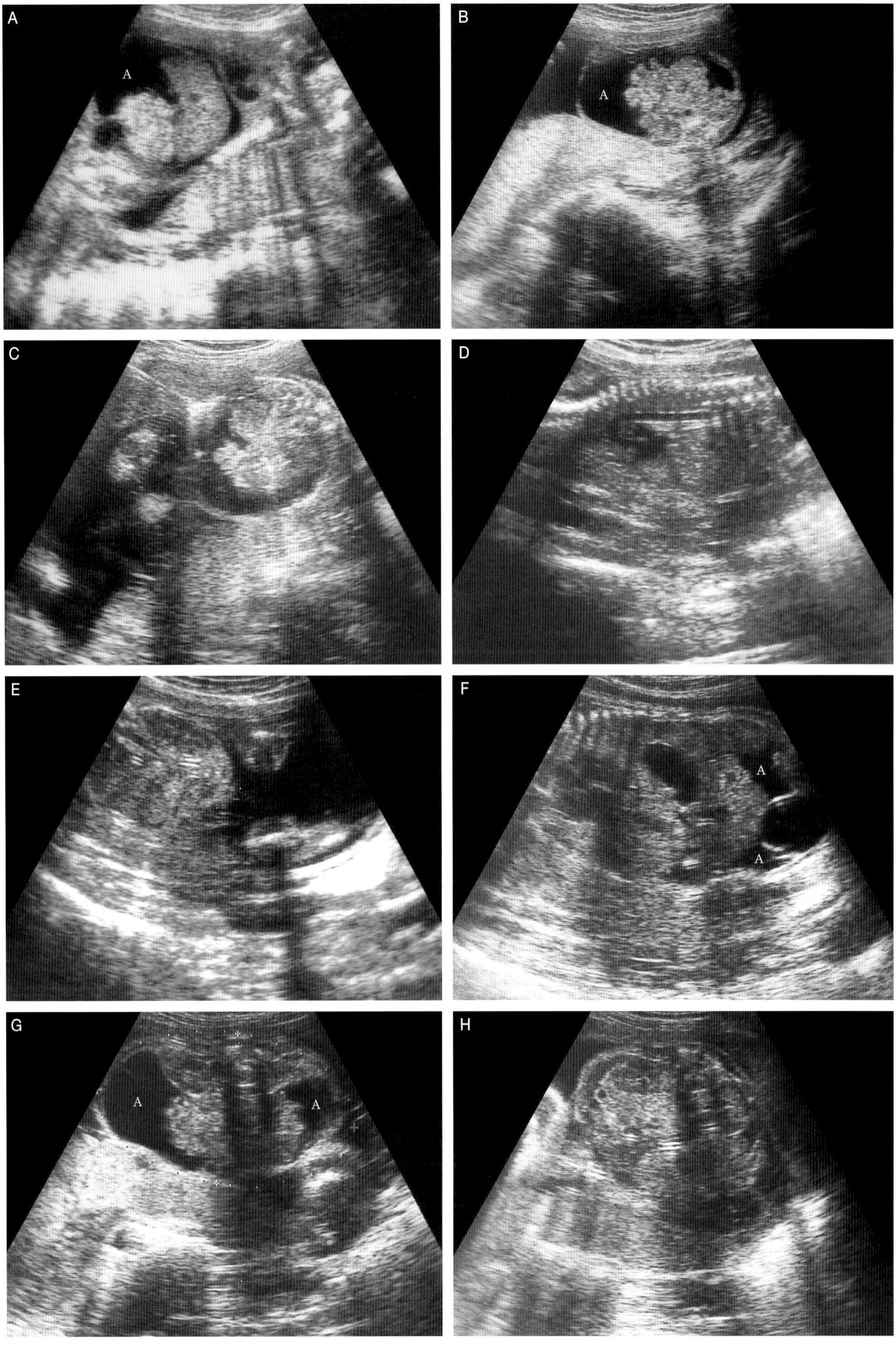
A
A
B
A
C
D
E
F
A
A
G
A
A
H

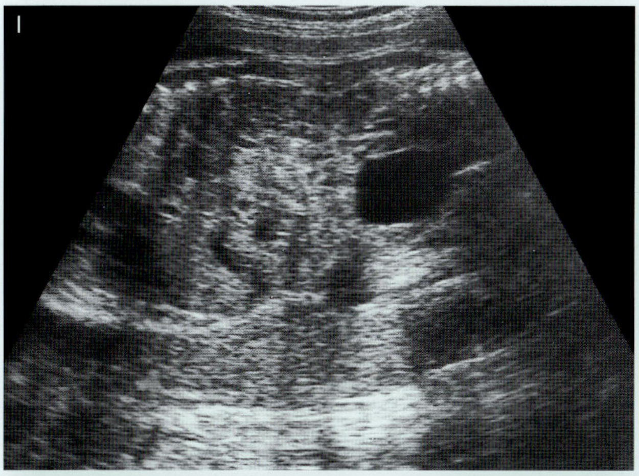

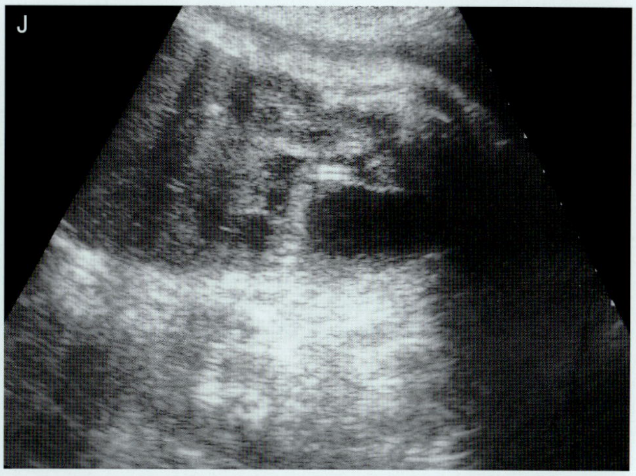

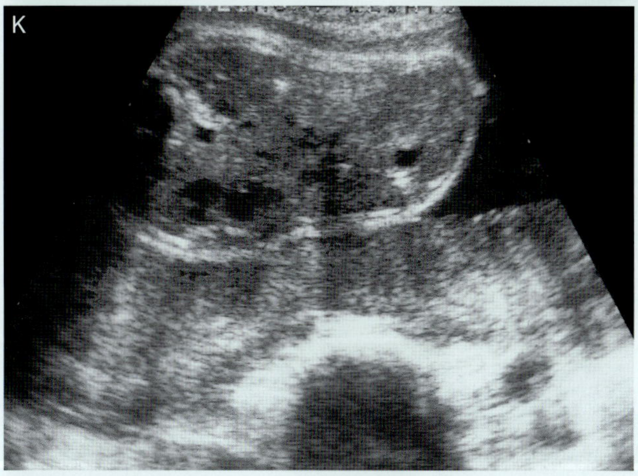

그림 11-15. 단독 태아 복수, 임신 22^{+3}주 A. 관상스캔에서 복수(A)가 보인다. 수흉은 없다. B. 횡단스캔에서 역시 복수(A)가 보인다. 복벽에 부종은 없다. C. 복막양막강도관단락술을 시행했다. D, E. 단락술 후 7일째. 종단과 횡단스캔에서 복수는 보이지 않는다. F, G. 임신 30^{+1}주, 복부에 복수(A)가 찬 것이 보인다. 도관의 한쪽 끝을 양막강에서 발견할 수 없었다. H, I. 임신 30^{+1}주, 재단락술 시행. 복수를 볼 수 없다. J, K. 임신 33^{+3}주 추적초음파검사로 복수를 볼 수 없다. 임신 40주 2.67kg 여아 선택적 제왕절개술로 분만. 생후 10일째 이동된 도관을 복강경하에서 제거하고 생후 12일째 퇴원했다.

표 11-5. 복강 내 낭성 종괴의 원인

신장낭종, 수신증, 소변종, 수뇨관, 방광
장확장, 태변가성낭종, 장관중복낭종
수자궁질증, 난소낭종
배설강존속증, 요생식동존속증
총담관낭종, 간, 비장낭종
장간막낭종, 혈관종, 림프관종
요막관낭종
태아속태아
낭성 종양

합병증이 있는 난소낭종과 모양이 비슷하고 복합성 종괴나 충실성 종괴는 태변가성낭종과 구별할 수 있다.

분만 후 충실성 또는 복합성 낭종,[74] 크기가 커서(직경 5cm 이상) 증상을 일으키는 낭종 또는 염전이 있는 낭종은 관찰보다는 수술을 권한다.[74,75]

2. 수질증

수질증은 생식기관의 폐쇄로 인해 질이 확장된 것이다. 자궁과 질이 확장된 경우는 수자

표 11-6. 복강 내 낭성 종괴의 위치, 초음파소견과 연관 기형

	위치	초음파소견	연관 기형	성별
난소낭종	골반 또는 하복부	대개 편측이며 에코가 없음 출혈과 염전 시 에코성	대부분 없지만 태아 갑상선기능 저하증과 연관될 수 있음	여아
수질증	중앙 골반	낭성 또는 충실성 난원형 종괴	요생식동, 자궁중복기형	여아
거대방광-소대장-장저연동증후군		방광확장	±장확장	여아
배설강존속증, 요생식동존속증	중앙 골반	정상 방광을 분리해서 볼 수 없고 중격이 있는 낭성 종괴, 양수과소증, 모호한 생식기, 복수	다발성 기형, 확장된 장, 요도폐쇄, 수신증, 자궁중복기형 등	대부분 여아
수신증, 소변종		크기는 다양, 후복막척추 가까이에 연장됨	다양	-
장확장	다양	관모양, 상부폐쇄 시 양수과다증	대부분 단독	-
담관낭종	우상복부	낭종	대부분 단독	여아
요막관낭종	제대부착부위와 가까운 전복벽과 방광 사이	방광과 소통	대부분 단독	남아
장관중복낭종	복부, 위 외에도 흉부	구상과 관상, 낭성 또는 에코성 종괴		남아

* Nyberg DA, Neilsen IR. Abdomen and Gastrointestinal Tract. In: Nyberg DA, McGahan JP, Pretorius DH, et al, eds. Diagnostic Imaging of Fetal Anomalies. Lippincott Williams & Wilkins, 2003, pp.547-602.

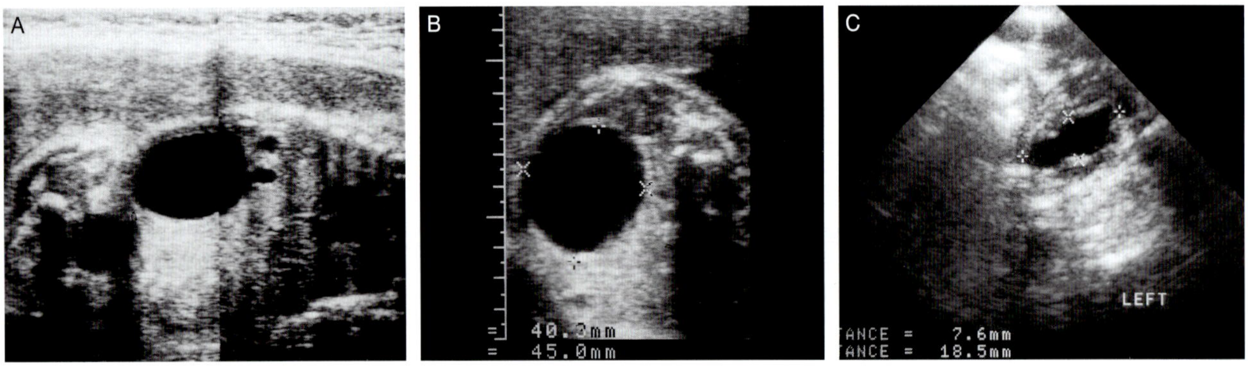

그림 11-16. 난소낭종, 임신 32주 여아 A. 복부 종단스캔에서 태아의 방광 위로 4cm 길이의 낭성 종괴가 보인다. B. 같은 태아의 횡단스캔에서 신장 아래로 4.0×4.5cm 크기의 둥근 낭종이 보인다. 낭종 안에는 중격도 에코도 없다. C. 생후 1개월 신생아 추적초음파검사에서 낭종이 소멸되었다.

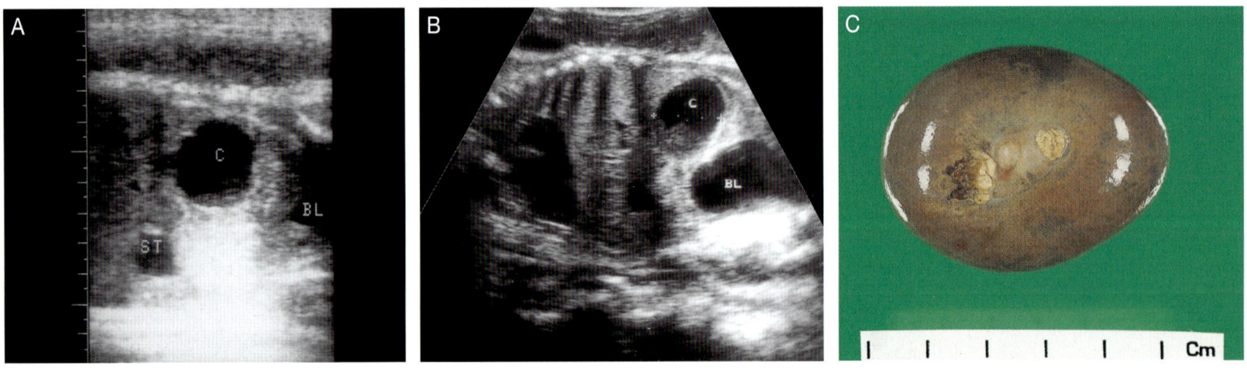

그림 11-17. 난소낭종염전 A. 임신 36^{+2}주 여아 복부 관상스캔에서 에코가 있는 잔설을 가진 둥근 낭종(C)이 보인다(BL: 방광, ST: 위). B. 임신 38^{+2}주 관상스캔에서 역시 에코가 있는 잔설을 가진 둥근 난소낭종(C)을 보인다. C. 생후 100일 개복해서 난소낭종의 염전으로 인해 난소줄기가 절단되어 복강 내에 떨어진 난소를 제거했다.

궁질증이라 부른다. 여기서 수질증은 양자 모두를 지칭한다. 수질증은 질폐쇄와 선에서 분비되는 액체의 축적, 요생식동의 경우 소변의 축적으로 인해 발생한다.

수질증은 여아의 중앙-하부 골반에서 낭성 또는 충실성 종괴로 발견된다고 보고되었다.[76~78] 중격이 있는 질도 이와 같은 모양을 나타낼 수 있지만 자궁이 중복되어 수질증을 나타낼 수도 있다. 실제로 질확장과 자궁확장을 구별하기가 불가능할 수 있고 의심된 수질증의 예들은 대부분 실제로 질확장이다.

난소낭종과 마찬가지로 임신 제3삼분기 전에 보고된 예가 없다.

수질증은 흔히 자궁중복기형과 연관된다. 연관된 다른 기형으로는 요생식동존속증, 항문직장폐쇄, 신장무발생, 다낭성신장*polycystic kidney*, 식도폐쇄, 십이지장폐쇄와 꼬리쪽퇴행증후군, VACTERL연합이 있다. 수질증, 다지증*polydactyly*과 선천성 심장질환의 3주징三主徵, *triad*을 맥쿠식-카우프만증후군*Mckusick-Kaufman syndrome*이라 하고 상염색체열성유전한다. MURCS연합(뮬러관무형성*Mullerian duct aplasia*, 신장무발생*Renal agenesis*, 경부-흉부-체절이형성*Cervical thoracic Somite dysplasia association; MURCS association*) 역시 고려해야 한다.

폐쇄를 경감하기 위해 수술을 해야 한다.

3. 총담관낭종

3가지 형태의 총담관낭종, 즉 총담관의 방추형*fusiform* 확장(제1형), 총담관의 게실*diverticulum*형 확장(제2형), 총담관 하부 십이지장 내 담관확장(제3형)이 기술되었다.[79] 간 내 말초담관확장을 제4형으로 추가한 연구자도 있다.[80, 81] 제1형인 총담관의 방추형 낭모양 확장이 가장 흔하고, 이 형만이 산전초음파검사로 보고되었다. 여아에서 남아보다 3~4배 많이 발생한다.

총담관낭종은 상복부 또는 우상복부에 단순한 낭성 종괴로 인지할 수 있다(그림 11-18).[82, 83] 커다란 낭종이 위와 가까운 곳에서 보이지만 위와 소통하지 않는다.

십이지장폐쇄, 장관중복낭종, 난소낭종, 간낭종, 중복담낭*gallbladder duplication*과 간외 담도폐쇄증*biliary atresia*을 감별진단해야 한다. 선천성 담도폐쇄증이 총담관낭종을 동반할 수 있다.

정확하게 진단되지 않고 분만 후 외과적으로 제거하지 않으면 총담관낭종은 담즙정체*cholestasis*, 담관염*cholangitis*, 담관간경화*biliary cirrhosis*, 췌장염*pancreatitis*, 문맥고혈압*portal hypertension*과 간부전*hepatic failure*을 일으킬 수 있다. 담관암*bile duct cancer*의 빈도가 증가하는 것으로 보고되고 있다. 외과적 치료로 총담관공장연결*choledochojejunostomy*과 함께 총담관낭종을 절제한다.

4. 장관중복낭종

장관중복낭종은 위장관을 따라 어디에서나 발생할 수 있지만 복부가 가장 흔하고 구강과 흉부에서도 발생한 것으로 보고되었다. 위도 비교적 흔한 발생 부위이다. 이환율은

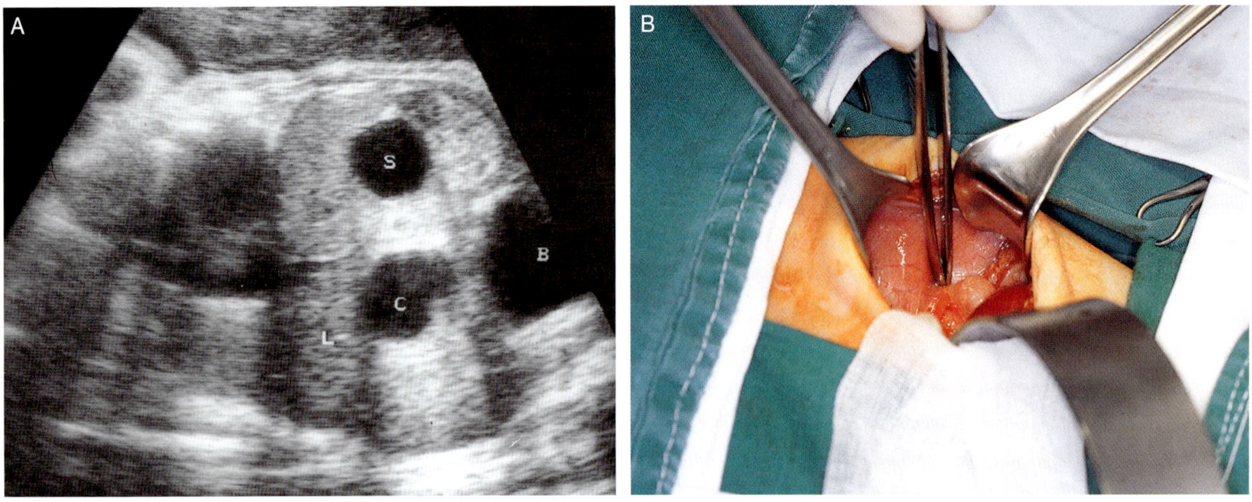

그림 11-18. 총담관낭종, 임신 28+2주 A. 태아 복부의 관상스캔에서 상복부 중앙에 위(S)와 떨어져 있는 낭종(C)이 보인다(B: 방광, L: 간). B. 개복수술에서 총담관낭종(핀셋 끝)이 보인다.

남아가 여아보다 2배 높다.

형태는 구상*bulbous*(72%), 관모양(26%)으로 나뉘며, 관모양에서 인접 장관과의 소통이 흔히 보인다. 낭성 또는 심지어 에코성 종괴로 나타난다.[84~86] 그 위치와 인접 장에 미치는 종괴효과*mass effect*로 정확하게 진단할 수 있다. 낭종 안에서 연동을 봄으로써 특별한 진단을 하기도 한다. 그러나 산전 감별진단은 항상 용이하지 않으며 다른 복강 내 낭성 질환을 염두에 두어야 한다.

복강 내 낭종인 난소낭종, 장간막낭종, 우상복부의 간 밑 낭종인 십이지장중복낭종 또는 위중복낭종*gastric duplication cyst*, 총담관낭종과 감별진단해야 한다. 십이지장폐쇄의 쌍방울징후를 고려하고 요막관낭종, 신낭종과 확장된 장은 위치와 모양을 기본으로 제외해야 한다. 폐격리 또는 척추결손을 동반할 수 있다.

치료는 수술적 절제이다.

5. 장간막낭종, 대망낭종과 후복막낭종

이 낭종들은 복부림프관종*abdominal lymphangioma*을 대표한다. 가장 흔한 장소는 소장 장간막이며, 다음으로 대장장간막, 대망*great omentum*과 후복막*retroperitoneum*이다.

전형적으로 단일병소의 단방 또는 여러 방을 가진 낭종이며, 내피세포층*endothelial cell layer*으로 배열되어 있다. 액체는 장액성, 유미성*chylous*, 심지어 혈액일 수 있다.

초음파소견은 다양하다. 많은 중격이 있거나 단방일 수 있고 또 작거나 클 수 있다. 전형적으로 에코가 없지만[87] 출혈이 있으면 충실성 또는 복합성 에코로 나타날 수 있다.[88] 대부분 복부 중앙에 위치하고 장간막, 대망, 후복막 내에 있다. 그러나 특이한 부위로 신장, 비장, 간, 다른 복부기관에 발생할 수도 있다. 장간막낭종과 대망낭종*omental cyst*은 특징적으로 유동성이 있기 때문에 위치가 변할 수 있다.

장관중복낭종이나 난소낭종은 장간막낭종과 구별하기 어려울 수 있다. 췌장낭종*pancreatic cyst*, 요막관낭종, 신장낭종 또는 장확장을 감별진단으로 고려해야 한다.

6. 태변가성낭종

태변복막염과 관련된 가성낭종을 때때로 볼 수 있다(그림 11-13). 확장된 장, 복막 또는 장석회화와 복수를 포함하는 추가적 모양이 진단에 도움이 된다.

Ⅵ 복벽결손

전복벽결손이 확인되면 기형의 형태를 정확하게 진단하는 것이 중요하다(표 11-7). 결손 부위, 결손을 통한 탈장된 내용물과 내용물의 모양, 탈장된 내용물을 둘러싸는 막이 있는지, 제대와 방광을 볼 수 있는지, 척추측만증*scoliosis*, 신경관결손*neural tube defect*, 안면열*facial cleft*, 뇌류*encephalocele*, 사지결손증*amelia* 같은 다른 기형이 있는지 살펴보아야 한다(표 11-8).

1. 제대탈장

발생빈도는 4,000명 출생당 1명으로, 전복벽을 형성하는 양쪽 측부의 외배엽과 중배엽 주름의 융합 실패로 인해 복벽의 중앙에 결손이 발생해서 정상 태생의 중장中腸, *midgut*이 제대로부터 임신 12주에 복강 내로 돌아오지 못해서 발생한다. 제대탈장의 크기는 작은 제탈장*umbilical hernia*에서부터 대부분의 복강 내 장기를 포함하는 큰 병변까지 다양하다.

탈장된 복강 내용물(대부분 소장과 간)은 양막(제대의 외층)과 복막으로 된 낭囊, *sac*으로 둘러싸여 있으며 제대 기저부로 탈장을 형성한다. 소장이 가장 흔히 탈출된 장기이며 간, 비장, 위와 대장은 덜 흔하다. 낭은 복벽과 연속해서 보이며 제대는 낭의 첨단에 부착한다. 초음파상 탈출된 장은 억제를 받아 밀집한 덩어리로 보인다. 제대부착부위를 정확하게 모르더라도 낭의 존재, 태아 복수와 특히 간의 탈장이 있으면 대부분 제대탈장의 진단은 쉽다(그림 11-19).

특히 양수과소증이 있거나 다량의 복수가 존재하면 낭을 보기가 어려운 경우도 있다. 자궁 내에서 낭의 파열은 거의 일어나지 않는다. 비스듬하게 스캔하거나 태아 복부를 압박하면 제대탈장과 유사한 모양을 보일 수 있기 때문에 압박을 덜하고 횡단스캔을 반복

표 11-7. 전복벽결손의 형태

복벽파열
제대탈장
체외 간
체내 간
칸트렐5징
무흉골 또는 흉골열
이소심장
방광외번증
총배설강외번증
사지체벽복합기형 · 양막대증후군

표 11-8. 전복벽결손의 형태, 초음파소견과 연관된 기형

결손 형태	결손 부위	초음파소견	연관 기형
복벽파열	제대 옆 결손	막이 없고 전형적으로 장만 양막강으로 팽출	장폐쇄 합병증 이외에 연관 기형과 염색체이상은 드묾
제대탈장	중앙복벽결손	막이 있고 대부분 소장과 간이 제대 기저부로 탈장	다른 기형과 염색체이상의 빈도가 높음
체외 간		전형적으로 큼	다른 기형 없이 단독으로 있을 경우, 염색체이상의 빈도는 매우 낮지만 심장기형이 많이 동반됨
체내 간		전형적으로 작음	염색체이상의 빈도는 50% 이상
베크위트-위드만증후군	중앙복벽결손	제대탈장, 대설증, 내장비대	체내 간 제대탈장과 같음
칸트렐5징	제대상부 제대탈장, 전횡격막 탈장, 흉골열, 심장막결손, 심장기형	제대탈장의 경우, 일시적인 흉막삼출은 횡격막탈장을 시사	-
무흉골	무흉골	피부가 심장을 덮음	드묾
이소심장	흉골과 가슴 피부의 결손	피부가 심장을 덮지 않음	심장기형과 연관된 다른 기형이 많음 제대상부 제대탈장과 연관될 수 있음
방광외번증	제대 밑 복벽결손	방광이 보이지 않고 포착하기 어려운 전복벽의 연조직 종괴	염색체이상의 빈도가 높음
총배설강외번증	제대 밑 복벽결손 뒤집힌 맹장 부위가 외번된 2개의 반쪽 방광으로 분리	방광이 보이지 않음 제대탈장과 회장탈출의 경우 코끼리코 모양을 가짐	심각한 복합기형이 있음
사지체벽복합기형	양막파열	양막강에서 제대를 볼 수 없음, 두개결손, 신경관결손, 척추측만증 등이 있는 복합기형	치명적이지만 염색체이상의 위험은 없음

* Barbara S, Hertzberg BS, Nyberg DA, et al. Ventral Wall Defects. In: Nyberg DA, McGahan JP, Pretorius DH, et al, eds. Diagnostic Imaging of Fetal Anomalies. Lippincott Williams & Wilkins, 2003, pp.507-546.

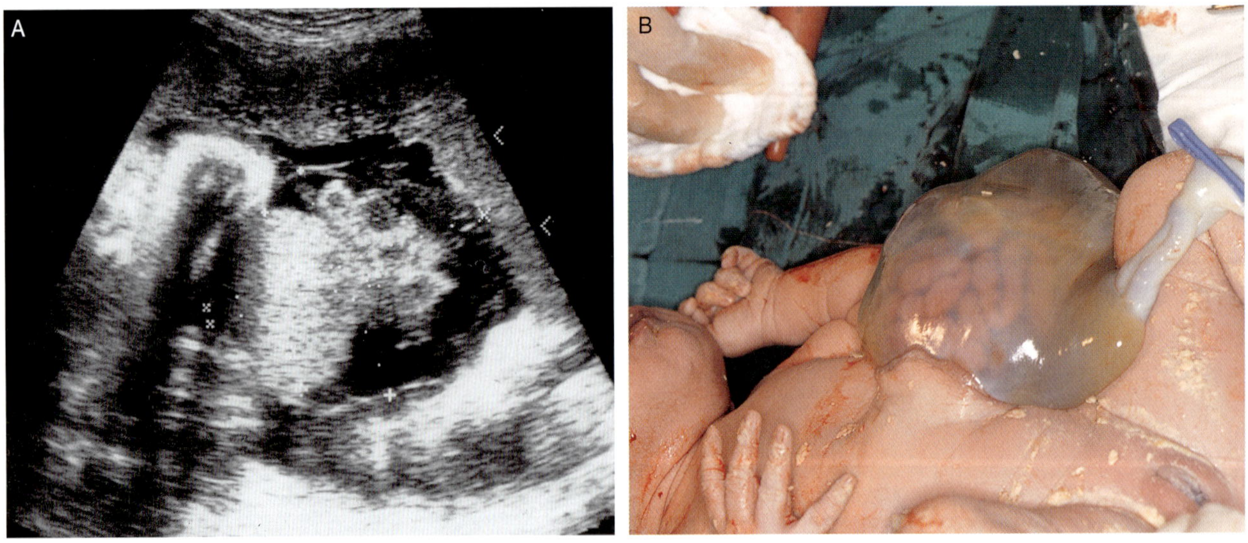

그림 11-19. 제대탈장 A. 임신 27주 태아 복부의 횡단스캔에서 막이 있는 낭 안에 장과 간이 포함된 커다란 제대탈장이 보인다. B. 생후 중앙 전복벽결손으로 막이 있는 낭 안에 장 등이 보이며 제대가 낭의 첨단부에 부착한다.

해서 복벽결손을 확인할 수 있다. 임신초기에 발견된 단독의 작은 제대탈장은 임신후기에 사라지는 경우도 있다.[89, 90]

다른 기형이 제대탈장과 자주 연관된다. 심장기형이 50%까지 가장 빈번하고, 사지이상이 30%, 염색체이상이 28~36%이며 주로 18번세염색체증*trisomy 18*과 13번세염색체증*trisomy 13*이다.[91] 염색체이상은 단지 장만을 포함하는 제대탈장인 경우에 흔하고 간이 낭에 있을 때, 다른 기형이 동반되지 않은 경우 염색체이상의 위험은 낮다.[92~94] 염색체이상은 없고 간이 복강 내에 존재하는 제대탈장일 때 임신 중뿐만 아니라 생후에도 추적초음파검사를 시행해서 베크위트-위드만증후군*Beckwith-Wiedemann syndrome*을 고려해야 한다(그림 11-20). 베크위트-위드만증후군이 있는 태아에서 양수과다증이 흔하다.

제대탈장은 칸트렐5징*pentalogy of Cantrell*(제대탈장, 전횡격막탈장*anterior diaphragmatic hernia*, 흉골열*sternal cleft*, 이소심장*ectopia cordis*과 심장내결손*intracardiac defect*), OEIS복합기형(제대탈장*Omphalocele*, 방광외번증*bladder Exstrophy*, 항문폐쇄*Imperforate anus*, 척추결손*Spinal defect complex; OEIS complex*)처럼 방광외번증이나 총배설강외번증*cloacal exstrophy*과 연관되어 나타날 수 있고 베크위트-위드만증후군(제대탈장, 대설증大舌症, *macroglossia*, 신장, 부신, 췌장의 비대, 신생아저혈당*neonatal hypoglycaemia*)의 일부로 나타날 수 있

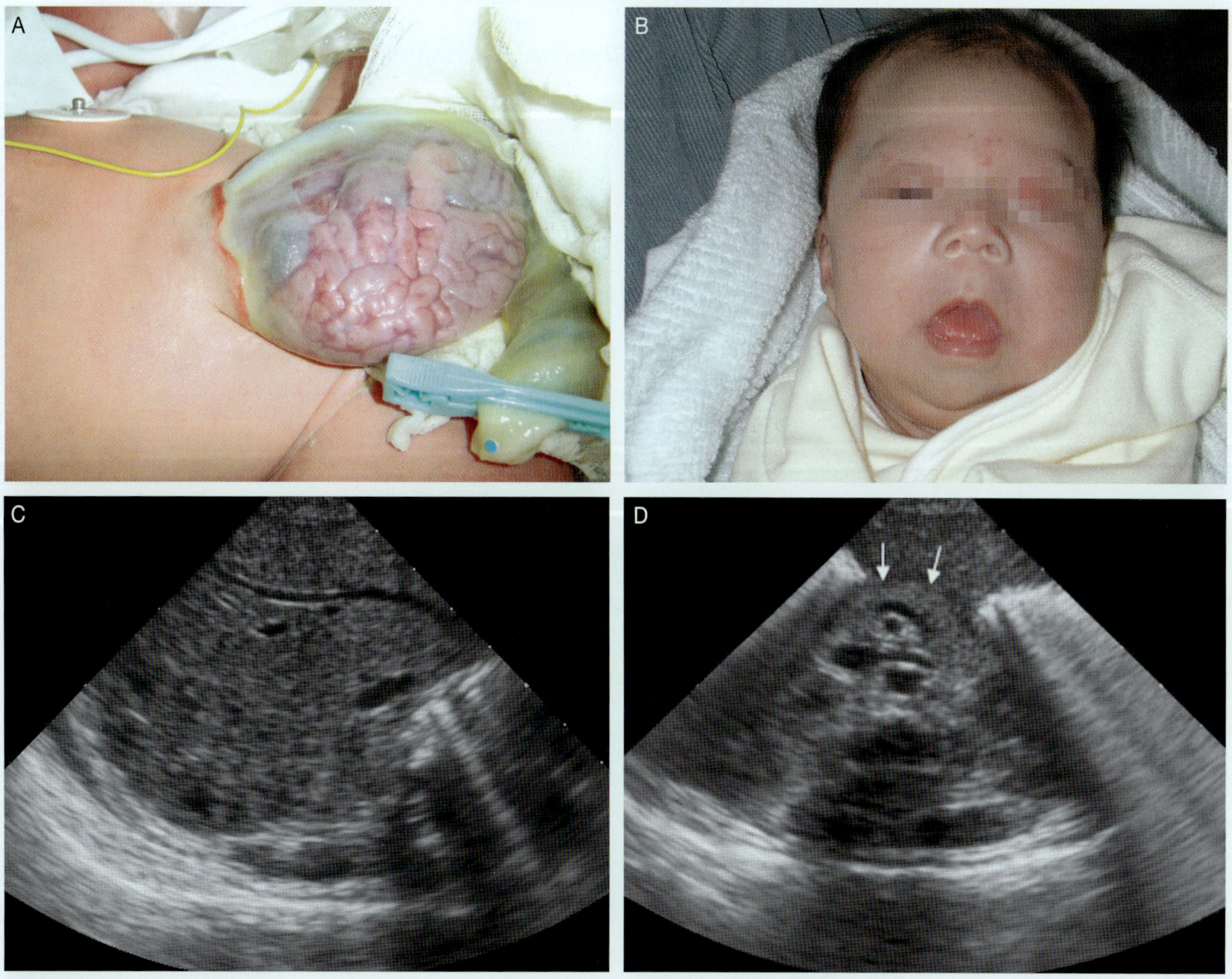

그림 11-20. 베크위트-위드만증후군 A. 낭 안에 소장이 탈장된 제대탈장이 보인다. B. 대설증이 있는 신생아. C. 간의 비대. D. 췌장의 비대(화살표).

다. 밀러-디커증후군*Miller-Dieker syndrome*은 제대탈장과 경증 뇌실확장증*mild ventriculomegaly*을 보일 수 있다. 감별진단해야 할 이상으로는 복벽파열, 체간기형*body stalk malformation* 또는 사지체벽복합기형*limb-body wall complex*, 양막대증후군*amniotic band syndrome*, 생리적 중장탈장*physiologic midgut herniation*, 제대낭종*umbilical cord cyst*, 피부와 피하지방을 덮고 있는 제탈장 등이 있다.

2. 복벽파열

발생빈도는 3,000명 출생당 1명이며 원인은 임신 6~7주에 정상적으로 발생하는 우측 제대정맥*umbilical vein*이 너무 이르게 퇴화하거나 제장간막동맥*omphalomesenteric artery*이 파괴되어 발생한다.

복벽파열은 제대 주위의 복벽결손으로, 결손 부위는 거의 항상 제대의 우측이다. 작은 복벽결손(2~4cm)을 통해서 복강 내 내용물을 양막강으로 팽출*evisceration*한다. 제대탈장과 반대로 복벽파열의 경우 팽출된 내용물은 막으로 둘러싸여 있지 않으며, 제대는 정상적으로 복벽에 부착한다(그림 11-21). 임신이 진행함에 따라 팽출된 장은 두껍고 부어 있으며 뭉친다(그림 11-22). 이는 양수 내 태아 소변이 화학복막염*chemical peritonitis*을 유발해서 나타나는 것으로 생각된다.

특징적 초음파소견은 꽃양배추*cauliflower*모양의 장고리가 양수에 자유롭게 떠 있는 것이다(그림 11-21, 11-22). 임신 제1삼분기*first trimester*에 진단할 수 있다.[95]

염색체이상은 드물고 10~30%에서 다른 기형이 동반되며 주로 장폐쇄이다. 이는 비교적 작은 복벽결손으로 인해 장과 장간막이 압박을 받아 이차적으로 발생한 장의 조임*strangulation*과 경색증에 기인한다. 장천공이 일어날 수 있기 때문에 임신을 지속하기를 원하면 태아 성장과 장폐쇄의 초기징후를 발견하기 위해 연속초음파검사가 필요하다. 복강 내 또는 복강 외의 심한 장확장은 장폐쇄 또는 허혈*ischemia*을 나타낼 수 있다.

이차적 장 합병증 이외에 공존하는 다른 기형은 드물기 때문에, 다른 기형이 있다면 복벽파열보다는 양막대증후군이나 체간기형을 시사한다.

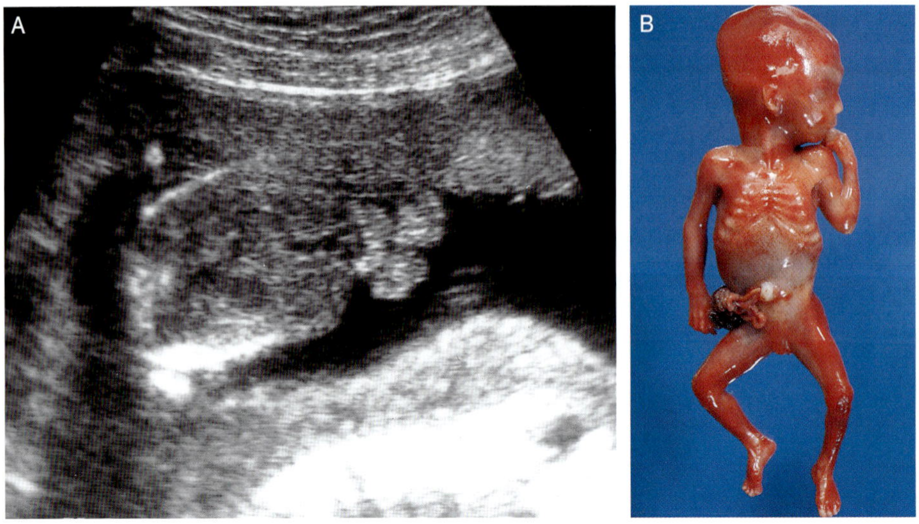

그림 11-21. 복벽파열, 임신 18주 A. 태아 복부의 횡단스캔에서 에코가 있는 장의 탈장이 보인다. 둘러싸는 막이 없다. B. 임신중단 태아 제대의 우측 복벽결손을 통해 장이 팽출되어 있다.

3. 체간기형 또는 사지체벽복합기형과 양막대증후군

체간기형 또는 사지체벽복합기형은 태아의 전복벽 중앙선파괴속발증*midline disruption sequence*을 가리키는 용어로, 이 기형은 희귀하며(100,000명 출생당 7명), 체간 형태 발생

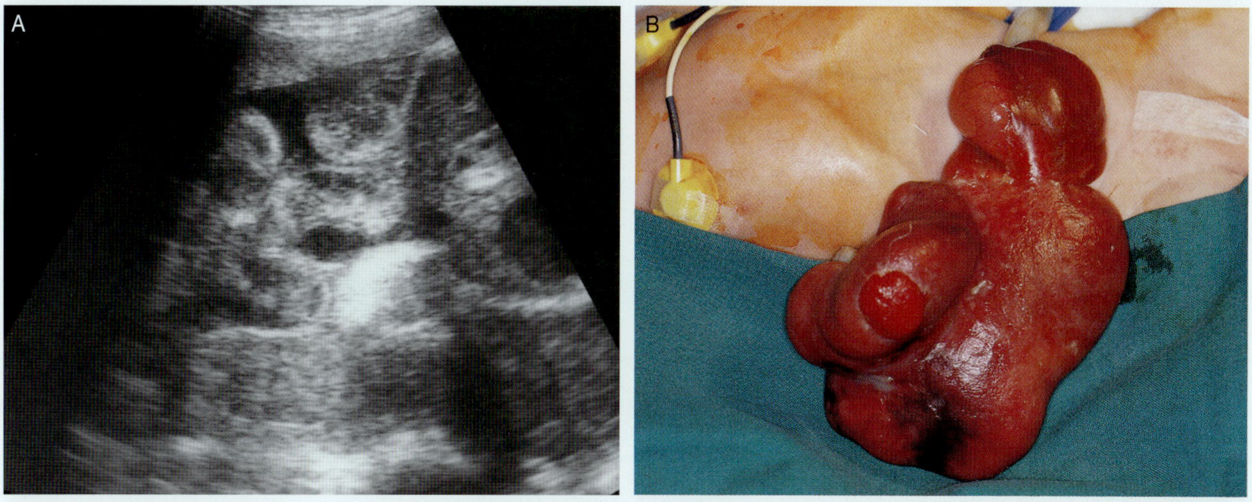

그림 11-22. 복벽파열, 임신 42주 A. 태아 복부 횡단스캔에서 양막강에 팽출된 장은 두껍고 부어 있으며 뭉쳐 있다. 둘러싸는 막을 볼 수 없다. B. 생후 팽출된 장.

그림 11-23. 체간기형 A. 장(P)의 팽출. B. 간(L)의 팽출. C. 척추의 비정상 모양과 대퇴골 뒤쪽으로 종괴(M)가 보인다. D. 심한 척추측만증과 복벽결손으로 인해 복강 내 내용물의 팽출, 특히 제대가 태반막의 안쪽으로 주행하고 있고 복벽결손은 태반과 융합되어 있다. 요천골 부위에서 종괴를 볼 수 있다.

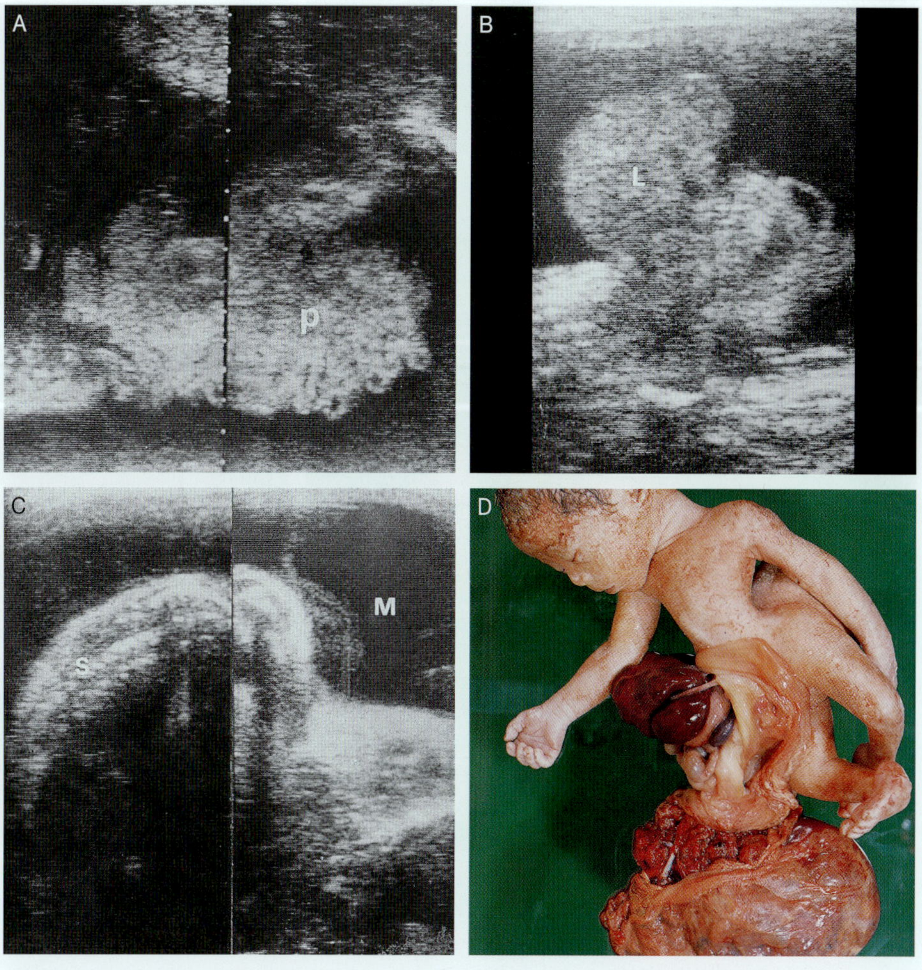

의 이상으로 인한 또는 배아 형성 6~8주 사이에 양막파열로 인한 양막대증후군의 심한 형태로 간주된다. 양막과 융모막이 융합에 실패해서 복강 내 기관이 복벽 외 낭에 존재한다. 낭은 양막으로 둘러싸여 있으며 직접 태반에 부착된다. 제대는 짧고 낭벽을 따라

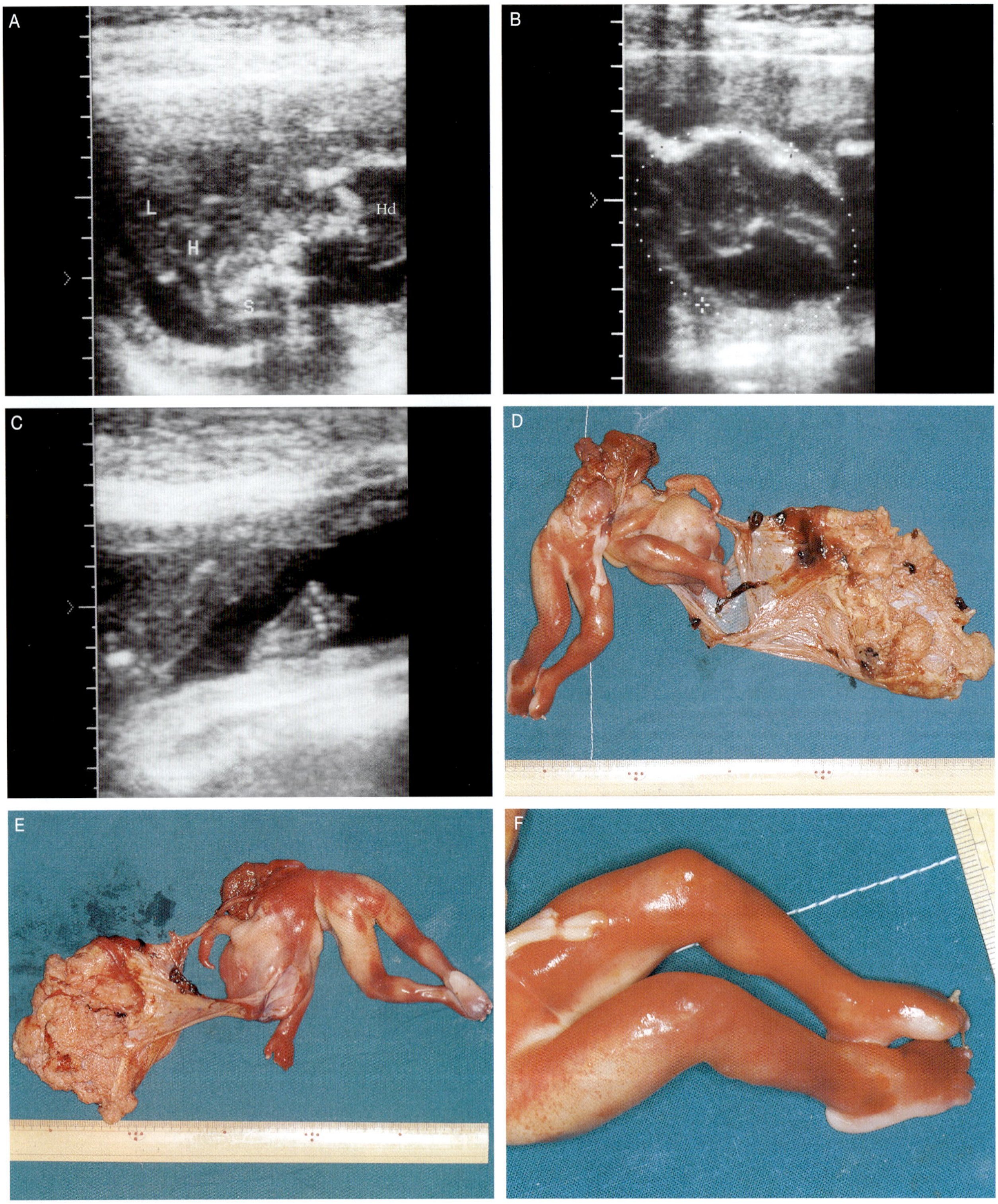

그림 11-24. 양막대증후군 A. 임신 23주 태아의 종단스캔에서 간(L)과 심장(H)이 체벽 밖 비정상 위치에 있다. 양수과소증도 있다(Hd: 머리). B. 같은 태아 머리의 횡단스캔에서 원위 대뇌는 에코가 없는 공뇌증을 보인다. C. 원위 발가락뼈를 볼 수 없다. D. 체벽결손으로 인해 심장, 간 등 내부 장기가 팽출되어 있다. E. 태반막은 태아 머리에 유착되어 있다. F. 발 사이에 양막대가 있으며 발가락 끝이 절단되었다.

주행한다. 제대가 짧기 때문에 태아는 직접 태반과 자궁벽에 기대어 있다(그림 11-23).

다른 기형이 흔히 동반되며 심한 척추측만증이 92%, 신경관결손이 90%, 만곡족*club-foot, talipes*과 사지결손 또는 이형성이 33%, 신장무발생이 20%에서 발생하며 거의 치명적이다. 따라서 제대탈장과 척추측만증이 함께 보이면 항상 사지체벽복합기형을 의심해야 한다.[96~101]

사지체벽복합기형과 양막대증후군은 심각한 복벽결손을 야기할 수 있다(그림 11-24). 전형적으로 사지체벽복합기형의 팽출은 복잡하고 이상하게 보이는 덩어리를 형성한다. 체벽결손은 일반적으로 커서 흉곽과 복부에서 모두 발생한다. 체벽결손 또는 신경관결손은 태반과 직접 접촉하는 경우가 많다.

4. 방광외번증과 총배설강외번증

방광외번증의 주요 소견은 정상 방광을 볼 수 없는 것이다.[102, 103] 노출된 방광점막을 나타내는 연조직 덩어리가 방광외번증이 있는 전복벽 하부 표면에 역시 나타날 수 있다.[104]

총배설강외번증은 제대 밑 복벽결손과 심한 방광외번증이 특징이다. 방광은 맹장盲腸, *cecum* 점막으로 인해 2개의 반쪽 방광으로 갈라져 있다(그림 11-25). 따라서 정상 방광을 볼 수 없고 비전형적인 전복벽 하부 결손이 확인될 때 총배설강외번증을 고려해야 한다.[105, 106] 그러나 복벽결손은 결손의 크기가 작아 보기가 어려울 수 있고 연관된 신장 이상으로 인해 발생한 양수과소증이 있으면 보기가 어렵다.

총배설강외번증의 초음파검사에서는 전형적으로 방광을 볼 수 없고 중앙선 배꼽 밑 복벽결손 또는 전복벽의 낭성구조와 제대탈장을 볼 수 있다. 출생 시 총배설강외번증의 공통된 모양은 원위*distal* 회장의 탈출이다. 원위 회장탈출은 산전초음파상 1개의 두꺼워진 장마디가 하복부 전벽에서 돌출해 코끼리 코 같은 독특한 모양을 나타낸다.[107] 다른 소견들로는 척추, 하지와 신장의 이상, 비정상 생식기, 복수, 벌어진 치골궁*pubis arch*, 좁은 흉곽, 수두증*hydrocephalus*과 단일제대동맥*single umbilical artery* 등이 있다.[108~110]

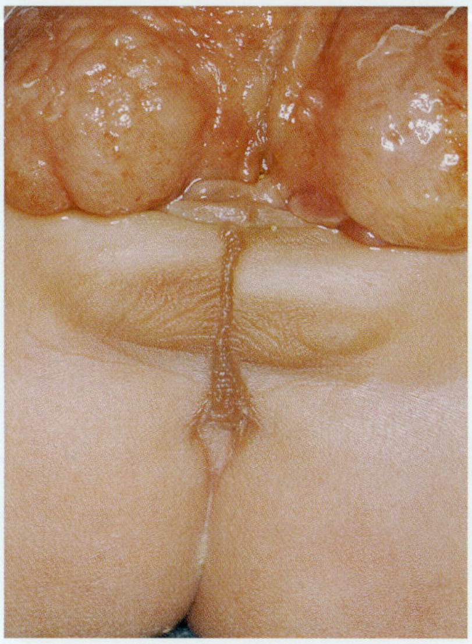

그림 11-25. 총배설강외번증 항문폐쇄, 외부 생식기이상, 전복벽결손, 2개로 갈라지고 점막이 외번된 방광이 보인다. 방광 사이에 소장폐쇄가 있다. 사진에는 제대탈장이 보이지 않는다. 초음파검사상 정상 방광을 볼 수 없고 전복벽결손이 있으면 총배설강외번증을 진단하는 데 단서가 된다.

정상 방광이 계속 보이지 않으면 배설강존속증 같은 다른 기형도 고려해야 한다. 배설강존속증은 전형적으로 태아 골반에 중격이 있는 낭성 종괴를 보이고 복벽결손이 없다. 제대탈장, 방광외번증, 항문폐쇄와 척추기형의 조합을 OEIS 복합기형이라고 한다(제대탈장 195~198쪽 참조).[111, 112]

참고문헌

1. Heinonen OP, Slone D, Shapiro S. Birth defects and drugs in pregnancy. Littleton, MA: Publishing Sciences Group, Inc., 1977.
2. 박경수, 장기홍, 이용원 등. 단태 임신에서 태아 위장관 기형의 산전 초음파 진단, 처치 및 결과에 관한 임상적 연구. 대한산부인과학회지 1993;36:3001-3009.
3. American Institute of Ultrasound in Medicine. AIUM Practice Guideline for the performance of an antepartum obstetric ultrasound examination. J Ultrasound Med 2003;22:1116-1125.
4. Routine ultrasound screening in pregnancy: Protocol, standards and training. Royal College of Obstetricians and Gynaecologists-report of the RCOG working party. London: RCOG Press, 2000.
5. Cooper C, Mahony BS, Bowie JD, et al. Ultrasound evaluation of the normal fetal upper airway and esophagus. J Ultrasound Med 1985;4:343-346.
6. Grand RJ, Watkins JB, Torti FM. Development of the human gastrointestinal tract. A review. Gastroenterology 1976;70:790-810.
7. Manco LG, Nunan FA Jr, Sohnen H, et al. Fetal small bowel simulating an abdominal mass at sonography. J Clin Ultrasound 1986;14:404-407.
8. Fakhry J, Reiser M, Shapiro LR, et al. Increased echogenicity in the lower fetal abdomen: a common normal variant in the second trimester. J Ultrasound Med 1986;5:489-492.
9. Nyberg DA, Mack LA, Patten RM, et al. Fetal bowel. Normal sonographic findings. J Ultrasound Med 1987;6:3-6.
10. Zilianti M, Fernández S. Correlation of ultrasonic images of fetal intestine with gestational age and fetal maturity. Obstet Gynecol 1983;62:569-573.
11. Torfs CP, Curry CJ, Bateson TF. Population-based study of tracheoesophageal fistula and esophageal atresia. Teratology 1995;52:220-232.
12. Sparey C, Jawaheer G, Barrett AM, et al. Esophageal atresia in the Northern Region Congenital Anomaly Survey, 1985-1997: prenatal diagnosis and outcome. Am J Obstet Gynecol 2000;182:427-431.
13. Forrester MB, Merz RD. Epidemiology of oesophageal atresia and tracheo-oesophageal fistula in Hawaii, 1986-2000. Public Health 2005;119:483-488.
14. Pretorius DH, Meier PR, Johnson ML. Diagnosis of esophageal atresia in utero. J Ultrasound Med 1983;2:475-476.
15. Stringer MD, McKenna KM, Goldstein RB, et al. Prenatal diagnosis of esophageal atresia. J Pediatr Surg 1995;30:1258-1263.
16. Sickler GK, Nyberg DA, Sohaey R, et al. Polyhydramnios and fetal intrauterine growth restriction: ominous combination. J Ultrasound Med 1997;16:609-614.
17. Furman B, Erez O, Senior L, et al. Hydramnios and small for gestational age: prevalence and clinical significance. Acta Obstet Gynecol Scand 2000;79:31-36.
18. Lazebnik N, Many A. The severity of polyhydramnios, estimated fetal weight and preterm delivery are independent risk factors for the presence of congenital malformations. Gynecol Obstet Invest 1999;48:28-32.
19. Estroff JA, Parad RB, Share JC, et al. Second trimester prenatal findings in duodenal and esophageal atresia without tracheoesophageal fistula. J Ultrasound Med 1994;13:375-379.
20. Tsukerman GL, Krapia GA, Kirillova IA. First-trimester diagnosis of duodenal stenosis associated with oesophageal atresia. Prenat Diagn 1993;13:371-376.
21. Satoh S, Takashima T, Takeuchi H, et al. Antenatal sonographic detection of the proximal esophageal segment: specific evidence for congenital esophageal atresia. J Clin Ultrasound 1995;23:419-423.

22. Kalache KD, Chaoui R, Mau H, et al. The upper neck pouch sign: a prenatal sonographic marker for esophageal atresia. Ultrasound Obstet Gynecol 1998;11:138-140.
23. Centini G, Rosignoli L, Kenanidis A, et al. Prenatal diagnosis of esophageal atresia with the pouch sign. Ultrasound Obstet Gynecol 2003;21:494-497.
24. Malone FD, Crombleholme TM, Nores JA, et al. Pitfalls of the 'double bubble' sign: a case of congenital duodenal duplication. Fetal Diagn Ther 1997;12:298-300.
25. Yoshizato T, Satoh S, Taguchi T, et al. Intermittent 'double bubble' sign in a case of congenital pyloric atresia. Fetal Diagn Ther 2002;17:334-338.
26. Heij HA, Moorman-Voestermans CG, Vos A. Atresia of jejunum and ileum: is it the same disease? J Pediatr Surg 1990;25:635-637.
27. Sweeney B, Surana R, Puri P. Jejunoileal atresia and associated malformations: correlation with the timing of in utero insult. J Pediat Surg 2001;36:774-776.
28. Groli C, Zucca S, Cesaretti A. Congenital chloridorrhea: antenatal ultrasonographic appearance. J Clin Ultrasound 1986;14:293-295.
29. Kirkinen P, Jouppila P. Prenatal ultrasonic findings in congenital chloride diarrhoea. Prenat Diagn 1984;4:457-461.
30. Langer JC, Winthrop AL, Burrows RF, et al. False diagnosis of intestinal obstruction in a fetus with congenital chloride diarrhea. J Pediatr Surg 1991;26:1282-1284.
31. Lundkvist K, Ewald U, Lindgren PG. Congenital chloride diarrhoea: a prenatal differential diagnosis of small bowel atresia. Acta Paediatr 1996;85:295-298.
32. Berdon WE, Baker DH, Blanc WA, et al. Megacystis-microcolon-intestinal hypoperistalsis syndrome: a newborn. Report of radiologic findings in five newborn girls. AJR Am J Roentgenol 1976;126:957-964.
33. Irish MS, Ragi JM, Karamanoukian H, et al. Prenatal diagnosis of the fetus with cystic fibrosis and meconium ileus. Pediatr Surg Int 1997;12:434-436.
34. Muller F, Simon-Bouy B, Girodon E, et al. Predicting the risk of cystic fibrosis with abnormal ultrasound signs of fetal bowel: results of a French molecular collaborative study based on 641 prospective cases. Am J Med Genet 2002;110:109-115.
35. Vincoff NS, Callen PW, Smith-Bindman R, et al. Effect of ultrasound transducer frequency on the appearance of the fetal bowel. J Ultrasound Med 1999;18:799-803.
36. Al-Kouatly HB, Chasen ST, Streltzoff J, et al. The clinical significance of fetal echogenic bowel. Am J Obstet Gynecol 2001;185:1035-1038.
37. Kesrouani AK, Guibourdenche J, Muller F, et al. Etiology and outcome of fetal echogenic bowel. Ten years of experience. Fetal Diagn Ther 2003;18:240-246.
38. Cuschieri A, EUROCAT Working Group. Descriptive epidemiology of isolated anal anomalies: a survey of 4.6 million births in Europe. Am J Med Genet 2001;103:207-215.
39. Stoll C, Alembik Y, Dott B, et al. Evaluation of prenatal diagnosis of congenital gastro-intestinal atresias. Eur J Epidemiol 1996;12:611-616.
40. Berdon WE, Baker DH, Wigger HJ, et al. Calcified intraluminal meconium in newborn males with imperforate anus. Am J Roentgenol Radium Ther Nucl Med 1975;125:449-455.
41. Mandell J, Lillehei CW, Greene M, et al. The prenatal diagnosis of imperforate anus with rectourinary fistula: dilated fetal colon with enterolithiasis. J Pediatr Surg 1992;27:82-84.
42. Hillcoat BL. Calcification of the meconium within the bowel of the newborn. Arch Dis Child 1962;37:86-89.
43. Shalve E, Weiner E, Zuzherman H. Prenatal ultrasound diagnosis of intestinal calcifications with imperforate anus. Acta Obstet Gynecol Scand 1983;62:95-96.
44. Stoll C, Alembik Y, Roth MP, et al. Risk factors in congenital anal atresias. Ann Genet 1997;40:197-204.

45. Forrester MB, Merz RD. Descriptive epidemiology of anal atresia in Hawaii, 1986-1999. Teratology 2002;66 Suppl 1:S12-S16.
46. Petrikovsky BM, Walzak MP Jr, D'Addaria PF. Fetal cloacal anomalies: prenatal sonographic findings and differential diagnosis. Obstet Gynecol 1988;72:464-469.
47. Shalev E, Feldman E, Weiner E, et al. Prenatal sonographic appearance of persistent cloaca. Acta Obstet Gynecol Scand 1986;65:517-518.
48. Basl AR, Sanders RC, Gearhart JP. Obstructed uterovaginal anomalies: demonstration with sonography. Part I. Neonates and infants. Radiology 1991;179:79-83.
49. Russell MB, Russell CA, Niebuhr E. An epidemiological study of Hirschsprung's disease and additional anomalies. Acta Paediatr 1994;83:68-71.
50. Ryan ET, Ecker JL, Christakis NA, et al. Hirschsprung's disease: associated abnormalities and demography. J Pediatr sung 1992;27:76-81.
51. Gray SW, Skandalakis JE. The colon and rectum. In: Embryology for surgeons. Philadelhia: WB Saunders, 1972, pp.187-216.
52. Eliyahu S, Yanai N, Blondheim O, et al. Sonographic presentation of Hirschsprung's disease. A case of an entirely aganglionic colon and ileum. Prenat Diagn 1994;14:1170-1172.
53. Suzuki S. Megacolon in a fetus during the first trimester. Prenat Diagn 2001;21:422-423.
54. Foster MA, Nyberg DA, Mahony BS, et al. Meconium peritonitis: prenatal sonographic findings and clinical significance. Radiology 1987;165:661-665.
55. Estroff JA, Bromley B, Benacerraf BR. Fetal meconium peritonitis without sequelae. Pediatr Radiol 1992;22:277-278.
56. Moslinger D, Chalubinski K, Radner M, et al. Meconium peritonitis: intrauterine follow-up-postnatal outcome. [Article in German] Wien Klin Wochenchr 1995;107:141-145.
57. Dirkes K, Crombleholme TM, Craigo SD, et al. The natural history of meconium peritonitis diagnosed in utero. J Pediat Surg 1995;30:979-982.
58. Yousefzadeh DK, Jackson JH Jr, Smith WL, et al. Intraluminal meconium calcification without distal obstruction. Pediatr Radiol 1984;14:23-27.
59. Shimanuki Y, Aihara T, Takano H, et al. Clockwise whirlpool sign at color Doppler US: an objective and definite sign of midgut volvulus. Radiology 1996;199:261-264.
60. Yoo SJ, Park KW, Cho SY, et al. Definitive diagnosis of intestinal volvulus in utero. Ultrasound Obstet Gynecol 1999;13:200-203.
61. Has R, Gunay S. 'Whirlpool' sign in the prenatal diagnosis of intestinal volvulus. Ultrasound Obstet Gynecol 2002;20:307-308.
62. Miyakoshi K, Ishimoto H, Tanigaki S, et al. Prenatal diagnosis of midgut volvulus by sonography and magnetic resonance imaging. Am J Perinatol 2001;18:447-450.
63. Jéquier S, Hanquinet S, Bugmann P, et al. Antenatal small-bowel volvulus without malrotation: Ultrasound demonstration and discussion of pathogenesis. Pediatr Radiol 2003;33:263-265.
64. 이국, 양정인, 김석영 등. 태아 수흉, 복수와 폐쇄성 요로병증을 위한 자궁내 단락술: 7예 검토. 대한주산의학회잡지 2004;15:379-387.
65. Comparetto C, Giudici S, Coccia ME, et al. Fetal and neonatal ovarian cysts: what's their real meaning? Clin Exp Obstet Gynecol 2005;32:123-125.
66. Foley PT, Ford WD, McEwing R, et al. Is conservative management of prenatal and neonatal ovarian cysts justifiable? Fetal Diagn Ther 2005;20:454-458.
67. Awwad J, Azar G, Soubra M. Sonographic diagnosis of urachal cyst in utero. Acta Obstet Gynecol Scand 1994;73:156-157.
68. Crombleholme TM, Craigo SD, Gaomal S, et al. Fetal ovarian cyst decompression to prevent torsion. J Pediatr Surg 1997;32:1447-1449.

69. D'Addario V, Volpe G, Kurjak A, et al. Ultrasonic diagnosis and perinatal management of complicated and uncomplicated fetal ovarian cyst. J Perinat Med 1990;18:375-381.
70. Garel L, Filiatrault D, Brandt M, et al. Antenatal diagnosis of ovarian cysts: natural history and therapeutic implications. Pediatr Radiol 1991;21:182-184
71. Lee HJ, Woo SK, Kim JS, et al. 'Daughter cyst' sign: a sonographic finding of ovarian cyst in neonates, infants, and young children. AJR Am J Roentgenol 2000;174:1013-1015.
72. Perrotin F, Roy F, Potin J, et al. Ultrasonographic diagnosis and prenatal management of fetal cysts. [Article in French]. J Gynecol Obstet Biol Reprod (Paris) 2000;29:161-169.
73. 이국, 양정인, 김석영 등. 초음파로 진단된 태아의 난소 낭종 1예. 대한주산의학회잡지 1992;3:95-99.
74. Brandt ML, Luks FI, Filiatrault D, et al. Surgical indications in anternatally diagnosed ovarian cysts. J Pediatr Surg 1991;26:276-282.
75. Campbell BA, Garg RS, Garg K, et al. Perinatal ovarian cyst: a nonsurgical approach. J Pediatr Surg 1992;27:1618-1619.
76. Russ PD, Zavitz WR, Pretorius DH, et al. Hydrometrocolpos, uterus didelphys and septate vagina; an antenatal sonographic diagnosis. J Ultrasound Med 1986;5:211-213.
77. Hill SJ, Hirsch JH. Sonographic detection of fetal hydrometrocolpos. J Ultra sound Med 1985;4:323-325.
78. Manzella A, Filho PB. Hydorocolpos, uterus didelphys and septate vagina in association with ascites: antenatal sonographic detection. J Ultrasound Med 1998;17:465-468.
79. Alonso-Lej F, Rever WB Jr, Pessagno DJ. Collective review. Congenital choledochal cyst, with a report of 2, and an analysis of 94, cases. Int Abstract Surg 1959;108:1-30.
80. Rha SY, Stovroff MC, Glick PL, et al. Choledochal cysts: a ten year experience. Am Surg 1996;62:30-34.
81. Stringer MD, Dhawan A, Davenport M, et al. Choledochal cysts: lessons from a 20 year experience. Arch Dis Child 1995;73:528-531.
82. Bancroft JD, Bucuvalas JC, Ryckman FC, et al. Antenatal diagnosis of choledochal cyst. J Pediatr Gastroenterol Nutr 1994;18:142-145.
83. Benhidjeb T, Chaoui R, Kalache K, et al. Prenatal diagnosis of a choledochal cyst: a case report and review of the literature. Am J Perinatol 1996;13:207-210.
84. Chen M, Lam YH, Lin CL, et al. Sonographic features of ileal duplication cyst at 12 weeks. Prenat Diagn 2002;22:1067-1070.
85. Foley PT, Sithasanan N, McEwing R, et al. Enteric duplications presenting as antenatally detected abdominal cysts: is delayed resection appropriate? J Pediatr Surg 2003;38:1810-1813.
86. Gul A, Tekoglu G, Aslan H, et al. Prenatal sonographic features of esophageal and ileal duplications at 18 weeks of gestation. Prenat Diagn 2004;24:969-971.
87. Desphande P, Twining P, O'Neill D. Prenatal diagnosis of fetal abdominal lymphangioma by ultrasonography. Ultrasound Obstet Gynecol 2001;17:445-448.
88. Blumgahen JD, Wood BJ, Rosenbaum DM. Sonographic evaluation of abdominal lymphangiomas in children. J Ultrasound Med 1987;6:487-495.
89. Bromley B, Benacerraf BR. Transient omphalocele. J Ultrasound Med 1993;12:688-689.
90. Achiron R, Soriano D, Lipitz S, et al. Fetal midgut herniation into the umbilical cord: Improved definition of ventral abdominal anomaly with the use of transvaginal sonography. Ultrasound Obstet Gynecol 1995;6:256-260.
91. Dillon E, Renwick M. The antenatal diagnosis and management of abdominal wall defects: the northern region experience. Clin Radiol 1995;50:855-859.
92. Nyberg DA, Fitzsimmons J, Mack LA, et al. Chromosomal abnormalities in fetuses with

omphalocele. Significance of omphalocele contents. J Ultrasound Med 1989;8:299-308.

93. Getachew MM, Goldstein RB, Edge V, et al. Correlation between omphalocele contents and karyotypic abnormalities: sonographic study in 37 cases. AJR Am J Roentgenol 1992; 158:133-136.
94. St-Vil D, Shaw KS, Lallier M, et al. Chromosomal anomalies in newborns with omphalocele. J Pediatr Surg 1996;31:831-834.
95. Guzman ER. Early prenatal diagnosis of gastroschisis with transvaginal ultrasonography. Am J Obstet Gynecol 1990;162:1253-1254.
96. Becker R, Runkel S, Entezami M. Prenatal diagnosis of body stalk anomaly at 9 weeks of gestation. Case report. Fetal Diagn Ther. 2000;15:301-303.
97. Colpaert C, Bogers J, Hertveldt K, et al. Limb-body wall complex: 4 new cases illustrating the importance of examining placenta and umbilical cord. Pathol Res Pract 2000;196:783-790.
98. Paul C, Zosmer N, Jurkovic D, et al. A case of body stalk anomaly at 10 weeks of gestation. Ultrasound Obstet Gynecol 2001;17:157-159.
99. Luehr B, Lipsett J, Quinlivan JA. Limb-body wall complex: a case series. J Matern Fetal Neonatal Med 2002;12:132-137.
100. Daskalakis G, Pilalis A, Papadopoulos D, et al. Body stalk anomaly diagnosed in the 2nd trimester. Fetal Diagn Ther 2003;18:342-344.
101. Smrcek JM, Germer U, Krokowski M, et al. Prenatal ultrasound diagnosis and management of body stalk anomaly: analysis of nine singleton and two multiple pregnancies. Ultrasound Obstet Gynecol 2003;21:322-328.
102. Mirk P, Calisti A, Fileni A. Prenatal sonographic diagnosis of bladder extrophy. J Ultrasound Med 1986;5:291-293.
103. Barth RA, Filly RA, Sondheimer FK. Prenatal sonographic findings in bladder exstrophy. J Ultrasound Med 1990;9:359-361.
104. Jaffe R, Schoenfeld A, Ovadia J. Sonographic findings in the prenatal diagnosis of bladder exstrophy. Am J Obstet Gynecol 1990;162:675-678.
105. Richards DS, Langham MR Jr, Mahaffey SM. The prenatal ultrasonographic diagnosis of cloacal exstrophy. J Ultrasound Med 1992;11:507-510.
106. Carr MC, Benacerraf BR, Mandell J. Prenatal diagnosis of an XY fetus with aphallia and cloacal exstrophy variant. J Ultrasound Med 1994;13:323-325.
107. Hamada H, Takano K, Shiina H, et al. New ultrasonographic criterion for the prenatal diagnosis of cloacal exstrophy: elephant trunk-like image. J Urol 1999;162:2123-2124.
108. Austin PF, Homsy YL, Gearhart JP, et al. The prenatal diagnosis of cloacal exstrophy. J Urol 1998;160:1179-1181.
109. Meizner I, Levy A, Barnhard Y. Cloacal exstrophy sequence: an exceptional ultrasound diagnosis. Obstet Gynecol 1995;86:446-450.
110. Kaya H, Oral B, Dittrich R, et al. Prenatal diagnosis of cloacal exstrophy before rupture of the cloacal membrane. Arch Gynecol Obstet 2000;263:142-144.
111. Carey JC, Greenbaum B, Hall BD. The OEIS complex (omphalocele, exstrophy, imperforate anus, spinal defects). Birth Defects Orig Artic Ser 1978;14:253-263.
112. Gosden C, Brock DJ. Prenatal diagnosis of exstrophy of the cloaca. Am J Med Genet 1981; 8:95-109.

12
비뇨생식기계기형

태아의 요로기형은 비교적 흔하게 발생하며 산전에 초음파검사로 발견된 태아기형 중 20%를 차지한다.[1] 요로기형은 경한 이상에서부터 생존할 수 없는 심한 기형에 이르기까지 다양하다. 정확한 산전진단이 불가능한 경우도 있지만, 산전초음파는 태아 신장*kidney*에 관한 기능적 정보를 제공할 수 있기 때문에 임신 중 적절한 추적검사로 신장손상을 방지할 수 있고 생후 정밀검사가 필요한 태아를 선별하는 데 목적이 있다. 태아의 정상 신장기능은 적당한 양수량과 폐의 정상 발육에 필수적이다.

I 정상 태아 요로

임신 6주경 요관싹*ureteric bud*은 요생식동*urogenital sinus*으로부터 볼프관*Wolffian duct*(중신관*mesonephric duct*)의 외실*out-pouching*에서 시작해서 후신*metanephros*을 향해 성장해서 요관*ureter*, 신우*renal pelvis*, 신배*renal calyx*, 집합요세관*collecting tubule*이 되며 신장단위*nephron*의 발달을 유도한다. 요도*urethra*와 방광경*bladder neck*은 요생식동 말단부의 배설강*cloaca*으로부터 형성된다.

임신 10주경 후신발생모체*metanephric blastema*로부터 신장단위(사구체*glomerulus*, 근위곡요세관*convoluted uriniferous tubule*, 헨레고리*loop of Henle*, 원위요세관*distal tubule*)이 나타난다. 태아의 소변은 임신 제2삼분기*second trimester* 초에 형성되기 시작한다.

방광*bladder*은 복부초음파검사*transabdominal ultrasonography*상 임신 10~12주에 태아 골반 내 앞쪽 중앙에 위치한다(그림 12-1). 방광이 보이지 않으면 적어도 20분 후에 반복 검사해야 한다. 태아는 정상적으로 25~30분마다 방광을 비우므로 방광의 크기가 변한다. 방광이 팽창되면 공 또는 타원모양을 하며, 방광벽은 매우 얇고 방광이 팽창될 때 실제로 보이지는 않는다. 제대동맥*umbilical artery*은 방광 팽창 정도와 상관없이 항상 방광의 측면에 접해 있다. 이러한 해부학적 관계는 지속적으로 비어 있는 방광인지, 과도하게 팽창된 방광인지를 확인하기 위해 매우 중요하다.

신장은 임신 14∼16주에 대부분 보이며 신장의 내부 구조는 임신 16∼18주가 되어야 식별할 수 있다. 임신 20주에 전형적으로 여일하게 보인다(그림 12-2).[2] 이 시기에 신장은 횡단면*transverse plane*에서 요추의 양측에 둥글고 비교적 에코가 없는 구조로 나타나며, 종단면*longitudinal plane*에서 요추에 인접해서 타원형으로 보인다. 에코성*echogenic*으로 나타나는 경우도 있다. 임신이 진행함에 따라 신장을 둘러싸는 에코성 후복막지방이 분명하게 신장의 외형을 구별 짓고, 액체를 포함하는 신우에 의해 최소한으로 분리될 수 있는 중앙의 에코성 신장동*renal sinus*이 분명해진다. 에코가 없는 신장수질*renal medulla*의 신장피라미드*renal pyramid*들이 전후로 정렬되어 있는 특징적 모양이 보이면 신장임을 확인할 수 있다. 임신주수는 신장길이(mm) 또는 신장 전후 직경(mm)의 약 2배이다. 복부둘레*abdominal circumference*에 대한 신장둘레의 비는 임신의 어느 시기에나 0.27∼0.3이다. 정상 신장의 모양은 임신기간 동안 발달해서 임신 제3삼분기*third trimester*에는 신생아 신장의 모양에 근접한다. 신장동맥*renal artery*은 색도플러*color Doppler* 또는 출력도플러*power Doppler* 영상으로 평가할 수 있다.

정상 요관은 태아에서 인지되지 않는다. 드물게 정상 요관을 볼 수도 있지만 태아 요

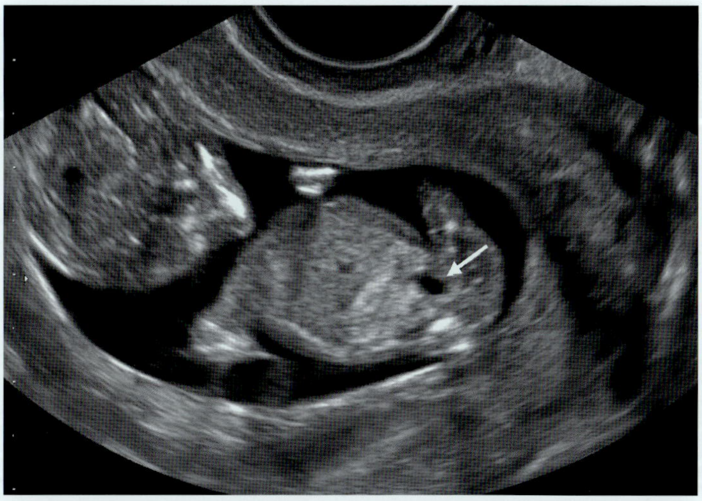

그림 12-1. 태아 방광 임신 12주 태아의 관상스캔에서 골반에 작은 낭성 구조의 방광(화살표)이 보인다.

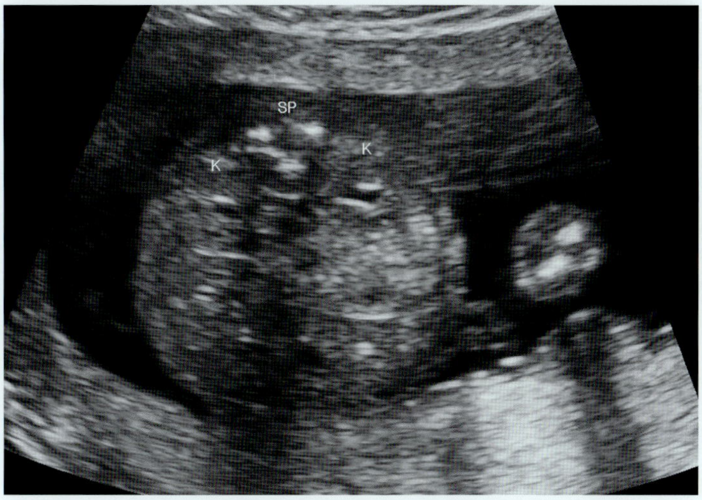

그림 12-2. 태아 신장 임신 20주 태아 복부의 횡단스캔에서 척추(SP) 주위에 에코가 적고 둥근 구조의 신장(K)이 보인다.

관이 보이는 것은 항상 병적 확장을 의미한다. 확장되지 않은 요도는 여아에서는 발견하기 어렵고, 남아의 똑바로 선 음경*penis*에서는 에코성 선으로 나타나는 경우도 있다.

Ⅱ 정상 태아 생식기

여성과 남성의 생식기는 임신 11주까지 발생학적으로 매우 유사하다.

음경이 빠르게 성장하는 임신 14주 후에는 남녀의 성별을 분명하게 구분할 수 있다. 따라서 외부 생식기는 임신 제2삼분기 초부터 식별할 수 있고 성별은 꽤 정확하게 결정할 수 있다.[3~5] 대부분 성의 결정은 임상적으로 중요하지 않다. 그러나 쌍태아의 경우, 하부요로폐쇄*lower urinary tract obstruction*가 의심될 때, 혈우병*hemophilia* 같은 X연관유전질환이 있을 때, 터너증후군*Turner syndrome* 또는 난소낭종*ovarian cyst* 등이 의심될 때와 같은 특정 상황에서는 성이 반드시 결정되어야 한다.

여성은 소음순*labium minor*, 대음순*labium major*을 인지함으로써만 결정된다. 음경을 볼 수 없어 여아로 결정하게 되면 많은 진단적 오류를 범할 수 있다. 음순의 가장자리를 나타내는 평행한 몇 개의 선상 에코가 보이면 임신초기에 확인할 수 있다(그림 12-3). 임신 제3삼분기에는 대음순의 현저한 연조직이 소음순의 선상 에코와 경계를 이룬다. 정상 여아인 태아에서는 자궁*uterus*과 난소*ovary*를 볼 수 없다.

남성 생식기는 쉽게 볼 수 있다. 음경과 음낭*scrotum*은 가장 분명하게 보인다. 남성 음경은 혈액이 있는 제대*umbilical cord*와는 대조적으로 충실성*solid* 구조로 보인다. 임신 제2삼분기 초에 현저하게 보이는 음핵*clitoris*은 경험이 없는 초음파검사자*sonographer*가 보았을 때 음경으로 혼동할 수 있다. 음낭은 임신이 진행함에 따라 음경의 기저부*base*에서 더욱 분명한 공모양의 연조직으로 나타난다(그림 12-4). 에코가 있는 고환*testis*은 임신 7개월에 음낭으로 내려간다. 고환은 임신 제3삼분기 초에 음낭에서 보이는 경우도 있다. 경증 음낭수종*hydrocele*은 정상 소견이다.

Ⅲ 태아 신우 직경 측정

태아 복부의 횡단스캔*transverse axial scan*에서 양쪽 신장은 척추 주위의 둥근 구조로 보이며 신우는 중앙에 에코가 없는 구조로 보인다. 신우의 전후 직경은 태아의 척추가 위 또는 가장 아래에 있을 때 정확하게 측정할 수 있다(그림 12-5). 정상의 기준치*cut-off value*는 임신 16~33주에 4mm, 임신 33주부터 만삭*term*까지 7mm이다.[6] 영국산부인과학회*Royal College of Obstetricians and Gynaecologists; RCOG*(2000)는 임신 20주 정규초음파검사의 일환으로 태아 신우의 전후 직경 측정을 권하고 있으며 정상 태아 신우의 전후 직경은 5mm 미만이다.[7]

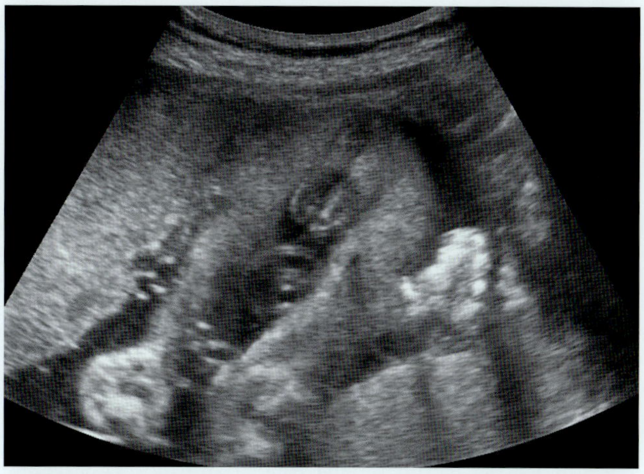

그림 12-3. 여아의 외부 생식기
관상스캔에서 소음순과 대음순이 보인다.

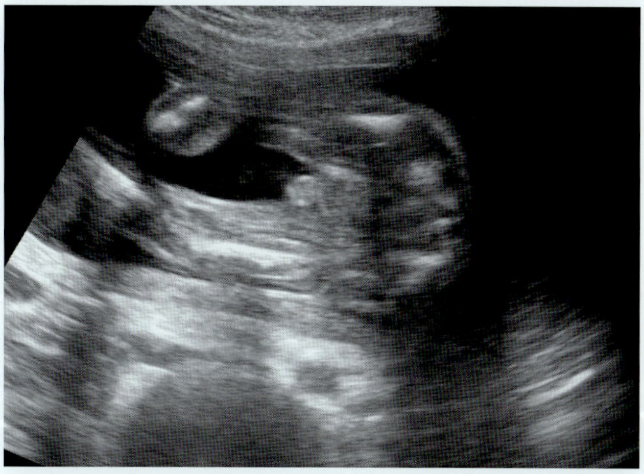

그림 12-4. 남아의 외부 생식기
에코가 있는 음경과 음경의 기저부에서 공모양 연조직의 음낭이 보인다.

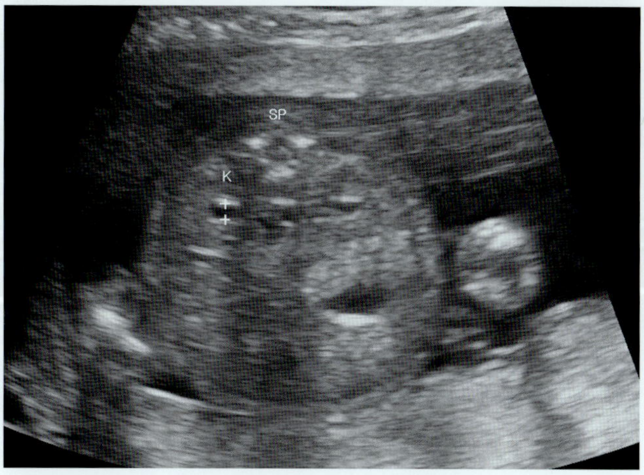

그림 12-5. 태아 신우 직경 측정
태아 복부 횡단면에서 신우 전후 직경(캘리퍼 사이)을 측정한다(SP: 척추, K: 신장).

Ⅳ 태아 요로기형의 초음파진단방법

태아 요로를 초음파로 검사할 때는 태아 신장, 방광과 양수량을 평가해야 한다.

먼저 양측 신장이 존재해야 한다. 신장이 1개밖에 없다면 이소신장*ectopic kidney*으로 가장 흔한 태아 골반에 신장이 있는지 찾아보아야 한다. 골반신장*pelvic kidney*이 없다면 편측신장무발생*unilateral renal agenesis*이 가장 가능한 진단이다. 다른 가능성은 교차성 이소신장*crossed ectopic kidney*이며 이 경우 반대측 신장은 크고 모양이 특이하다. 만일 양측 신장이 없다면 방광이 보이지 않고 대부분 심한 양수과소증*oligohydramnios*을 보인다(그림 12-6A).

신장의 육안적 낭종들은 대부분 다낭성이형성신장*multicystic dysplastic kidney*을 의미한다. 편측인 경우 양수량은 정상이다. 반대측 신장을 주의 깊게 평가해서 관련된 이상이 있는지 살펴보아야 한다.

크고 에코성인 신장들은 대부분 영아형 다낭성신장질환*infantile polycystic kidney disease*이며 간혹 성인형 다낭성신장질환*adult polycystic kidney disease*인 경우도 있다. 양수량은 영아형의 경우 대부분 감소하지만 성인형에서는 정상이다. 큰 에코성 신장들은 13번세염색체증*trisomy 13* 또는 멕켈-그루버증후군*Meckel-Gruber syndrome* 같은 많은 증후군의 일부로 나타날 수 있다. 따라서 연관된 기형들을 주의 깊게 살펴보는 것이 필수적이다. 정상 크기의 에코성 신장들은 정상 소견일 수도 있고 이형성신장*dysplastic kidney*의 징후일 수도 있다(그림 12-6B).

신장집합계*renal collecting system*(신우, 신배, 요관, 방광)가 확장되면 항상 요로폐쇄*urinary tract obstruction* 또는 역류*reflux*의 가능성이 있다(그림 12-6C). 관련된 신장을 세밀히 조사해서 2개의 분명한 집합계가 있으면 항상 중복신장*duplex kidney*의 가능성을 고려해야 한다. 신장의 상부만 확장되었다면 중복신장일 수 있다. 이 경우 즉시 태아 방광에서 요관류*ureterocele*를 찾아야 한다. 폐쇄의 부위는 신우, 요관과 방광의 확장 정도에 따라 예측할 수 있다. 신우가 확장되면 신우요관이행부폐쇄*ureteropelvic junction obstruction*의 가능성이 있고 요관확장은 요관방광이행부폐쇄*ureterovesical junction obstruction* 또는 역류를 시사한다.

수신증*hydronephrosis*이 있다면 신장실질*renal parenchyma*의 에코를 분석해야 한다. 에코성 신장피질*renal cortex*과 피막하*subcapsular* 변두리낭종*peripheral cyst*을 보이면 이차적 이형성신장과 불량한 기능을 의미한다. 편측의 경우 반대측 신장도 평가해야 한다. 양측 수신증은 항상 방광출구폐쇄*bladder outlet obstruction*의 가능성이 있기 때문에 요관확장이 존재하고 후요도*posterior urethra*가 확장되며 방광벽이 두꺼울 수 있다. 이 경우 양수량의 평가가 매우 중요하다. 양측 수신증과 수뇨관*hydroureter*은 방광요관역류*vesicoureteral reflex*와 연관될 수 있다. 그러나 방광요관역류의 경우 방광이 팽창할 수는 있지만 방광벽은 대부분 두꺼워지지 않고 양수량은 정상이다.

V 태아 요로이상

1. 신장무발생

양측신장무발생*bilateral renal agenesis*은 4,000명의 신생아당 1명의 빈도로 남아에서 빈번하게 발생한다. 양측신장무발생이 있으면 양측 신장과 방광을 볼 수 없고 대부분 심한

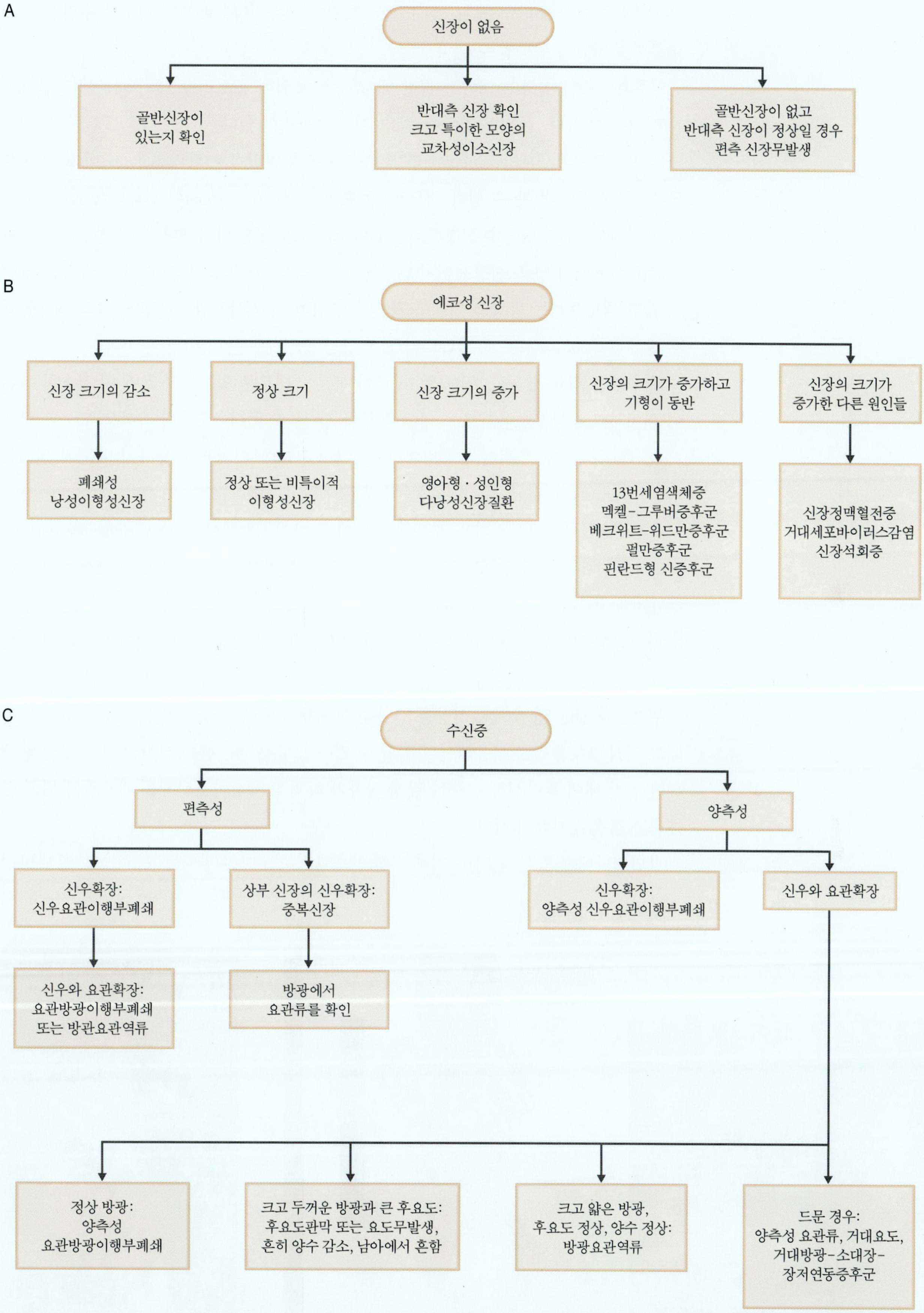

그림 12-6. 태아 요로기형의 초음파진단방법 A. 신장이 없는 경우의 진단. B. 에코성 신장의 진단. C. 수신증의 진단.
Twining P. Genitourinary Malformations. In: Nyberg DA, McGahan JP, Pretorius DH, et al, eds. Diagnostic Imaging of Fetal Anomalies. Philadelphia: Lippincott Williams & Wilkins, 2003, pp.603-660에서 수정.

양수과소증과 함께 나타난다(그림 12-7). 그러나 양측신장무발생의 경우 양수량은 임신 16주까지 비교적 정상일 수 있다.[9]

양수과소증이 심하고 태아는 골반 내 깊숙한 부위에 웅크리고 있기 때문에 진단하기가 어려울 수 있다. 이러한 경우에는 2가지 접근방법이 있다.

태아가 두정위*vertex presentation*라면 태아 복부와 골반을 해상력*resolution*이 높은 복부초음파를 사용하면 볼 수 있다. 신장이 없으면 부신*adrenal gland*이 신와腎窩, *renal fossae*를 차지해서 '누워 있는 부신징후*lying down adrenal sign*'를 나타낸다.[10] 이 경우에는 색도플러를 사용해서 양측 신장동맥이 없음을 보여줌으로써 진단할 수 있다.[11] 방광은 보이지 않고 색도플러는 방광의 위치를 확인하기 위해 역시 사용할 수 있다. 양쪽 제대동맥은 장골동맥*iliac artery*으로 결합되기 전에 방광 주위에서 분리된다.

태아가 둔위*breech presentation*일 때 태아 복부는 대부분 임신부의 골반 내 깊숙한 부위에 위치하므로 복부초음파로는 태아 복부를 잘 볼 수 없다. 태아에 가까운 고주파 탐촉자*transducer, probe*는 적은 양수량과 보기 어려운 태아 위치를 보상하기 때문에 질초음파검사*transvaginal ultrasonography*는 이 경우 매우 유용하다.

신장이 있는지 의심스러울 경우에는 태아의 자기공명영상*magnetic resonance imaging; MRI*이 진단에 도움을 줄 수 있다. 커진 둥근 부신을 이형성신장으로 잘못 해석해서는 안 된다.[10, 12, 13]

편측신장무발생은 1,000명의 신생아당 1명의 빈도로 남아와 여아에서 동등하게 발생한다. 편측신장무발생은 양쪽 신와를 세밀히 평가하지 않으면 진단하기 어렵다. 양측신장무발생과 같은 방법으로 신장은 신와를 차지해서 편측에 누워 있는 부신징후를 나타내고 역시 색도플러를 사용해서 확인할 수 있다(그림 12-8). 한쪽 신장이 보이지 않을 때 태아 골반 내에 골반신장을 주의 깊게 찾아야 하며 교차성이소신장을 배제하기 위해 반대측 신장을 평가해야 한다.[14~16]

감별진단에는 임신 제2삼분기에 심한 양수과소증의 다른 원인들, 특히 양측성 다낭성

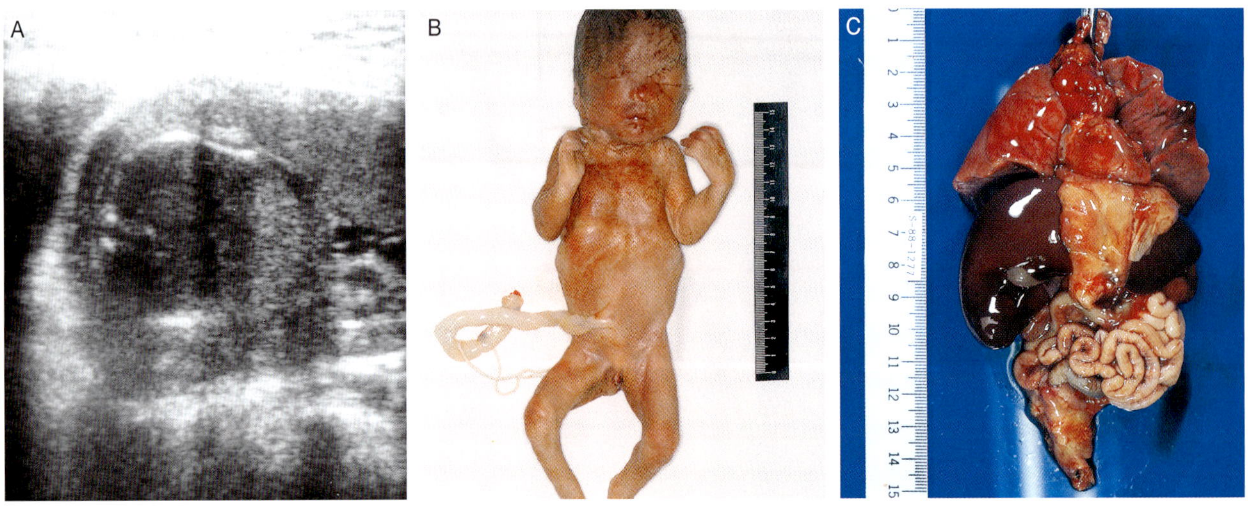

그림 12-7. 양측신장무발생 A. 임신 27주에 태아의 횡단스캔에서 신장의 모양을 볼 수 없고 양수과소증이 보인다. 방광도 볼 수 없었다. B. 임신중단 태아의 부검사진으로, 임신주수에 비해 체중이 적고, 포터얼굴을 보이며, 손모양이 비정상이다. C. 부검 시 적출한 내장을 후면에서 본 사진으로, 양쪽 신장이 없다.

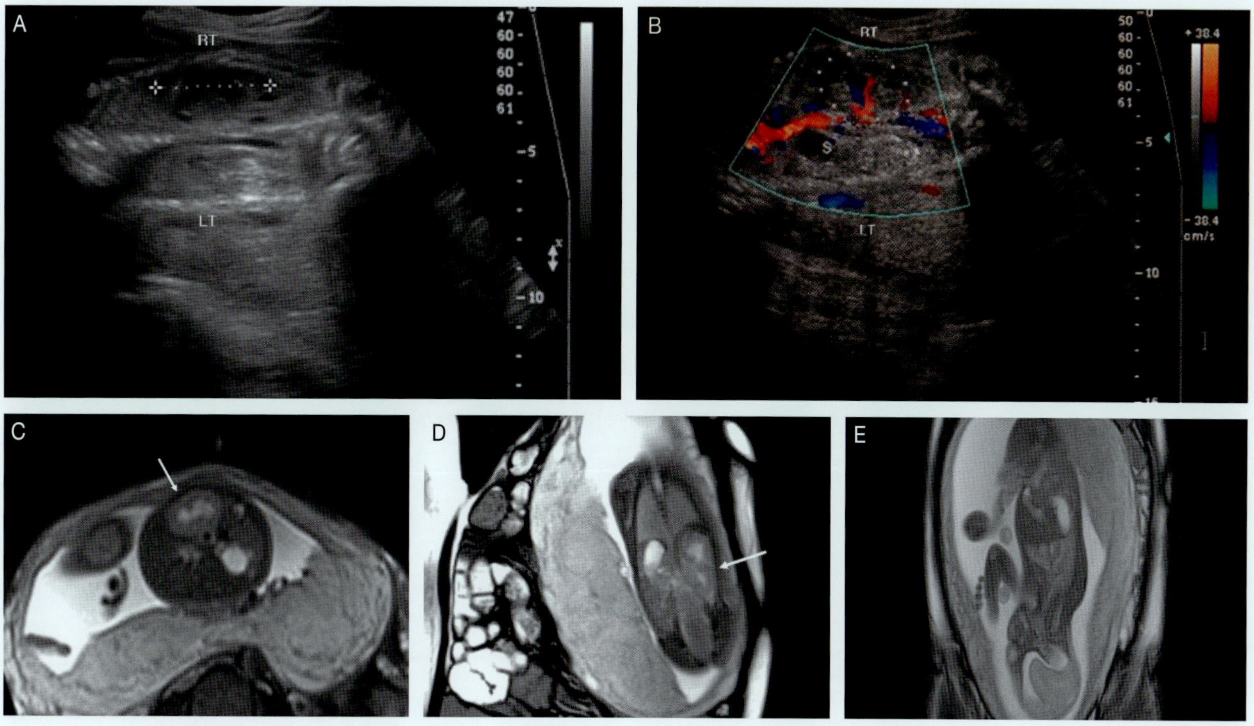

그림 12-8. 편측신장무발생 A. 임신 27^{+3}주 관상스캔에서 우측(RT) 신와에 에코가 적은 신장(캘리퍼 사이)이 보인다. 좌측(LT) 신장을 볼 수 없다. B. 색도플러영상에서 우측 신장동맥이 보인다. 좌측 신장동맥혈류를 볼 수 없다(S: 위). C. 임신 27^{+4}주, 태아 MRI 축상면에서 우측 신장(화살표)이 커져 있으며 신우신배가 커진 수신증이 보인다. 좌측 신장은 보이지 않는다. D. 같은 태아의 관상면에서 우측 신장(화살표)이 커져 있으며 신우신배가 커진 수신증이 보인다. 좌측 신장은 보이지 않는다. E. 같은 태아의 시상면에서 좌측 신장을 볼 수 없다.

이형성신장, 영아형 다낭성신장질환이 포함된다.

양측신장무발생과 연관된 중증기형*major malformation*에는 심장기형(25%)과 VATER 연합(척추결손*Vertebral defect*, 항문폐쇄*Anal atresia*, 기관식도누공이 있는 식도폐쇄*Tracheo-Esophageal fistula with esophageal atresia*, 요골이나 신장기형*Radial and/or Renal anomalies association; VATER association*, 27%), 손(발)가락기형(15%)과 뮬러관무형성*mullerian duct aplasia*(20%)이 있다.[17] 덜 흔한 기형으로는 신경관결손*neural tube defect*, 수두증*hydrocephalus*, 소두증*microcephaly*과 항문폐쇄, 십이지장폐쇄*duodenal atresia*와 제대탈장*exomphalos, omphalocele* 같은 위장관기형이 있다.[18] 횡격막탈장*diaphragmatic hernia*과 안면열顔面裂, *facial cleft*도 보고되었다.[19] 그 밖에 양측신장무발생을 포함하는 희귀한 유전증후군(프레이저증후군*Fraser syndrome*, 뇌-눈-얼굴-골격증후군*cerebro-oculo-facial-skeletal syndrome*, 말단-신장-하악증후군*acro-renal-mandibular syndrome*, 아가미-귀-신장증후군*branchio-oto-renal syndrome*)도 있다.

편측신장무발생에는 반대측 신장이상이 많다. 신생아의 48%까지 신장기형과 연관되며, 가장 흔한 것은 방광요관역류(28%), 요관방광이행부폐쇄(11%), 신우요관이행부폐쇄(7%)이다.[20~22]

2. 이소신장

이소신장은 정상 신와 위치의 바깥에 위치한다. 가장 흔한 위치는 골반이며 다른 위치는 말굽신장*horseshoe kidney*, 양측 신장이 같은 쪽에 위치하는 교차성이소신장의 형태가 있다. 매우 드물게 가슴에 위치하는 경우도 있다. 이소신장은 신생아 1,200명 중 1명의 빈도로 발생한다.[23]

(1) 골반신장

골반신장은 신장이 골반 내에 위치한 것을 말한다. 태생의 신장이 임신 6~9주 사이에 천골 부위로부터 요추 위치로 올라가지 못해서 발생한다.

신와를 스캔했을 때 신장이 없고 부신이 존재하며 신장이 방광 위 골반 내에 존재하면 진단할 수 있다. 실제로 골반신장을 보기는 매우 어렵다. 골반신장의 음향 밀도는 주위 장의 에코와 유사하기 때문이다.

단독 골반신장의 예후는 양호하다. 그러나 방광요관역류의 빈도가 높기 때문에 생후 추적검사가 필요하다.

(2) 교차성이소신장

교차성이소신장에서 신장은 전적으로 복부의 반대쪽에 위치한다. 대부분의 경우 교차성이소신장은 반대측 신장과 융합하며, 남아에서 흔하고 좌측 신장이 우측으로 교차하는 형태가 가장 흔하게 나타난다.

골반신장에서와 같이 한쪽 신와는 비어 있고 커진 이엽*bilobed*신장이 복부 우측에서 보이면 진단할 수 있다. 중복신장과 감별해야 한다.[24, 25]

연관된 기형에는 이분척추*spina bifida*, 천골무발생*sacral agenesis*과 항문폐쇄가 있다. 단독 이상이면 예후는 좋지만 골반신장의 경우에서처럼 방광요관역류가 높은 빈도로 발생하기 때문에 생후 추적관찰해야 한다.

(3) 말굽신장

말굽신장은 양쪽 신장의 하극*lower pole*이 융합되어 발생한다. 400명의 신생아 중 1명의 빈도로 발생하며 남아가 훨씬 많다.[26] 초음파상 말굽신장은 횡단면이나 관상면*coronal plane*에서 신장이 중앙선을 횡단해서 양쪽 신장의 하극을 연결할 때 협부*isthmus*를 통해 가장 잘 보인다. 신장의 협부는 복부대동맥*abdominal aorta* 앞에 위치하고 하장간막동맥*inferior mesenteric artery* 밑에서 요관이 앞쪽으로 주행한다.[27, 28]

말굽신장은 요도하열*hypospadia*, 정류고환*undescended testicle*, 집합계중복기형과 연관되고 방광요관역류는 50%까지 나타난다. 수두증과 신경관결손 같은 중추신경계기형, 심혈관기형, 위장관기형, 근골격계결손도 보고되었다. 연관된 흔한 염색체이상*chromosome abnormality*은 18번세염색체증*trisomy 18*과 터너증후군이다.

예후는 양호하다. 신장의 다른 융합기형과 마찬가지로 역류, 감염, 신장결석*renal stone*이 높은 빈도로 발생하기 때문에 생후 추적관찰이 필요하다.

3. 에코성 신장

에코성*hyperechogenic, hyperechoic, bright, echogenic* 신장이란 신장의 에코가 간 또는 비장보다 높은 것이 특징인 신장의 여러 상태를 기술하는 용어이다.

에코성 신장은 정규초음파검사에서 볼 수도 있다. 병변은 매우 다양하다(표 12-1, 그림 12-6B 참조). 에코가 많고 커진 신장을 대부분의 병변에서 볼 수 있지만, 에코가 많고 크기가 정상인 경우 정상 신장일 수 있고 에코가 있지만 크기가 작은 신장은 폐쇄성낭성이형성신장*obstructive cystic dysplastic kidney*일 수 있다. 많은 경우 정확하게 진단하려면 임상, 유전, 방사선학적 그리고 병리학적 정보가 필요하다. 출생 전이나 생후에도 진단이 가능하지 않은 경우도 있다.

(1) 상염색체열성 다낭성신장질환

상염색체열성 다낭성신장질환*autosomal recessive polycystic kidney disease; ARPKD*은 신장과 간을 침범하는 유전질환이다. 집합요세관의 확장으로 인해 양측 신장이 큰 것이 특징이며, 10,000~55,000명 출생당 1명의 비율로 발생한다. 상염색체열성으로 유전되기 때

표 12-1. 에코성 신장

	양수	신낭종	신우확장	거대아	신장 외 기형	유전자자리	유전형식
상염색체열성 다낭성신장질환	정상/과소	-	-	-	-	6p	상염색체열성
상염색체성우성 다낭성신장질환	정상/과소	(+)	-	-	-	16p 4q	상염색체우성
베크위트-위드만증후군	정상/과다	-	+/-	+	대설증, 제대탈장, 편측 비대, 내장비대	11p	이염색체성 산발성
펄만증후군	정상/과소	-	+/-	+	복수, 심장기형, 선천성 횡격막탈장, 생식기계기형	미상	상염색체열성
SGB증후군	?	?	?	+	다지증, 선천성 횡격막탈장, 심장기형, 생식기계기형, 척추기형, 내장비대	Xq	X연관
13번세염색체증	과소	-	+/-	-	두개내기형, 심장기형, 다지증, 자궁내성장지연, 안면열		산발성
멕켈-그루버증후군	과소	-	-	-	뇌류, 무뇌증, 심장기형, 다지증, 안면열	17q 11q	상염색체열성
핀란드형 신증후군	정상	-	-	-	모성 혈청 알파태아단백질 증가	19q	상염색체열성
폐쇄성낭성 이형성신장	정상/과소	-	-	-	-		산발성
신장석회증	정상	-	-	-	-		
거대세포바이러스 감염	정상	-	-	-	소두증, 수두증, 두개내석회화, 간비장비대, 수종		-
신장정맥혈전증	정상	-	-	-	모성 당뇨병, 모성 신우신염		-
정상	정상	-	-	-	-		-

* SGB증후군: Simpson-Golabi-Behmel syndrome

문에 다음 임신 시 25%의 재발위험이 있다. 열성유전의 경우 가족들을 검사할 때 기억해야 할 중요한 사실은 부모가 항상 이환이 되어 있지는 않다는 점이다. 유전자는 염색체 6p21에 위치하고[29] 표현형*phenotype*은 다양하다.

전형적인 초음파소견에서는 제2삼분기 말 또는 제3삼분기에 대부분 큰 에코성 신장을 보이며 신장의 외형을 유지한다. 양수과소증이 있고 신장피질수질분화*corticomedullary differentiation*가 없다(그림 12-9).[30, 31] 이러한 초음파소견은 임신 24주가 되서야 나타날 수 있고 많은 경우 임신 16~19주에는 정상 초음파소견을 보였다. 에코가 낮은 신장피질 가장자리는 진단하는 데 도움이 될 수 있다. 임신 12~14주에 질초음파검사*transvaginal ultrasonography*로, 큰 에코성 신장을 근거로 임신 제1삼분기에 산전진단된 몇 예가 보고되었다.[32] 연속스캔에서는 임신이 진행함에 따라 양수량이 점차 감소해서 양수과소증을 보이며 신장 크기가 증가한다.

대부분의 이환된 신장은 양쪽이 대칭적으로 커지지만 이환된 한쪽 신장은 정상 크기이고 반대측 신장은 현저하게 큰 경우도 보고되었다.[33] 그러나 정상 크기의 신장에서도 역시 증가된 에코가 보인다.

특별히 유사한 모양을 보이지만 양수량이 정상이며, 질환의 가족력이 있는 성인형 다낭성신장질환을 고려해야 한다. 감별해야 할 다른 진단들을 표 12-1에 정리했다. 멕켈-그루버증후군, 로렌스-문-비들증후군*Lawrence-Moon-Biedle syndrome*, 쥔증후군*Jeune syndrome*, 베크위트-위드만증후군*Beckwith-Wiedemann syndrome*, 13번세염색체증 등이다. 선천성 신증후군*congenital nephrotic syndrome*, 신장정맥혈전증*renal vein thrombosis*, 거대세포바이러스*cytomegalovirus*감염도 고려해야 한다.

산전에 진단되었다면 예후는 나쁘며 이환된 신생아의 30~50%가 호흡부전*respiratory failure*으로 출생 직후 사망한다.

(2) 상염색체성우성 다낭성신장질환

상염색체우성 다낭성신장질환*autosomal dominant polycystic kidney disease; ADPKD*은 유전성 다낭성신장질환으로 가장 흔한 형태이며 신생아 1,000명당 1명의 비율로 발생한다. 상염색체우성 다낭성신장질환은 산전에 나타나는 경우도 있고, 이 경우 생후 1년 이내

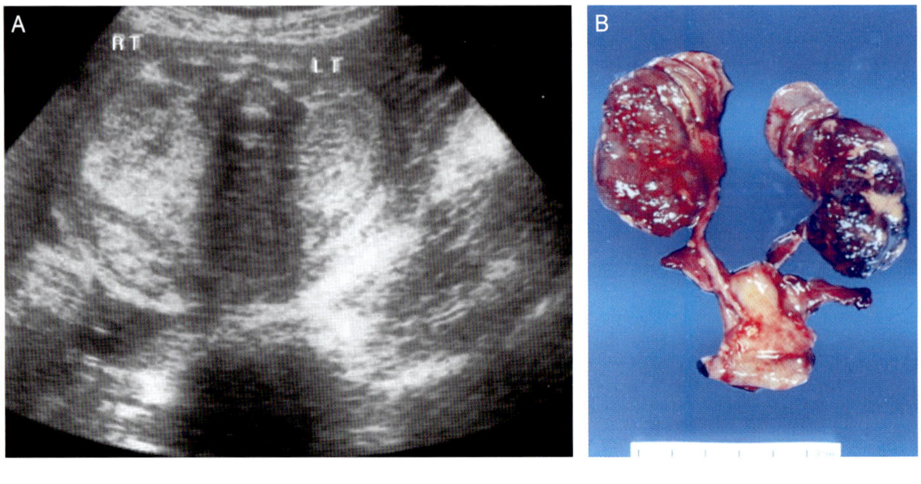

그림 12-9. 영아형 다낭성신장질환, 임신 30주 A. 태아 복부 횡단스캔에서 큰 양측의 에코성 신장이 보인다(RT: 우, LT: 좌). 양수과소증이 있다. B. 영아형 다낭성신장질환의 육안적 병리소견.

사망률은 43%로 높다.[34] 양측 신장은 신장단위의 낭성 확장을 보이고 성인형의 경우 신장은 크며 다양한 크기의 다발성 낭종을 포함하고 있다. 상염색체우성 다낭성신장질환은 90%에서 염색체 16 단완*short arm*의 유전자돌연변이*gene mutation*로 인해 발생한다.

커진 태아의 에코성 신장과 정상 양수량을 초음파로 발견하면 조기발생한 상염색체우성 다낭성신장질환을 시사한다.[34, 35] 신장피질수질분화의 유지[36] 또는 소실[37]을 기술하는 연구자도 있다. 상염색체우성 다낭성신장질환에서 낭종은 후에 성인에서만 발생하지만 예외적으로 자궁 내 또는 생후에 에코성 신장 내에 피막하 육안적 낭종이 발생할 수 있다.[35, 38] 가족력이 있거나 부모 중 1명에게 신장의 낭성 변화 소견이 있으면 산전진단을 확인할 수 있다. 상염색체열성 다낭성신장질환과 유사하게 임신 제2삼분기에 신장은 정상으로 보일 수 있기 때문에 가족력이 있는 경우 추적검사가 필수적이다.

상대적으로 자료가 적기 때문에 자궁 내 상염색체우성 다낭성신장질환이 있는 태아들의 예후는 결정하기 어렵다. 드물지만 신장이 크고 심한 양수과소증을 보이는 경우, 예외는 있지만 대부분 주산기사망으로 끝난다. 가장 유용한 산전 예후 예측인자들은 양수과소증의 존재와 전에 이환된 자녀들의 임신 결과이다.

(3) 커진 에코성 신장과 유전증후군

정상 또는 양수량이 증가한 거대아*macrosomia*에서 커진 에코성 신장의 존재는 베크위트-위드만증후군, 펄만증후군*Perlman syndrome* 또는 SGB(Simpson-Golabi-Behmel)증후군 같은 과성장증후군을 가리킨다.[39] 베크위트-위드만증후군과 펄만증후군은 양측으로 에코가 있는 커진 신장과 함께 양수과다증*polyhydramnios*을 나타낼 수 있다.[39, 40] 베크위트-위드만증후군의 다른 소견으로는 간비대*hepatomegaly*, 대설증*macroglossia*, 거대아, 제대탈장, 경한 수신증과 커진 태반이 있다.[41] 베크위트-위드만증후군 임신에서 매우 높은 사람융모성성선자극호르몬*β-human chorionic gonadotropin; β-hCG* 수치가 보고되었으며, 예후는 전에 생각되었던 경우보다 훨씬 양호한 것으로 인지되고 있다.[41] 아기의 발달상 문제는 염색체 11p15.5 부위의 의미 있는 세포유전결손*cytogenetic deletion*이나 심한 신생아저혈당*neonatal hypoglycemia*과 연관된다(제11장의 제대탈장과 그림 11-19, 11-20 참조). 펄만증후군에서 양수과소증과 추가적 이상이 보고되었다(표 12-1). 예후는 나쁘며 신생아는 폐형성부전*lung hypoplasia*과 미숙아로 많이 사망한다. 생존아에게는 발달지연*developmental delay*과 윌름즈종양*Wilms tumor*이 많이 발생한다.

커진 에코성 신장이 흔하게 나타나는 다른 유전증후군은 멕켈-그루버증후군이다. 치명적이고 상염색체열성으로 유전되며, 전에 이환된 아이들의 가족력이 있을 수 있다. 특징적 모양은 양측 다낭성신장*polycystic kidney*(100%), 뇌류*encephalocele* 또는 다른 중증 두개 내 이상(90%)과 후축성다지증*postaxial polydactyly*(90%)이다.[42] 대다수에서 관*duct*의 증식이 있는 간섬유증*hepatic fibrosis*이 있다. 핀란드가계에는 염색체 17q21-24에 유전자가 있고[43] 최근 염색체 11에서 두 번째 유전자가 확인되었다.[44]

멕켈-그루버증후군의 자궁 내 모양은 에코가 있는 커다란 신장과 양수가 없고 뇌류(그림 7-8, 7-9 참조) 또는 무뇌증*anencephaly*, 심한 수두증 또는 댄디워커기형*Dandy-Walker malformation* 같은 다른 중증 두개 내 이상과 연관된다. 다지증*polydactyly*은 양수가 없어 태아를 검사하기가 어렵기 때문에 산전에는 대부분 발견되지 않는다. 양수과소증은 항상 존재하고 임신 14주에 이르게 진단된 경우도 있다.[45] 제2삼분기에 간접적 초음파소견으로 방광을 보지 못하고 커진 신장 때문에 복부가 상당히 커져 머리둘레*head circumference*와 복부둘레*abdominal circumference* 측정치 사이에 현저한 차이가 있다고 한다.[46] 필자는 임신 18주에 뇌류, 다낭성이형성신장*multicystic dysplastic kidney*을 발견한 후 멕켈-그루버증후군을 국내에서 처음으로 산전진단하고 부검으로 확인한바 있다. 본 예에서 양수량은 정상이었고 다지증은 관찰되지 않았다.[47] 같은 환자는 5년 후 다시 임신해서, 임신 13^{+1}주에 배태아경술*embryofetoscopy*을 통해 뇌류, 손가락과 발가락의 다지증을 확인하고 멕켈-그루버증후군으로 진단한 후 임신을 중단했다. 부검상 낭성 신장도 확인했다. 임신 11주, 12주에 초음파상 후두골 부위에서 에코가 없는 낭성 종괴가 관찰되었지만 다지증, 신장의 낭종은 확인할 수 없었다(그림 12-10).[48]

산전에 감별진단해야 할 질환은 13번세염색체증으로 커다란 에코성 신장이 존재하고 중앙 안면열과 전전뇌증*holoprosencephaly* 같은 두개 내 이상이 역시 존재할 수 있으며 멕켈-그루버증후군과 13번세염색체증에서 신장구조 내에 낭종들을 잘 볼 수 있고 심장기형 역시 발견될 수 있다.

핀란드형 신증후군*Finnish type nephrotic syndrome*은 영아형과 성인형 다낭성신장질환과 구별하기가 어려울 수 있다. 그러나 모성 혈청 알파태아단백질*alpha-fetoprotein; AFP* 수치가 현저하게 증가되어 있고[49] 양수량은 정상이며, 이 질환은 상염색체열성 유전질환이기 때문에 자녀들의 기왕력이 있을 수 있다.

(4) 폐쇄성낭성이형성신장

폐쇄성낭성이형성신장은 임신 제1삼분기 또는 제2삼분기 초에 신우요관이행부폐쇄 또는 요관방광이행부폐쇄, 요관류로 인한 중복신장의 상부 폐쇄, 요도폐쇄*urethral atresia* 또는 후요도판막*posterior urethral valve* 같은 방광출구폐쇄로 인해 편측 또는 양측 신장에 대부분 수신증이 존재하고, 신장실질에 에코가 많으며 신장피질 내에 다양한 크기의 낭종이 발생한다. 신장은 대부분 작고 신장기능이 손상된다(그림 12-13E 참조).[50]

연관된 기형은 폐쇄의 형태에 따라 다양하지만 VACTERL연합(척추결손*Vertebral defect*, 항문폐쇄*Anal atresia*, 심장기형*Cardiac anomalies*, 기관식도누공이 있는 식도폐쇄*Tracheo-Esophageal fistula with esophageal atresia*, 요골이나 신장기형*Radial and/or Renal anomalies*, 사지기형*Limb anomalies association; VACTERL association*)이 흔하다. 수두증, 배설강기형*cloacal anomaly*, 회전이상*malrotation*과 모호한 생식기*ambiguous genitalia*들은 다소 덜 흔한 기형이다.

(5) 다른 원인들

거대세포바이러스감염,[51] 신장정맥혈전증,[52, 53] 혈관사이사구체경화증*mesangial glomerulosclerosis*과[54] 신장석회증*nephrocalcinosis*[39] 등이 있다. 모두 희귀하며 출생 후 정밀검사를 해야 확실하게 진단할 수 있다.

거대세포바이러스감염은 에코성 신장의 흔하지 않은 원인이다. 그러나 수두증, 뇌실

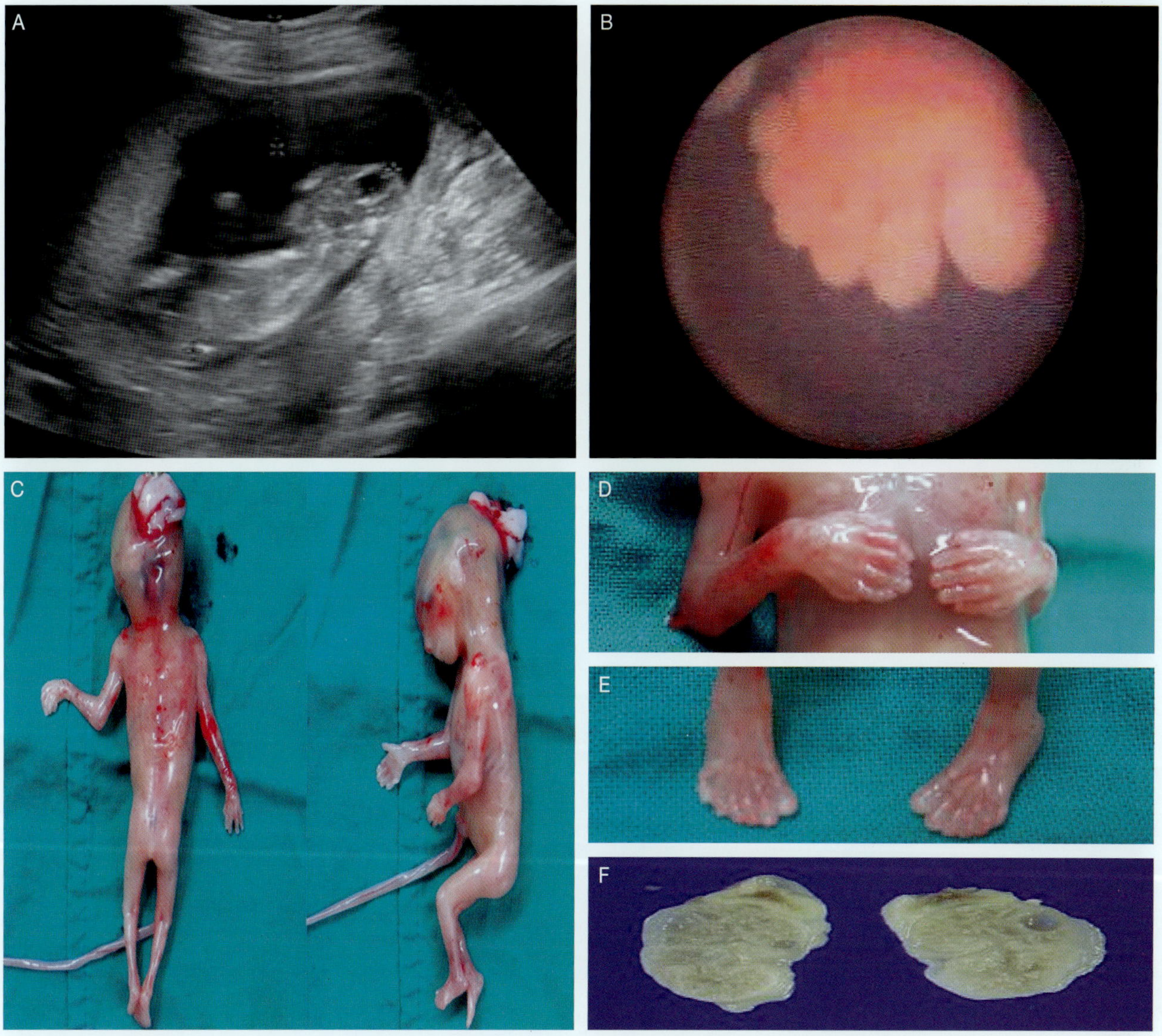

그림 12-10. 멕켈-그루버증후군, 임신 13^{+1}주 A. 태아의 종단스캔에서 후두골 부위에 에코가 없는 낭성 종괴가 보인다. B. 같은 임신주수에 시행한 배태아경술에서 다지증인 6개의 발가락이 보인다. D～F. 임신중단한 태아의 후두 뇌류(C), 손, 발의 다지증(D, E), 부검 시 양측 낭성 신장(F)이 보인다.

주위석회화*periventricular calcification*와 소두증이 거대세포바이러스감염의 가능성을 시사한다. 추가적 소견으로는 간비장비대*hepatosplenomegaly*와 수종*hydrops*이 있다. 신장정맥혈전증은 희귀하기는 하지만 편측에서 발생하며 양수량은 정상이다. 모성 당뇨병*diabetes mellitus*과 신우신염*pyelonephritis*이 신장정맥혈전증의 소인素因으로 보고되었다. 에코성 신장은 특히 신장이 정상 크기라면 전적으로 정상일 수 있다. 에코성 신장이 있는 태아에서 특히 신생아기와 유년기에 주의 깊은 추적관찰을 시행해야 한다.

4. 다낭성이형성신장

다낭성이형성신장은 유년기에 발생하는 낭성 신장질환의 가장 흔한 형태로 3,000명의 신생아당 1명의 비율로 발생한다. 남아에 흔하며 대부분 편측성이지만 23%까지 양측에

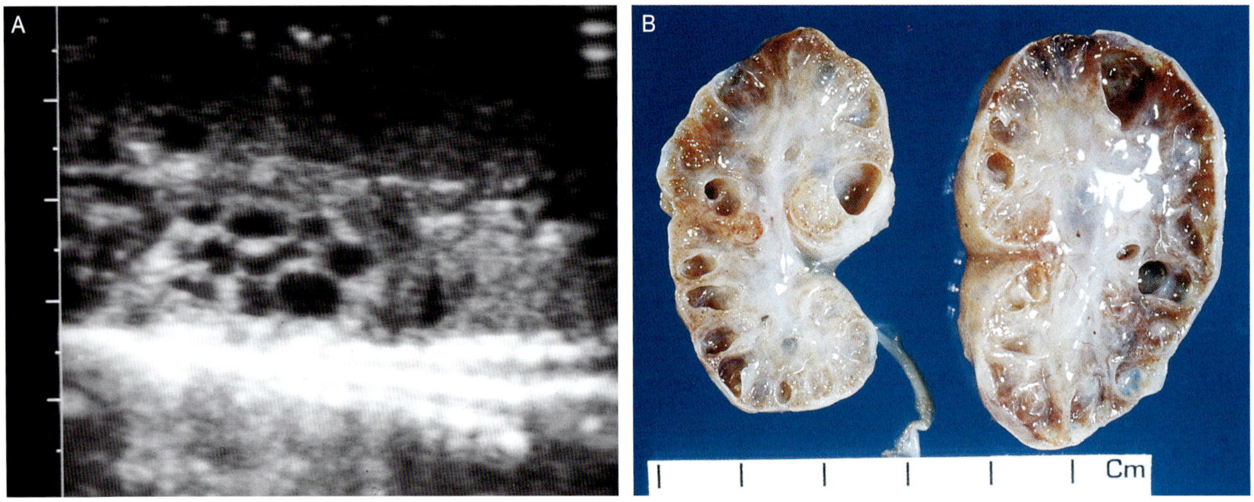

그림 12-11. 다낭성이형성신장, 임신 19주 A. 태아 복부의 관상스캔에서 다양한 크기의 많은 낭종이 보인다. 낭종 간의 소통은 없으며 양소과소증이 있다. B. 양측 다낭성이형성신장으로 임신중단한 태아의 신장 단면에서 많은 낭종을 볼 수 있다.

서 발생한다.[55]

초음파에서는 다양한 크기의 소통하지 않는 낭종과, 낭종 사이에 에코성 기질基質, *stroma*이 보이지만 정상 신장실질이 적거나 없다. 신우와 요관이 없고 신장동맥은 매우 작거나 없다(그림 12-11). 임신 12주에 이르게 진단된 경우도 있지만 보통 임신 18~20주에 용이하게 진단할 수 있다. 신장의 육안적 낭종은 대부분 다낭성이형성신장이다. 양측성인 경우 양수과소증이 있고 방광 내 소변이 없다.[56, 57] 폐형성부전으로 인해 예후는 불량하다. 편측인 경우 양수량은 정상이다. 반대측 신장을 조심스럽게 평가해서 관련된 이상이 있는지 살펴보아야 한다. 39%까지 동반되는 반대측 신장기형에는 방광요관역류, 신장무발생, 신장형성부전*hypoplastic kidney*과 신우요관이행부폐쇄가 포함된다.[55, 58] 다낭성이형성신장은 중복신장의 상부나[59] 이소성 위치에서 발생할 수 있다.[60] 낭종의 크기는 자궁 내에서 또는 생후에 감소할 수 있다.[61]

특히 작은 주위 낭종과 커다란 중앙 낭종이 있는 다낭성이형성신장의 경우 신우요관이행부폐쇄로 인한 수신증과 감별진단해야 한다.

5. 수신증

태아 복부의 횡단스캔에서 신우의 전후 직경 측정은 산전 수신증(신장신우확장*renal pelvic dilatation*, 신우확장*pyelectasis*)을 발견하는 데 간편하고 가장 민감한 방법이다.[6] 그러나 의미 있는 산전 수신증을 진단하는 데 도움이 되는 일치된 정의는 없다.[62] 수신증의 빈도는 신우 직경 측정을 위해 선택된 기준과 임신 중 초음파검사의 시기에 따라 달라진다. 태아 신우 직경이 5mm 이상일 때 발생빈도는 121건의 임신당 1건이다.[63] 그러나 의미 있는 요로병증*uropathy*은 1/500로 높은 위양성률을 보인다.[64] 산전 수신증의 대다수는 1세가 되기 전에 해소되어 연구계획에 따라 29~79%의 위양성률이 보고되고 있다.[6, 62] 즉 수신증이 있다고 해서 필연적으로 폐쇄가 존재하지는 않는다는 것이다. 수신증이 있는

신생아의 75% 이상이 자연적으로 좋아지는 이유는 아직 설명되지 않고 있다.[65]

산전 수신증은 임신 20주 이전에 신우 전후 직경이 4mm[6, 66~69] 또는 5mm 이상인 경우로 정의하며,[62, 63 70~74] 이 기준치를 임신 제3삼분기에도 적용하는 경우도 있고[62, 70, 72, 74] 임신 제3삼분기에 7mm 이상,[6, 67] 8mm 이상,[69, 71, 73, 75] 10m 이상[68]을 적용하는 경우도 있다. 보통 7~15mm는 중등도 확장, 15mm 이상은 심한 확장으로 분류한다. 낭종이 있으며 에코가 많고 얇아진 신장피질은 폐쇄성낭성이형성신장과 신장기능의 손상을 의미한다.

산전에 발견된 요로병증 426예 가운데 가장 흔한 원인은 신우요관이행부폐쇄로 35%를 차지했고 방광요관역류(20%), 다낭성이형성신장(15%), 요관방광이행부폐쇄(10%), 후요도판막(9%), 중복신장(8%)과 신장무발생(3%) 순이었다.[76]

(1) 신우요관이행부폐쇄

신우요관이행부폐쇄는 수신증의 가장 흔한 원인이다. 2,000명의 신생아당 1명의 비율로 발생한다. 남아에 훨씬 흔하며 90%가 편측에서 발생한다.[77] 신우요관이행부폐쇄의 정확한 원인은 명확하지 않으며 실제로 협착된 경우는 소수에서만 볼 수 있다. 신생아에서 폐쇄는 구조적인 경우보다는 근위 요관근육들이 비정상적으로 배치되고, 근육이 콜라겐*collagen*으로 부분 대치되어 운동장애를 일으키는 기능적인 것으로 생각된다. 신우요관이행부폐쇄가 있는 신생아의 35%에서 정상 주행에서 벗어나 신장의 하부로 들어오는 혈관이 발견된다. 이러한 태아 혈관의 일시적 압박이 불완전한 요관발달을 일으킬 수 있다.[78]

전형적으로 팽창된 신우와 신배가 보이며 요관이나 방광팽창은 없다(그림 12-12). 심한 폐쇄인 경우 신배확장이 있고 신장피질이 얇아진다. 산전 신우확장의 정도는 생후 신장의 기능과 연관되기 때문에 신우 직경이 증가하면 신생아에서 신장기능이 불량할 수 있다.[79] 드문 경우 신우는 상당히 커져서 복부낭종을 만들거나[80] 파열되어 신장주위소변종*perinephric urinoma*이 발생할 수 있다. 그러한 신장의 예후는 불량하다.[77, 81, 82]

양수량은 대부분 정상이지만 양측 폐쇄의 경우라도 증가될 수 있다. 편측 신우요관이행부폐쇄의 경우 29~36%에서, 양측의 경우 26~50%에서 양수량이 증가된 것으로 보고했다.[77, 83, 84] 이는 폐쇄가 신장의 소변농축기능을 방해해서 소변량이 많아지기 때문인 것으로 보인다. 따라서 양측 신장을 주의 깊게 평가해야 하며, 특히 이환된 신장은 증가된 에코와 신장피질낭종*renal cortical cyst*이 징후로 나타나는 이형성신장이 있는지 평가해야 한다. 반대측 신장 역시 연관된 신장기형이 있는지 살펴보아야 한다.

요관방광이행부폐쇄와 양측 신우요관이행부폐쇄의 경우 방광출구폐쇄와 양측 방광요관역류를 감별해야 한다. 방광출구폐쇄에서 요관은 대부분 확장되어 있지만 신우요관이행부폐쇄의 경우 요관은 확장되지 않는다. 중앙의 커다란 낭종과 주변에 다발성 낭종이 있는 다낭성 신장, 커다란 단순낭종 또는 신장주위소변종은 신우요관이행부폐쇄와 유사하게 보일 수 있다. 반대측 신장기형으로는 신장무발생, 다낭성이형성신장과 방광요관역류가 있다.[85]

신우요관이행부폐쇄를 치료하기 위한 수술의 적응증과 수술시기에 관해서는 상당한

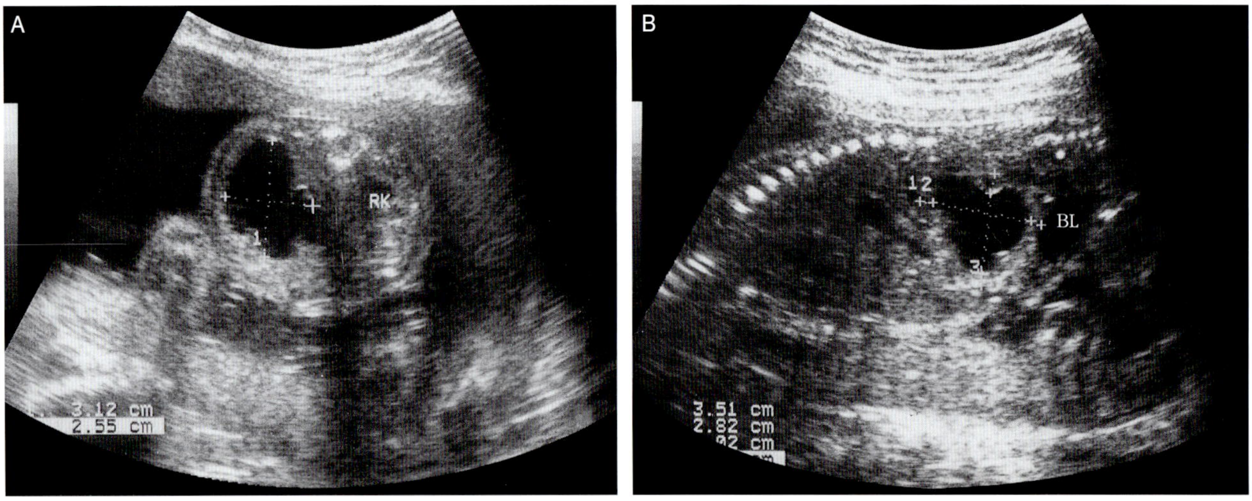

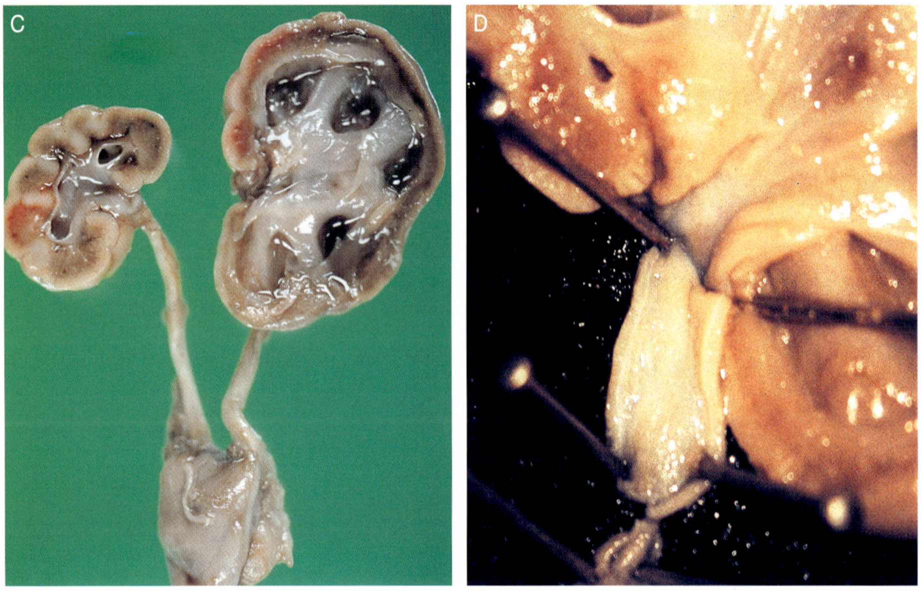

그림 12-12. 신우요관이행부폐쇄, 임신 23^{+6}주 태아 복부 횡단스캔(A)과 시상스캔(B)에서 좌측 신장의 확장된 신우와 신배, 얇은 신장피질이 보인다(RK: 우측 신장, BL: 방광). C. 사후 양쪽 신장의 단면도로 좌측 신우신배의 확장이 보인다. D. 좌측 신장의 신우요관이행부협착을 볼 수 있다.

논쟁이 있지만 신생아군에서는 점차 고식적 방법이 사용되고 있다. 수술적 교정을 위해 제안된 적응증은 편측성 수신증에서 심한 수신증, 20분 이상의 지연된 통과시간($t_{\frac{1}{2}}$)과 40% 미만의 차이가 있는 양쪽 신장기능이다.[78] 기능이 불량한 신장들은 일정 기간 동안 신루설치술腎瘻設置術, *nephrostomy*로 배뇨해야 하며 신우성형술*pyeloplasty* 또는 기능회복 정도에 따라 신장절제술*nephrectomy*을 이어서 시행한다.

(2) 방광요관역류

방광요관역류는 소변이 방광으로부터 요관과 신우, 신배로 역류하는 것을 의미한다. 국제역류연구위원회*International Reflux Study Committee*는 정도에 따라 5등급으로 분류했다.[86] 대부분 요관방광이행부의 선천성 이상으로 인해 발생하며 요관의 점막하 터널*tunnel*은 짧거나 없으며 약한 배뇨근*detrusor muscle*이 같이 있거나 단독으로 존재한다. 후요도판막, 신경병방광*neuropathic bladder* 또는 배뇨장애*voiding dysfunction* 때문에 이차적으로 발생하는 높은 배뇨압력으로 연유할 수도 있다. 산전 발견된 방광요관역류는 5:1로 남아에서 우세하다.[87] 2/3가 양측성이고 대부분 III, IV등급이다.

주요 초음파소견은 편측 또는 양측의 수신증이다. 수신증의 정도는 반드시 생후 방광요관역류의 정도와 관련되지 않는다. 그러나 심한 경우는 현저한 양측 수신증, 수뇨관과 확장되고 벽이 얇은 방광을 보인다. 양수량은 임신 동안 대부분 정상이다. 임신중기에 경증의 신우확장(4~10mm)이 있는 태아의 14%까지 신생아기에 의미 있는 방광요관역류가 있었다.[88]

감별진단에는 수신증의 많은 원인들이 포함된다. 편측성이면 신우요관이행부폐쇄와 요관방광이행부폐쇄, 양측성인 경우 후요도판막 등을 고려해야 한다. 출생 후 배뇨방광요도조영술*voiding cystourethrography*을 시행하고 나서야 방광요관역류를 확진할 수 있다. 방광요관역류는 신우요관이행부폐쇄, 다낭성신장, 중복신장, 신장무발생 같은 반대측 신장기형과 연관될 수 있다.

처치의 근본 목적은 특히 신우신염*pyelonephritis*, 신장반흔*renal scar* 같은 요로감염*urinary tract infection*과 그 후유증을 예방하는 것이다.

(3) 요도폐쇄와 후요도판막

방광출구폐쇄의 원인이 되는 요도폐쇄와 후요도판막으로 인한 불완전 또는 간헐적 요도폐쇄는 방광팽창과 비대, 다양한 정도의 수뇨관과 수신증, 낭성이형성신장*cystic dysplastic kidney*과 신부전*renal failure*을 일으키며 양수과소증(50%)과 폐형성부전이 연관된다(그림 12-13).[89, 90] 요도폐쇄 시 10~20%에서는 요로파열*urinary tract rupture*로 소변성 복수*ascites*, 신장주위가성낭종*perirenal pseudocyst*, 방광벽의 비정상석회화*dystrophic calcification*가 생길 수 있다.

후요도판막은 점막이 선천적으로 두껍게 접혀 있어 후요도를 막아 이차적으로 방광출구폐쇄를 일으키는 복합적 기형이다. 전적으로 남아에서만 발생하는 질환이고 남아의 말기 신장질환의 주 원인이다. 편측성 또는 양측성 수뇨관과 수신증, 벽이 두껍고 주름이 있으며 경우에 따라 팽창된 방광과 근위 요도 또는 후요도가 보이는 것이 특징적이다.

감별진단할 때는 심한 양측 방광요관역류, 선천성 거대요도*congenital megalourethra*, 배설강존속증*persistent cloaca*, 요생식동존속증*persistent urogenital sinus* 등을 고려해야 한다. 후요도판막은 염색체이상, 특히 18번세염색체증과 13번세염색체증이 연관될 수 있다. 여아에서는 발생하지 않으므로 태아의 성을 평가해야 한다. 프룬-벨리증후군*Prune-belly syndrome*(복벽근육이 얇거나 없고, 잠복고환*cryptorchism*, 요로결손, 그림 12-14)은 요도폐쇄의 결과로 나타날 수 있다.[91] 여아에서 상부 장관확대와 요로확대가 동반되면 치명적인 상염색체열성유전질환인 거대방광-소대장-장저연동증후군*megacystis-microcolon-intestinal hypoperistalsis syndrome; MMIHS*을 의심해야 한다.

요도폐쇄나 후요도판막이 있는 태아의 치료로 시행되고 있는 방광양막강단락술*vesicoamniotic shunt*의 효과에 관한 의문이 제기되고 있다. 기술적으로는 비교적 용이한 방법이지만 단락술의 장기 결과는 확신할 수 없다(제17장의 도관단락술, 324~326쪽 참조).

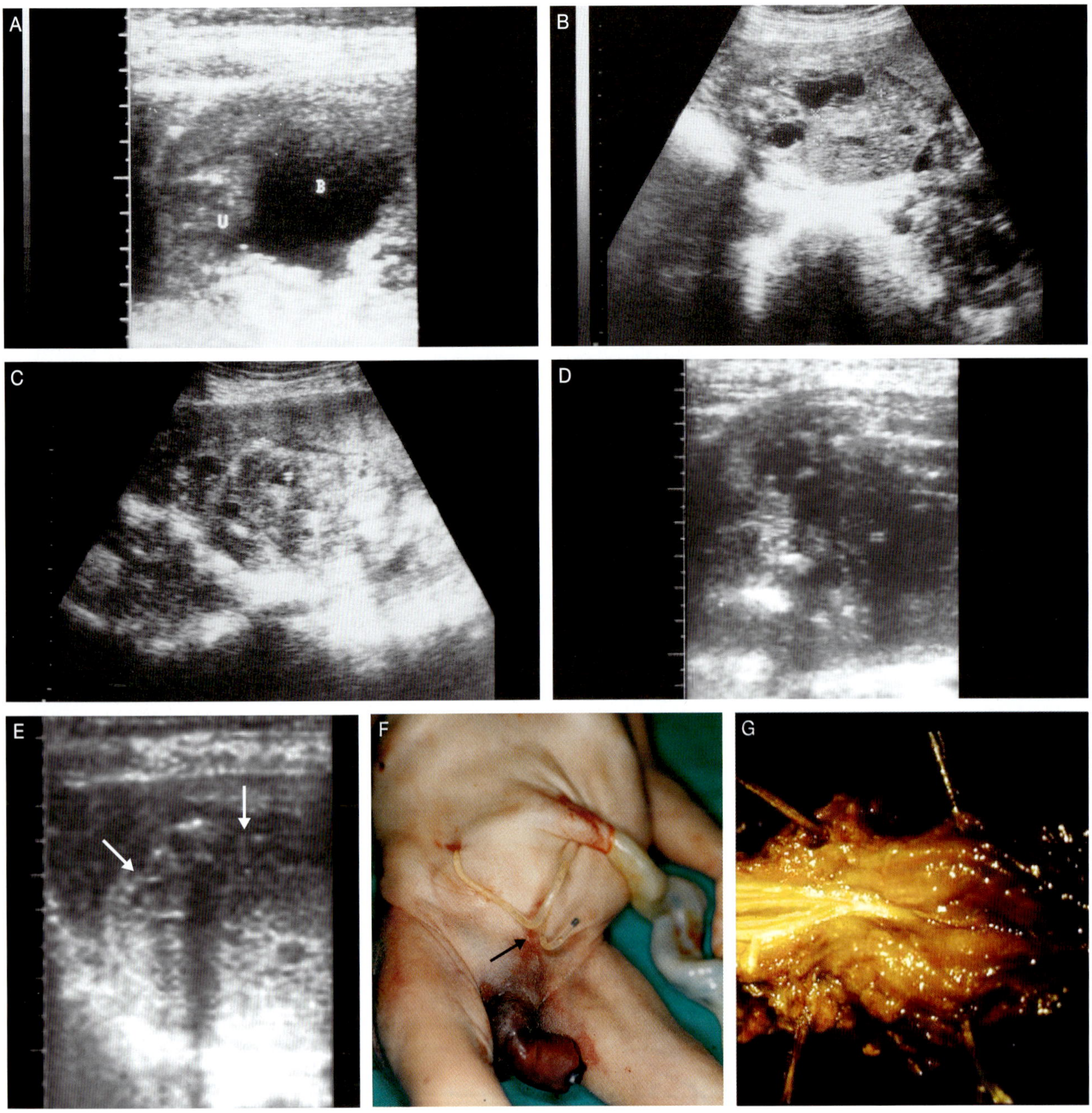

그림 12-13. 요도폐쇄 A. 임신 23^{+4}주 관상스캔에서 방광(B)과 근위 요도(U)의 팽창이 보인다. 임신 24^{+2}주 방광양막강단락술을 시행했다. B. 양수과소증과 신장피질낭종을 보여준다. C. 방광양막강단락술 시행 직후 방광은 축소되고 방광 안에 도관 끝이 보인다. D. 방광양막강단락술 21일째 양수의 양은 늘지 않고 여전히 양수과소증을 보인다. E. 신장피질 내에 다양한 크기의 여러 개의 낭종(화살표)이 있고 반대측 신장실질은 에코가 많아(화살표) 낭성이형성신장소견을 보인다. F. 임신 29^{+2}주 단락술 시행 후 33일째 임신중단 남아(1.5kg) 하복부 중앙에 도관의 삽입(화살표)을 볼 수 있다. G. 부검에서 요도폐쇄를 확인했다.

(4) 요관방광이행부폐쇄

요관방광이행부폐쇄는 하부 말단의 요관폐쇄로 수신증을 일으키거나 수뇨관이 동반된다. 일차적 거대요관*megaureter*은 의미 있는 수신증이 없으므로 요관방광이행부폐쇄와 구별된다. 방광요관역류와 감별해야 하기 때문에 신우요관이행부폐쇄의 경우에서와 마찬가지로 모든 신생아에서 추적검사가 필요하다.

원인은 원위 요관근층의 비정상 발달로 인해 이차적으로 요관의 활동이 없는 원위 마디가 발생했기 때문으로 생각된다. 요관연동*ureteral peristalsis*의 정상 파급이 방해되며,

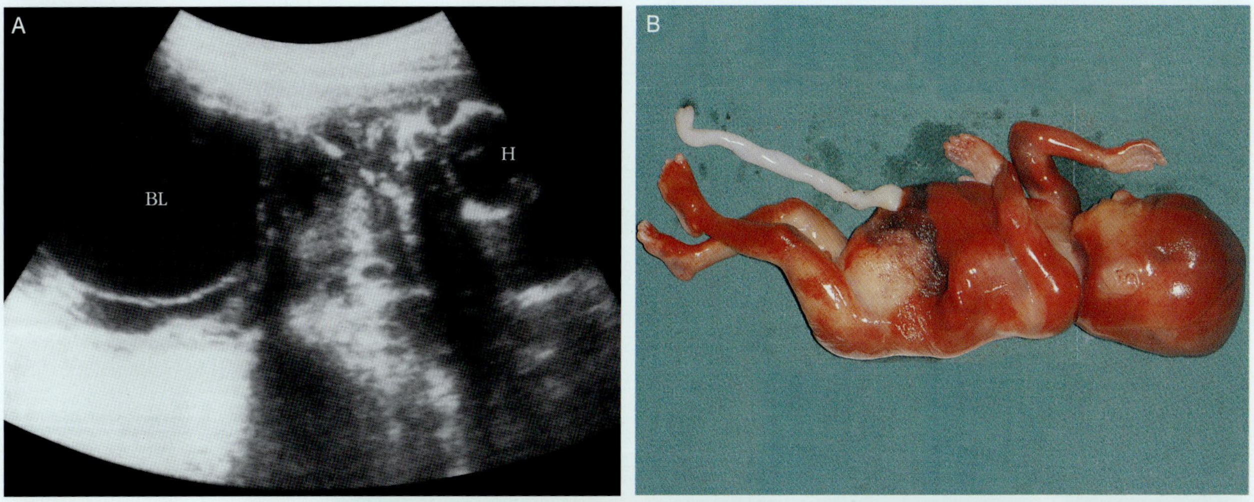

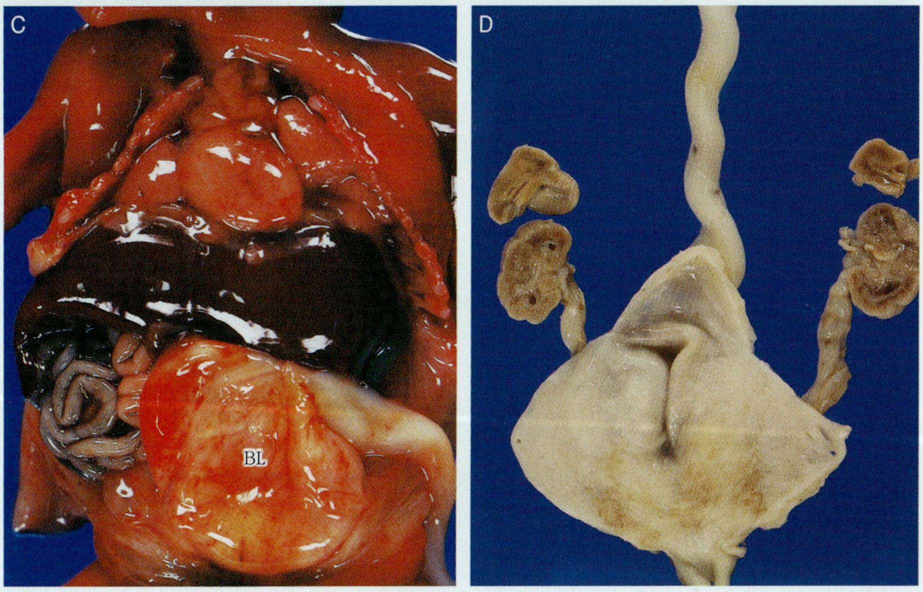

그림 12-14. 프룬-벨리증후군, 임신 20+1주 A. 태아의 관상스캔에서 머리(H)보다 크고 현저하게 팽창된 방광(BL)이 보인다. B. 임신 21+0주 임신중단 남아의 사진에서 방광팽창으로 인해 여전히 배가 부르다. C. 부검에서 팽창된 방광(BL)을 볼 수 있다. D. 팽창된 방광벽이 두껍고 작은 양측 신장에 비해 양측 요관이 팽창되어 있으며, 양측 신우신배의 확장, 양측 낭성이형성신장이 있었다.

일차적 신우요관이행부폐쇄와 공통된 모양을 보인다. 선천적 협착 또는 섬유화로 인해 요관의 원위 말단부 폐쇄가 원인으로 제기되었다. 남아가 우세(2:1~5:1)하며 좌측이 우측보다 흔하게 이환되고 양측성은 15~40%이다.[92]

이환된 신장은 신우와 요관의 팽창을 보인다. 요관은 매우 꼬불꼬불한 경로를 갖고 있으며, 편측 질환일 때 방광과 양수량은 대부분 정상이다.[93]

방광요관역류와 심한 방광출구폐쇄를 감별진단해야 한다. 중복신장의 방광 내 요관류로 인해 요관이 팽창되며 상부 신장에서 수신증을 보인다.

요관 직경이 6mm 미만인 신장은 좋은 결과를 보이고 외과적 수술의 시행빈도가 낮지만, 10mm 이상의 요관은 예후가 불량하고 외과적 교정의 빈도가 높다.[92]

(5) 중복신장

중복신장에서 상부 신장은 수신증을 보이며 상부 신장의 요관은 방광의 중앙 하부에 개구하고 요관의 점막하 부분은 확장되어 요관류를 형성한다. 하부 신장은 역류를 흔하게 보이며 하부 신장의 요관은 방광의 측면 위쪽에 개구한다.[94,95] 중복신장과 연관된 요관류는 여아에 흔하다.

중복신장은 수신증을 일으키는 요관류 같은 합병증이 없으면 자궁 내에서 발견하기 어렵다. 진단의 주요 단서는 2개의 신우가 있는 커다란 신장이다. 산전에 가장 흔한 소견은 팽창된 요관, 방광 내에 요관류와 연관된 상부 신장의 수신증이다(그림 12-15).[94~96] 연관된 기형으로 하부 신장에 신우요관이행부폐쇄가 보고되었다.[96] 요관이 팽창되고 방광 기저부 밑에 부착하며 요관류가 존재하지 않는다면 이소요관*ectopic ureter*을 고려해야 한다.[97] 이소요관의 1/3에서 하부 신장에 방광요관역류를 볼 수 있다.[98]

요관류가 크면 반대측 신장의 폐쇄를 야기할 수 있고 요도로 탈장되어 방광출구폐쇄를 일으킬 수 있다.[99] 요관류는 단독 신우만을 배뇨할 수 있기 때문에 전체 신장의 수신증을 야기할 수 있다. 요관류는 10~15%에서 양측성이다.[99, 100]

진단할 때 가장 중요한 징후는 방광 내 요관류이다. 그러나 여러 가지 이유로 요관류가 존재하지 않거나 잘못 해석할 수도 있다. 방광이 차면 요관은 압축되어 요관류를 보이지 않을 수도 있고 반대로 방광이 비면 요관류 자체를 방광으로 오인할 수 있다. 상부 신장의 이형성으로 인해 소변생산이 충분치 않아 요관류를 팽창시킬 수 없어서 발견하지 못하는 경우도 있다.[101]

양수량은 편측의 경우 대부분 정상이다.

감별진단에는 수신증과 요관확장을 일으키는 요관방광이행부폐쇄와 방광요관역류가 포함된다. 요관류가 있으면 중복신장을 확인할 수 있다.

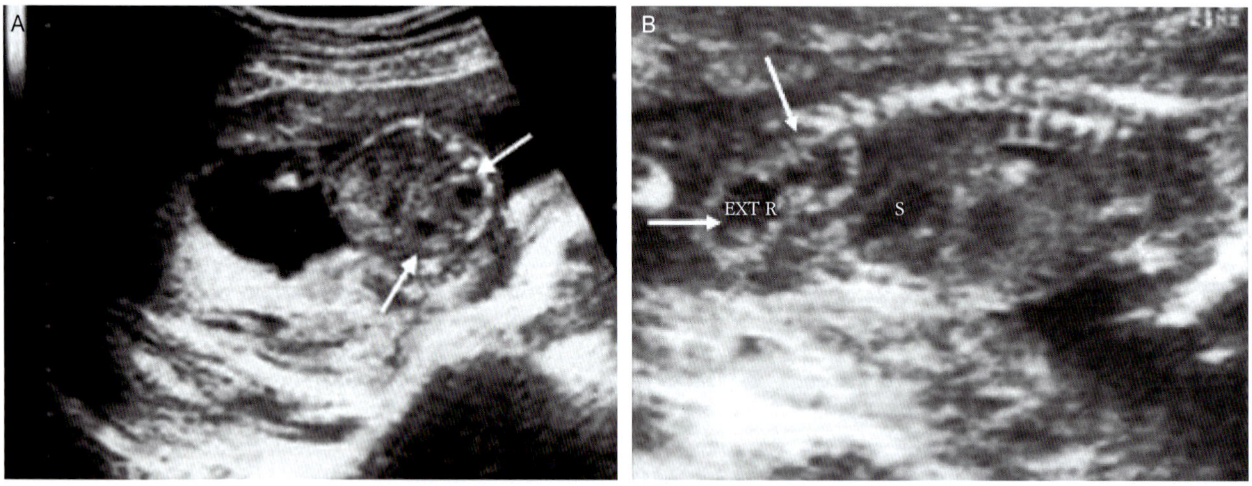

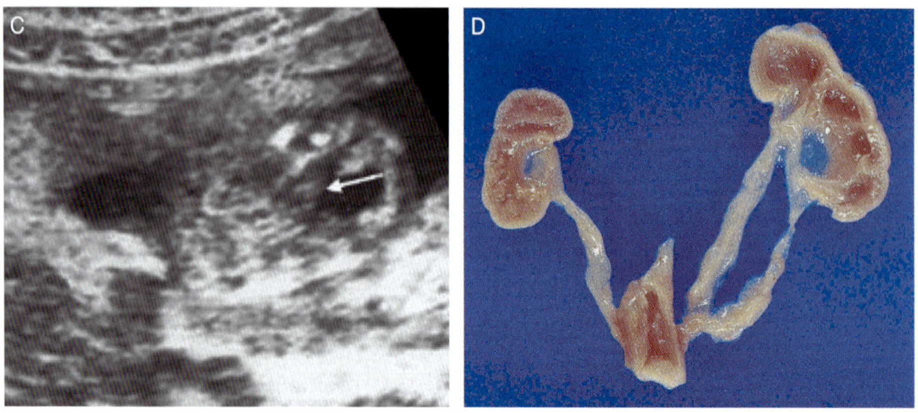

그림 12-15. 중복신장, 임신 16^{+5}주 A, B. 태아 복부 횡단스캔(A)과 시상스캔(B)에서 좌측 중복신장에서 2개의 신우(화살표)가 보인다(S: 위, EXT R: 하부신장). C. 관상스캔에서 방광 내에 요관류(화살표)를 볼 수 있다. D. 부검 시 병리소견에서 좌측 중복신장의 상부 신장 요관은 방광의 중앙 하부에 개구하고 요관의 점막하 부분의 확장(요관류)을 보이며 하부 신장의 요관은 방광의 측면 상부에 개구한다.

(6) 수신증이 있는 태아의 출생 후 추적검사

수신증이 있는 태아가 출생 후 핍뇨*oliguria*나 무뇨*anuria*인 경우 원인을 찾기 위해 초음파검사와 배뇨방광요도조영술을 즉각 시행해야 한다.

그렇지 않은 경우 그림 12-16에서 경증 또는 중등도 수신증이 있는 태아의 출생 후 추적검사 절차를 보여준다.[102] 경증 또는 중등도 수신증이 산전에 진단되면 생후 5일경 첫 초음파검사를 시행해서 요로이상을 확인한다.[66] 첫 초음파검사 결과가 정상이면 생후 1개월에 반복초음파검사를 시행한다. 어떠한 이상이 발견되면 배뇨방광요도조영술을 시행한다. 이상이 발견되지 않으면 추적검사는 필요 없고 예방적 항생제치료도 중단한다. 첫 초음파검사 결과 7mm 이상의 수신증을 보이거나 다른 기형이 있으면 배뇨방광요도조영술을 시행한다. 산전에 신우 직경이 기준치보다 큰 모든 영아들은 출생 후 초음파가 정상이라고 해도 방광요관역류가 존재할 수 있기 때문에 배뇨방광요도조영술로 평가해야 한다고 권하는 연구자들도 있다.[67] 역류이상이 있으면 추적검사는 2년 동안 6개월마다 신장의 성장을 확인하기 위한 초음파검사, 매년 역류를 감시하기 위한 배뇨방광요도조영술과 신장기능을 평가하기 위한 MAG3동위원소검사를 권한다.[103~105]

역류가 없다면 확장의 원인을 찾아내기 위해 보조영상검사가 필요하다. 이뇨성 동위원소 신장촬영술*renography*은 일차적으로 신우요관이행부폐쇄 또는 요관방광이행부폐

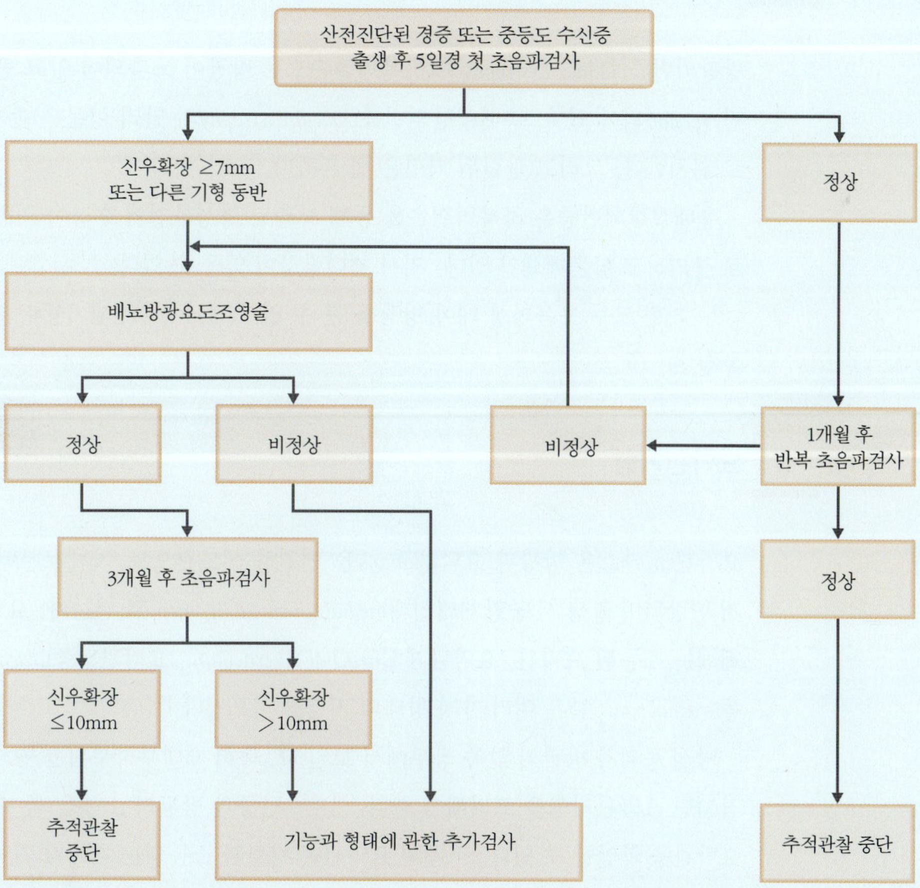

그림 12-16. 경증 또는 중등도 수신증이 있는 태아의 출생 후 추적검사 절차[102]

쇄 같은 다른 요관폐쇄를 진단하기 위해 사용된다. 그리고 각 신장기능 평가는 물론 폐쇄의 정도를 결정하는 데 도움이 된다.[106] 신장기능은 동위원소검사로 평가하고 복잡한 요로기형의 형태는 MRI로 가장 잘 평가할 수 있다. 이러한 검사 후 추적초음파검사는 3개월에 시행한다. 더 이상 확장이 일어나지 않으면, 즉 신우확장이 10mm 이하이면 거의 악화되지 않기 때문에 추적검사는 중단할 수 있다. 10mm 이상의 확장 또는 요관확장이 있으면 오랜 추적검사가 필요하다. 2~3년간의 추적검사기간 동안 신장기능이 나빠지는 것을 주의해야 하고 이 경우 다른 치료가 필요하다.[107, 108]

6. 배설강존속증과 요생식동존속증

배설강존속증은 요로, 생식기와 장관이 공통유출구조인 배설강으로 모이는 복합기형이다. 방광, 질과 직장의 소통은 다양하고 복잡하며 많은 이상들이 연관된다.

산전 또는 신생아기에 초음파상 하복부 중앙 낭성구조로 나타나는 수자궁질증*hydrometrocolpos*은 대개 배설강 또는 요생식동기형이 원인이다.

요생식동존속증은 방광과 질의 단일출구가 있으나 배설강기형과 다르게 항문은 정상이다(제11장 위장관기형과 복벽기형 186~187쪽 참조)

7. 방광외번증과 총배설강외번증

방광외번증*bladder exstrophy*은 하복벽결손으로 방광이 노출되어 있고 방광벽은 대개 외번*eversion*되어 있다. 총배설강외번증*cloacal exstrophy*과 달리 항문은 존재하지만 앞쪽으로 위치한다. 그리고 관련된 기형은 덜 흔하다.

총배설강외번증은 하복벽결손을 통해 노출된 형성부전의 후장이 외번된 방광을 반으로 분리하고 항문폐쇄가 있다. 역시 제대탈장이 있을 수 있다.

두 기형 모두 초음파상 태아 방광을 볼 수 없다(제11장 위장관기형과 복벽기형 201~202쪽 참조).

8. 요막관기형

요막관*urachus*은 방광과 요막*allantois*을 연결하는 도관으로, 제대로부터 방광의 전면까지 연장되며 출생 시 중앙제대인대*medial umbilical ligament*로 남는다. 요막관의 불완전한 폐쇄는 소통된 요막관, 요막관게실*urachal diverticulum*, 요막관낭종*urachal cyst*과 요막관동*urachal sinus* 같은 여러 가지 형태의 기형을 일으킨다.[109]

낭성 종괴가 방광의 앞쪽 상부에서 보일 때, 특히 제대부착부위를 향해 전복벽으로 연장되면 요막관기형을 고려해야 한다.[110~112] 낭종과 방광의 소통을 볼 수 있으면 소통된 요막관을 확인할 수 있다. 소통된 요막관은 방광과 소통되는 제대의 기저부 내에 낭종이 보일 때 진단한다. 이 낭종은 요막관낭종 또는 방광요막관낭종이라고 부른다. 요막관낭종은 방광 앞에 위치한 중앙 낭성 종괴로 나타난다.

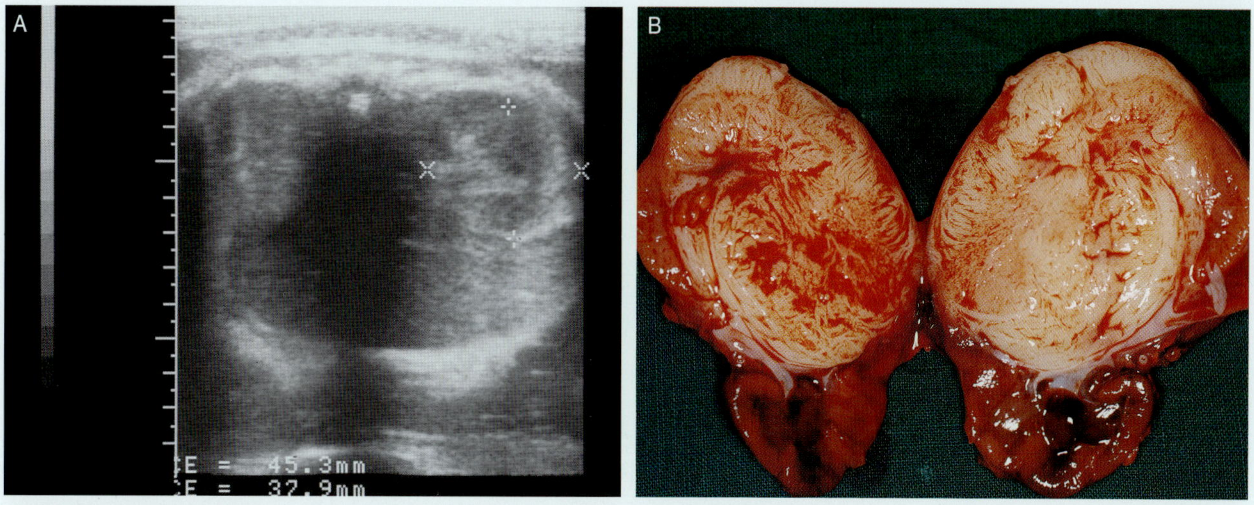

그림 12-17. 중배엽성신장종 A. 임신 37주 태아 복부 횡단스캔에서 좌측 신장에 발생한 균질의 충실성 종괴(4.5×3.8cm)가 보인다. B. 생후 10일 좌측 신장적출 후 신장의 절단면에서 거의 완전히 신장조직을 대치하는 종괴가 보이고 명확하게 경계가 구분되는 과오종과 유사하다.

감별진단에는 제대탈장, 총배설강외번증이나 방광외번증 같은 전복벽결손*ventral wall defect, anterior abdominal wall defect*이 포함된다. 제대의 혈관질환(혈종*hematoma*, 정맥류*varix*, 매듭*knot*), 제대낭종*umbilical cord cyst*도 구별해야 한다. 요막관낭종은 대개 단독으로 나타난다.

9. 신장종양

신생아에서 발견되는 선천성 복부종괴의 절반 이상이 신장에서 기원한다. 태아에서 가장 흔한 신장종양은 양성인 중배엽성신장종*mesoblastic nephroma*이다(그림 12-17).

척추 주위에 균질의*homogeneous* 충실성 종양으로 보이며 주위 신장실질과 구별하기 어려운 경우도 있다. 부분적으로 낭성으로 보일 수 있으며 종괴는 커서 다른 복강 내 장기를 압박할 수 있다.[113, 114] 자궁 내에서 양수과다증이 전형적으로 관련되고[115] 생후 신생아고혈압*neonatal hypertension*이 발생한다. 태아의 신장 윌름즈종양들이 충실성 또는 부분적으로 낭성 종괴로 보고되었다.[116, 117] 예후는 양호하다.

베크위트-위드만증후군, 선천성 무홍채증*congenital aniridia*, 펄만증후군과 드래시증후군*Drash syndrome*이 있는 환자는 신장종양 발생의 위험이 높다. 낭성 신장종양의 주요 감별진단에는 다낭성이형성신장이 포함된다. 후복막기형종*retroperitoneal teratoma*, 신장 주위에 발생하는 신경모세포종*neuroblastoma*과 횡격막하 폐격리*pulmonary sequestration* 같은 충실성 종괴는 실제 신장종양과 구별되어야 한다.

결과는 대개 양호하며 외과적 절제로 치료한다.

Ⅵ 요약

요로를 평가할 때는 양측 신장의 위치와 크기, 에코와 낭종의 유무를 평가한다. 신우, 신배, 요관의 확장이 일어나면 편측인지 양측인지는 물론 확장의 부위와 정도를 측정해야 한다. 방광 역시 양수량과 함께 평가해야 한다.

산전에 진단된 에코성 신장에서 감별진단해야 할 질환은 광범위하다. 좋은 결과를 보일 수도 있지만 많은 경우 예후는 나쁘다. 따라서 정확한 산전진단이 적절한 임신 처치를 위해 필수적이다. 적절히 처치하기 위해 임상유전의는 물론 태아의학전문의, 소아비뇨기과의, 신장내과의와 협진을 권한다. 태아사망*fetal demise* 또는 신생아사망*neonatal death* 시 진단을 확인하기 위해 병리조직검사는 매우 중요하다. 유전학의 발달로 유전자 위치가 알려진 질환이라면 다음 임신 시 분자유전학적 방법을 사용해서 정확하고 이른 산전검사를 위해 DNA 분석을 시행하려면 조직을 저장하는 것이 필수적이다.

산전 수신증의 경우 출생 후 추적검사가 필요하다는 점은 일반적으로 인정되지만 생후 검사를 위해 사용되는 기준치, 검사들의 실제 범위와 환자 처치에 관해서는 아직 상당한 논쟁이 있다.

참고문헌

1. Elder JS. Antenatal hydronephrosis. Fetal and neonatal management. Pediatr Clin North Am 1997;44:1299-1321.
2. Lawson TL, Foley WD, Berland LL, et al. Ultrasonic evaluation of fetal kidneys. Radiology 1981;138:153-156.
3. Elejalde BR, de Elejalde MM, Heitman T. Visualization of the fetal genitalia by ultrasonography. A review of the literature and ethical implication. J Ultrasound Med 1985;4:633-639.
4. Birnholz JC. Determination of fetal sex. N Engl J Med 1983;309:942-944.
5. Natsuyama E. Sonographic determination of fetal sex from twelve weeks of gestation. Am J Obstet Gynecol 1984;149:748-757.
6. Corteville JE, Gray DL, Crane JP. Congenital hydronephrosis: correlation of fetal ultrasonographic fingdings with infant outcome. Am J Obstet Gynecol 1991;165:384-388.
7. Routine ultrasound screening in pregnancy: Protocol, standards and training. Royal College of Obstetricians and Gynaecologists—report of the RCOG working party, London: RCOG Press, 2000.
8. Twining P. Genitourinary malformations. In: Nyberg DA, McGahan JP, Pretorius DH, et al, eds. Diagnostic Imaging of Fetal Anomalies. Philadelphia: Lippincott Williams & Wilkins, 2003, p.606-611.
9. Bronshtein M, Amit A, Achiron R, et al. The early prenatal diagnosis of renal agenesis: techniques and possible pitfalls. Prenat Diagn 1994;14:291-297.
10. Hoffman CK, Filly RA, Callen PW. The 'lying down adrenal sign': a sonographic indicator of renal agenesis or ectopia in fetuses and neonates. J Ultrasound Med 1992;11:533-536.
11. DeVore GR. The value of color Doppler sonography in the diagnosis of renal agenesis. J Ultrasound Med 1995;14:443-449.
12. Latini JM, Curtis MR, Cendron M, et al. Prenatal failure to visualize kidneys: a spectrum of disease. Urology 1998;52:306-311.
13. Cassart M, Massez A, Metens T, et al. Complementary role of fetal MR imaging after sonography in assessing bilateral urinary tract anomalies in fetus. AJR Am J Roentgenol 2004;182:689-695.
14. Sherer DM, Thompson HO, Armstrong B, et al. Prenatal sonographic diagnosis of unilateral renal agenesis. J Clin Ultrasound 1990;18:648-652.
15. Mandell J, Paltiel HJ, Peter CA, et al. Prenatal findings associated with unilateral nonfunctioning or absent kidney. J Urol 1994;152:176-178.
16. Mesrobian H, Rushton HG, Bulas D. Unilateral renal agenesis may result from in utero regression of multicystic renal dysplasia. J Urol 1993;150:793-794.
17. Newbould MJ, Lendon M, Barson AJ. Oligohydramnios sequence: the spectrum of renal malformations. Br J Obstet Gynaecol 1994;101:598-604.
18. Romero R, Cullen M, Grannum P, et al. Antenatal diagnosis of renal anomalies with ultrasound. III. Bilateral renal agenesis. Am J Obstet Gynecol 1985;151:38-43.
19. Potter EL. Bilateral absence of ureters and kidneys: report of fifty cases. Obstet Gynecol 1965;25:3-12.
20. Cascio S, Paran S, Puri P. Associated urological anomalies in children with unilateral renal agenesis. J Urol 1999;162:1081-1083.
21. Atiyeh B, Husmann D, Baum M. Contralateral renal abnormalities in patients with renal agenesis and noncystic renal dysplasia. Pediatrics 1993;91:812-815.
22. Song JT, Ritchey ML, Zerin JM, et al. Incidence of vesicoureteric reflux in children with

unilateral renal agenesis. J Urol 1995;153:1249–1251.
23. Hill LM, Peterson CS. Antenatal diagnosis of fetal pelvic kidneys. J Ultrasound Med 1987;6:393–396.
24. Jeanty P, Romero R, Kepple D, et al. Prenatal diagnosis in unilateral empty renal fossa. J Ultrasound Med 1990;9:651–654.
25. Meizner I, Bernhard Y. Bilateral fetal pelvic kidneys: documentation of two cases of a rare prenatal finding. J Ultrasound Med 1995;14:487–489.
26. Decter RM. Renal duplication and fusion anomalies. Pediatr Clin North Am 1997;44:1323–1341.
27. Sherer DM, Cullen JBH, Thompson HO, et al. Prenatal sonographic findings associated with a fetal horseshoe kidney. J Ultrasound Med 1990;9:477–479.
28. King KL, Kofinas AD, Simon NV, et al. Antenatal ultrasound diagnosis of fetal horseshoe kidney. J Ultrasound Med 1991;10:643–644.
29. Zerres K, Mücher G, Becker J, et al. Prenatal diagnosis of autosomal recessive polycystic kidney disease (ARPKD): molecular genetics, clinical experience, and fetal morphology. Am J Med Genet 1998;76:137–144.
30. Romero R, Cullen M, Jeanty P, et al. The diagnosis of congenital renal anomalies with ultrasound. II. Infantile polycystic kidney disease. Am J Obstet Gynecol 1984;150:259–262.
31. Wisser J, Hebisch G, Froster U, et al. Prenatal sonographic diagnosis of autosomal recessive polycystic kidney disease during the early second trimester. Prenat Diagn 1995;15:868–871.
32. Bronshtein M, Bar-Hava I, Blumenfeld Z. Clues and pitfalls in the early prenatal diagnosis of 'late onset' infantile polycystic kidney. Prenat Diagn 1992;12:293–298.
33. Kogutt MS, Robichaux WH, Boineau FG, et al. Asymmetric renal size in autosomal recessive polycystic kidney disease: a unique presentation. AJR Am J Roentgenol 1993;160:835–836.
34. MacDermot KD, Saggar-Malik AK, Economides DL, et al. Prenatal diagnosis of autosomal dominant polycystic kidney disease (PKD1) presenting in utero and prognosis for very early onset disease. J Med Genet 1998;35:13–16.
35. Brun M, Maugey-Laulom B, Eurin D, et al. Prenatal sonographic patterns in autosomal dominant polycystic kidney disease: a multicenter study. Ultrasound Obstet Gynecol 2004;24:55–61.
36. McHugo J, Shafi MI, Rowlands D, et al. Pre-natal diagnosis of adult polycystic kidney disease. Br J Radiol 1988;61:1072–1074.
37. Turco AE, Padovani EM, Chiaffoni GP, et al. Molecular genetics of autosomal dominant polycystic kidney disease in a newborn with bilateral cystic kidneys detected prenatally and multiple skeletal malformations. J Med Genet 1993;30:419–422.
38. Michaud J, Russo P, Grignon A, et al. Autosomal dominant polycystic kidney disease in the fetus. Am J Med Genet 1994;51:240–246.
39. Chitty LS, Griffin DR, Johnson P, et al. The differential diagnosis of enlarged hyperechogenic kidneys with normal or increased liquor volume: report of five cases and review of the literature. Ultrasound Obstet Gynecol 1991;1:115–121.
40. Chitty LS, Clark T, Maxwell D. Perlman syndrome—a cause of enlarged, hyperechogenic kidneys. Prenat Diagn 1998;18:1163–1168.
41. Elliott M, Maher ER. Beckwith-Wiedemann syndrome. J Med Genet 1994;31:560–564.
42. Salonen R, Paavola P. Meckel syndrome. J Med Genet 1998;35:497–501.
43. Paavola P, Salonen R, Weissenbach J, et al. The locus for Meckel syndrome with multiple congenital anomalies maps to chromosome 17q21–q24. Nat Genet 1995;11:213–215.
44. Roume J, Genin E, Cormier-Daire V, et al. A gene for Meckel syndrome maps to chromo-

some 11q13. Am J Hum Genet 1998;63:1095-1101.

45. Braithwaite JM, Economides DL. First-trimester diagnosis of Meckel-Gruber syndrome by transabdominal sonography in a low-risk case. Prenat Diagn 1995;15:1168-1170.

46. Nyberg DA, Hallesy D, Mahony BS, et al. Meckel-Gruber syndrome. Importance of prenatal diagnosis. J Ultrasound Med 1990;9:691-696.

47. 김종화, 원형재, 차동현 등. 임신 18주에 초음파 검사로 진단된 멕켈-그루버 증후군 1예. 대한산부인회지 2001;44:1004-1007.

48. 이국, 김청미, 서석교 등. 임신 3/1분기에 태아 기형 진단을 위한 경복벽 배태아경술 6예. 대한산부인회지 2004;47:2351-2358.

49. Moore BS, Pretorius D, Scioscia A, et al. Sonographic findings in a fetus with congenital nephrotic syndrome of the Finnish type. J Ultrasound Med 1992;11:113-116.

50. Mahony BS, Filly RA, Callen PW, et al. Fetal renal dysplasia: sonographic evaluation. Radiology 1984;152:143-146.

51. Choong KK, Gruenewald SM, Hodson EM. Echogenic fetal kidneys in cytomegalovirus infection. J Clin Ultrasound 1993;21:128-132.

52. Diallo A, Boog GJ, Moussally F, et al. Fetal renal venous thrombosis: a typical ultrasonographic aspect. [Article in Fresch]. J Gynecol Obstet Biol Reprod (Paris) 1998;27:445-447.

53. Fishman JE, Joseph RC. Renal vein thrombosis in utero: duplex sonography in diagnosis and follow-up. Pediatr Radiol 1994;24:135-136.

54. Hofstaetter C, Neumann I, Lennert T, et al. Prenatal diagnosis of diffuse mesangial glomerulosclerosis by ultrasonography: a longitudinal study of a case in an affected family. Fetal Diagn Ther 1996;11:126-131.

55. Gough DC, Postlethwaite RJ, Lewis MA, et al. Multicystic renal dysplasia diagnosed in the antenatal period: a note of caution. Br J Urol 1995;76:244-248.

56. D'Alton M, Romero R, Grannum P, et al. Antenatal diagnosis of renal anomalies with ultrasound IV: bilateral multicystic kidney disease. Am J Obstet Gynecol 1986;154:532-537.

57. Hashimoto B, Filly R, Callen PW. Multicystic dysplastic kidney in utero: changing appearance on US. Radiology 1986;159:107-109.

58. Atiyeh B, Husmann D, Baum M. Contralateral renal abnormalities in multicystic-dysplastic kidney disease. J Pediatr 1992;121:65-67.

59. Diard F, Le Dosseur P, Cadier L, et al. Multicystic dysplasia in the upper component of the complete duplex kidney. Pediatr Radiol 1984;14:310-313.

60. Siegel RL, Rosenfeld DL, Leiman S. Complete regression of a multicystic dysplastic kidney in the setting of renal crossed fused ectopia. J Clin Ultraound 1992;20:466-469.

61. Wacksman J, Phipps L. Report of the multicystic kidney registry: preliminary findings. J Urol 1993;150:1870-1872.

62. Dudley JA, Haworth JM, McGraw ME, et al. Clinical relevance and implications of antenatal hydronephrosis. Arch Dis Child Fetal Neonatal Ed 1997;76:F31-F34.

63. Chitty L, Chudleigh T, Campbell S, et al. Incidence, natural history and clinical significance of mild fetal pyelectasis. Br J Radiol 1992;65:636-640.

64. Vates TS, Shull MJ, Underberg-Davis SJ, et al. Complications of voiding cystourethrography in the evaluation of infants with prenatally detected hydronephrosis. J Urol 1999;162:1221-1223.

65. Koff SA. Postnatal management of antenatal hydronephrosis using an observational approach. Urology 2000;55:609-611.

66. Clautice-Engle T, Anderson NG, Allan RB, et al. Diagnosis of obstructive hydronephrosis in infants: comparison sonograms performed 6 days and 6 weeks after birth. AJR Am J Roentgenol 1995;164:963-967.

67. Stocks A, Richards D, Frentzen B, et al. Correlation of prenatal renal pelvic diameter with outcome in infancy. J Urol 1996;155:1050-1052.

68. Bonebrake R, Fleming A, Dutton K. Antenatal sonographic detection of fetal hydronephrosis as a predictor of postnatal hydronephrosis. Am J Obstet Gynecol 1998;178:27S.

69. Adra AM, Mejides AA, Dennaoui MS, et al. Fetal pyelectasis: is it always 'physiologic'? Am J Obstet Gynecol 1995;173:1263-1266.

70. Walsh G, Dubbins PA. Antenatal renal pelvis dilatation: a predictor of vesicoureteral reflux? AJR Am J Roentgenol 1996;167:897-900.

71. Owen RJ, Lamont AC, Brookes J. Early management and postnatal investigation of prenatally diagnosed hydronephrosis. Clin Radiol 1996;51:173-176.

72. Jaswon MS, Dibble L, Puri S, et al. Prospective study of outcome in antenatally diagnosed renal pelvis dilatation. Arch Dis Child Fetal Neonatal Ed 1999;80:F135-F138.

73. Dillon E, Ryall A. A 10 year audit of antenatal detection of renal disease. Br J Radiol 1998;71:497-500.

74. Dremsek PA, Gindl K, Voitl P, et al. Renal pyelectasis in fetuses and neonates: diagnostic value of renal pelvis diameter in pre- and postnatal sonographic screening. AJR Am J Roentgenol 1997;168:1017-1019.

75. Anderson N, Clautice-Engle T, Allan R, et al. Detection of obstructive uropathy in the fetus: predictive value of sonographic measurements of renal pelvic diameter at various gestational ages. AJR Am J Roentgenol 1995;164:719-723.

76. Thomas DF. Prenatally detected uropathy: epidemiological considerations. Br J Urol 1998; 81(Suppl 2):8-12.

77. Kleiner B, Callen PW, Filly FA. Sonographic analysis of the fetus with uretero-pelvic junction obstruction. AJR Am J Roentgenol 1987;148:359-363.

78. Hanna MK. Antenatal hydronephrosis and ureteropelvic junction obstruction: the case for early intervention. Urology 2000;55:612-615.

79. Barker AF, Cave MM, Thomas DF, et al. Fetal pelvi-ureteric junction obstruction: predictors of outcome. Br J Urol 1995;76:649-652.

80. Jaffe R, Abramowicz J, Fejgin M, et al. Giant fetal abdominal cyst. Ultrasonic diagnosis and management. J Ultrasound Med 1987;6:45-47.

81. Benacerraf B, Peters CA, Mandell J. The prenatal evolution of a nonfunctioning kidney in the setting of obstructive hydronephrosis. J Clin Ultrasound 1991;19:446-450.

82. Avni EF, Thoua Y, Van Gansbeke D, et al. Development of the hypodysplastic kidney: contribution of antenatal US diagnosis. Radiology 1987;164:123-125.

83. Takeuchi H, Koyanagi T, Yoshizato T, et al. Fetal urine production at different gestational ages: correlation to various compromised fetuses in utero. Early Hum Dev 1994;40:1-11.

84. Bosman G, Reuss A, Nijman JM, et al. Prenatal diagnosis, management and outcome of fetal uretero-pelvic junction obstruction. Ultrasound Med Biol 1991;17:117-120.

85. Drake DP, Stevens P, Eckstein HB. Hydronephrosis secondary to ureteropelvic obstruction in children: a review of 14 years of experience. J Urol 1978;119:649-651.

86. Elder JS, Peters CA, Arant BS Jr, et al. Pediatric vesicoureteral reflux guidelines: panel summary report on the management of primary vesicoureteral reflux in children. J Urol 1997;157:1846-1851.

87. Elder JS. Commentary: importance of antenatal diagnosis of vesicoureteral reflux. J Urol 1992;148:1750-1754.

88. Persutte W, Koyle M, Lewke R, et al. Mild pyelectasis ascertained with prenatal ultrasonography is pediatrically significant. Ultrasound Obstet Gynecol 1997;10:12-18.

89. Hayden SA, Russ PD, Pretorius DH, et al. Posterior urethral obstruction. Prenatal sono-

graphic findings and clinical outcome in fourteen cases. J Ultrasound Med 1988;7:371-375.

90. Glazer GM, Filly RA, Callen PW. The varied sonographic appearance of the urinary tract in the fetus and newborn with urethral obstruction. Radiology 1982;144:563-568.
91. Shokeir AA, Nijman RJ. Antenatal hydronephrosis: changing concepts in diagnosis and subsequent management. BJU Int 2000;85:987-994.
92. Liu HY, Dhillon HK, Yeung CK, et al. Clinical outcome and management of prenatally diagnosed primary megaureters. J Urol 1994;152:614-617.
93. Rickwood AM, Jee LD, Williams MP, et al. Natural history of obstructed and pseudo-obstructed megaureters detected by prenatal ultrasonography. Br J Urol 1992;70:322-325.
94. Abuhamad AZ, Horton CE Jr, Horton SH, et al. Renal duplication anomalies in the fetus: clues for prenatal diagnosis. Ultrasound Obstet Gynecol 1996;7:174-177.
95. Vergani P, Ceruti P, Locatelli A, et al. Accuracy of prenatal US diagnosis of duplex renal system. J Ultrasound Med 1999;18:463-467.
96. Jee LD, Rickwood AM, Williams MP, et al. Experience with duplex system anomalies detected by prenatal ultrasonography. J Urol 1993;149:808-810.
97. Nussbaum AR, Dorst JP, Jeffs RD, et al. Ectopic ureter and ureterocele: their varied sonographic manifestations. Radiology 1986;159:227-235.
98. Winters WD, Lebowitz RL. Importance of prenatal detection of hydronephrosis of the upper pole. AJR Am J Roentgenol 1990;155:125-129.
99. Sherer DM, Menashe M, Lebensort P, et al. Sonographic diagnosis of unilateral fetal renal duplication with associated ectopic ureterocele. J Clin Ultrasound 1989;17:371-373.
100. Sherer DM, Hulbert WC. Prenatal sonographic diagnosis and subsequent conservative surgical management of bilateral ureteroceles. Am J Perinatol 1995;12:174-177.
101. Kang AH, Bruner JP. Antenatal ultrasonographic development of ureteroceles. Implications for management. Fetal Diagn Ther 1998;13:157-161.
102. Avni FE, Maugey-Laulom B, Cassart M, et al. The fetal genitourinary tract. In: Callen PW, ed. Ultrasonography in Obstetrics and Gynecology. 5th ed. Philadelphia: WB Saunders 2008, pp.651-653.
103. Herndon CD, McKenna PH, Kolon TF, et al. A multicenter outcome analysis of patients with neonatal reflux presenting with prenatal hydronephrosis. J Urol 1999;162:1203-1208.
104. Upadhyay J, McLorie GA, Bolduc S, et al. Natural history of neonatal reflux associated with prenatal hydronephrosis: long-term results of a prospective study. J Urol 2003;169:1837-1841.
105. Cheng AM, Phan V, Geary DF, et al. Outcome of isolated antenatal hydronephrosis. Arch Pediatr Adolesc Med 2004;158:38-40.
106. Smith FW, Gemmell HG. The urinary tract. In: Sharp PF, Gemmell HG, Smith FW, eds. Practical nuclear medicine. Oxford: Oxford University Press, 1989, pp.211-244.
107. Onen A, Jayanthi VR, Koff SA. Long-term follow-up of prenatally detected severe bilateral newborn hydronephrosis initially managed nonoperatively. J Urol 2002;168:1118-1120.
108. John U, Kahler C, Schulz S, et al. The impact of fetal renal pelvic diameter on postnatal outcome. Prenat Diagn 2004;24:591-595.
109. Rich RH, Hardy BE, Filler RM. Surgery for anomalies of the urachus. J Pediatr Surg 1983;18:370-372.
110. Persutte WH, Lenke RR, Kropp K, et al. Antenatal diagnosis of fetal patent urachus. J Ultrasound Med 1988;7:399-403.
111. Awwad J, Azar G, Soubra M. Sonographic diagnosis of a urachal cyst in utero. Acta Obstet Gynecol Scand 1994;73:156-157.

112. Tolaymat LL, Maher JE, Kleinman GE, et al. Persistent patent urachus with allantoic cyst: a case report. Ultrasound Obstet Gynecol 1997;10:366–368.
113. Geirsson RT, Ricketts NE, Taylor DJ, et al. Prenatal appearance of a mesoblastic nephroma associated with polyhydramnios. J Clin Ultrasound 1985;13:488–490.
114. Matsumura M, Nishi T, Sasaki Y, et al. Prenatal diagnosis and treatment strategy for congenital mesoblastic nephroma. J Pediatr Surg 1993;28:1607–1609.
115. Fung TY, Fung YM, Ng PC, et al. Polyhydramnios and hypercalcemia associated with congenital mesoblastic nephroma: case report and a new appraisal. Obstet Gynecol 1995;85:815–817.
116. Suresh I, Suresh S, Arumugam R, et al. Antenatal diagnosis of Wilms tumor. J Ultrasound Med 1997;16:69–72.
117. Vadeyar S, Ramsay M, James D, et al. Prenatal diagnosis of congenital Wilms' tumor (nephroblastoma) presenting as fetal hydrops. Ultrasound Obstet Gynecol 2000;16:80–83.

13
골격계기형

태아의 생체를 계측하는 동안 비정상적으로 대퇴골길이*femur length*가 짧은 것을 확인하면 많은 골격이형성증*skeletal dysplasia*을 발견할 수 있다.[1,2] 이러한 이유로 초음파검사자*sonographer*는 가능하면 태아기형 정규초음파검사의 일부로 대퇴골길이를 측정하고 손과 발을 포함해서 모든 사지의 모양을 관찰하도록 권장한다.[3,4]

골격이형성증은 산전초음파로 대부분 발견할 수 있지만 특정 기형을 정확하게 진단하는 것은 매우 어렵기 때문에 X선검사, 병리검사, 분자유전학검사*molecular genetic study*가 필요할 수 있다. 그러나 산전초음파로 주의 깊게 평가하면 대부분의 경우에 정확한 진단이나 제한된 감별진단을 할 수 있다.[5]

I 정상 태아 사지

1. 발달

태생학적으로 임신 6주에 사지싹*limb bud*이 간엽세포*mesenchymal cell*의 무리*cluster*로 발달하기 시작해서 원시연골*primordial cartilage*이 된다. 원시연골은 임신 9주에 연골내골화*endochondral ossification*를 통해 원시연골의 중심에서부터 밖으로 골화하기 시작해서 사지골격*appendicular skeleton*이 발달한다. 두개안면골*craniofacial skeleton*과 쇄골*clavicle*은 같은 시기에 간엽세포에서 직접 골모세포*osteoblast*로 분화해서 막내골화*intramembranous ossification*를 통해 형성된다. 장골*long bone*의 일차 골화중심*ossification center*은 골간骨幹, *diaphysis*에서 임신 9주와 14주 사이에 나타나기 때문에 임신 14주부터 사지골격의 길이를 정확하게 측정할 수 있다.

중수골中手骨, *metacarpal bone*과 중족골中足骨, *metatarsal bone*이 임신 4개월에 골화되고 치골恥骨, *pubis*, 종골踵骨, *calcaneus*과 거골距骨, *talus*은 임신 5~6개월에 골화된다. 수근골手根骨, *carpal bone*과 종골, 거골을 제외한 나머지 족근골足根骨, *tarsal bone*은 임신 중

연골로 남아 있다가 출생 후 골화된다. 원위부 대퇴골*femur*, 근위부 경골*tibia*과 근위부 상완골*humerus* 골단*epiphysis* 내에서 각각 이차 골화중심을 임신 33, 35, 38주에 볼 수 있고 나머지 이차 골화중심은 출생 후 골화된다. 이차 골화중심은 임신 중 태아의 성숙도를 평가하는 데 사용할 수 있다.

2. 모양

사지골격은 임신 제1삼분기*first trimester* 말(14주)부터 만삭*term*까지 주위 연조직과 대조되어 쉽게 확인할 수 있다. 대퇴골은 골격이형성증 선별검사로서뿐만 아니라 태아의 임신연령, 태아 체중 예측을 위해 정규적으로 측정하는 유일한 장골이다.[6]

탐촉자*transducer, probe*에 가까운 대퇴골의 골간은 초음파상 곧은 모양을 하며 탐촉자로부터 먼 대퇴골의 골간은 약간 굽은 모양을 한다.[7]

육안적으로 발과 손까지 뼈와 연조직의 정상 모양을 확인하기 위해서 사지검사를 추천한다. 확인한 뼈에서부터 다음 뼈로 조심스럽게 이동하면서 탐촉자의 위치를 조정해서 특정 뼈의 영상검사를 마칠 수 있다. 대퇴골을 지나 원위부 대퇴골과 연이어 경골, 비골*fibula*과 발을 볼 수 있다. 하지에서 측골은 비골이며 내측 뼈는 경골이다. 발의 길이 측정과 발가락의 확인은 적절한 태아 위치와 조심스러운 스캔으로 가능하다. 발의 길이는 대퇴골길이와 같다.[8,9] 같은 방법으로 상지의 상완골, 요골*radius*, 척골*ulna*과 손을 상세히 스캔할 수 있다.

정상 태아에서 경골과 비골 그리고 요골과 척골의 말단부는 같은 위치에서 끝난다. 근위부 쪽으로 척골이 요골보다 길고 경골은 비골보다 길다. 이를 통해 하지에서 경골과 비골을, 상지에서 척골과 요골을 용이하게 구별할 수 있다.

늦은 임신 제1삼분기부터 두개관頭蓋冠, *cranial vault, calvaria*, 상지와 하지의 장골을 볼 수 있다. 임신 15~16주경에는 손가락과 발가락을 볼 수 있다.

Ⅱ 태아 대퇴골길이 측정

임신 20주 태아기형 초음파검사에서 양두정골직경*biparietal diameter*, 머리둘레*head circumference*, 복부둘레*abdominal circumference*, 대퇴골길이를 측정함으로써 임신연령과 태아 체중을 예측할 수 있다.[3,4] 대퇴골길이는 임신 14주 후부터 믿을만하게 사용된다.

대퇴골길이를 정확하게 측정하기 위해서는 탐촉자를 대퇴골의 장축에 일직선이 되게 위치시켜야 한다. 대퇴골머리*head of femur* 또는 대전자大轉子, *greater trochanter*와 대퇴골과大腿骨顆, *femoral condyle*가 동시에 절단면에 있음을 보여줌으로써 탐촉자가 대퇴골에 적절하게 놓여 있는지 확인한다.[10] 커서*cursor*를 뼈와 연골의 접합부에 위치시킨다. 대퇴골머리의 에코가 적은 연골성 골단과 먼 쪽의 대퇴골과를 제외하고 대퇴골의 골간과 골간단骨幹端, *metaphysis*의 골화 부분만 측정한다(그림 13-1).[10]

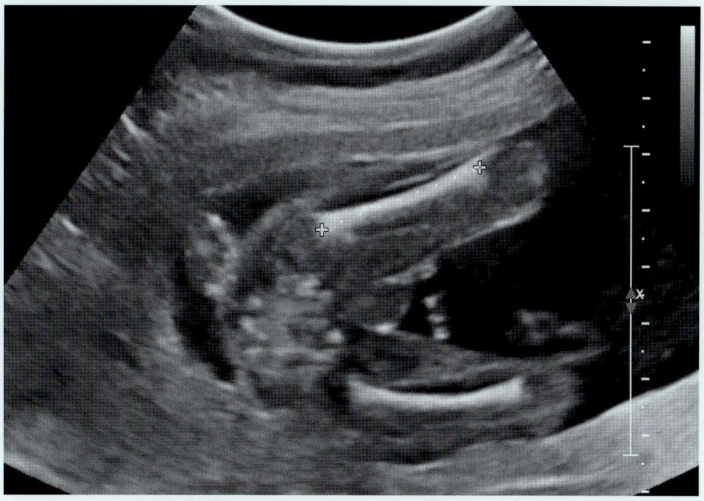

그림 13-1. 태아 대퇴골길이 측정 대퇴골길이는 대퇴골 간의 가장 가까운 끝에서부터 먼 끝인 골간단까지의 골화 부분(캘리퍼 사이)만 측정한다.

Ⅲ 골격이형성증

골격이형성증은 골과 연골의 성장과 발달에 이상이 있는 것으로, 골격의 여러 부위에서 크기와 모양이 발생하는 여러 가지 원인을 가진 질환군이다. 골격이형성증은 크게 골연골이형성증*osteochondrodysplasia*, 골발생이상*dysostosis*, 특발성 골용해*idiopathic osteolysis*, 염색체이상*chromosome abnormality*과 관련된 골격이상, 원발성 대사이상 등의 5가지 군으로 구분하지만 X선소견의 유사성, 분자생물학*molecular biology*의 발달로 인한 유전자돌연변이*gene mutation*의 병인 도입으로 골격이형성증 관련 질환명이 32개 군으로 개정, 분류되었다.[11] 최근 영상과 분자유전학이 발달했음에도 불구하고[12~14] 골격이형성증의 정확한 산전진단은 임상적 도전으로 남아 있다.[15]

골격이형성증의 약 1/3에서 유전자돌연변이의 병인이 밝혀졌다. 모든 골격이형성증을 위한 분자유전학적 진단은 현재 가능하지 않다. 따라서 영상검사를 이용한 진단은 필수적이다. 그러나 산전에 초음파로 확인할 수 있는 것은 상당히 소수이다.

산과의사는 출생 시 인지할 수 있는 흔한 골격이형성증들의 전형적 모습과, 특히 초음파로 보게 될 수 있는 질병 특유의 모양을 잘 알고 있어야 한다. 임상에서 골격이형성증의 치명적 형태와 비치명적 형태를 구별하는 것이 중요하며 가장 흔한 골격이형성증 가운데 몇 가지 형태는 치명적이다.[16]

본문에서 출생 시에 인지될 수 있는 골격이형성증의 출생빈도, 치명적·비치명적 골격이형성증과 골격이형성증의 진단적 접근을 다룬다. 골격이형성증의 영상검사소견을 익혀두면 진단에 큰 도움이 될 것이다.[17]

1. 출생빈도

신생아기에 인지할 수 있는 골격이형성증의 발생빈도는 10,000명 출생당 1.1~2.4명으로 추정된다.[18, 19] 신생아기에 흔한 치명적 골격이형성증의 빈도는 표 13-1에 정리했다. 가장 흔한 치명적 골격이형성증들로는 치사성이형성증*thanatophoric dysplasia*, 불완전골

표 13-1. 신생아기에 흔한 치명적 골격이형성증의 빈도

종류	빈도
치사성이형성증	1 : 30,000
불완전골형성증 II형	1 : 55,000
근위지골단축형 점상연골이형성증	1 : 85,000
사지만곡이형성증	1 : 150,000
연골무발생증	1 : 75,000
주산기형 저인산증	1 : 110,000

* Camera 등(1982),[18] Connor 등(1985)[19]

형성증*osteogenesis imperfecta*, 점상연골이형성증*chondrodysplasia punctata*, 사지만곡이형성증*campomelic dysplasia*, 연골무발생증*achondrogenesis*, 저인산증*hypophosphatasia* 등이다.[20] 치사성이형성증과 연골무발생증은 치명적 골격이형성증 전체의 62%를 차지한다. 가장 흔한 비치명적 골격이형성증은 연골무형성증*achondroplasia*으로 100,000명 출생당 3.7명의 빈도로 발생한다.[18]

2. 진단 기준

사지장골의 짧음은 골격이형성증의 존재를 확인할 수 있는 중요한 지표이다. 임신주수에 따른 팔과 다리 장골의 정상치(5, 50, 95백분위수)는[21] 부록 1, 표 9에 수록되어 있다. 정상치와 비교하기 위해 임상의는 태아의 임신주수를 알아야 한다. 임신주수가 불확실한 경우에는 머리둘레에 해당하는 상완골, 대퇴골길이(5, 50, 95백분위수)를 사용할 수 있다. 그러나 두개골이 관여될 수도 있어 머리둘레는 믿을 수 없기 때문에 임신주수는 태아의 발길이로 가장 정확하게 결정할 수 있다.

골격이형성증을 진단하기 위해서는 임신주수에 따르는 생체계측치를 5백분위수보다 1백분위수 이하와 같은 더욱 엄격한 기준을 사용해야 한다. 이 경우 연골무형성증은 예외이다. 임신 제3삼분기*third trimester*가 되서야 대퇴골길이가 짧아지기 때문이다.[20] 대퇴골길이의 짧은 정도는 치사성이형성증, 불완전골형성증 II형, 연골무발생증, 연골무형성증과 연골저형성증*hypochondroplasia* 등 5가지 흔한 골격이형성증을 구별하는 첫 번째 단계로 사용할 수 있다.[22]

3. 위험요인

임신 제2삼분기*second trimester*에 진단된 골격이형성증의 대부분은, 가족력 때문에 열성으로 이환된 아이의 과거력이 있거나 부모 중 1명에게 우성질환의 유전소인이 있어 산과의사가 신속하게 재발위험을 찾은 결과이다. 양수과다증*polyhydramnios*은 치명적 골격이형성증의 약 1/3에서 발생하기 때문에 골격이형성증 진단을 위해 초음파검사를 할 필요가 있다.

증가된 목덜미투명대*nuchal translucency* 두께나 림프낭종*cystic hygroma*은 임신 제1삼분기와 제2삼분기 초에 각종 골격이형성증의 초기징후일 수 있다.[23]

4. 진단방법

태아 골격이형성증은 다음과 같은 방법으로 접근해서 진단한다(표 13-2).

(1) 장골길이 측정

대퇴골이 5백분위수 이하로 짧게 측정되어 골격이형성증이 의심되면 사지의 모든 장골을 측정해야 한다.

(2) 마디 비교 후 사지 짧음 분류

사지가 짧은 것이 주로 상, 하지의 어깨나 골반에 가까운 마디(상완골, 대퇴골)가 짧은 근위지골단축*rhizomelia*인지, 중간마디(요골과 척골, 경골과 비골)가 짧은 중간지골단축*meso-melia*인지, 먼(말단) 마디가 짧은 말단지골단축*acromelia*인지 또는 모든 마디가 짧은 소지증*micromelia*인지 확인해야 한다(그림 13-2).

초음파검사를 통해 골격이형성증 산전진단에 이용할 수 있는 사지 짧음의 4가지 형태, 즉 소지증, 근위지골단축, 바다표범손발증*phocomelia*과 중간지골단축에 따른 골격이형성증들의 감별진단법이 제안되었다.[24]

1) 소지증

소지증(그림 13-3)은 모든 사지골격이 짧은 것으로 정의된다. 일단 소지증이 확인되면 다음 단계는 사지골격이 휘었는지 곧은지를 결정하는 것이다. 휘었다면 다음으로 골밀

표 13-2. 골격이형성증의 진단방법

1. 장골길이 측정
2. 다른 마디와 비교한 후 사지 짧음 분류
   소지증, 근위지골단축, 바다표범손발증, 중간지골단축
3. 장골의 질적 평가
   휘어짐, 골절, 골밀도, 모양, 감소
4. 손과 발의 평가
   손(발)가락 다지증, 합지증, 만곡증, 엄지손가락의 외전
5. 두개골의 평가
   거대두개, 전두골돌출, 클로버잎모양 두개, 두눈먼거리증, 두눈가까움증
6. 안면 평가
7. 척추 평가
   편평척추, 골밀도(무기질), 반척추뼈증, 관상열, 척추해체
8. 폐형성부전의 위험을 예측하기 위한 흉곽 평가
9. 심장을 포함한 내부 장기 평가
10. 태아 운동 평가
11. 양수량 평가

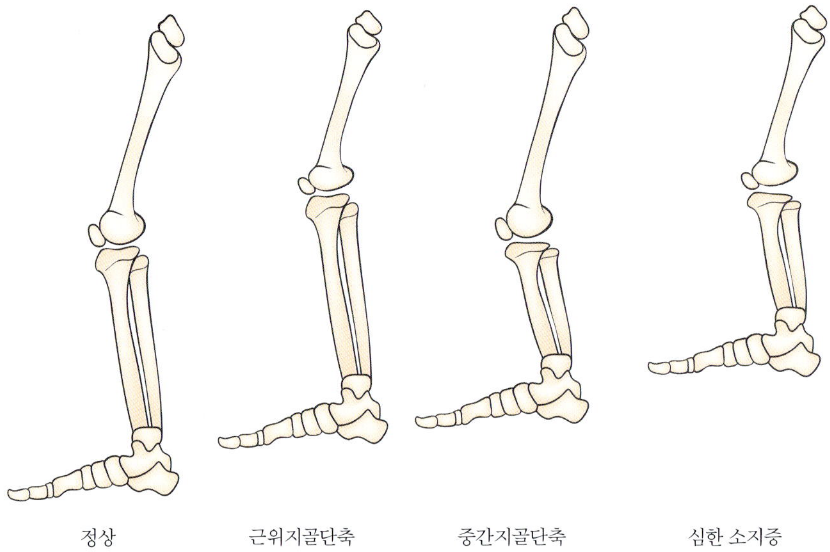

그림 13-2. 사지 짧음의 형태

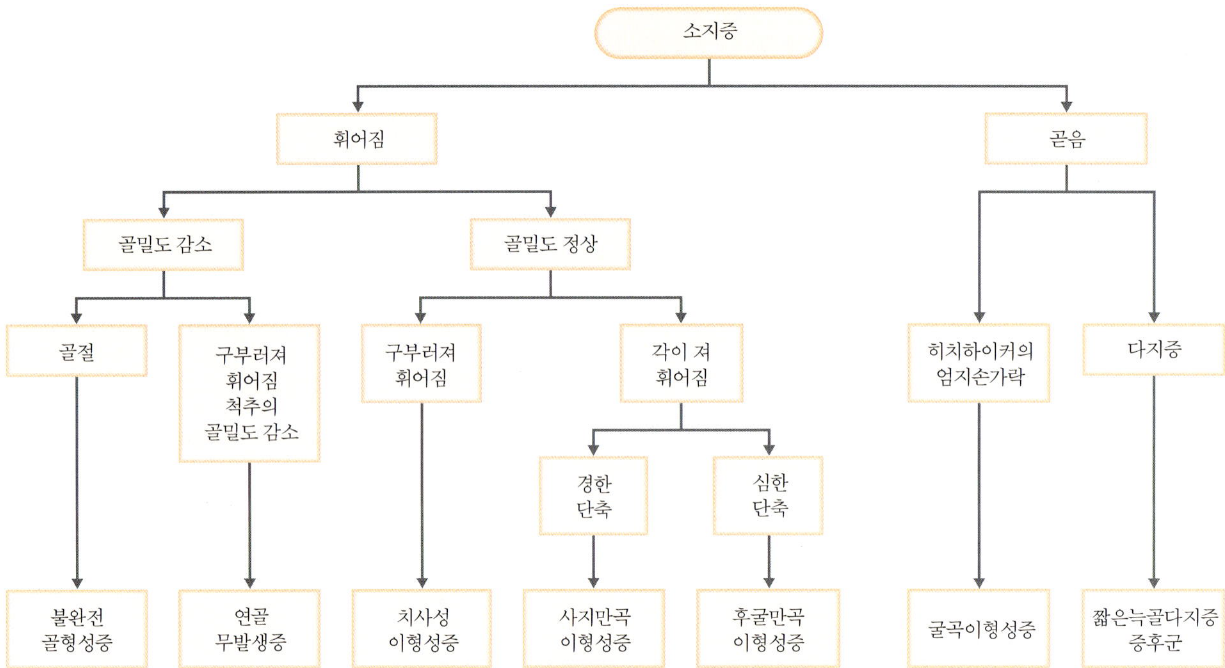

그림 13-3. 소지증이 특징인 골격이형성증의 진단방법[24]

도*bone density*를 평가해야 한다. 다발골절*multiple fracture*이 있으며 골밀도가 낮은 경우 불완전골형성증 IIA형으로 진단할 수 있다. 골격탈회*skeletal demineralization*가 요추*lumbar vertebra*와 천추*sacral vertebra*에 국한되면 연골무발생증의 가능성이 높다. 휘어진 뼈들의 골밀도가 정상인 경우 다음에는 휘어진 형태가 중요하며, 곡선으로 휘어진 모양은 치사성이형성증을 가리키고 각이 지게 휘어진 모양은 사지만곡이형성증이나 후굴만곡이형성증*kyphomelic dysplasia*을 시사한다. 이 두 경우는 짧음의 정도와 각도에 따라 구별할 수 있으며 더 심하게 짧은 경우가 후굴만곡이형성증이다. 뼈가 곧은 소지증인 경우에는 손을 평가해야 하며, 짧은늑골다지증증후군*short rib polydactyly syndrome*, 히치하이커의 엄지손가락*hitchhiker thumb*기형같이 엄지손가락이 외전된 굴곡이형성증*diastrophic dysplasia*과 감별해야 한다. 뼈가 곧은 소지증은 근위지골단축을 일으키는 4개의 흔한 증후군과 중첩되기 때문에 감별진단해야 한다.

2) 근위지골단축

근위지골단축(그림 13-4)은 장골 근위지골*proximal long bone*의 짧음으로 정의된다. 대부분 경하거나 중등도로 짧기 때문에, 심하게 짧고 골단이 임신 제3삼분기에 점으로 나타나는 점상연골이형성증과 구별된다. 엘리스-반크레펠트증후군*Ellis-van Creveld syndrome*(연골외배엽이형성증*chondroectodermal dysplasia*)은 질식성흉곽이형성증*asphyxiating thoracic dysplasia*(죈증후군*Jeune syndrome*)과 매우 유사하게 나타날 수 있다. 그러나 다지증*polydactyly*은 엘리스-반크레펠트증후군의 대부분에서 존재하지만 가슴이 좁은 질식성흉곽이형성증의 소수에만 다지증이 있다.

3) 바다표범손발증

바다표범손발증(그림 13-5)은 사지의 중간 부위가 없는 것으로 정의된다. 주요 감별점은 안면열*facial cleft*이 있는 로버트증후군*Roberts syndrome*으로, 바다표범손발증은 대칭적이고 하지보다 상지에 병변이 있다. 원인을 모르는 형태에서는 다른 기형이 없다.

4) 중간지골단축

중간지골단축(그림 13-6)은 짧은 척골-요골과 경골-비골에 기형이 있는 골격이상으로 정의되며 진단하기가 어렵다. 매우 드물며 단지 진단적 접근을 위해 포함된다.

(3) 장골의 질적 평가

뼈가 곧은지 휘어 있는지, 휘어진 경우 곡선으로 구부러져 있는지, 각이 져 있는지 또는 골절 때문인지 등으로 뼈의 모양을 평가한다. 사지만곡이형성증은 각이 져 휘어 있는 것이 특징이다.

1) 뼈의 만곡

뼈의 만곡은 불완전골형성증, 사지만곡이형성증과 저인산증의 특징이며, 수화기모양

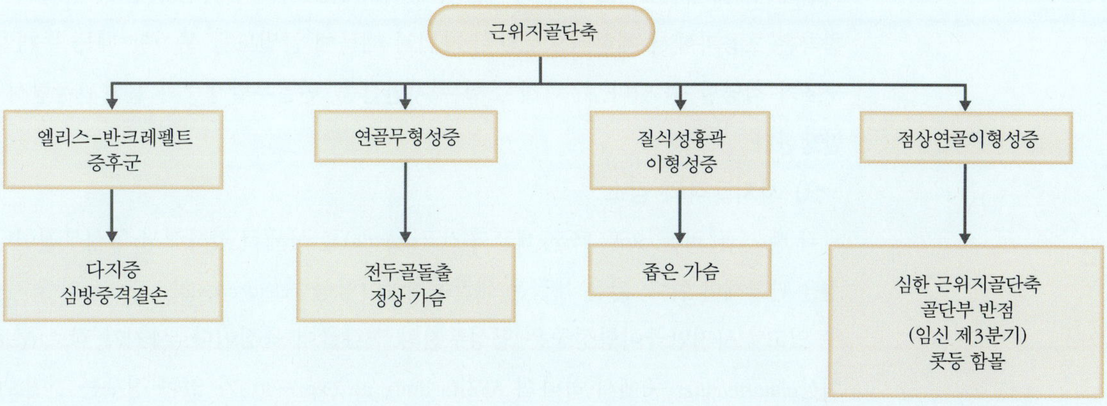

그림 13-4. 근위지골단축이 특징인 골격이형성증의 진단방법[24]

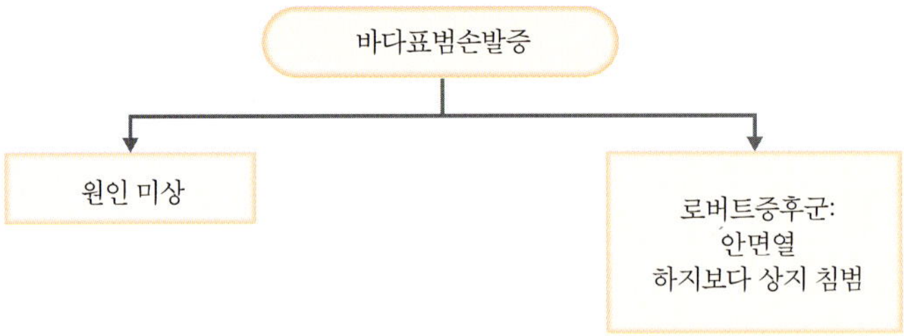

그림 13-5. 바다표범손발증이 특징인 골격이형성증의 진단방법[24]

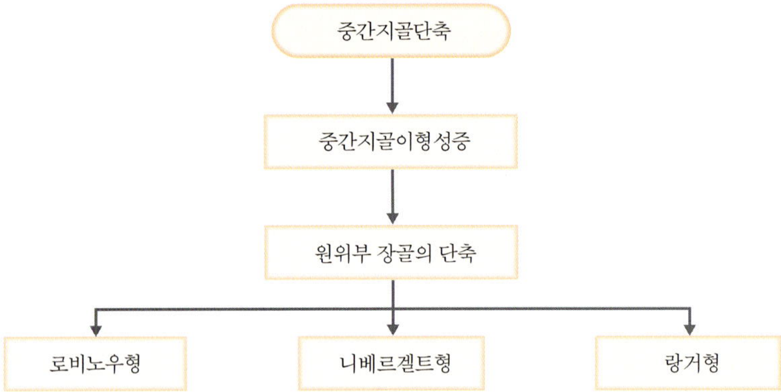

그림 13-6. 중간지골단축이 특징인 골격이형성증의 진단방법[24]

은 치사성이형성증, 장골의 아령모양은 변형성이형성증*metatropic dysplasia*의 특징을 나타낸다.[25]

불완전골형성증에서는 골절이 발생하기 때문에, 특히 장골과 늑골*rib*의 골절 가능성을 고려해야 한다. 골절은 매우 미묘하거나 각이 있는 경우도 있고 뼈마디의 단절에 이를 수도 있다.

2) 골밀도 분석

뼈의 무기질 침착이나 소실의 정도는 뼈 뒤에서 볼 수 있는 음향그림자*acoustic shadow*와 뼈 자체의 반향성으로 평가할 수 있다. 무기질 소실의 징후에는 이상하게 분명한 대뇌겸*falx cerebri*이 보이고 척추의 에코가 없거나 감소되는 것이 포함된다. 장골의 무기질 침착은 초음파에서 제한적으로만 평가되기 때문에 골밀도를 분석할 때는 두개골 같은 구조가 적당할 수 있다. 무기질 소실은 저인산증, 연골무발생증과 불완전골형성증에서 발생한다.

3) 사지골격의 감소

각 뼈(경골, 비골, 요골, 척골, 쇄골, 견갑골*scapula*)를 상세히 검사해서 형성부전이나 무형성을 관찰해야 한다. 짧은 쇄골은 쇄골두개골이형성증*cleidocranial dysplasia*의 초기징후일 수 있고[26] 사지만곡이형성증은 형성부전의 견갑골이 특징이다. 사지가 감소*reduction*된 이상*abnormalities* 중에서 하나의 사지(a limb, an extremity)가 없는 경우는 결핍*deficiency*이라고 하고, 사지의 분절*segment*이 없는 경우는 절단*amputation*이라고 한다. 사지가 없는 사지결손증*amelia*, 사지의 종분절*longitudinal segment*(무릎 또는 팔꿈치 밑의 장골)이 없는 반쪽팔다리증*hemimelia*(예, 요골무형성*radial aplasia* 또는 요골형성부전*radial hypoplasia*), 사지의 원위부가 없는 사지기형태아*peromelia*, 사지의 형성부전으로 인해 손, 발이 어깨와 골반에 부착하는 바다표범손발증, 하지의 융합으로 인해 대퇴골이 1개이며 두개의 경골 또는 비골이 180° 회전되어 있는 인어체증*sirenomelia*은 주로 하지에서 보이며, 가장 볼록한 면에 피부함몰*dimple*이 있고 각이 져 휘어진 사지만곡증*camptomelia*이 있는지 관찰한다.

(4) 손과 발의 평가

다지증, 합지증*syndactyly*, 단지증*brachydactyly*과 굴곡이형성증에서 보는 것처럼 엄지손가락이 외전되어 있는지, 발은 만곡족*clubfoot, talipes*인지 손과 발을 검사한다.

다지증은 손(발)가락이 5개보다 많이 존재하는 것을 말한다. 여분의 손(발)가락이 척골 또는 비골 측에 있으면 후축성다지증*postaxial polydactyly*, 여분의 손(발)가락이 요골 또는 경골 측에 위치하면 전축성다지증*preaxial polydactyly*으로 분류한다. 여분의 손(발)가락은 대부분 단순한 쥐젖*skin tag*으로, 초음파로 보기 어렵지만 뼈가 있는 경우도 있다.

합지증은 인접 손(발)가락들의 연조직 또는 뼈의 융합을 말한다. 덜 심한 형태에서는 인지하기가 어렵다. 측만지증*clinodactyly*은 손(발)가락이 안으로 휘어진 것을 말한다. 지중절단소증指中節短小症, *brachymesophalangia*에서처럼 5번째 중간 마디의 비정상으로 인해 발생할 수 있다. 손의 만곡증*clubbing*은 요골늑무형성*radial ray aplasia*을 암시한다. 요골늑무형성은 비정상엄지손가락(홀트-오람증후군*Holt-Oram syndrome*에서처럼 세마디엄지가락증*triphalangia*)에서부터 엄지손가락의 발육부전 또는 무형성을 보이며 요골이 없거나 요골과 손도 없는 경우도 있다. 3가지 가장 가능한 진단은 홀트-오람증후군, 혈소판감소-요골무형성증후군*thrombocytopenia absent radius syndrome*과 18번세염색체증*trisomy 18*이다.

발의 길이는 대퇴골길이와 매우 비슷하다.[9,10] 발에서 거골과 종골의 비정상 수직 위치로 인해 흔들의자 밑과 같이 둥글게 굽은 발*rocker-bottom feet*모양을 보이거나 발이 내전*adduction*되고 발바닥은 내번*inversion*되어 안으로 향하는 내반첨족內反尖足, *equinovarus*, 발이 바깥으로 회전되고 발뒤꿈치는 높아지며 바깥으로 향하는 외반첨족外反尖足, *equinovalgus*과 같은 만곡족이 있는지 살펴보아야 한다.

손이 없는 무수증*acheiria*, 발이 없는 무족증*apodia*, 손과 발이 없는 무수족증*acheiropodia*, 손(발)가락이 없는 무지증*adactylia*, 손 또는 발의 중간 손(발)가락들이 없어 바닷가재 집게발모양의 갈라진 손(발)을 보이는 지결손증指缺損症, *ectrodactyly*, 길고 가느다란 손(발)가락의 지주지증蜘蛛指症, *arachnodactyly*(거미손발가락증), 짧은 손(발)가락의 단지증, 손(발)가락의 굴곡구축*flexion contracture*이 있어 신전*extension*을 하지 못하는 굴지증屈指症, *camptodactyly*을 평가해야 한다.

히치하이커의 엄지손가락은 중수골이 특히 짧을 때 골곡이형성증에서 주로 볼 수 있는 모양이 된다.

수두증*hydrocephalus* 또는 두개내이상이 있는지 머리를 평가하는 동안 얼굴에서는 이마가 튀어나왔는지, 안면열이 있는지, 소하악증*micrognathia*이 있는지 평가한다. 척추는 측만 여부와 골밀도, 가슴 크기와 모양을 평가한다.

(5) 태아 두개골 평가

두개골검사로 불량한 골화*ossification*나 전두골돌출*frontal bossing* 또는 클로버잎*cloverleaf* 변형을 볼 수 있다.

(6) 태아 안면 평가

안면열이나 소하악증이 있는지 평가한다.

(7) 태아 척추 평가

편평척추扁平脊椎, *platyspondyly*, 반척추뼈증*hemivertebra*, 척추측만증*scoliosis*과 골밀도를 관찰한다. 요추 척추체*vertebral body*의 비골화*non-ossification*는 연골무발생증에서 발견된다.

(8) 폐형성부전의 위험을 예측하기 위한 흉곽 평가

몇 가지 골격이형성증은 형성부전의 흉곽과 연관된다. 형성부전의 흉곽은 치명적 골격이형성증의 경우 빈번한 사인인 폐형성부전*lung hypoplasia*에 이를 수 있다. 심한 골격이형성증이 진단되면 골격이형성증의 특정 형태는 알 수 없더라도 예후에 관해 부모와 상의해야 한다.

폐형성부전을 예측하기 위한 2차원 초음파 표지자*marker*들로는 임신주수가 확실한 태아에서 5백분위수 미만의 가슴둘레*chest circumference*, 임신주수가 확실치 않으면 가슴둘레 대 복부둘레 비율(<0.77)과 가슴둘레 대 머리둘레 비율(<0.56),[27] 가슴둘레 대 복부둘레 비율(<0.79),[28] 5백분위수 미만의 우측 폐직경 또는 우측 폐직경 대 뼈 성분의 가슴둘레 비율[29] 등이 있다. 대퇴골길이 대 복부둘레의 비율이 0.16 미만이면 골격이형성증이 있는 태아의 예후는 불량하다.[30, 31]

(9) 심장을 포함한 내부 장기 평가

선천성 심장질환은 엘리스-반크레펠트증후군과 홀트-오람증후군에서 현저하게 나타난다.

(10) 태아 운동 평가

태아의 운동을 평가하기 위해서는 관절의 움직임을 잘 보아야 한다. 다발성 관절구축關節拘縮, *joint contracture*은 관절의 움직임이 없는 다발성관절만곡증*arthrogryposis multiplex*이라 한다.

(11) 양수량 평가

양수과다증은 치명적 골격이형성증에서 자주 발생하므로 골격이형성증의 징후일 수 있다. 골격이형성증의 선별을 위해 양수량을 초음파검사로 평가할 필요가 있다(골격이형성증의 위험 요인 참조, 242~243쪽).

5. 치명적 골격이형성증

치명적 골격이형성증에는 치사성이형성증, 불완전골형성증, 연골무발생증, 점상연골이형성증, 사지만곡이형성증, 짧은늑골다지증증후군, 자코-레빈증후군*Jarcho-Levin syndrome*, 선천성 저인산증 등이 있다.

(1) 치사성이형성증

치사성이형성증은 10,000명 중 1명에서 산발적으로 발생하고 가장 흔하게 볼 수 있는 골격이형성증이며 I형과 II형이 있다.[18]

I형은 모든 사지골격이 둥글게 휘어 있고 심하게 짧은 소지증이 특징이다(그림 13-7A, B). 몸통길이는 정상이지만 가슴은 좁고 발육부전이며 시상면*sagittal plane*에서 코르크따개모양을 보여준다(그림 13-7C). 대퇴골은 수화기모양으로 휘어 있다(그림 13-7D). 머리가 크고 이마가 현저하게 튀어나온다(전두골돌출, 그림 13-7E). 15%에서 두개골조기유합증頭蓋骨早期癒合症, *craniosynostosis*으로 인해 클로버잎모양의 두개골을 보여준다.[32~34] 편평척추의 정도가 심하며, 사지는 현저하게 짧아 피부는 과다하게 접히고 양수과다증이 있다. II형은 I형과 달리 짧고 곧은 소지증과 클로버잎모양의 두개골을 보이며 편평척추의 정도가 심하지 않다.

짧은늑골다지증증후군, 동종접합연골무형성증*homozygous achondroplasia*, 질식성흉곽이형성증과 감별진단해야 한다. 동종접합연골무형성증은 심한 소지증과 클로버잎모양의 두개골을 보이는 치사성이형성증과 매우 유사한 모양을 보이지만[35] 이러한 연골발육부전은 대부분 질환이 있는 두 부모 또는 드물게 부모 중 한 사람이라도 질환이 있는 경우 발생하기 때문에 임상진료 시 구별은 문제가 되지 않는다.

치사성이형성증은 치명적 질환이며 융모막융모채취*chorionic villus sampling* 또는 양막천자*amniocentesis*로 산전진단이 가능하다.[36~39]

(2) 불완전골형성증

불완전골형성증은 4가지 형태로 분류된다.[40] II형과 III형은 치명적이지만 I형과 IV형은 상염색체우성*autosomal dominant*으로 유전되는 비교적 경한 형태다. 대부분의 경우 가족력이 없는 신돌연변이지만 II형과 III형은 각각 상염색체우성, 상염색체열성*autosomal recessive*유전한다. 3가지 아형*subtype* 중에서 가장 흔하고 중요한 것은 30,000명당 1명의 유병률을 보이는 IIA형이다.[41] 사지는 다발골절, 각이 진 변형과 두꺼워진 뼈(아코디언 *accordian* 변형)가 있는 심한 소지증을 보인다.[42,43] 뇌실은 두개골의 광범위한 골격탈회로 인해 이상할 정도로 깨끗하게 보여 수두증 같은 모양을 나타내고(그림 13-8A, B)[44] 흉곽은 짧지만 좁지는 않다. 다발성 늑골골절이 있는 경우가 많다.[45]

선천성 저인산증, 연골무발생증, 사지만곡이형성증과 감별진단해야 한다.

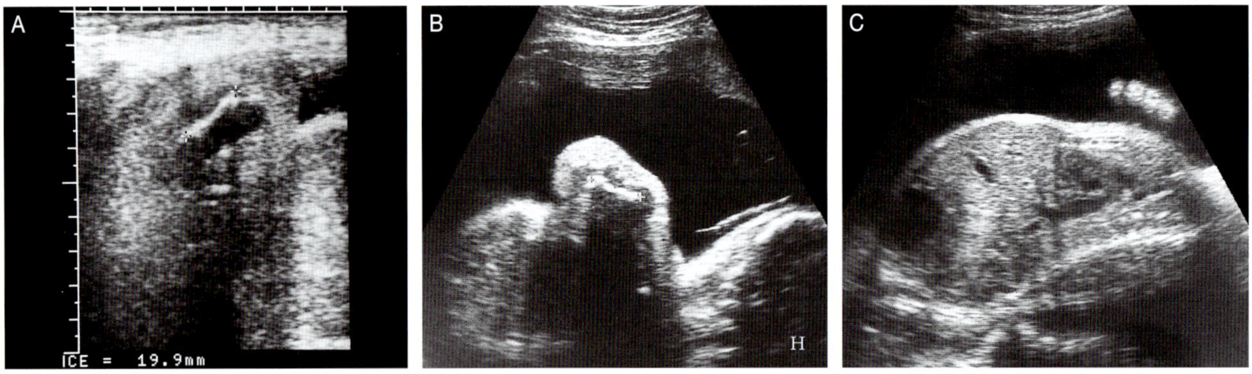

그림 13-7. 치사성이형성증, 임신 32^{+4}주 A. 대퇴골이 현저히 짧고(길이 1.99cm, 5백분위수 미만) 휘어 있다. B. 상완골 역시 현저히 짧고(길이 2.2cm, 5백분위수 미만) 휘어 있다. 양수과다증이 있다(H: 머리). C. 시상면에서 태아 복부에 비해 가슴은 좁아 코르크따개모양을 보인다. D. 임신중단(33주) 사산아의 X선사진. 현저하게 사지가 짧고 수화기모양으로 둥글게 휜 대퇴골이 보인다. E. 같은 태아의 육안소견. 사지가 짧고 몸통에 비해 흉곽이 협소하며, 비교적 머리가 크다.

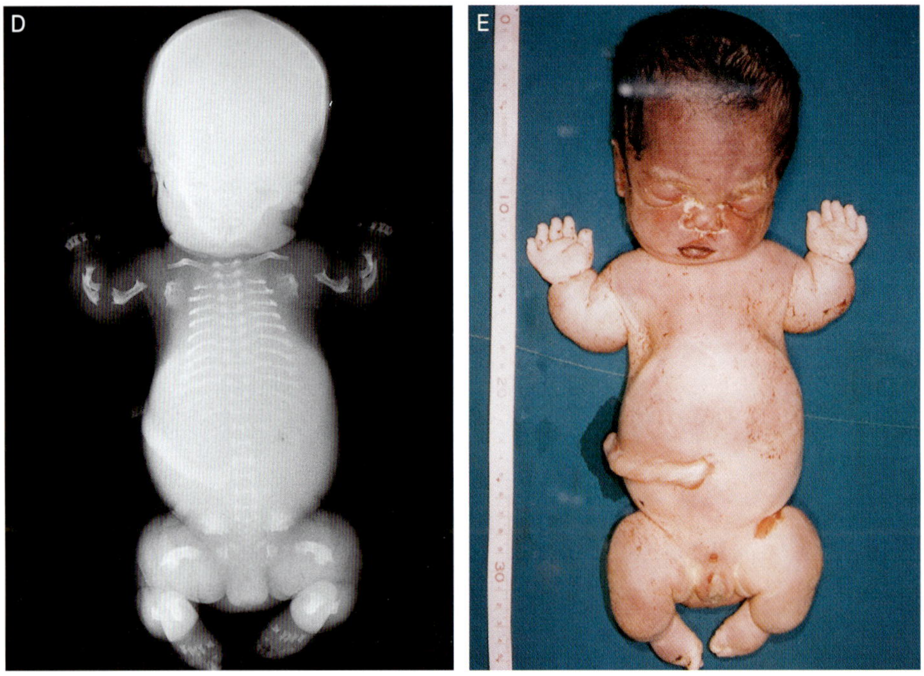

(3) 연골무발생증

연골무발생증은 40,000명당 1명의 유병률을 보이는 덜 흔한 질환이다.[41] 그러나 I형은 상염색체열성으로 유전되어 25%의 재발위험이 있다. 심한 소지증, 요추와 천골의 척추체에 골화가 없는 것이 특징이다.[46] 머리가 크고 두개골골화 역시 20%에서 감소된다(IA형).[47] 가슴은 짧고 좁으며 늑골골절과 양수과다증이 흔하다. 수종*hydrops*을 30%까지 볼 수 있다.[48, 49]

대부분의 II형은 산발적(상염색체우성 신돌연변이)으로 발생한다.

두개골의 골화가 있으며 늑골골절이 없는 연골무발생증(IB와 II형)은 분자유전학검사를 이용한 산전진단이 유용하다.[50, 51] 불완전골형성증과 저인산증을 감별진단해야 한다.

(4) 점상연골이형성증

점상연골이형성증은 유병률이 110,000명당 1명으로, 상염색체열성유전하는 치명적 골격이형성증이다.[41] 심한 소지증이 특징이며 관절구축과 연관이 있을 수 있다.[52] 전형적 소견인 상완골과 대퇴골골단 내의 석회화*calcification*는 임신 제3삼분기가 되어야 나타날 수 있지만 석회화된 작은 부위가 밀집해서 포함되어 있다. 더욱 유용한 징후는 콧등*nasal*

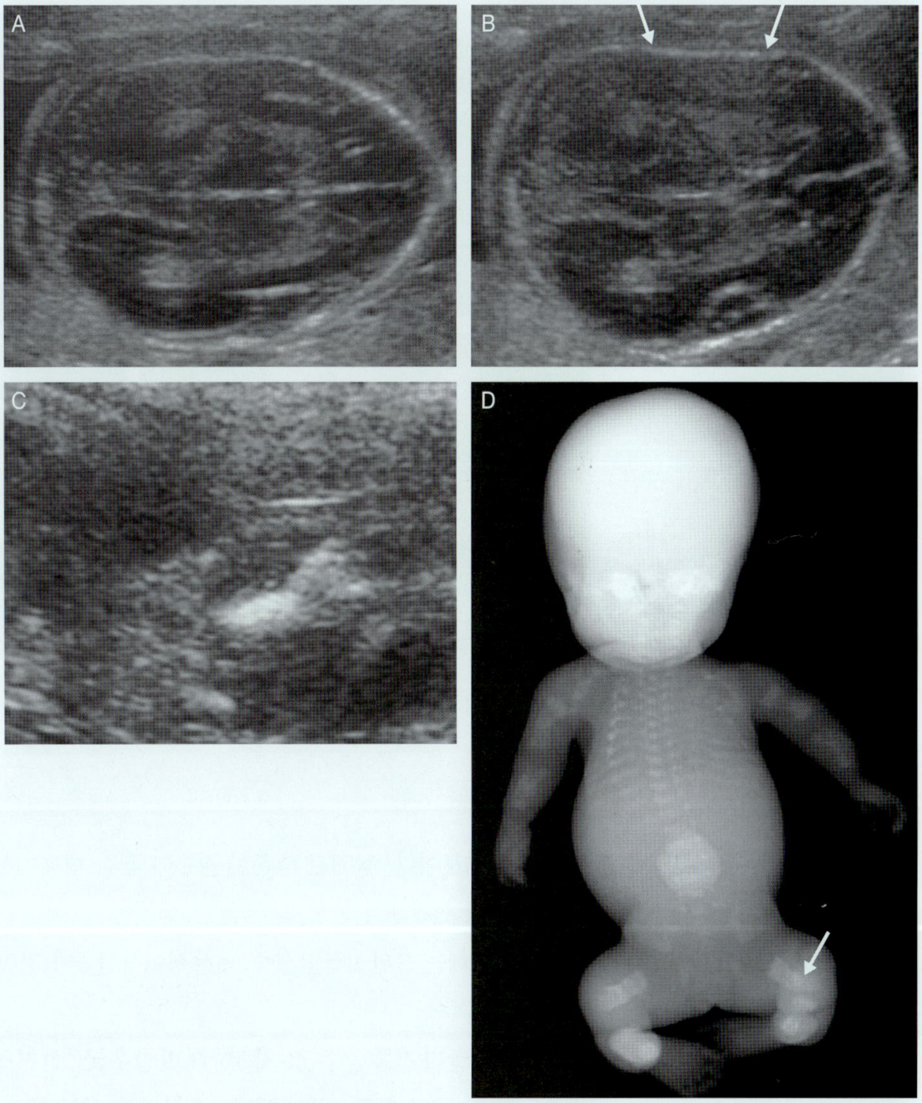

그림 13-8. 불완전골형성증 IIA형, 임신 22주 A, B. 뇌실들은 두개골의 골격탈회로 인해(화살표) 수두증 같은 모양을 나타내고 탐촉자에 두개골이 잘 눌린다. C. 골절과 가골 형성이 특징으로, 짧은 대퇴골이 두꺼워지고 불규칙한 모양을 한다. D. X선사진상 현저하게 사지가 짧고 대퇴골골절(화살표)이 있다.(울산대학교 의과대학 서울아산병원 산부인과 김암, 원혜성 교수 제공)

*bridge*의 함몰이다.[35] X염색체 결손도 보고되었다.

(5) 사지만곡이형성증

사지만곡이형성증은 상염색체우성유전질환이지만 대부분의 경우는 산발적 돌연변이다. 유병률은 150,000명당 1명으로 드물다.[41] 대퇴골 또는 경골이 각이 져 휘어 있는 소견이 특징이다(그림 13-9).[53] 전방을 향해 휘어지는 경향을 보이므로 주의해서 대퇴골을 정확한 평면, 즉 시상스캔*sagittal scan*해야 한다.

사지가 약간 짧은 경우도 있지만 만곡족이 연관될 수 있다.[54] 상지는 정상이지만 견갑골은 대부분 작다.[55] 심장기형과 소하악증은 물론 척추측만증을 볼 수 있는 경우도 있다.[56] 표현형*phenotype*은 여아이지만 남성핵형을 갖고 있음이 밝혀졌기 때문에 산전 핵형분석*karyotyping*이 성반전현상을 확인하는 데 유용할 것이다.[57~59] 불량한 예후는 대개 호

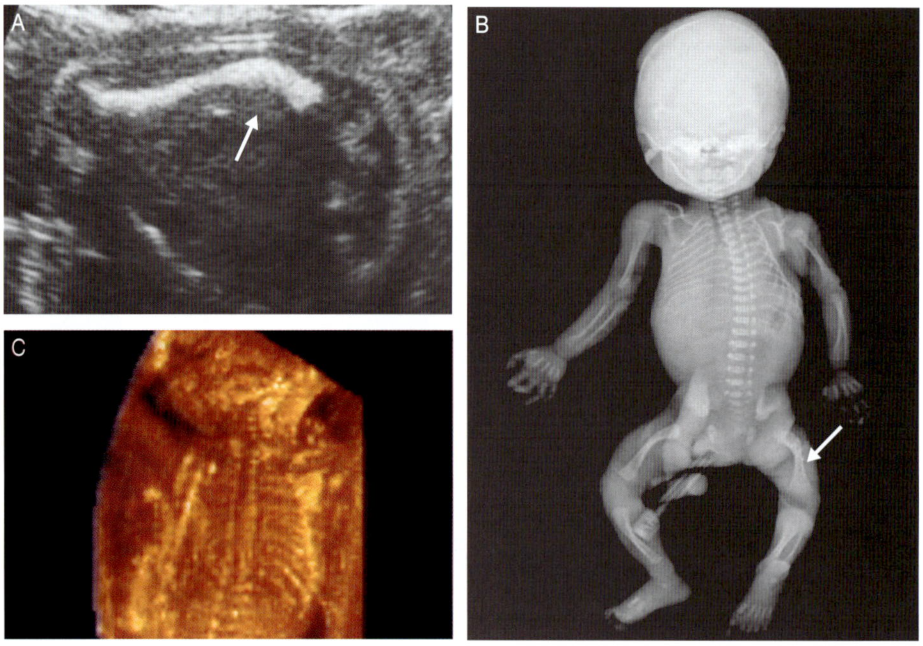

그림 13-9. 사지만곡이형성증, 임신 26주 A, B. 산전초음파(A)와 사산아의 X선사진(B)에서 각이 져 휘어 있는 대퇴골(화살표)이 보인다. C. 3차원 초음파에서 종모양의 좁은 흉곽이 보인다. (울산대학교 의과대학 서울아산병원 산부인과 김암, 원혜성 교수 제공)

흡합병증 때문이다. 장기간 생존한 경우가 경한 형태에서 보고되었으나 정신지체*mental retardation*와 연관된다.[60, 61]

감별진단에는 불완전골형성증, 치사성이형성증과 저인산증이 포함된다.

(6) 짧은늑골다지증증후군, 자코-레빈증후군, 선천성 저인산증

짧은늑골다지증증후군, 자코-레빈증후군과 선천성 저인산증 같은 이형성증들을 드물게 볼 수 있다. 모두 상염색체열성유전한다.

짧은늑골다지증증후군은 소지증, 가슴이 좁은 짧은 늑골과 다지증이 특징이다.[62-64] 심장기형과 양수과소증*oligohydramnios*을 초래할 수 있는 이형성신장*dysplastic kidney*이 또한 있을 수 있다.[65] 4가지 형태가 있지만 마주스키형*Majewski type*은 유일하게 주목할 감별요소로 구순열*cleft lip*, 구개열*cleft palate*과 짧은 경골을 보인다(그림 13-10).[66, 67] 소지증과 짧은 늑골이 있는 치사성이형성증, 점상연골이형성증, 불완전골형성증과 사지만곡이형성증과 감별진단해야 한다.

자코-레빈증후군은 사지골격은 정상이지만 심하게 비정상인 가슴과 흉추가 특징이다.[68, 69] 흉추는 다발성 반척추뼈증과 나비형 척추로 인해 심한 척추측만증을 보이고 그 결과로 발생한 늑골기형이 있다. 가슴은 심하게 뒤틀리고 좁기 때문에 신생아시기에 호흡곤란을 일으킨다.

선천성 저인산증의 경우 두개관, 늑골, 척추, 사지골격은 골격탈회로 인해 골밀도가 감소한다. 혈청과 다른 조직 내의 알칼리인산분해효소*alkaline phosphatase* 수치가 낮다. 사지골격은 전반적으로 경도 또는 중등도로 짧지만 가늘고 약해서 골절을 일으킬 수 있다.[70] 감별진단에는 불완전골형성증 II형과 연골무발생증 IA형이 포함된다.

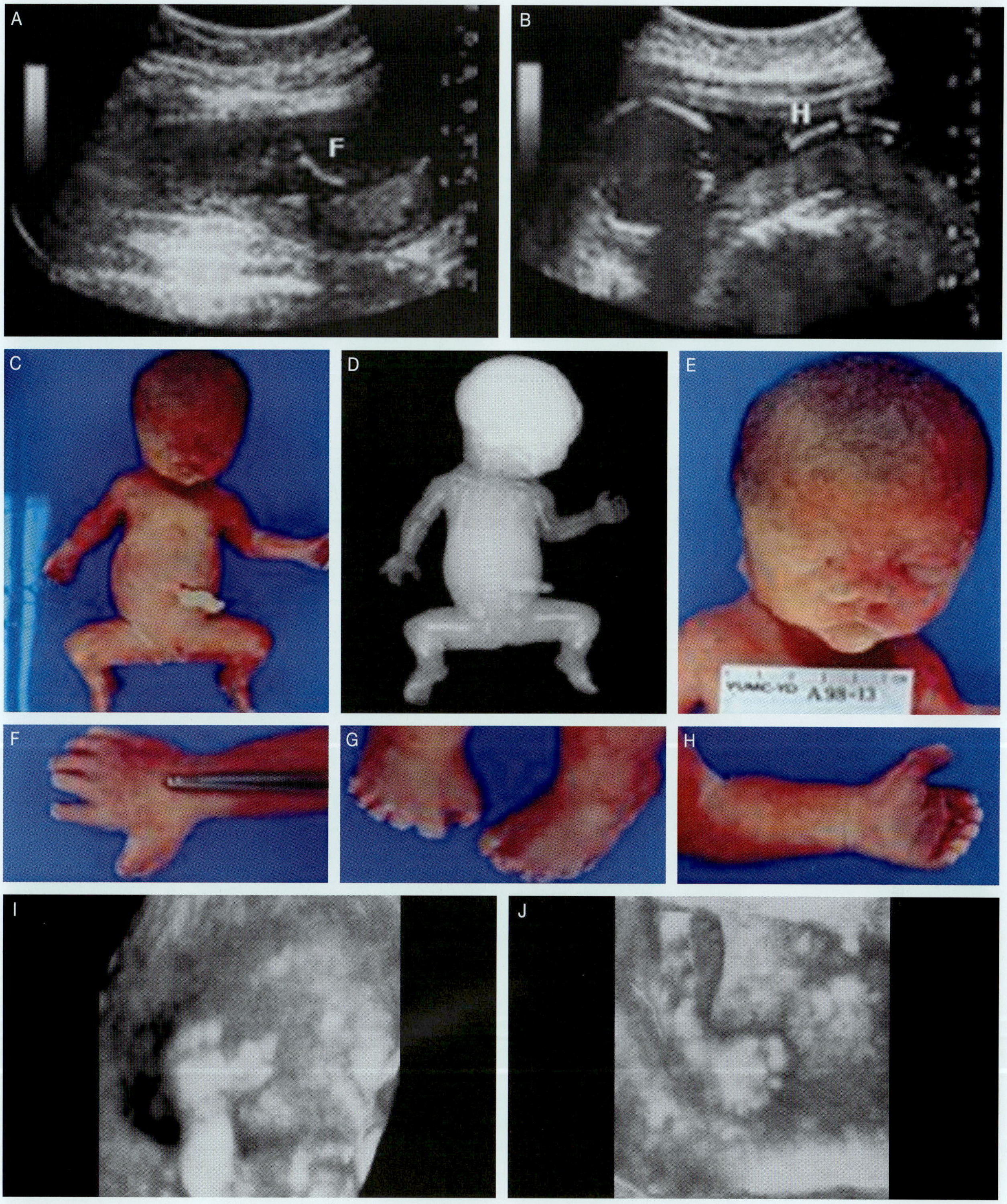

그림 13-10. 짧은늑골다지증증후군, 마주스키형 A. 임신 20주 대퇴골(F)길이가 1.92cm(5백분위수 미만)로 짧다(경골 1.25cm, 비골 1.2cm). B. 임신 20주, 상지의 상완골(H)보다 척골과 요골이 짧음을 볼 수 있다. C. 임신 21주에 임신중단 태아의 사지, 특히 하지가 짧다. D. X선사진상 소지증, 특히 경골이 짧고 가슴이 좁은 늑골을 볼 수 있다. 늑골은 짧고 직선이다. E. 임신 21주에 임신중단 태아 안면에 구순열이 있다. F~H. 양손과 양발에 다지증이 있다. I, J. 임신 21주 3차원 초음파에서 손과 발의 다지증이 보인다.

다른 치명적 골격이형성증이 산전에 진단되었지만 매우 드물고, 생후 확인을 위해 추적검사가 필요하며 명확한 진단을 할 수 없는 경우가 많다.

6. 비치명적 골격이형성증

비치명적 골격이형성증에는 연골무형성증, 질식성흉곽이형성증, 연골외배엽이형성증(엘리스-반크레펠트증후군), 굴곡이형성증 등이 있다.

치명적이지 않은 몇 가지 골격이형성증이 산전에 진단되었다. 이러한 비치명적 골격이형성증은 불량한 예후를 보이는 치명적 골격이형성증과 구별할 수 있어야 한다.

(1) 연골무형성증

연골무형성증은 상염색체우성유전질환으로 대부분의 경우들은 이종접합*heterozygous* 자연돌연변이*spontaneous mutation*이다. 이종접합연골무형성증*heterozygous achondroplasia*은

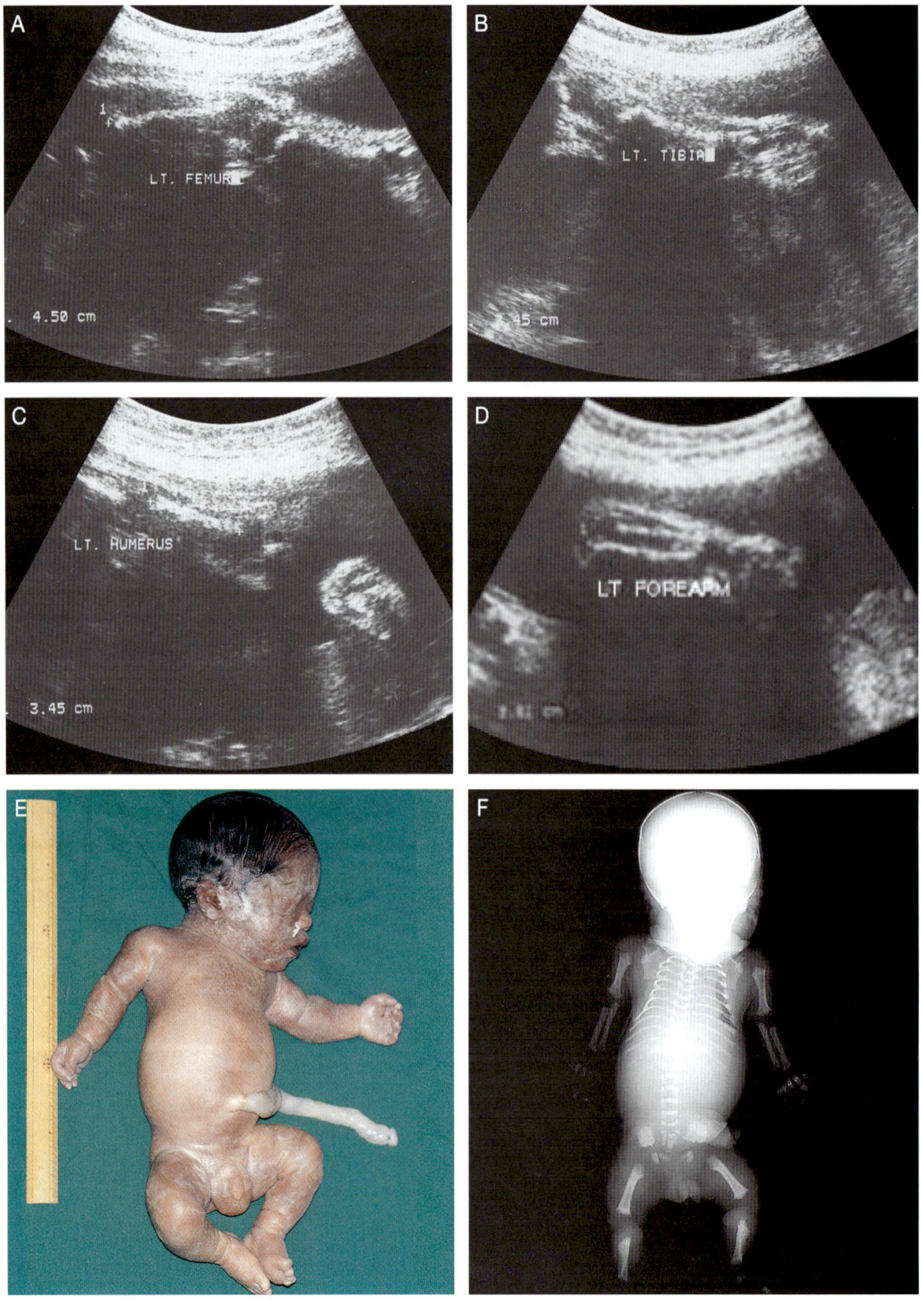

그림 13-11. 연골무형성증, 임신 32주 A, B. 좌측 대퇴골(4.5cm, 25주)과 경골(3.45cm, 23주)로 5백분위수 미만이다. C, D. 좌측 상완골(3.45cm, 임신 22주)은 요골(3.81cm, 임신 27주)보다 짧다. 상완골과 요골의 길이는 모두 5백분위수 미만이다. E. 사산아의 위팔이 아래팔보다 짧아 보인다. F. 대퇴골이 짧고 상완골이 요골보다 짧다. 추궁근 사이의 거리가 1번째 요추에서 5번째 요추까지 내려갈수록 좁아진다. 짧고 둥근(장방형長方形) 장골, 수평의 관골구 천장, 난형의 투명한 근위 대퇴골이 보인다.

정상 생활과 정상 지적 발달이 가능하다. 사지의 근위분절*proximal segment*이 짧고(근위지골단축), 머리가 크며 요추전만증*lumbar lordosis*이 임상적 특징이다(그림 13-11).[71] 임신 제3삼분기에 사지가 의미 있게 짧은 경우에도 임신 18~20주에 측정했을 때 정상 범위 내에 있거나 최소한의 짧음만을 보여준다. 따라서 늦은 임신 제2삼분기에 연속적으로 태아 사지를 측정함으로써 산전진단할 수 있다.[72] 머리는 이마가 튀어나오지만(전두골돌출) 제3삼분기가 되어야 분명해질 수 있다.[35, 56] 손과 발의 뼈는 짧으며, 손은 중간지골과 근위지골이 짧고 3번째 손가락과 4번째 손가락 사이가 벌어진 삼지창손*trident hand*을 보인다.[73, 74]

부모 중 한 사람 또는 두 사람 모두에게 연골무형성증이 있는 임신에서 분자유전학검사로 산전진단이 가능하다.[75~77]

(2) 질식성흉곽이형성증

질식성흉곽이형성증(죈증후군)은 상염색체열성유전질환으로 역시 경도에서 중등도로 짧은 근위지골단축, 작은 가슴과 신장기형을 보인다.[78, 79] 15%에서 다지증이 있을 수 있으며 척추는 정상이다.

(3) 연골외배엽이형성증

엘리스-반크레펠트증후군(연골외배엽이형성증)은 죈증후군과 매우 유사하게 나타날 수 있다. 상염색체열성유전하고 경도에서 중등도의 근위지골단축이 특징이며 다지증의 빈도가 높다. 50%에서 심방중격결손*atrial septal defect*, 심방심실중격결손*atrioventricular septal defect* 등 선천성 심장질환을 보일 수 있다.[52] 이 두 증후군은 가슴 크기를 기준으로 구별하며, 죈증후군에서는 가슴 크기가 작고 엘리스-반크레펠트증후군에서는 상대적으로 다지증의 빈도가 높다. 척추와 두개골은 정상이다. 맥쿠식-카우프만증후군*McKusick-Kaufman syndrome*(후축성다지증, 수자궁질증*hydrometrocolpos*, 선천성 심장질환), 웨이어스얼굴말단뼈발생이상*Weyers acrofacial dysostosis*(저신장*short stature*, 납작한 콧등*flattened nasal bridge*, 다지증, 손발의 단지증)과 감별진단해야 한다.

(4) 굴곡이형성증

굴곡이형성증은 상염색체열성유전하며 소지증이 특징이다. 엄지손가락이 외전*abduction*되어 측면에 고정되어 히치하이커의 엄지손가락 변형을 일으킨다.[80, 81] 양측 만곡족과 다발성 관절구축, 소하악증이 흔하고, 척주측후만증*kyphoscoliosis*과 구개열이 보고되었다.[52] 신생아와 영아에서 심한 경추의 척주후만증*kyphosis*으로 인해 기관기관지연화증*tracheobronchomalacia*이 발생하고 수질*medulla* 압박으로 인해 상기도폐쇄*upper airway obstruction*가 발생하기 때문에 사망률이 높다. 가족력이 있는 고위험 임신에서 융모막융모채취 또는 양막천자로 얻은 태아 세포에서 DNA를 분석하면 산전진단할 수 있다.[82]

(5) 중간지골이형성증

중간지골이형성증*mesomelic dysplasia*은 요골과 척골, 경골과 비골이 짧은 드문 질환군이

그림 13-12. 로버트증후군 상지의 중간마디(요골과 척골)가 없어 짧고 변형된 상지(바다표범손발증)를 볼 수 있다. 안면에 구순열과 구개열이 있었다.

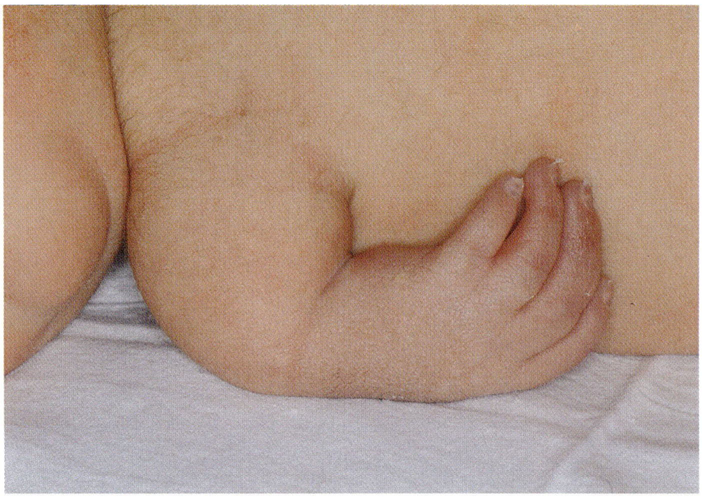

다. 심하게 짧을 수도 있지만 경골은 정규적으로 측정하지 않기 때문에 발견하기가 어렵다.

3가지 형태가 있으며 랑거형*Langer type*은 상염색체열성유전, 니베르겔트형*Neivergelt type*과 로비노우형*Robinow type*은 상염색체우성유전질환이다.[52] 로버트증후군은 심한 정도에 따라 다양한 예후를 보인다. 하지보다 상지의 이환이 많은 대칭적 바다표범손발증이 특징이다(그림 13-12). 양측 구순열과 구개열, 소두증*microcephaly*이 있으며, 하지에는 관절구축과 만곡족이 있을 수 있다.[52, 83] 핵형은 전형적으로 불룩한 중심절*centromere*의 모양을 보인다.[84]

(6) 변형성이형성증

변형성이형성증은 상염색체열성유전하며 골간단이 현저히 넓고, 가슴이 좁으며 점진적 척추측후만증을 보이는 소지증이 특징이다.[35]

Ⅳ 요약

흔한 치명적, 비치명적 골격이형성증을 인지하고 산전에 초음파로 비교적 간단한 사지 짧음의 4가지 형태, 즉 소지증, 근위지골단축, 바다표범손발증, 중간지골단축을 확인하면 골격이형성증을 진단할 수 있다.

참고문헌

1. Weldner BM, Persson PH, Ivarsson SA. Prenatal diagnosis of dwarfism by ultrasound screening. Arch Dis Child 1985;60:1070-1072.
2. Wladimirof JW, Niermeijer MF, Laar J, et al. Prenatal diagnosis of skeletal dysplasia by real time ultrasound. Obstet Gynecol 1984;63:360-364.
3. Routine ultrasound screening in pregnancy: Protocol, standards and training. Royal College of Obstetricians and Gynaecologists—report of the RCOG working party. London: RCOG Press, 2000.
4. American Institute of Ultrasound Medicine. AIUM Practice Guideline for the performance of an antepartum obstetric ultrasound examination. J Ultrasound Med 2003;22:1116-1125.
5. Doray B, Favre R, Viville B, et al. Prenatal sonographic diagnosis of skeletal dysplasias. A report of 47 cases. Ann Genet 2000;43:163-169.
6. Hadlock FP, Harrist RB, Deter RL, et al. Fetal femur length as a predictor of menstrual age: sonographically measured. AJR Am J Roentgenol 1982;138:875-878.
7. Abrams SL, Filly RA. Curvature of the fetal femur: a normal sonographic finding. Radiology 1985;156:490.
8. Campbell J, Henderson A, Campbell S. The fetal femur/foot length ratio: a new parameter to assess dysplastic limb reduction. Obstet Gynecol 1988;72:181-184.
9. Hershey DW. The fetal femur/foot length ratio: a new parameter to assess dysplastic limb reduction. Obstet Gynecol 1989;73:682.
10. Goldstein RB, Filly RA, Simpson G. Pitfalls in femur length measurements. J Ultrasound Med 1987;6:203-207.
11. Hall CM. International nosology and classification of constitutional disorders of bone (2001). Am J Med Genet 2002;113:65-77.
12. Maymon E, Romero R, Ghezzi F, et al. Fetal skeletal anomalies. In: Fleischer AC, Manning FA, Jeanty P, et al, eds. Sonography in Obstetrics and Gynecology: Principles and Practice. New York: McGraw-Hill, 2001, pp.445-506.
13. Superti-Furga A, Bonafé L, Rimoin DL. Molecular-pathogenetic classification of genetic disorders of the skeleton. Am J Med Genet 2001;106:282-293.
14. Superti-Furga A. Growing bone knowledge. Clin Genet 2004;66:399-401.
15. Parilla BV, Leeth EA, Kambich MP, et al. Antenatal detection of skeletal dysplasias. J Ultrasound Med 2003;22:255-258.
16. Spranger J, Maroteaux P. The lethal osteochondrodysplasias. Adv Hum Genet 1990;19:1-103.
17. 김옥화, 니시무라 겐. 골이형성증. 서울: 일조각, 2004.
18. Camera G, Mastroiacovo P. Birth prevalence of skeletal dysplasias in the Italian multicentric monitoring system for birth defects. In: Papadatos CJ, Bartsocas CS, eds. Skeletal Dysplasias. New York: Alan R Liss Inc., 1982.
19. Connor JM, Connor RA, Sweet EM, et al. Lethal neonatal chondrodysplasias in the West of Scotland 1970-1983 with a description of a thanatophoric, dysplasialike, autosomal recessive disorder, Glasgow variant. Am J Med Genet 1985;22:243-253.
20. Kurtz AB, Wapner RJ. Ultrasonographic diagnosis of second trimester skeletal dysplasias: a prospective analysis in a high-risk population. J Ultrasound Med 1983;2:99-106.
21. Jeanty P. Fetal limb biometry. (Letter) Radiology 1983;147:601-602.
22. Goncalves L, Jeanty P. Fetal biometry of skeletal dysplasias: a multicentric study. J Ultrasound Med 1994;13:977-985.
23. Souka AP, Snijders RJ, Novakov A, et al. Defects and syndromes in chromosomally normal

fetuses with increased nuchal translucency thickness at 10–14 weeks of gestation. Ultrasound Obstet Gynecol 1998;11:391–400.

24. Turner GM, Twining P. The antenatal diagnosis of skeletal dysplasias: a simplified approach. BMUS Bulletin 1994;11:32–38.

25. Manouvrier-Hanu S, Devisme L, Zelasko MC, et al. Prenatal diagnosis of metatropic dwarfism. Prenat Diagn 1995;15:753–756.

26. Stewart PA, Wallerstein R, Moran E, et al. Early prenatal ultrasound diagnosis of cleidocranial dysplasia. Ultrasound Obstet Gynecol 2000;15:154–156.

27. Chitkara U, Rosengerg J, Chervenak FA, et al. Prenatal sonographic assessment of the fetal thorax: normal values. Am J Obstet Gynecol 1987;156:1069–1074.

28. Johnson A, Callan NA, Bhutani VK, et al. Ultrasonic ratio of fetal thoracic to abdominal circumference: an association with fetal pulmonary hypoplasia. Am J Obstet Gynecol 1987;157:764–769.

29. Merz E, Miric-Tesanic D, Bahlmann F, et al. Prenatal sonographic chest and lung measurements for predicting severe pulmonary hypoplasia. Prenat Diagn 1999;19:614–619.

30. Rahemtullah A, McGillivray B, Wilson RD. Suspected skeletal dysplasias: femur length to abdominal circumference ratio can be used in ultrasonographic prediction of fetal outcome. Am J Obstet Gynecol 1997;177:864–869.

31. Ramus RM, Martin LB, Twickler DM. Ultrasonographic prediction of fetal outcome in suspected skeletal dysplasias with the use of the femur length-to-abdominal circumference ratio. Am J Obstet Gynecol 1998;179:1348–1352.

32. Burrows PE, Stannard MW, Pearrow J, et al. Early antenatal sonographic recognition of thanatophoric dysplasia with cloverleaf skull deformity. AJR Am J Roentgenol 1984;143:841–843.

33. Mahony BS, Filly RA, Callen PW, et al. Thanatophoric dwarfism with the cloverleaf skull: a specific antenatal sonographic diagnosis. J Ultrasound Med 1985;4:151–154.

34. Moore QS, Banik S. Ultrasound scanning in a case of thanatophoric dwarfism with cloverleaf skull. Br J Radiol 1980;53:241–245.

35. Mahony BS. The extremities. In: Nyberg DA, Mahony BS, Pretorius DH, eds. Diagnostic ultrasound of fetal anomalies, Text and Atlas. St Louis: Mosby Year Book Inc., 1990, pp.492–562.

36. Chen CP, Chern SR, Shih JC, et al. Prenatal diagnosis and genetic analysis of type I and type II thanatophoric dysplasia. Prenat Diagn 2001;21:89–95.

37. Sawai H, Komori S, Ida A, et al. Prenatal diagnosis of thanatophoric dysplasia by mutational analysis of the fibroblast growth factor receptor 3 gene and a proposed correction of previously published PCR results. Prenat Diagn 1999;19:21–24.

38. De Biasio P, Prefumo F, Baffico M, et al. Sonographic and molecular diagnosis of thanatophoric dysplasia type I at 18 weeks of gestation. Prenat Diagn 2000;20:835–837.

39. Chen CP, Chern SR, Chang TY, et al. Second trimester molecular diagnosis of a stop codon FGFR3 mutation in a type I thanatophoric dysplasia fetus following abnormal ultrasound findings. Prenat Diagn 2002;22:736–737.

40. Sillence DO, Senn A, Danks DM. Genetic heterogeneity in osteogenesis imperfecta. J Med Genet 1979;16:101–116.

41. Orioli IM, Castilla EE, Barbosa-Neto JG. The birth prevalence rates for skeletal dysplasias. J Med Genet 1986;23:328–332.

42. Shapiro JE, Philips JA, Byers PH, et al. Prenatal diagnosis of lethal perinatal osteogenesis imperfecta (OI Type II). J Pediatr 1982;100:127–133.

43. Merz E, Goldhofer W. Sonographic diagnosis of lethal osteogenesis imperfecta in the

second trimester: case report and review. J Clin Ultrasound 1986;14:380-383.

44. Brons JT, van der Harten HJ, Wladimiroff JW, et al. Prenatal ultrasonographic diagnosis of osteogenesis imperfecta. Am J Obstet Gynecol 1988;159:176-181.

45. Woo JS, Ghosh A, Liang ST, et al. Ultrasonic evaluation of osteogenesis imperfecta congenita in utero. J Clin Ultrasound 1983;11:42-44.

46. Anderson PE Jr. Case Report: achondrogenesis type II in twins. Br J Radiol 1981;54:61-65.

47. Parenti GC. La anosteogenesi (una varieta della osteogenesi imperfetta). Pathologica 1936; 28:447-462.

48. Benacerref B, Osathnodh R, Beiber FR. Achondrogenesis Type 1: ultrasound diagnosis in utero. J Clin Ultrasound 1984;12:357-359.

49. Golbus MS, Hall BD, Filly RA, et al. Prenatal diagnosis of achondrogenesis. J Pediatr 1977; 91:464-466.

50. Superti-Furga A. Achondrogenesis type 1B. J Med Genet 1996;33:957-961.

51. Vissing H, D'Alessio M, Lee B, et al. Glycine to serine substitution in the triple helical domain of pro-alpha 1 (II) collagen results in a lethal perinatal form of short-limbed dwarfism. J Biol Chem 1989;264:18265-18267.

52. Smith DW. Osteochondrodysplasias. In: Recognizable patterns of human malformation. 3rd ed. Philadelphia: WB Saunders. 1982, pp.239-290.

53. Winter R, Rosenkranz W, Hofmann H, et al. Prenatal diagnosis of campomelic dysplasia by ultrasonography. Prenat Diagn 1985;5:1-8.

54. Cordone M, Lituania M, Zampatti C, et al. In utero ultrasonographic features of campomelic dysplasia. Prenat Diagn 1989;9:745-750.

55. Khajavi A, Lachman R, Rimoin D, et al. Heterogeneity in the campomelic syndromes. Long-and short-bone varieties. Radiology 1976;120:641-647.

56. Turner GM, Twining P. The fetal facial profile in the diagnosis of fetal abnormalities. Clin Radiol 1993;47:389-395.

57. Hall BD, Spranger JW. Campomelic dysplasia. Further elucidation of a distinct entity. Am J Dis Child 1980;134:285-289.

58. Wunderle VM, Critcher R, Hastie N, et al. Deletion of long-range regulatory elements upstream of SOX9 causes campomelic dysplasia. Proc Natl Acad Sci USA 1998;95:10649-10654.

59. Foster JW, Dominguez-Steglich MA, Guioli S, et al. Campomelic dysplasia and autosomal sex reversal caused by mutations in an SRY-related gene. Nature 1994;372:525-530.

60. Taybi H. Radiology of syndromes and metabolic disorders. 2nd ed. Chicago: Year Book Medical Publishers Inc., 1983.

61. Houston CS, Opitz JM, Spranger JW, et al. The campomelic syndrome: review, report of 17 cases, and follow-up on the currently 17-year-old boy first reported by Maroteaux et al in 1971. Am J Med Genet 1983;15:3-28.

62. Sillence D, Kozlowski K, Bar-ziv J, et al. Perinatally lethal short rib polydactyly syndromes 1. Variability in known syndromes. Pediatr Radiol 1987;17:474-480.

63. Gembruch U, Hansmann M, Födisch HJ. Early prenatal diagnosis of short rib-polydactyly (SRP) type I (Majewski) by ultrasound in a case at risk. Prenat Diagn 1985;5:357-362.

64. Thompson GS, Reynolds CP, Cruickshank J. Antenatal detection of recurrence of Majewski dwarf (short rib-polydactyly syndrome type II, Majewski). Clin Radiol 1982;33:509-517.

65. Richardson MM, Beaudet AL, Wagner ML, et al. Prenatal diagnosis of recurrence of Saldino-Noonan dwarfism. J Pediatr 1977;91:467-471.

66. Meizner I, Bar-ziv J. Prenatal ultrasonoic diagnosis of short-rib polydactyly syndrome (SRPS) type III: a case report and a proposed approach to the diagnosis of SRPS and related

conditions. J Clin Ultrasound 1985;13:284-287.

67. Lee K, LEE JW, Chay DB, et al. Transabdominal embryofetoscopy for the detection of short rib-polydactyly, type II(Majewski), in the first trimester. J Korean Med Sci 2006;21:165-168.

68. Romero R, Ghidini A, Eswara M, et al. Prenatal findings in a case of spondylocostal dysplasia type I (Jarcho-Levin syndrome). Obstet and Gynecol 1988;71:988-991.

69. Tolmie JL, Whittle MJ, McNay MB, et al. Second trimester prenatal diagnosis of the Jarcho-Levin syndrome. Prenat diagn 1987;7:129-134.

70. Kousseff BG, Mulivor RA. Prenatal diagnosis of hypophosphatasia. Obstet Gynecol 1981; 57:9S-12S.

71. Ramaswami U, Rumsby G, Hindmarsh PC, et al. Genotype and phenotype in hypochondroplasia. J Pediatr 1998;133:99-102.

72. Kurtz AB, Filly RA, Wapner RJ, et al. In utero analysis of heterozygous achondroplasia: variable time of onset as detected by femur length measurements. J Ultrasound Med 1986; 5:137-140.

73. Guzman ER, Day-Salvatore D, Westover T, et al. Prenatal ultrasonographic demonstration of the trident hand in heterozygous achondroplasia. J Ultrasound Med 1994;13:63-66.

74. Cordone M, Lituania M, Bocchino G, et al. Ultrasonographic features in a case of heterozygous achondroplasia at 25 weeks' gestation. Prenat Diagn 1993;13:395-401.

75. Mesoraca A, Pilu G, Perolo A, et al. Ultrasound and molecular mid-trimester prenatal diagnosis of de novo achondropalsia. Prenat Diagn 1996;16:764-768.

76. James PA, Shaw J, du Sart D, et al. Molecular diagnosis in a pregnancy at risk for both spondyloepiphyseal dysplasia congenita and achondroplasia. Prenat Diagn 2003;23:861-863.

77. Schrijver I, Lay MJ, Zehnder JL. Rapid combined genotyping assay for four achondroplasia and hypochondroplasia mutations by real-time PCR with multiple detection probes. Genet Test 2004;8:185-189.

78. Schinzel A, Savoldelli G, Briner J, et al. Prenatal sonographic diagnosis of Jeune syndrome. Radiology 1985;154:777-778.

79. Lipson M, Waskey J, Rice J, et al. Prenatal diagnosis of asphyxiating thoracic dysplasia. Am J Med Genet 1984;18:237-277.

80. Mantagos S, Weiss RR, Mahony M, et al. Prenatal diagnosis of diastrophic dwarfism. Am J Obstet Gynecol 1981;139:111-113.

81. Kaitila I, Ammälä P, Karjalanen O, et al. Early prenatal detection of diastrophic dysplasia. Prenat diagn 1983;3:237-244.

82. Hästbacka J, Salonen R, Laurila P, et al. Prenatal diagnosis of diastrophic dysplasia with polymorphic DNA markers. J Med Genet 1993;30:265-268.

83. Grundy HO, Burlbaw J, Walton S, et al. Roberts syndrome: antenatal ultrasound—a case report. J Perinat Med 1988;16:71-75.

84. Tomkins D, Hunter A, Roberts M. Cytogenetic findings in Roberts-SC phocomelia syndrome(s). Am J Med Genet 1979;4:17-26.

14
태아수종

태아수종*hydrops fetalis*은 체액이 피하 부종*edema*, 심낭삼출액*pericardial effusion*, 수흉*hydrothorax*, 복수*ascites* 중 적어도 2개 이상의 태아 신체 부위에 존재하는 것으로 정의된다(그림 14-1). 일반적으로 태아수종의 예후는 불량하다. 태아수종의 진단을 위해 추가된 기준으로 태반 부종과 양수과다증*polyhydramnios*을 포함하는 경우도 있다.[1]

태아수종은 원인에 따라 태아 적혈구항원*red cell antigen*에 모성동종면역에 따른 태아 용혈빈혈*hemolytic anemia*과 관련된 면역성 태아수종*immune hydrops fetalis*과 다른 다양한 원인으로 발생하는 비면역성 태아수종*nonimmune hydrops fetalis*으로 나눈다. 최근에는 RhD항원 동종면역*alloimmunization* 방지를 위해 레서스인자*Rhesus factor* 면역글로불린*immunoglobulin*의 광범위한 사용과 초음파검사의 출현으로 면역성 태아수종보다 비면역성 태아수종의 원인이 대부분을 차지한다.[2]

I 면역성 태아수종

1. 병태생리

면역성 태아수종은 태아의 용혈질환*hemolytic disease*으로 인해 발생한다. 수종은 임신부와 태아 적혈구 간의 부적합 때문에 일어난다. 임신부 항체가 태아 적혈구와 결합하면 용혈, 태아 빈혈*anemia*, 간비장비대*hepatosplenomegaly*와 저단백혈증*hypoproteinemia*을 일으킨다.

인체에 있는 40개 이상의 적혈구항원 중 RhD항원에 대한 임신부 항체형성*antibody formation*(적혈구동종면역*red cell isoimmunization*)은 태아의 용혈빈혈과 연관된다. RhD 음성인 임신부가 RhD 양성인 태아를 갖고 있는 첫 임신에서 유산 또는 분만 등의 결과로 태아의 RhD 양성 적혈구가 임신부 혈액순환에 들어가면 항D항체가 형성될 수 있다. 이 경우 RhD 면역글로불린을 투입하면 99% 이상에서 항D항체형성을 방지하는 효과가 있다. 그러나 드문 경우에 면역글로불린을 투여하지 않거나 부적당한 용량을 투여하면 임

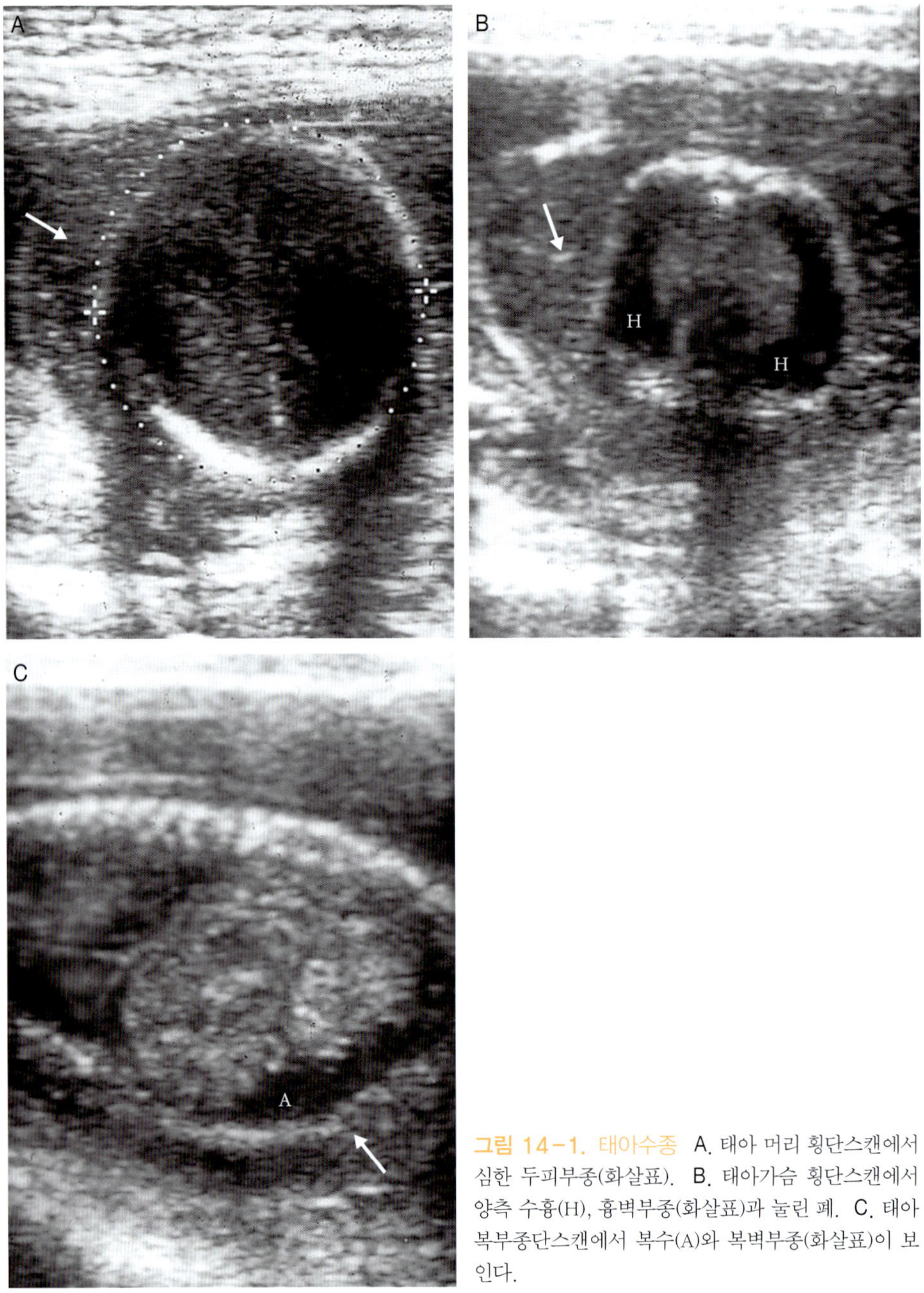

그림 14-1. 태아수종 A. 태아 머리 횡단스캔에서 심한 두피부종(화살표). B. 태아가슴 횡단스캔에서 양측 수흉(H), 흉벽부종(화살표)과 눌린 폐. C. 태아 복부종단스캔에서 복수(A)와 복벽부종(화살표)이 보인다.

신부는 RhD항원에 감작*sensitization*될 수 있다. 이러한 동종면역을 일으키는 태아는 대부분 이환되지 않지만, 다음 임신에서 임신부의 항D항체가 태반을 통과해서 RhD 양성 태아 적혈구에 부착하게 되어 태아 비장에서 적혈구가 격리*sequestra-tion*되고 파괴된다. 따라서 이를 치료하지 않으면 점진적으로 빈혈이 발생하고, 세포외공간*extracellular space*에 과다한 체액이 축적(수종)되며 결국 태아사망*fetal demise*에 이를 수 있다. 경한 경우 신생아는 가벼운 빈혈을 갖고 태어날 수 있다. 그러나 적혈구가 계속 파괴되어 고빌리루빈혈증*hyperbilirubinemia*이 된다. 비결합빌리루빈*unconjugated bilirubin*은 대뇌에 들어가서 핵황달*kernicterus*을 일으킬 수 있는 잠재력을 갖고 있다. 간과 비장에서 골수외조혈*extra-medullary hemopoiesis*이 이루어져 이 기관들이 커진다.

태아수종은 태아 혈색소 치가 임신연령에 해당하는 평균값에서 6표준편차 이하(평균의 1/3)로 떨어질 때 발생하며,[3] 평균 혈색소 치보다 7~10g/dL 부족하다. 일반적으로 적은 심낭삼출액은 과다한 체액 축적을 보여주는 첫 번째 징후이다. 이어 복수와 흉막삼출액*pleural effusion*이 나타나며 두피부종은 늦게 나타난다.

태아 빈혈로 인해 발생하는 수종의 정확한 기전은 잘 밝혀져 있지 않다. 제안된 일차적 기전은 저단백혈증, 심근부전*myocardial failure*과 림프관폐쇄*lymphatic obstruction*이다.

2. 적혈구동종면역의 자연 경과

적혈구동종면역이 합병된 임신에서 신생아 용혈질환의 심한 정도는 다양하다. 적혈구동종면역이 있는 임신의 경우 치료를 받지 않으면 신생아의 45~50%에게는 빈혈이 없거나 경한 빈혈이 있으며, 25~30%는 간비장비대, 중등도의 빈혈과 진행성 황달을 일으켜 핵황달, 신생아사망*neonatal death* 또는 심한 불구가 된다. 나머지 20~25%에게는 수종이 있으며 대부분 태아사망 또는 신생아사망을 한다. 이들 중 반수에서 수종은 임신 20주와 30주 사이에 발생한다.[4]

3. 감작된 임신 평가

적혈구동종면역의 평가와 치료를 위한 일반적 임상적 지침의 개요이다(그림 14-2).

(1) 임신부 항체 측정

먼저 임신부 혈액형을 확인하고 항체선별검사*antibody screening test*를 해서 위험이 있는 임신부를 인지한다.

임신부 항체선별검사(간접쿰스검사*indirect Coombs test*)가 태아와 신생아의 용혈질환과 연관된 적혈구항체*red cell antibody*에 양성이라면[5] 전형적으로 태아에게는 빈혈의 위험이 있다. 임신부가 임계臨界 항체역가*antibody titer*(대부분 32, 켈항체*Kell antibody*는 8)를 갖고 있는 것으로 확인되면 태아검사가 적용된다. 임신부의 항체 측정은 임신 제1삼분기*first trimester*와 제2삼분기*second trimester*에는 4주마다, 임신 제3삼분기*third trimester*에는 2주마다 반복한다.

(2) 태아항원검사

다음에는 부계父系, *paternity*를 평가한다. 만약 환자의 배우자가 관련된 특정 적혈구항원에 음성이라면 태아의 다음 평가는 필요 없다. 다른 경우에는 혈청학*serology*을 이용한 검사에서, 배우자 표현형*phenotype*에서 이종접합체異種接合體, *heterozygote* 상태를 노출할 것이다. 양막천자*amniocentesis*를 해서 태아 DNA를 얻고 태아의 혈액형을 결정하기 위해 중합효소연쇄반응*polymerase chain reaction; PCR* 시발물질*primer*를 다음에 사용할 수 있다.[6] 만일 태아가 관련된 적혈구항원에 음성으로 확인되면 더 이상의 검사는 필요 없지만 태아가 양성이라면 연속평가가 필요하다. 태아의 RhD항원검사에서 태아의 혈청학(표현형)과 양수의 PCR(유전자형) 결과가 다른 경우 많은 검사실이 오류 가능성을 낮추기

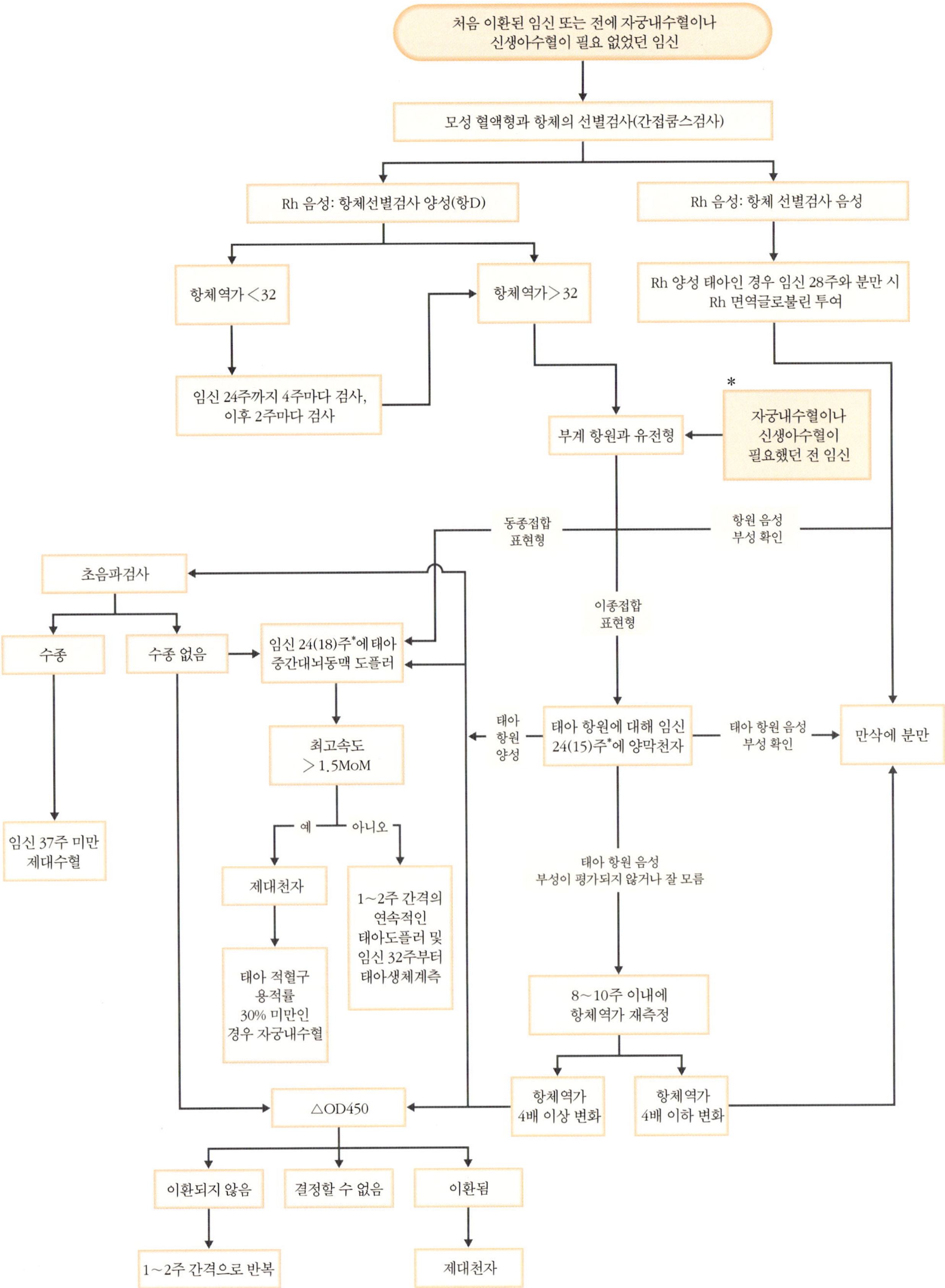

그림 14-2. 적혈구동종면역의 평가와 치료를 위한 일반적 지침 Rh 동종면역에 처음 이환된 임신 또는 전에 자궁내수혈이나 신생아수혈이 필요 없었던 경하게 이환된 임신과 전 태아나 신생아에게 수혈이 필요했던 경우 다음 임신*의 평가와 치료를 위한 일반적인 지침이다.
Moise KJ Jr. Ultrasound Evaluation of Hydrops Fetalis. In: Callen PW, ed. Ultrasonography in Obstetrics and Gynecology, 5th ed. Philadelphia: WB Saunders, 2008, pp.676-697에서 수정해서 인용.

위해 다중 PCR을 선호한다. PCR로 항원이 음성이고 부계가 의문인 경우 선택할 수 있는 또 하나의 전략은 6주 내에 임신부 항체역가를 다시 측정하는 것이다. 임신부 항체역가가 상승하면 태아 PCR 형결정*typing*을 의심해야 한다. 제대천자*cordocentesis*로 태아 혈액을 직접 얻어 혈청학적 표현형을 결정할 수도 있다.

태아 적혈구항원상태를 정확하게 결정하기 위해 비침습적 기술을 이용하면 양막천자와 연관된 태아 손실과 임신부 감작의 위험성을 낮출 수 있을 것이다. Lo 등(1998)은[7] 처음으로 태아 RhD 형태를 확인하기 위해 임신부 혈청에서 발견되는 세포유리 태아 DNA(cell free fetal DNA)의 사용을 기술했다. 임신부 혈청 세포유리 태아 DNA RhD항원검사는 정확도가 있고[8, 9] 이제는 정규적으로 영국과 유럽에서 임상진료에 이용되고 있다.

4. 태아 빈혈의 진단

만일 태아가 임신부 항체역가와 연관된 항원이 양성이면 태아 빈혈을 예측하기 위해, ① 적혈구동종면역의 산과적 기왕력, ② 임신부 용혈성 항체역가, ③ 양막천자를 해서 450 nm에서 광학농도차(△OD450)로 결정된 양수 내 빌리루빈*bilirubin* 농도를 측정,[10] ④ 초음파검사로 수종이 있는 태아 확인, ⑤ 제대천자로 태아 혈액을 채취해서 혈색소*hemoglobin* 치 측정,[11] ⑥ 최근에는 도플러초음파*Doppler ultrasound*를 사용한 평가 등을 이용할 수 있다.[12]

릴리검사*Liley test*로 확인한 양수 △OD450은 임신 28주 이후에는 신뢰할 만하지만 그 전에는 빈혈의 심한 정도를 정확하게 반영하지 못한다.[13] 퀴난*Queenan*곡선을 사용하며(그림 14-3)[14] 양막천자는 빠르면 임신 18주부터 1~2주 간격으로 태아 폐성숙이 확인될 때까지 시행할 수 있다. 양막천자를 할 때는 태반 통과를 피해야 한다. △OD450 치가 Rh 양성이고, 이환된 구역의 상부에 달할 때 자궁내수혈*intrauterine transfusion*할 피를 준비하고 제대천자를 한다. 태아 혈색소 치가 임신주수에 해당하는 정상 평균보다 2표준편차 미만(2g/dL 이상의 부족)일 때[5] 또는 태아 적혈구용적률*hematocrit* 30% 미만일 때와[7] 임신부 적혈구동종면역으로 인한 수종의 경우 자궁내수혈을 시행할 수 있다.

태아 심장박출량*cardiac output*은 태아 적혈구용적률이 떨어짐에 따라 증가하고 태아 뇌동맥*cerebral artery*은 저산소혈증*hypoxemia*에 빠르게 반응해서 혈류속도가 증가한다. Mari 등(2000, 2005)은 태아 빈혈을 발견하기 위해 중간대뇌동맥*middle cerebral artery; MCA*에서 최고수축기 혈류속도 사용을 처음 기술했다.[12, 15] 임신이 진행함에 따라 중간대뇌동맥의 정상 최고수축기 혈류속도가 증가하기 때문에 cm/sec 값을 MoM 값으로 환산해야 한다(표 14-1). 1.5MoM보다 큰 중간대뇌동맥 혈류속도는 10%의 위양성률로 중등도에서 중증의 빈혈을 모두 발견했다. Oepkes 등(2006)[16]은 중간대뇌동맥도플러와 △OD450을 위해 양막천자를 시행한 165명의 태아를 추적해서 중간대뇌동맥도플러가 중증 태아 빈혈을 발견하는 데 민감도*sensitivity* 88%, 특이도*specificity* 82%로 더욱 정확하다고 보고했다.

적혈구동종면역의 산과적 기왕력이 있어 태아에게 자궁내수혈이 필요했거나 신생아

그림 14-3. 임신 14~40주에 확인한 △OD450에 대한 퀴난곡선[14]

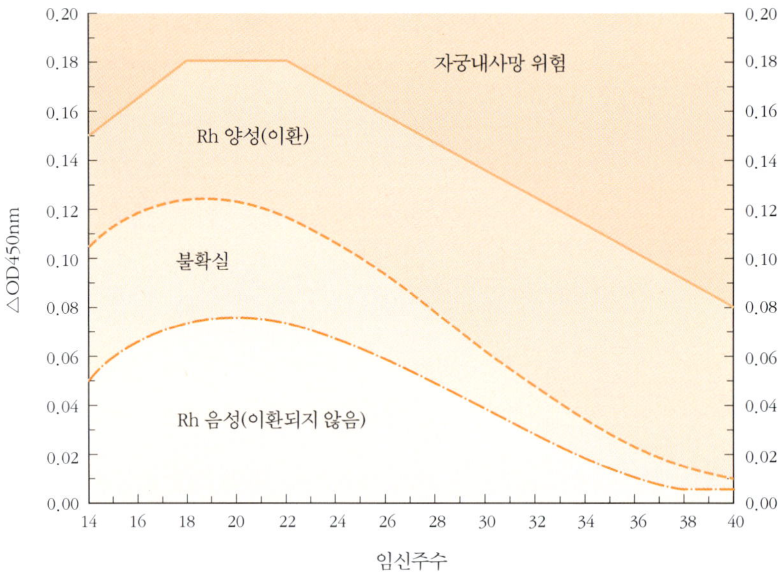

표 14-1. 중간대뇌동맥 최고수축기 혈류속도의 참고치

임신주수 (주)	중간대뇌동맥 최고수축기 혈류속도(cm/sec) 중앙값의 배수(MoM)				
	1	1.3	1.5	1.7	2
15	20	26	30	34	40
16	21	27	32	36	42
17	22	29	33	37	44
18	23	30	35	39	46
19	24	31	36	41	48
20	25	33	38	43	50
21	26	34	39	44	52
22	28	36	42	48	56
23	29	38	44	49	58
24	30	39	45	51	60
25	32	42	48	54	64
26	33	43	50	56	66
27	35	46	53	60	70
28	37	48	56	63	74
29	38	49	60	65	76
30	40	52	63	68	80
31	42	55	66	71	84
32	44	57	69	75	88
33	46	60	72	78	92
34	48	62	72	82	96
35	50	65	75	85	100
36	53	69	80	90	106
37	55	72	83	94	110
38	58	75	87	99	116
39	61	79	92	104	122
40	63	82	95	107	126

* Mari 등(2000)[12]

에게 교환수혈*exchange transfusion*이 필요했던 경우에는 태아 빈혈을 예측하는 데 임신부 항체역가는 도움이 되지 않는다. 이종접합체 부계 표현형의 경우 태아 RhD항원 결정을 위해 임신 15주에 양막천자를 하고, 태아 중간대뇌동맥 혈류속도 측정이나 △OD450을 이용해 빌리루빈농도를 측정하기 위한 양막천자는 빠르면 임신 18주부터 시작할 수 있다. 1~2주 간격으로 반복검사한다. 태아 중간대뇌동맥 혈류속도 측정을 이용한 태아 빈혈 예측의 위양성률은 임신 35주 이후에 증가한다.[17] 1.5MoM 이상의 최고수축기 혈류속도는 태아 빈혈을 의미하므로 제대천자를 해서 태아 적혈구용적률을 측정해야 한다. 위험이 있는 태아에서 태아 빈혈을 발견하는 데는 양막천자보다 연속 중간대뇌동맥도플러검사를 선호한다. 경험이 축적될 때까지 △OD450 확인을 위한 연속 양막천자와 함께 병용할 수 있다.

5. 자궁내수혈

(1) 태아 수혈

1) 방법

대다수의 자궁내수혈은 초음파유도하에 태반에 가까운 제대정맥*umbilical vein* 내로 수혈하거나 태아 복부의 간 내 제대정맥 내로 수혈한다. 최근에는 X선 투시 또는 초음파유도하에 태아 복강 내 수혈이 혈관 내 수혈로 대치되었지만 혈관의 접근이 어렵거나 실패했을 때 복강 내 수혈을 시행할 수 있다. 태아 적혈구용적률을 확인하기 위해 제대천자해서 처음 태아 혈액을 얻은 다음 태아 운동을 방지하기 위해 브롬화판큐로늄*pancuronium bromide* 같은 신경근육차단제를 주입할 수 있다.[18]

2) 태아 수혈을 위한 혈액

신선하고 농축(적혈구용적률 70~80%)된 거대세포바이러스*cytomegalovirus* 음성, 사람면역결핍바이러스*human immunodeficiency virus; HIV* 음성, B형간염바이러스*hepatitis B virus* 음성, 방사선을 조사한 Rh 음성, O형 혈액을 수혈한다.

3) 태아 수혈량

Bowman(1994)의 보고에 따르면 혈관 내 수혈량은 대개 예측된 태아 체중 kg당 50 mL이며, 수종 또는 서맥이 있거나 심실이 현저하게 확장되어 있으면 양을 줄인다.[19] Radunovic 등(1992)은 혈관 내 수혈 후 태아 적혈구용적률이 4배 이상 갑작스럽게 증가하면 수종이 심한 태아에서 사망률이 의미 있게 높다고 보고했다.[20] 복강 내 수혈량은 (임신주수-20)×10mL이며 어떠한 이유로 계획한 수혈량보다 많은 복수를 흡인하면 전체 수혈량은 25% 증가시켜야 한다.

4) 태아 수혈속도

분당 10~15mL의 속도로 수혈하면 태아 심장박동수에 나쁜 영향을 주지 않는다. 이 속도는 길이 15cm의 20G 바늘을 통해서 농축된 적혈구를 손으로 주사하는 데 가능한 최대속도이다.[21]

수혈 후 태아 적혈구용적률을 확인하기 위해 마지막 혈액을 채취한다.

5) 태아 수혈의 시기

적혈구동종면역 기왕력이 있는 임신부에서 태아 수혈, 태아사망이나 신생아사망, 심한 용혈빈혈이 있는 아기를 출산한 임신주수 중 가장 이른 임신주수에서 10주 전에 제대천자를 해야 한다. 그러나 임신 17~18주 전에는 제대천자를 하지 않는다. 왜냐하면 임신 17~18주 전에는 태아의 망상내피계*reticuloendothelial system*가 미성숙해서 항체와 결합된 적혈구를 파괴하지 못하므로 태아사망이나 수종이 발생하지 않기 때문이다.

다음의 수혈은 이전의 수혈이 끝날 때 확인한 태아 적혈구용적률이 매일 1%씩 감소하는 데 기초를 두어, 수혈 사이의 간격을 합리적으로 결정하기 위해 대부분 마지막 태아 적혈구용적률이 40%가 되게 수혈한 다음, 예상된 태아 적혈구용적률이 20~25%로 떨어지는 시기에 재수혈한다.[21] Weiner(1991)는 임신주수, 태아 적혈구용적률 감소율과 관련해서, 임신 20주에서는 재수혈 후 2~3주의 간격을 필요하며, 임신 32주 후에는 4~5주의 간격을 허용한다고 했다.[22]

수혈 후 매주 시행하는 초음파검사상 수종이 발견되면 예상시기보다 일찍 수혈한다. 수혈은 임신 34주 이전으로 제한할 필요는 없으며 임신 37주 이후에도 수혈할 수 있다.

분만을 고려한다면 분만 전 임신부에게 페노바르비탈*phenobarbital*(하루 30mg×3)을 10일간 경구 투여하는 것을 고려할 수 있다. 이는 빌리루빈을 결합하는 신생아의 간성숙을 증진해서 출생 후 교환수혈을 예방할 수 있는 것으로 보고되었다.[23]

6) 태아 수혈의 결과

Harman 등(1990)은 혈관 내 수혈과 복강 내 수혈 각각 44예의 결과를 비교해서, 혈관 내 수혈아의 생존율은 91%로, 복강 내 수혈아의 생존율 66%보다 높다는 의미 있는 결과를 보고했으며, 이 결과에 따라 혈관 내 수혈을 일차적으로 시도해야 하고, 복강 내 수혈은 매우 제한된 상황에서만 이차적으로 선택해야 한다고 했다.[24]

미국산부인과학회*American College of Obstetricians and Gynecologists; ACOG* 제대천자 등록보고에 따르면 전체 주산기생존율은 86.1%이며, 수종이 있는 경우 생존율은 81.6%, 수종이 없는 태아의 생존율은 89.5%였다.[25]

혈관 내 수혈은 비교적 안전한 절차이지만 시행 과정에 따른 위험(혈관관통, 태아 혈액 손실, 혈관경련수축*vasospasm*, 제대혈종*umbilical cord hematoma*)이 없는 것은 아니다. 특히 태반을 통한 제대천자는 태아 운동으로 인해 바늘이 이동하는 위험을 감소시키고 양수의 누출과 양수 내 출혈을 피할 수 있지만, 태아모체출혈*fetomaternal hemorrhage*의 위험이 커서 적혈구동종면역을 악화시킬 수 있다. 다른 합병증으로 고칼륨혈증*hyperkalemia*, 공뇌성낭종*porencephalic cyst*, 신생아에서 적혈구 생성저하가 보고되고 있다.

7) 임신 20주 미만에 재발한 면역성 태아수종

치료의 문제점으로 제대천자가 용이하지 않고 때때로 복강 내 수혈을 시도할 수 있기는 하지만 정확한 수혈량을 계산하는 공식은 아직 존재하지 않는다.

Voto 등(1997)[26]은 임신 20주 전에 정맥 내 면역글로불린*intravenous immunoglobulin; IVIG*을 투여한 다음 20주 후 자궁내수혈을 한 환자 30명의 결과를, 임신 20~25주 사이에 자궁내수혈만으로 치료한 환자 39명과 비교한 결과, 수종은 IVIG 투여 후 자궁내수혈을 시행한 군에서 자궁내수혈군보다 덜 빈번했다(27% : 74%, RR 0.36). 게다가 태아사망의 빈도는 IVIG의 투여로 현저하게 감소했다(20% : 51%, RR 0.39). 이러한 결과는 혈장분리교환술*plasmapheresis*과 IVIG 모두 자궁내수혈을 할 수 있을 때까지 임신을 연장하는 데 도움이 된다는 것을 시사한다. Ruma 등(2007)[27]은 혈장분리교환술과 IVIG의 병합치료로 임신 제2삼분기 초에 재발한 수종의 과거력이 있거나 매우 높은 임신부 항체역가를 보인 경우에 자궁내수혈을 할 수 있을 때까지 임신을 지속하는 데 효과적이었다고 보고했다.

Ⅱ 비면역성 태아수종

비면역성 태아수종은 3,000건의 임신 중 1건의 빈도로 발생한다.[28] 비면역성 태아수종의 많은 원인들이 보고되었으며, 흔한 원인들을 표 14-2에 정리했다. 원인은 태아의 심혈관질환(구조적 심장질환, 부정맥*arrhythmia*과 심장종양, 26%), 염색체이상*chromosome abnormality*(10%), 흉곽 내 질환(9%), 쌍태아간수혈증후군*twin to twin transfusion syndrome*(8%), 태아 빈혈(6%)과 감염(4%), 각종 다른 원인들(14%), 원인을 모르는 경우(22%) 등 다양하다(그림 14-4~14-6).[28] 최근에는 염색체이상, 대사장애*metabolic disorder*와[29] 운동불능증*akinesia*[30]이 증가했다.

1. 병태생리

비면역성 태아수종의 병태생리기전으로는 적당치 않은 심장박출량, 구조적 림프관폐쇄와 저단백혈증이 제기되었다. 비면역성 태아수종의 병태생리기전 가운데 제대정맥압의 상승이 부적당한 심장박출량의 전조가 된다는 보고가 있다.[31]

2. 초음파소견

정규초음파검사를 하면서 수종을 처음 진단하게 된다. 전반적 피부부종이 임신초기에 초음파로 발견할 수 있는 수종의 첫 번째 소견이다.[32] 피부부종은 태아 머리, 특히 목덜미에서 가장 잘 관찰된다. 환자가 태동이 줄거나 의미 있는 양수과다증의 징후인 체중 또는 복부둘레의 갑작스러운 증가를 호소하는 경우도 있다.

이러한 경우에는 태반과 제대를 포함해서 정밀초음파검사를 시행해야 하고 태아의 계통별 접근이 도움이 된다.[33] 특히 심장구조와 심장리듬*cardiac rhythm* 평가가 중요하다. 우심방 과부하*overload*로 인한 심장박출량 감소는 초기 수종의 일차적 원인으로 보인다. 심방심실중격결손*atrioventricular septal defect* 같은 중증 심장기형, 심실을 부족하게 채우는 빠른 심실박동 횟수 또는 심근병증*cardiomyopathy*은 적당치 않은 심장박출량의 원인이다.

심낭삼출액의 초음파소견에 대해서는 논쟁의 여지가 있다. 처음에는 모든 심낭삼출액을 비정상 소견으로 간주했지만,[34] 그 후 여러 연구자들은 심장의 구조적 또는 리듬 이

표 14-2. 비면역성 태아수종의 원인

혈액질환
- 알파지중해빈혈
- 태아 적백혈병

감염
- 톡소포자충증
- 거대세포바이러스
- 파르보바이러스
- 매독
- 그 외 태아 감염

태반과 제대이상
- 태반 또는 태아의 혈관종
- 신장 또는 제대정맥혈전증

심혈관질환
- 심혈관기형
- 태아 빈맥
- 심장횡문근종

태아 빈혈
- 태아모체출혈
- 쌍태아간수혈증후군
- 태아 적혈구효소 결함

대사장애
- 리소솜축적병

가슴이상
- 낭성선종양기형폐
- 폐엽 외 폐격리
- 폐형성부전
- 폐림프관확장증

간질환
- 간염 또는 간괴사
- 경화증

기타
- 하부요로기형
- 선천성 신경모세포종, 기형종, 신경아교종
- 골격이형성증의 몇 가지 유형들
- 누난증후군
- 목덜미물집증후군
- 오피츠-프리아스증후군

염색체이상
- 터너증후군
- 18번세염색체증, 21번세염색체증
- 세배수체

비뇨생식기계이상
- 모성 신증후군

상, 의심되는 빈혈, 바이러스감염 또는 의심되는 염색체이상이 없다면 심낭삼출액 2mm 이하는 정상 소견이라고 했다.[35~37]

복수는 태아와 신생아의 용혈질환, 천미골기형종*sacrococcygeal teratoma*처럼 수종으로 발달하는 상태에 있는 태아에서 수종의 초기징후일 수 있지만, 요로와 위장관의 이상이 있는 경우에는 수종의 초기징후로 고려해서는 안 된다.

중간대뇌동맥의 도플러 평가를 시행해야 한다. 중간대뇌동맥의 최고수축기 혈류속도가 상승하면 비면역성 태아수종인 경우에도 태아 빈혈이 발생할 수 있다.[38]

3. 임신부 혈액검사와 양막천자, 제대천자

진단을 위한 다음 단계는 보통 임신부 혈액검사이다. 임신부 혈액검사에서 간접쿰스검사로 적혈구항체가 음성이면 면역성 태아수종은 제외된다. 모성 병력과 임신부 혈액검사로, 혈액질환을 확인하기 위한 전체혈구계산*complete blood count*, 알파지중해빈혈*alpha thalassemia*, 적혈구효소결핍증*erythrocyte enzyme deficiency*이 있는 보인자를 위한 혈액화학검사*blood chemistry*, 빈혈, 태아모체출혈을 위한 클라이하우어-베케검사*Kleihauer-Betke test* 또는 유세포분석*flow cytometry*을 이용한 태아 세포염색, 대사질환*metabolic disease*과 매독*syphilis*, 톡소포자충증*toxoplasmosis*, 거대세포바이러스, 파르보바이러스*parvovirus*, 아데노바이러스*adenovirus* 등의 자궁내감염 같은 비면역성 태아수종의 원인을 인

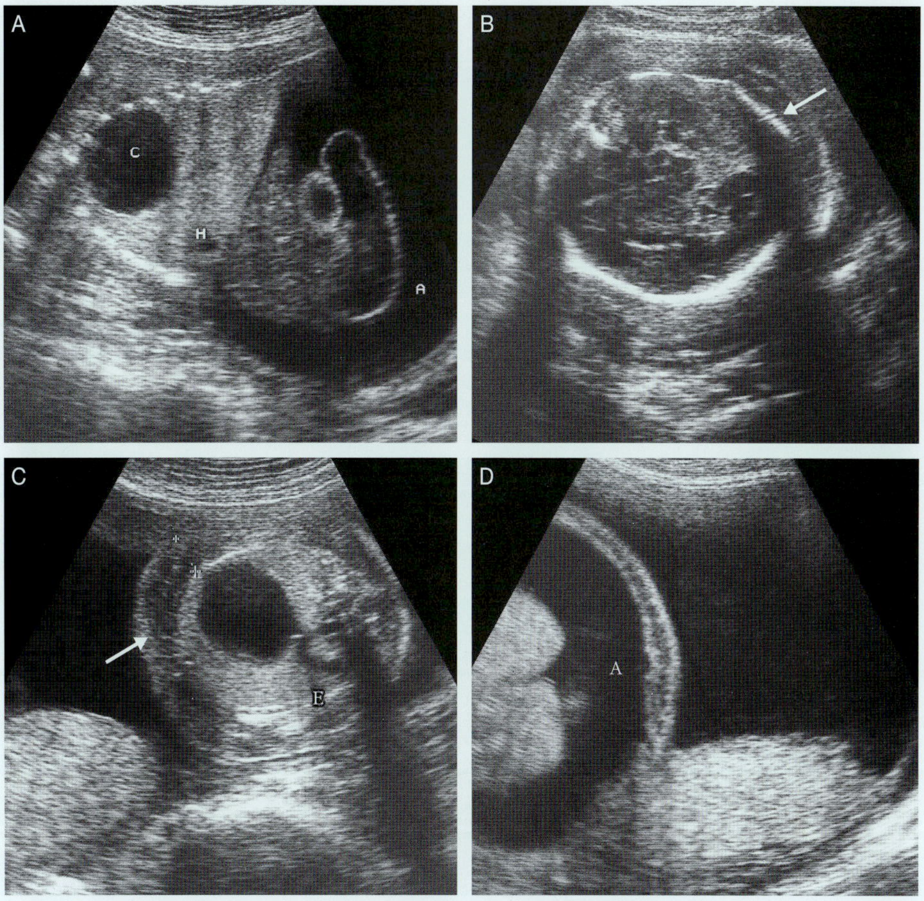

그림 14-4. 선천성 낭성선종양기형에서 수종, 임신 25^{+3}주 A. 둥근 낭종(C, 3.3×3.6cm)이 좌측 흉곽 내에 보이고 심장(H)은 우측으로 이동해 있으며 복강 내에 상당한 복수(A)가 보인다. B. 두피의 부종(화살표)이 있다. C. 흉벽의 부종(화살표)과 경한 심낭삼출액(E)도 보인다. D. 복벽의 부종이 보인다(A: 복수).

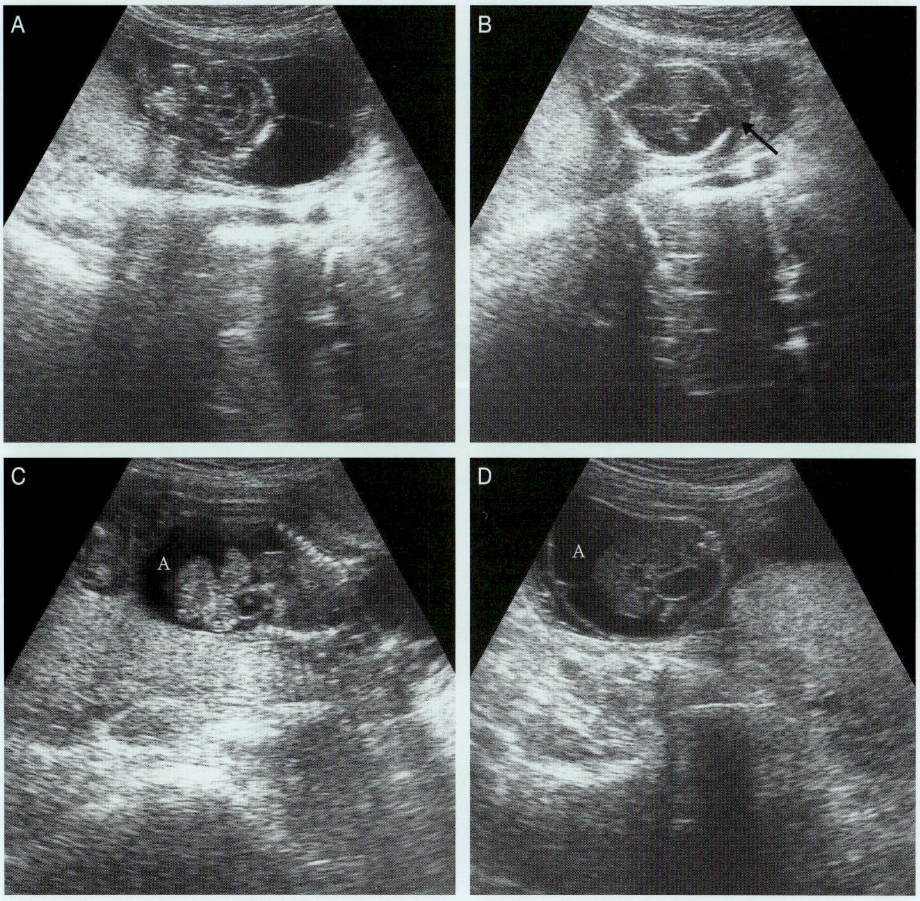

그림 14-5. 터너증후군에서 수종이 있는 림프낭종, 임신 17^{+4} A. 머리의 횡단스캔에서 중격이 있는 큰 림프낭종을 볼 수 있다. B. 두피의 부종(화살표). C, D. 관상스캔(C)과 복부의 횡단스캔(D)에서 상당량의 복수(A)와 양수과소증이 보인다.

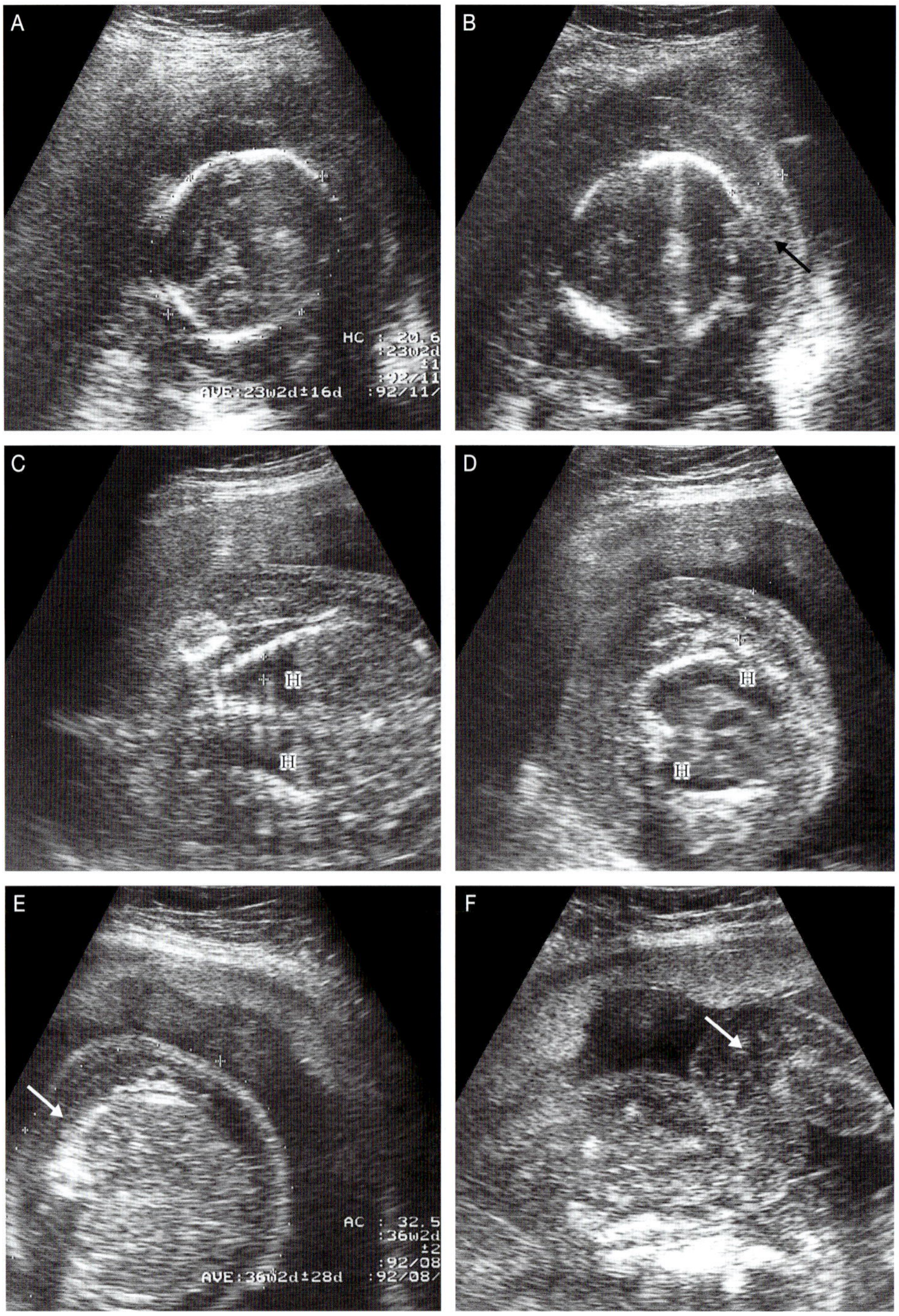

그림 14-6. 원인을 알 수 없는 수종, 임신 23+1주 A. 횡단스캔에서 머리 크기는 임신주수와 상응한다. B. 두피의 부종(화살표), 가슴의 관상(C)과 횡단스캔(D)에서 양측 수흉(H)을 볼 수 있다. 흉벽에도 부종이 있다. E. 복부에는 복수가 없지만 복부둘레는 임신 36주에 해당하는 크기로 증가했고 복벽의 부종(화살표)이 보인다. F. 대퇴골길이도 임신주수와 상응하지만 하지 연조직의 부종(화살표)이 보인다.

지할 수 있다(표 14-3).[33, 39, 40]

대부분의 경우 양막천자, 태반생검*placental biopsy* 또는 제대천자 같은 침습적 방법을 이용해야 한다. 제대천자는 혈액질환, 혈청 내 단백질 수치, 대사질환과 태아 감염, 태아 핵형을 확인하는 가장 빠르고 직접적인 방법이다.

과거에는 비면역성 태아수종의 초기 평가에 사용되는 태아 혈액을 얻기 위해서 제대천자가 흔히 이용되었다. 그러나 양막천자를 통해 중증 염색체이상을 확인하기 위한 형광동소교잡법*fluorescent in situ hybridization; FISH*과 바이러스감염을 확인하기 위한 PCR검사가 제대천자의 역할을 감소시켰다. FISH와 톡소포자충증, 거대세포바이러스, 파르보바이러스, 아데노바이러스 감염을 확인하기 위한 PCR검사를 시행하려면 양막천자를

표 14-3. 비면역성 태아수종의 원인을 확인하기 위한 산전진단검사

진단 수준 · 침습성	진단검사	가능한 원인
모체	전체혈구계산 수치와 지표들	혈액이상
비침습적	혈색소전기영동	알파지중해빈혈
	혈액화학검사(모성 포도당6인산탈수소효소결핍증, 피루르산염키나아제 보인자 상태)	태아 적혈구효소결핍증 가능성
	클라이하우어-베케검사	태아모체출혈
	바이러스 역가(콕사키바이러스, 파르보바이러스)	태아 감염
	매독과 TORCH 역가	
	초음파검사	다태임신과 선천성 기형을 제외한 비면역성 태아수종과 그 진행의 평가
	태아 심장초음파검사	선천성 심장결손 부정맥
	경구 당부하검사	모성 당뇨병
양막천자	태아 핵형분석	염색체이상
	양막세포배양	거대세포바이러스
	알파태아단백질	선천성 신장증, 천미골기형종
	특정 대사검사 제한핵산내부가수분해효소검사	고셰병, 테이-삭스병, GM-강글리오시드증 등 알파지중해빈혈
제대천자	빠른 핵형분석과 대사검사	염색체이상 또는 대사이상
	혈색소사슬분석	알파지중해빈혈
	특정 IgM에 대한 태아 혈장분석	자궁내감염
	태아 혈장 알부민	저알부민혈증
	전체혈구계산 수치	태아 빈혈

• Holzgreve 등(1985)[39]

해야 한다.

비면역성 태아수종의 8%까지 리소솜축적병*lysosomal storage disease*과 관계된다.[41] 점액다당류*mucopolysaccharide*와 뉴라민산*neuraminic acid*을 확인하기 위해 양수분석을 추천한다. 양막세포배양은 더 흔한 리소솜축적병을 확인하기 위해 베타글루쿠론산분해효소*β-glucuronidase*, 베타포도당분해효소*β-glucosidase*, 베타갈락토시다아제*β-galactosidase*를 포함하는 효소 수치와 핵형 분석에 이용된다. 사산이나 수종 같은 임신부의 과거력이 있으면 니만-피크병*Nieman-Pick disease* A형과 C형, 울만병*Wolman disease*, 파버병*Farber disease*, 점액지질증*mucolipidosis* II형, 다발성술파타아제결핍증*multiple sulfatase deficiency* 같은 다른 리소솜축적병들의 효소분석을 위한 양막세포배양검사를 고려해야 한다(표 14-3).

산전검사를 하지 않았다면 분만 시 제대혈에서 산전검사와 마찬가지로 전체혈구계산, 특히 염색체검사, 매독, 바이러스와 톡소포자충증검사, 관련된 적혈구와 리소솜효소*lysosomal enzyme*검사를 시행한다.

임신중단 또는 사산 후 부검과 태아의 평가는 진단에 단서를 제공하고 다음 임신의 재발위험에 대한 상담과 감시를 하는 데 도움이 될 수 있다.

4. 치료

비면역성 태아수종의 전반적인 예후는 60~70%의 사망률로 불량하다.[32, 42, 43] 태아의 구조적 이상이 초음파검사상 확인되면 사망률은 100%에 이른다.[32, 44]

그동안 비면역성 태아수종의 산전진단과 치료가 시도되어왔다.[45] 제한된 경우의 비면역성 태아수종은 자궁 내에서 치료할 수 있다. 그러나 이러한 경우들은 특별한 원인을 정확하게 진단함으로써 가능하다. 임신부 파르보바이러스감염[46]으로 인한 수종, 적혈구동종면역, 태아모체출혈[47]이 있으면 자궁내수혈을 한다.

그 밖에 세균과 바이러스감염이 비면역성 태아수종과 연관된다. 태아가 거대세포바이러스에 감염된 경우 과면역글로불린*hyperimmunoglobulin*을 임신부와 태아에 직접 투여,[48] 아데노바이러스 관련 심근염*myocarditis*이 있는 경우 디곡신*digoxin*을 모체 투여,[49] 톡소포자충증의 경우 피리메타민*pyrimethamine*, 술파디아진*sulfadiazine*과 폴린산*folinic acid* 모체 투여,[50] 태아 매독감염인 경우 페니실린*penicillin* 모체 투여[51]한다.

태아의 부정빈맥*tachyarrhythmia* 가운데 태아의 심방조동*atrial flutter* 또는 심실상성빈맥*supraventricular tachycardia* 시 디곡신 비경구 투여 후 플레카이니드*flecainide* 또는 소토톨*sototol*을 추가[52]한다.

가슴에 충실성*solid* 종괴나 천미골기형종이 있으면 개방성태아수술,[53] 편측성 흉막삼출액 또는 폐의 대낭성선종양기형*macrocystic adenomatoid malformation*이 있으면 흉막양막강단락술*thoracoamniotic shunt, pleuroamniotic shunt*,[54] 쌍태아간수혈증후군이 있으면 태아경하레이저태반혈관폐쇄술*fetoscopic laser coagulation of placental vessels*[55]을 시행한다.

수종의 자연 소멸이 태반 융모막맥관종絨毛膜脈管腫, *chorioangioma*, 파르보바이러스, 거대세포바이러스감염에서 관찰되었다.[56, 57]

적극적인 태아치료에도 불구하고 수종의 전체 생존율은 아직 개선되지 않았다.[58]

Ⅲ 요약

면역성 태아수종과 비면역성 태아수종은 불량한 예후를 보이는 의미 있는 태아질환의 징후들이다. 예방과 산전치료의 발전은 면역성 태아수종이 있는 태아의 예후를 현저하게 변화시켰다. 태아의 부정빈맥, 태아의 파르보바이러스감염, 쌍태아간수혈증후군 같은 비면역성 태아수종과 관련된 상황에서 산전 치료는 어느 정도 효과가 있었다. 그러나 대다수의 경우에는 효과적인 치료방법이 없고 주산기사망률*perinatal mortality rate*이 높아 많은 문제가 남아 있다.

참고문헌

1. Fleischer AC, Killam AP, Boehm FH, et al. Hydrops fetalis: sonographic evaluation and clinical implications. Radiology 1981;141:163-168.
2. Sohan K, Carroll SG, De La Fuente S, et al. Analysis of outcome in hydrops fetalis in relation to gestational age at diagnosis, cause and treatment. Acta Obstet Gynecol Scand 2001;80:726-730.
3. Nicolaides KH, Thilaganathan B, Rodeck CH, et al. Erythroblastosis and reticulocytosis in anemic fetuses. Am J Obstet Gynecol 1988;159:1063-1065.
4. Bowman JM, Pollock JM. Amniotic fluid spectrometry and early delivery in the management of erthroblastosis fetalis. Pediatrics 1965;35:815-835.
5. Bowell P, Wainscoat JS, Peto TE, et al. Maternal anti-D concentrations and outcome in rhesus haemolytic disease of the newborn. Br J Med 1982;285:327-329.
6. Van den Veyver IB, Moise KJ Jr. Fetal RhD typing by polymerase chain reaction in pregnancies complicated by rhesus alloimmunization. Obstet Gynecol 1996;88:1061-1067.
7. Lo YM, Hjelm NM, Fidler C, et al. Prenatal diagnosis of fetal RhD status by molecular analysis of maternal plasma. N Engl J Med 1998;339:1734-1738.
8. Daniels G, Finning K, Martin P, et al. Fetal blood group genotyping from DNA from maternal plasma: an important advance in the management and prevention of haemolytic disease of the fetus and newborn. Vox Sang 2004;87:225-232.
9. Gautier E, Benachi A, Giovangrandi Y, et al. Fetal RhD genotyping by maternal serum analysis: a two-experience. Am J Obstet Gynecol 2005;192:666-669.
10. Liley AW. Liquor amnii analysis in the management of pregnancy complicated by rhesus sensitization. Am J Obstet Gynecol 1961;82:1359-1370.
11. Nicolaides KH, Soothill PW, Clewell WH, et al. Fetal haemoglobin measurement in the assessment of red cell isoimmunization. Lancet 1988;1:1073-1075.
12. Mari G, Deter RL, Carpenter RL, et al. Noninvasive diagnosis by Doppler ultrasonography of fetal anemia due to maternal red-cell alloimmunization. N Engl J Med 2000;342:9-14.
13. Nicolaides KH, Rodeck CH, Mibashan RS, et al. Have Liley charts outlived their usefulness? Am J Obstet Gynecol 1986;155:90-94.
14. Queenan JT, Tomai TP, Ural SH, et al. Deviation in amniotic fluid optical density at a wavelength of 450 nm in Rh-immunized pregnancies from 14 to 40 weeks' gestation: a proposal for clinical management. Am J Obstet Gynecol 1993;168:1370-1376.
15. Mari G, Abuhamad AZ, Cosmi E, et al. Middle cerebral artery peak systolic velocity: technique and variability. J Ultrasound Med 2005;24:425-430.
16. Oepkes D, Seaward PG, Vandenbussche FP, et al. Doppler ultrasonography versus amniocentesis to predict fetal anemia. N Engl J Med 2006;355:156-164.
17. Zimmerman R, Carpenter RJ Jr, Durig P, et al. Longitudinal measurement of peak systolic velocity in the fetal middle cerebral artery for monitoring pregnancies complicated by red cell alloimmunisation: a prospective multicentre trial with intention to treat. Br J Obstet Gyneol 2002;109:746-752.
18. Moise KJ Jr, Deter RL, Kirshon B, et al. Intravenous pancuronium bromide for fetal neuromuscular blockade during intrauterine transfusion for red-cell alloimmunization. Obstet Gynecol 1989;74:905-908.
19. Bowman JM, Hemolytic disease (erythroblastosis fetalis). In: Creasy RK, Resnik R, eds. Maternal-fetal medicine: principles and practice. Philadelphia: WB Saunders, 1994, pp.711-743.
20. Radunovic N, Lockwood CJ, Alvarez M, et al. The severely anemic and hydropic isoimmune

fetus: changes in fetal hematocrit associated with intrauterine death. Obstet Gynecol 1992;79:390-393.
21. Nicolaides KH, Rodeck CH. Fetal blood sampling. Bailliere's Clin Obstet Gynecol 1987;1:623-648.
22. Weiner CP, Williamson RA, Wenstrom KD, et al. Management of fetal hemolytic disease by cordocentesis. II. Outcome of treatment. Am J Obstet Gynecol 1991;165:1302-1307.
23. Trevett TN Jr, Dorman K, Lamvu G, et al. Antenatal maternal administration of phenobarbital for the prevention of exchange transfusion in neonates with hemolytic disease of the fetus and newborn. Am J Obstet Gynecol 2005;192:478-482.
24. Harman CR, Bowman JM, Manning FA, et al. Intrauterine transfusion—intraperitoneal versus intravascular approach: a case-control comparison. Am J Obstet Gynecol 1990;162:1053-1059.
25. American College of Obstetricians and Gynecologists. Management of isoimmunization in pregnancy. ACOG Technical Bulletin 1990;148:1-6.
26. Voto LS, Mathet ER, Zapaterio JL, et al. High-dose gammaglobulin (IVIG) followed by intrauterine transfusions (IUTs): a new alternative for the treatment of severe fetal hemolytic disease. J Perinat Med 1997;25:85-88.
27. Ruma MS, Moise KJ Jr, Kim E, et al. Combined plasmapheresis and intravenous immune globulin for the treatment of red cell alloimmunization. Am J Obstet Gynecol 2007;196:138e1-138e6.
28. Machin GA. Hydrops revisited: literature review of 1,414 cases published in the 1980s. Am J Med Genet 1989;34:366-390.
29. Van Maldergem L, Jauniaux E, Forneau C, et al. Genetic causes of hydrops fetalis. Pediatrics 1992;89:81-86.
30. Jauniaux E, Van Maldergem L, De Munter C, et al. Nonimmune hydrops fetalis associated with genetic abnormalities. Obstet Gynecol 1990;75:568-572.
31. Weiner CP. Umbilical pressure measurement in the evaluation of nonimmune hydrops fetalis. Am J Obstet Gynecol 1993;168:817-823.
32. Jauniaux E. Diagnosis and management of early non-immune hydrops fetalis. Prenat Diagn 1997;17:1261-1268.
33. Fleischer AC, Killam AP, Boehm FH, et al. Hydrops fetalis: sonographic evaluation and clinical implications. Radiology 1981;141:163-168.
34. Shenker L, Reed KL, Anderson CF, et al. Fetal pericardial effusion. Am J Obstet Gynecol 1989;160:1505-1508.
35. Dizon-Townson DS, Dildy GA, Clark SL. A prospective evaluation of fetal pericardial fluid in 506 second-trimester low-risk pregnancies. Obstet Gynecol 1997;90:958-961.
36. Jeanty P, Romero R, Hobbins JC. Fetal pericardial fluid: a normal finding of the second half of gestation. Am J Obstet Gynecol 1984;149:529-532.
37. Yoo SJ, Min JY, Lee YH. Normal pericardial fluid in the fetus: color and spectral Doppler analysis. Ultrasound Obstet Gynecol 2001;18:248-252.
38. Hernandez-Andrade E, Scheier M, Dezerega V, et al. Fetal middle cerebral artery peak systolic velocity in the investigation of nonimmune hydrops. Ultrasound Obstet Gynecol 2004;23:442-445.
39. Holzgreve W, Holzgreve B, Curry CJ. Nonimmune hydrops fetalis: diagnosis and management. Semin Perinatol 1985;9:52-67.
40. Gough JD, Keeling JW, Castle B, et al. The obstetric management of non-immunological hydrops. Br J Obstet Gynaecol 1986;93:226-234.
41. Kooper AJ, Janssens PM, de Groot AN, et al. Lysosomal storage diseases in non-immune

hydrops fetalis pregnancies. Clin Chim Acta 2006;371:176-182.

42. Nakayama H, Kukita J, Hikino S, et al. Long-term outcome of 51 live born neonates with non-immune hydrops fetalis. Acta Paediatr 1999;88:24-28.

43. Simpson JH, McDevitt H, Young D, et al. Severity of non-immune hydrops fetalis at birth continues to predict survival despite advances in perinatal care. Fetal Diagn Ther 2006;21:380-382.

44. Im SS, Rizos N, Joutsi P, et al. Nonimmunologic hydrops fetalis. Am J Obstet Gynecol 1984;148:566-569.

45. Watson J, Campbell S. Antenatal evaluation and management in non-immune hydrops fetalis. Obstet Gynecol 1986;67:589-593.

46. Enders M, Weidner A, Zoellner I, et al. Fetal morbidity and mortality after acute human parvovirus B19 infection in pregnancy: prospective evaluation of 1018 cases. Prenat Diagn 2004;24:513-518.

47. Montgomery LD, Belfort MA, Adam K. Massive fetomaternal hemorrhage treated with serial combined intravascular and intraperitoneal fetal transfusions. Am J Obstet Gynecol 1995;173:234-235.

48. Nigro G, Adler SP, La Torre R, et al. Passive immunization during pregnancy for congenital cytomegalovirus infection. N Engl J Med 2005;353:1350-1362.

49. Towbin JA, Griffin LD, Martin AB, et al. Intrauterine adenoviral myocarditis presenting as nonimmune hydrops fetalis: diagnosis by polymerase chain reaction. Pediatr Infect Dis J 1994;13:144-150.

50. Friedman S, Ford-Jones LE, Toi A, et al. Congenital toxoplasmosis: prenatal diagnosis, treatment and postnatal outcome. Prenat Diagn 1999;19:330-333.

51. Barton JR, Thorpe EM Jr, Shaver DC, et al. Nonimmune hydrops fetalis associated with maternal infection with syphilis. Am J Obstet Gynecol 1992;167:56-58.

52. Oudijk MA, Ruskamp JM, Ambachtsheer BE, et al. Drug treatment of fetal tachycardias. Paediatr Drugs 2002;4:49-63.

53. Adzick NS, Kitano Y. Fetal surgery for lung lesions, congenital diaphragmatic hernia, and sacrococcygeal teratoma. Semin Pediatr Surg 2003;12:154-167.

54. Wilson RD, Baxter JK, Johnson MP, et al. Thoracoamniotic shunts: fetal treatment of pleural effusions and congenital cystic adenomatoid malformations. Fetal Diagn Ther 2004;19:413-420.

55. Senat MV, Deprest J, Boulvain M, et al. Endoscopic laser surgery versus serial amnioreduction for severe twin-to-twin transfusion syndrome. N Engl J Med 2004;351:136-144.

56. Chazotte C, Girz B, Koenigsberg M, et al. Spontaneous infarction of placental chorioangioma and associated regression of hydrops fetalis. Am J Obstet Gynecol 1990;163:1180-1181.

57. Fadel HE, Ruedrich DA. Intrauterine resolution of nonimmune hydrops associated with cytomegalovirus infection. Obstet Gynecol 1988;71:1003-1005.

58. Wy CA, Sajous CH, Loberiza F, et al. Outcome of infants with a diagnosis of hydrops fetalis in the 1990s. Am J Perinatol 1999;16:561-567.

15
태아 감염

임신 중 감염*infection*은 유산*abortion*, 기형*malformation*, 태아 및 신생아에서 사망과 이환의 중요한 원인이 된다. 적어도 임신부의 5%에서 임신 중 증상이 있는 바이러스질환*viral disease* 침입이 있고 많은 경우 임상적으로 증상이 없는 감염이다.[1] 세균감염*bacterial infection*과 기생충감염*parastic infection*이 훨씬 흔할 수 있다.

태아 감염을 확인하기 위해 임신부와 태아를 평가해야 한다. 특히 생활양식, 임상적 증상, 증상이 있는 가족들 또는 동료 직장인 그리고 지역 같은 요인들을 조사하기 위해 철저하게 임신부 과거력을 얻어야 한다. 가능한 임신부급성감염*acute maternal infection*을 발견하기 위해서는 임신부 혈청학적 검사*serological test*를 시행해야 한다. 태아 감염을 조사하기 위해서는 제대천자*cordocentesis*를 시행해서 혈청학적 검사, 양막천자*amniocentesis*로 양막세포배양, 중합효소연쇄반응*polymerase chain reaction; PCR*검사를 한다.

초음파는 임신 중 흔하게 사용되므로 태아 감염을 의미할 수도 있는 초음파소견을 인지하는 것이 중요하다. 태아 감염이 의심되면 초음파소견을 찾아야 한다. 특별하지는 않지만, 태아 감염의 흔한 초음파소견에는 뇌실확장증*ventriculomegaly*, 두개내석회화*intracranial calcification*, 무뇌수두증*hydranencephaly*, 소두증*microcephaly*, 심장기형, 간비장비대*hepatosplenomegaly*, 에코성 장*echogenic bowel*, 복강 내 석회화*calcification*, 수종*hydrops*, 태반비대, 자궁내성장지연*intrauterine growth restriction*과 비정상 양수량 등이 있다.

대부분 감염된 태아들은 초음파상 정상으로 보인다는 점에 주목해야 한다. 정상 해부구조검사로 태아 감염의 위험이 있는 환자를 안심시킬 수는 있지만 정상 결과를 예측할 수는 없다. 초음파소견은 역시 변하거나 시간이 지나면 소멸되기도 한다. 따라서 연속초음파검사가 매우 중요할 수 있다. 초음파상 이상이 발견된 경우 절반에서 다기관 침범을 보일 수 있다. 따라서 철저한 초음파검사는 매우 중요하다.

이 장에서는 TORCH(톡소포자충*Toxoplasma gondii*, 풍진*Rubella*, 거대세포바이러스*Cytomegalovirus*, 단순포진바이러스*Herpes simplex virus*), 매독균*Treponema pallidum*과 같은 태아 감염의 흔한 원인과 다른 특별한 병원체에 대해서 검토하고 연관된 초음파소견을 소개한다.

1. 거대세포바이러스

태아와 신생아감염의 가장 흔한 원인이며, 선천성 거대세포바이러스감염은 살아서 출생한 신생아의 0.2~2.2%에서 발생한다.[2,3] 거대세포바이러스는 감염된 혈액, 침 또는 소변 또는 성 접촉을 통해 전파되며, 잠복기는 28~60일로 평균 40일이다. 바이러스혈증 *viremia*은 일차감염 2~3주 후에 발견될 수 있다. 경한 단핵구증單核球症, *mononucleosis* 같은 증상을 호소하는 환자도 있지만 성인에서 일차 거대세포바이러스감염은 대부분 증상이 없다.

임신부 일차 거대세포바이러스감염이 태아에게 전파되는 위험은 30~40%이다.[2] 반면 재발감염의 경우 그 위험은 2%보다 높지 않다.[4] 일차감염 후 자궁내감염된 경우 10%에서 출생 시 거대세포바이러스감염의 징후와 증상(저체중, 황달*jaundice*, 간비장비대, 소두증, 혈소판감소자색반*thrombocytopenia purpura*, 뇌실주위석회화*periventricular calcification*)을 보이고 감각신경난청*sensorineural hearing loss*, 정신지체*meatal retardation* 같은 장기 신경학적 후유증이 남는다.[5]

(1) 초음파소견

자궁 내 거대세포바이러스감염 시 뇌실확장증과 두개내석회화, 특히 뇌실주위석회화(그림 15-1), 자궁내성장지연과 양수과소증*oligohydramnios*이 가장 흔하게 보고되는 초음파 소견들이다. 소두증, 심장비대*cardiomegaly*, 간비대*hepatomegaly*와 간석회화*liver calcification*, 에코성 장, 복수*ascites*, 수종과 태반비대를 포함한다.

두개내석회화는 분명한 음향그림자*acoustic shadow* 없이 뇌실주위 또는 피질병소로 나타날 수 있다.[6] 발생 부위와 다발성이 보이면 음향그림자가 존재하지 않는 경우에도 석회화를 의심할 수 있다. 거대세포바이러스감염은 톡소포자충증*toxoplasmosis*보다 뇌실주위에 발생하는 경향이 더 높다.

대뇌기저핵*basal ganglia* 또는 시상視床, *thalamus*에 선상 또는 가지모양의 에코가 있는 석회화는 태아 초음파에서도 발견되었다.[7,8] 눈에 침범해서 맥락망막염*chorioretinitis*, 시신경염*optic neuritis*, 백내장*cataract*, 사시*strabismus*, 소안구증*microphthalmos*과 모양체결손 *coloboma of ciliary body*을 일으킨다. 태아 눈의 초음파에서는 이러한 몇 가지 안구질환을 인지할 수 있다.[9]

에코성 장의 원인은 분명치 않지만 많은 예가 보고되었다. 간비대와 간석회화는 톡스포자충증 또는 수두*varicella*감염의 전형이기는 하지만 거대세포바이러스감염에서도 역시 볼 수 있다. 비장비대*splenomegaly*도 만삭에 가까울수록 볼 수 있다.

수종은 간기능부전*liver failure*과 간울혈*liver congestion*로 인해 문맥고혈압*portal hypertension*과 연관될 수 있다. 단독 태아 복수가 거대세포바이러스감염 시 일어날 수 있지만, 항상 불량한 예후를 의미하는 것은 아니다. 태반은 대부분 비대해진다.

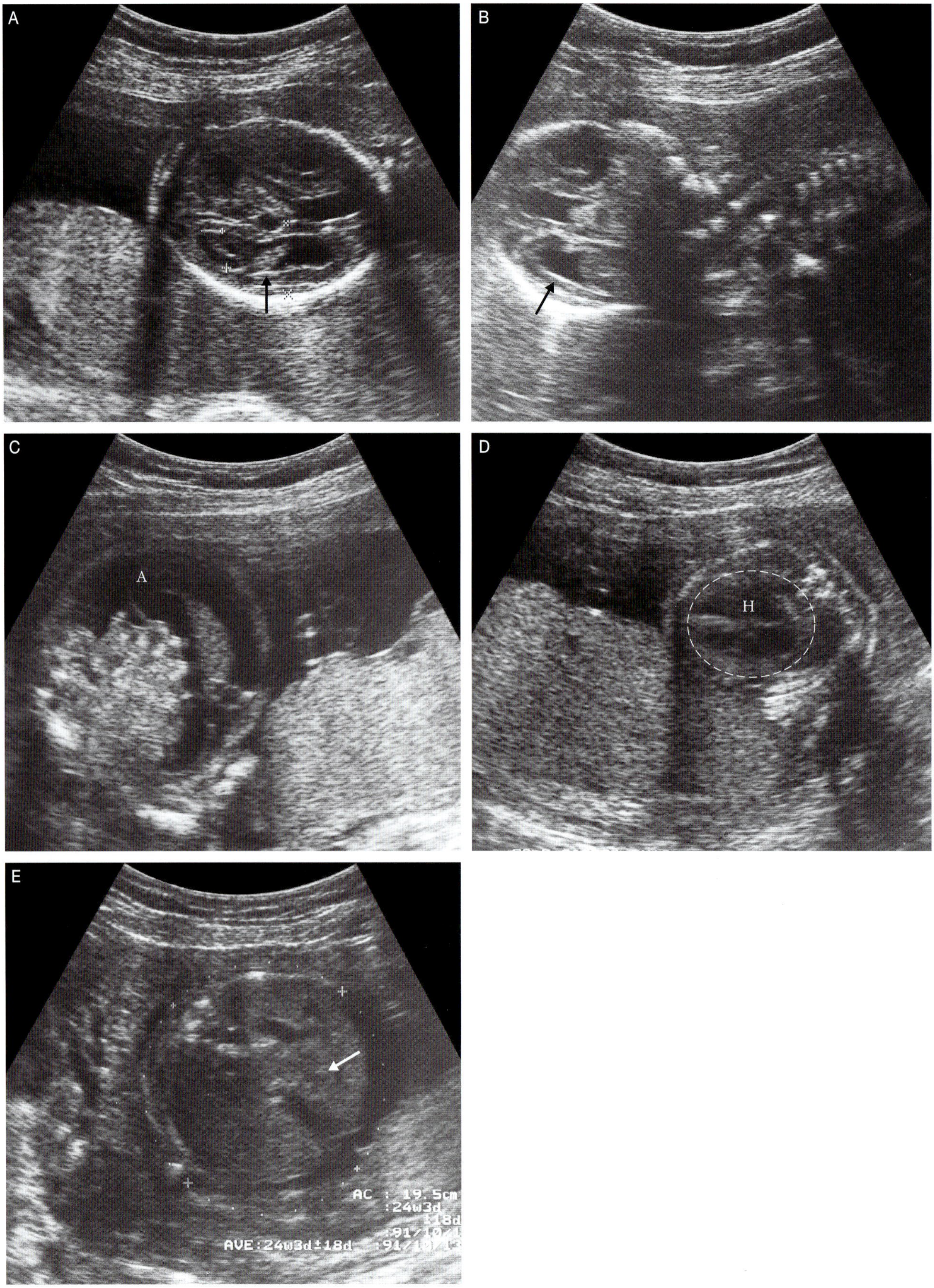

그림 15-1. 거대세포바이러스감염, 임신 22주 A. 태아 머리의 횡단면에서 뇌실확장증과 강한 에코(석회화)가 있는 뇌실벽(화살표)을 볼 수 있다. B. 태아 머리의 다른 횡단면에서 뇌실확장증과 에코가 강한 뇌실벽(화살표)을 볼 수 있다. C. 복부 횡단스캔에서 복수(A)와 에코성 장이 보인다. D. 가슴 횡단스캔에서 심장비대(점선)가 보인다(H: 심장). E. 복부스캔에서 간에 산재한 석회화(화살표)를 볼 수 있다. 임신중단 태아의 부검 조직소견상 각종 장기에서 거대세포바이러스감염으로 인한 핵봉입을 확인했다.

(2) 감별진단

자궁내감염은 유사한 초음파소견을 보이거나 초음파에서 이상이 전혀 없을 수도 있다. 초음파소견으로는 앞에서 살펴본 것처럼 수종이나 복수, 뇌실확장증, 두개내석회화, 에코성 장 또는 자궁내성장지연을 보인다. 어떤 감염에서는 장의 팽대된 고리*loop* 또는 복강 내 석회화 같은 특별한 이상을 보일 수 있다.

수종이 보인다면 수종을 일으키는 면역성, 비면역성 원인을 감별해야 한다(제14장 태아수종 참조). 뇌실확장증의 원인인 수두증*hydrocephalus*, 뇌의 이상발달, 뇌위축*atrophy of brain*을 일으키는 질환을 참조해서 자궁내감염과 감별진단한다(제7장 중추신경계기형 참조). 자궁내감염은 뇌실확장증과 두개내석회화가 동시에 존재할 수 있고 뇌실주위에 높은 에코가 나타난다. 에코성 장은 다른 자궁내감염보다 거대세포바이러스감염 시 훨씬 흔하다. 21번세염색체증*trisomy 21*, 낭성섬유증*cystic fibrosis* 또는 혈액을 삼킨 태아에서 에코성 장을 볼 수 있다.

팽창된 장은 자궁내감염 시 덜 자주 발생하지만 선천매독*congenital syphilis*인 경우 볼 수 있다. 장폐쇄*intestinal atresia* 역시 장을 팽창시킬 수 있다. 수두감염인 경우에는 간에서 에코성 병소*echogenic foci*를 볼 수 있다. 복부 또는 간에 에코가 있는 석회화는 특별한 원인이나 나쁜 후유증이 없을 수도 있다. 종양 같은 흔하지 않은 복강 내 종괴가 석회화하는 경우도 있기 때문에 감별진단을 고려해야 한다.

자궁내성장지연이 거대세포바이러스, 풍진 그리고 사람면역결핍바이러스*human immunodeficiency virus; HIV*감염 시 발생할 수 있다. 염색체이상*chromosome abnormality*과 태반기능부전도 자궁내성장지연의 감별진단에 고려해야 한다. 두개내석회화는 감염으로 의심할 수 있지만 진단적이지는 않다. 상염색체열성*autosomal recessive*유전질환이 두개내석회화, 소두증과 드물게 연관된다.[10] 두개내종양도 역시 고려해야 한다.

(3) 예후

감염된 태아의 10%만이 출생 시 증상이 있지만 예후는 불량하다. 이환된 신생아는 미숙*prematurity*, 저체중, 황달, 간비장비대, 소두증과 혈소판감소자색반을 보일 수 있다. 심하게 감염된 태아의 약 30%는 사망하고 생존 태아의 80%는 대부분 정신지체, 감각신경난청, 신경근육질환과 맥락망막염 같은 심한 신경성 이환을 보인다.[11, 12] 심한 태아 감염의 빈도는 임신부 일차감염 후보다 재발감염 후 훨씬 낮다. 신생아기에 감염된 경우에는 전형적으로 증상이 없고 심한 신생아 후유증과 연관되지 않는다.

출생 시 증상이 없는 감염된 신생아의 90% 가운데 5~15%는 소아기에 발생하는 장기 신경학적 후유증을 보인다. 편측 또는 양측 감각신경난청이 가장 흔한 문제이며, 거대세포바이러스는 선천성 난청의 주요 원인이다. 맥락망막염, 다른 신경학적 결손과 치아에나멜이형성*dental enamel dysplasia*이 후유증으로 발생할 수 있다.[13] 임신초기 일차감염에서 가장 나쁜 예후를 보인다.[4]

(4) 처치

현재 태아 거대세포바이러스감염을 위한 치료방법이나 백신*vaccine*은 없다.

2. 파르보바이러스

파르보바이러스*parvovirus* B19는 소아에 제5병*fifth disease*(감염홍반*erythema infectiosum*)을 일으키는 바이러스로 감수성*susceptibility*이 높은 가정주부나 학교 선생님들 가운데 전염 지역 내에서 감염을 일으킨다. 지역 내에 발병한 사례가 없다면 임신 중 파르보바이러스 B19감염의 빈도는 낮다.

인간의 파르보바이러스는 감염된 사람으로부터 호흡 비말*droplet* 또는 손에서 입 접촉으로 전파된다. 잠복기는 7일이며 바이러스혈증이 5일간 이어진다. 바이러스가 혈중에 있을 때 병감, 근육통*myalgia*과 낮은 정도의 열이 발생할 수 있다. 대부분(80%) 바이러스혈증 발생 7일 후 감염홍반 같은 발진*rash*, 관절통*arthralgia*과 관절염*arthritis* 같은 증상이 일어날 수 있다.[14] 감염된 사람은 일반적으로 발진이 생기면 더 이상 감염성은 없다.[15]

임신부의 약 절반은 면역되어 있다. 임신부가 바이러스를 갖고 있을 때 임신의 33%에서 태반을 통해 전파되는 것으로 예측한다. 파르보바이러스는 비면역성 태아수종*nonimmune hydrops fetalis*, 자연유산*spontaneous abortion*과 태아사망*fetal demise*의 원인으로 인지되어왔다.[16~18] 이 바이러스는 용해하는 바이러스로 조혈계통*hematopoietic system*을 침범해서 적혈구성숙을 방해하고 약 10일만에 골수무형성위기*aplastic crisis*에 이르게 한다. 파르보바이러스 B19에 감염된 태아에서 심한 빈혈*anemia*이 일어날 수 있다. 수종은 빈혈, 고박출심부전*high output heart failure*과 심근염*myocarditis* 때문에 발생할 수 있다.

(1) 초음파소견

파르보바이러스는 복수, 흉막삼출액*pleural effusion*과 심낭삼출액*pericardial effusion*, 심장비대, 피부 두꺼워짐, 태반비대와 양수과다증*polyhydramnios*, 증가된 목덜미투명대*nuchal translucency* 두께, 증가된 중간대뇌동맥*middle cerebral artery; MCA*의 도플러 혈류속도, 에코성 장을 포함하는 수종의 다양한 양상을 보여줄 수 있다. 수종성 변화는 자연 소멸될 수도 있기 때문에 일과성 복수가 보일 경우에는 파르보바이러스감염을 고려해야 한다. 수종의 80% 이상이 평균 임신 22~23주에 발견되었고 임신부 감염이 태아수종에 이르는 것은 임신 13~16주로, 태아 간의 조혈이 왕성한 시기라는 보고가 있다.[19] 따라서 수종의 초기징후를 발견하기 위해서 임신부 감염이 증명된 다음에는 연속초음파검사를 권한다.

중간대뇌동맥의 도플러 혈류속도 계측은 빈혈을 예측하는 데 도움이 되는 것으로 생각된다. Delle Chiaie 등(2001)은[20] 파르보바이러스감염이 있는 10명의 태아 가운데 중간대뇌동맥 도플러 최고수축기 혈류속도가 예상되는 중앙값의 1.29배보다 클 때 태아빈혈을 100% 예측하는 민감도*sensitivity*를 보여주었다.

임신 제1삼분기*first trimester* 동안 초음파에서는 수종[21~22] 또는 증가된 목덜미투명대 두께(그림 15-2)[24]를 보일 수 있다. 이 경우 핵형이 정상이라면 파르보바이러스 B19감염을 고려해야 한다.

파르보바이러스감염 시 수종이 있는 태아에서 태변복막염*meconium peritonitis*이 보고되었다.[25, 26]

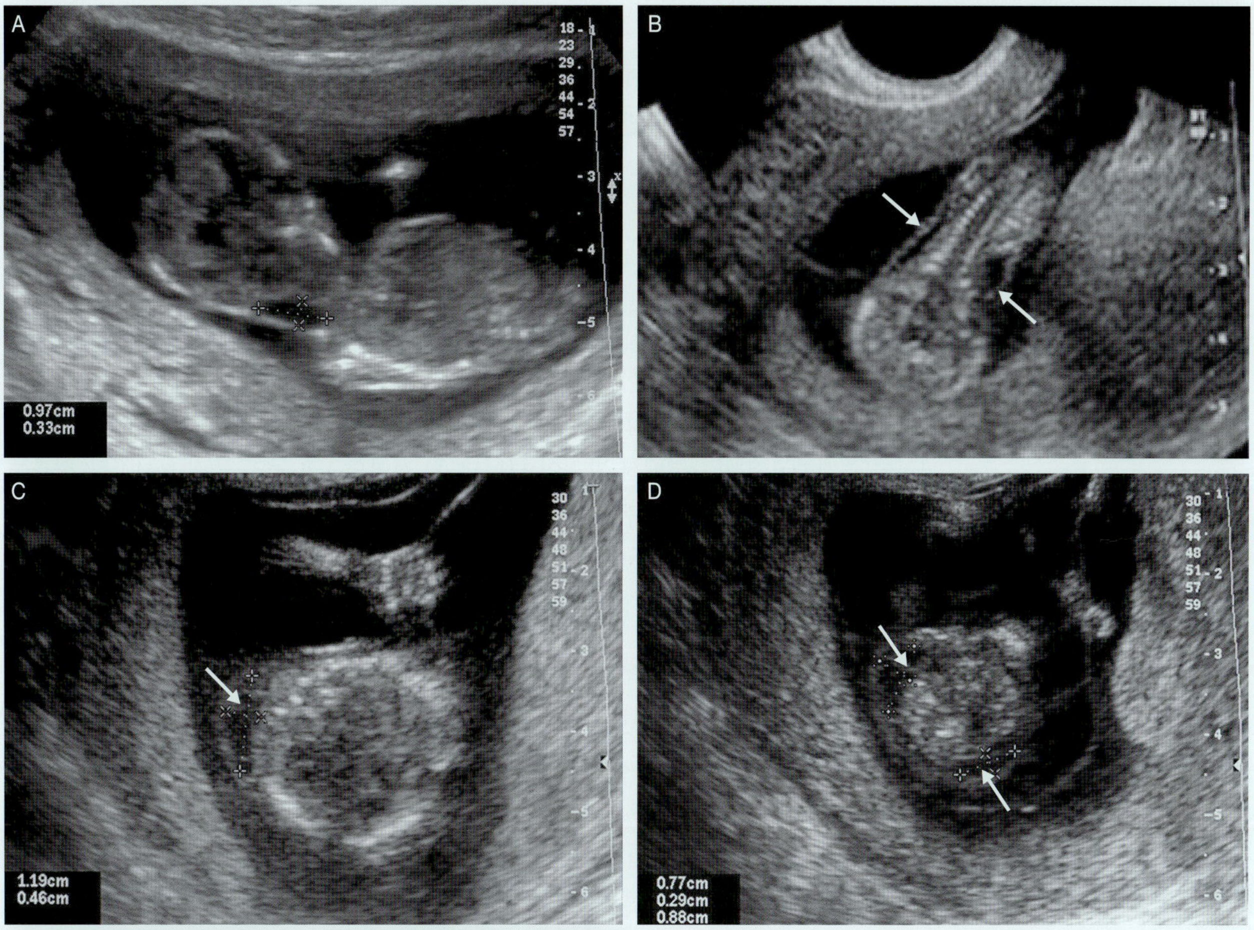

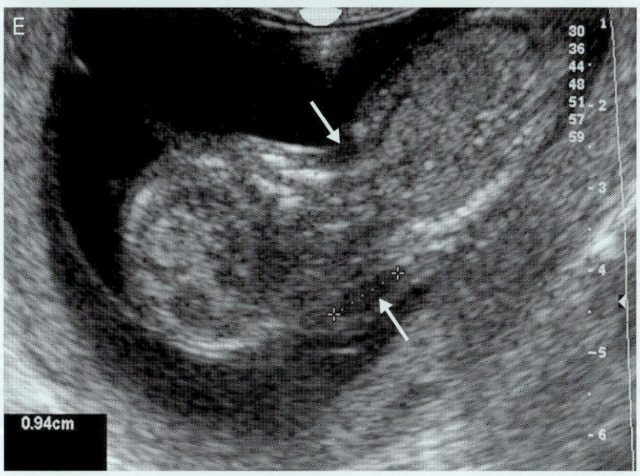

그림 15-2. 파르보바이러스에 감염된 태아, 임신 13^{+2}주 A. 태아의 시상면에서 목 우측에 피하 체액이 모인 것을 볼 수 있다. B. 머리 후방 관상스캔에서 경추 양측 피하의 체액(화살표)을 볼 수 있다. C. 머리 상방에서 좌측으로 약간 기울인 횡단스캔에서 좌측 목 측면에 체액이 보인다. D. 머리 상방 중앙 횡단스캔에서 양측 목 측면에 체액(화살표)이 보인다. E. 머리 전방 비스듬한 관상스캔에서 목 양측 피하의 체액(화살표)을 볼 수 있다. 임신부는 파르보바이러스 IgM 양성이었고 태아는 임신 16주에 자연유산되었다.

(2) 예후

파르보바이러스에 감염된 태아는 정상으로 태어나거나 임신 제1삼분기에 자연유산되는 경우도 있고, 수종이 있어서 사산되거나 수종을 가지고 살아서 출생한다. 임신부의 파르보바이러스 B19감염 사례를 조사한 결과에 따르면 평균 태아 사망률은 10%로, 임신 19~20주에 감염된 경우 15%였으며 임신 20주 이후에는 단 2~3%였다.[27]

(3) 처치

파르보바이러스감염 후에는 결과가 다양하기 때문에 처치방법에 대해서는 의견이 일치하지 않는다. 파르보바이러스에 노출되었을 가능성이 있지만 수종이 없는 태아는 중간 대뇌동맥 도플러 혈류속도 계측을 포함해서 초음파로 추적한다.

파르보바이러스로 인해 발생한 수종은 임신 20주 이후에 제대천자와 수혈로 치료할 수 있다.[28] 태아가 임신 32주 이상이면 분만이 적용될 수 있다.

3. 풍진

풍진은 주로 비인두분비물*nasopharyngeal secretion*을 통해 전파된다. 잠복기는 12~23일이며 감염된 환자의 25~50%에서 증상이 없다. 바이러스혈증은 발진이 나타나기 1주 전에 존재하고 일차감염에서 발진이 나타난 후 적어도 4주 동안 풍진 IgM검사 결과는 양성이다. 환자들은 발진 시작 전 1주와 시작 후 1주에 비인두로부터 바이러스를 흘려 전염성이 있다.

태아파괴*fetal disruption*로 인한 기형의 위험이 높은 자궁내감염이다. 풍진의 효과는 배아나 태아가 감염된 시기에 의존한다. 태아 감염률은 임신 제1삼분기에는 90%, 임신 제2삼분기*second trimester* 말에는 25%, 임신 제3삼분기*third trimester*에 95~100%이다.[29, 30] 선천풍진증후군*congenital rubella syndrome*은 흔히 눈(백내장, 소안구증, 녹내장*glaucoma*, 맥락망막염), 심장(동맥관개존증*patent ductus arteriosus*, 폐동맥판협착*pulmonary stenosis*, 대동맥판협착*aortic stenosis*, 심방중격결손*atrial septal defect*, 심실중격결손*ventricular septal defect*, 심근염)과 신경(귀머거리*deafness*, 소두증, 정신지체)기관계통을 침범한다. 자궁내성장지연, 간비장비대와 혈소판감소 역시 흔하게 보이지만 선천풍진증후군이 있는 신생아의 반수 이상이 출생 시 정상으로 보인다.

(1) 초음파소견

초음파소견을 기초로 산전진단된 사례는 보고되지 않았다. 그러나 두개내석회화가 있는 뇌실확장증과 태변복막염이 있는 태아에서 선천풍진증후군으로 입증되었다.[31, 32] 임신 제1삼분기에 풍진에 감염되면 심한 기형을 일으키는 것은 물론 배아사망*embryonic demise*과 태아사망에 이를 수 있다.

초음파검사는 풍진과 연관된 심장질환 몇 가지를 인지할 수 있다. 소두증, 백내장, 간비장비대와 자궁내성장지연 역시 볼 수 있다.

(2) 처치

임신부 감염이 임신 3~10주 사이에 발생하면 임신중단을 권해야 한다. 태아 감염률과 출생결손율*birth defect rate*은 임신 11~18주 사이에 감소하기 때문에 산전진단검사를 할 수 있다.

4. 수두대상포진바이러스

임신 중 수두감염은 2,000건의 임신 중 1건의 빈도로 발생한다. 수두감염 중 2%만이 선천수두증후군*congenital varicella syndrome*을 일으키고 선천수두증후군은 임신 첫 20주 동안 노출된 경우에 한해 나타난다.[33~35] 임신 중 대상포진*herpes zoster*은 훨씬 흔하지 않고 (10,000명 중 1명) 선천성 감염의 위험은 매우 적다.[36]

수두대상포진바이러스*varicella-zoster virus*의 잠복기는 평균 15일이며 발진 전 2일과 발진 후 5일에 전염성이 있다. 특징적인 임상증상은 피부분절*dermatome*로 분포하는 피부병변(76%), 신경관결손*neural tube defect*(60%), 안질환(51%)과 골격기형(49%)[37] 등이다.

수직감염은 24%에서 일어나며,[38] 대상포진 후 태아 감염은 드물다. 왜냐하면 대상포진감염 중 임신부 혈액 내 항체는 바이러스가 태반을 통과해서 태아가 감염되는 것을 방지하기 때문이다.[39]

수두로 인한 배아병증*embryopathy*은 사지형성부전*limb hypoplasia*과 사지구축*acrocontracture*, 피부분절 분포상의 반흔성 피부병변, 맥락망막염, 소안구증, 백내장, 경련*convulsion*, 소두증, 수두증, 정신지체와 마비*paralysis* 등의 증상을 보인다. 피부병변이 있으면 수두로 인한 배아병증이 확실하지만 항상 존재하지는 않는다.[40]

(1) 초음파소견

초음파검사는 수두로 인한 배아병증에 일치하는 기형을 찾아내는 데 유용하다. 초음파에서 간 내 다발성 에코성 병소를 흔히 볼 수 있다. 간 내 에코성 병소는 부검상 비정상 석회화*dystrophic calcification*를 나타낸다. 다른 소견으로는 양수과다증, 수종, 자궁내성장지연, 사지형성부전, 수두증, 소두증, 공뇌증*porencephaly*과 소안구증 등이 있다.[40~42] 수두에 감염된 임신부에서 초음파검사를 시행할 때는 사지형성부전의 위험 때문에 태아의 모든 장골*long bone*을 평가해야 하고 안와도 평가해야 한다.

임신부 감염에서 태아기형을 초음파로 확인할 수 있을 때까지는 5주 이상의 잠복기가 있으므로[43] 연속초음파검사가 적절하다.

(2) 예후

임신 중 수두대상포진바이러스에 감염된 임신부에서 태어난 대부분의 신생아는 이환되지 않고 건강하다.[44~46] 임신 제2삼분기에 감염된 경우에는 대부분 선천수두증후군을 일으키지 않는다.[47] 선천수두증후군이 있는 신생아의 약 1/3은 신생아기에 사망하고 생존자는 심한 이상을 보인다.[48]

(3) 처치

수두대상포진바이러스에 노출된 지 72시간 내에 투여하는 수두대상포진면역글로불린*varicella-zoster immunoglobulin; VZIG*은 태아 감염을 예방하지 못하지만 임신부 감염의 심한 정도를 경감한다.

임신부 감염이 분만 며칠 전 일어난 경우 신생아사망*neonatal death*의 위험이 높을 수 있기 때문에 신생아는 출생 시 VZIG를 맞아야 한다.[49] 분만 후 2주 이내에 수두가 발생한 신생아는 정맥 내 아시클로비어*acyclovir*로 치료해야 한다.

경구용 아시클로비어는 발진 발생 24시간 이내에 투여하면 수두가 발생한 환자의 임상증상을 경감한다. 아시클로비어는 심한 임신부 감염 시 태아에게 나쁜 영향을 주지 않고 투여하는 데 안전하다.[50,51] 그러나 VZIG와 아시클로비어가 태아 감염을 예방하지는 못하는 것으로 보인다.

5. 단순포진바이러스 2형

단순포진바이러스 2형*herpes simplex virus type 2; HSV-2*은 성인의 생식기를 가장 흔하게 침범하며 성접촉을 통해 전파되는 바이러스다.

신생아 단순포진바이러스감염의 85%는 출생 시 질식분만 과정 중 전파되며, 5% 미만은 자궁 내 태반을 통해 확산된다. 10%는 임산부, 생식기 또는 생식기가 아닌 장소, 바이러스의 다른 환경원으로부터 생후에 얻어진다. 단순포진바이러스감염은 일차적으로 배양을 통해 진단할 수 있다. Tsanck도말을 이용한 세포검사는 정확도가 낮지만 역시 시행할 수 있다. PCR은 신생아 뇌척수액과 혈청에서 단순포진바이러스의 존재를 확인하기 위해 사용된다.

(1) 초음파소견

신생아 단순포진바이러스는 자궁 내 단순포진바이러스보다 훨씬 흔하다. 자궁 내 단순포진바이러스는 피부병변과 출생 시 상흔, 맥락망막염, 소두증, 무뇌수두증과 소안구증을 일으키는 것으로 보고되었으며, 그 밖에도 사망, 심한 신경학적 후유증, 정신지체, 경련과 장님 등의 결과를 보인다.[52] 자궁내감염소견은 다른 TORCH병원체와 초음파검사에서 뚜렷하게 구별되지 않기 때문에, 감염된 태아를 확인하는 데 초음파검사의 역할이 제한된다.

(2) 예후

태아와 신생아의 단순포진바이러스 2형감염은 심각하다. 자연유산은 임신 제1삼분기에 감염된 경우 증가된 빈도로 발생할 수 있다. 미숙은 임신 20주 이후에 일차감염된 임신부에서 발견되었다. 신생아 감염의 경우 예후는 파종성*disseminated* 질환이 일어나기 전에 진단되었는지 여부와 항바이러스치료에 따라 달라진다.

(3) 처치

항바이러스치료를 하지 않으면 국소화된 단순포진바이러스감염의 70%는 매우 심각한 예후를 보이는 파종성 질환으로 발전한다. 아시클로비어와 아데노신아라비노시드*adenosine arabinoside*는 신생아 단순포진바이러스감염에 효과적이지만 치료에도 불구하고 파종성 질환으로 발전하는 경우 사망률은 50~60%이다.[53] 임신 중 일차 단순포진바이러스감염을 치료하는 데 사용하는 아시클로비어의 역할에 대해서는 여전히 논쟁의 여지가 있다.

분만 시 생식기에 병변이 존재하면 제왕절개술*cesarean section*을 권한다. 왜냐하면 생식기 병변이 있는 경우 질식분만은 신생아 감염의 50%와 연관되기 때문이다. 만일 제왕절개술을 양막파열 4시간 안에 시행하면 빈도는 15~20%로 감소된다. 일반적으로 선별 세포배양은 비용-효과적이지 않고 모든 경우에 필요하지는 않다. 만일 생식기 병변이 주산기에 존재하면 세포배양을 권한다. 분만 시 세포배양 결과가 양성이면 제왕절개술을 권하고 배양 결과가 음성이면 질식분만을 권한다. 생식기 병변이 있는지 분명치 않으면 세포배양은 불필요하고 질식분만을 권한다.[54, 55] 아시클로비어치료의 적응이 되는지 결정하기 위해서는 구인두*oropharynx*, 결막*conjunctiva*과 신생아 제대의 생후 세포배양을 권한다.

6. 사람면역결핍바이러스

에이즈(후천성면역결핍증후군*acquired immunodeficiency syndrome; AIDS*)는 RNA 레트로바이러스*retrovirus*인 HIV로 인해 발생한다. HIV는 세포 내로 들어가기 위해 T림프구*T lymphocyte*의 CD4 분자에 부착한다. 세포 내에서는 역전사효소*reverse transcriptase*의 중개를 통해 증식하고 바이러스 DNA는 숙주유전자*host genome*에 편입된다. 바이러스는 계속 증식하고 결국 T림프구 용해가 뒤따른다. 따라서 보조T세포*helper T cell*의 수가 감소한다. 보조T세포가 불충분할 때 에이즈가 발생한다. 바이러스는 혈액, 성교와 정맥 내 약 사용으로 퍼진다.

표준선별검사로는 HIV-특이 IgG항체를 발견하기 위해 효소면역분석*enzyme immunoassay; EIA*을 시행한다. 결과가 양성이면 웨스턴블롯검사*Western blot test* 또는 면역형광검사*immunofluorescence assay; IFA*로 확인해야 한다.

에이즈가 있는 임신부의 13~32%는 바이러스를 태아에 전파한다.[56] 전파되는 빈도는 저개발국에서 48%로 높을 수 있다.[57] 모체 HIV의 RNA 수치(>1,000copies/mL)에 따라 산전에 여러 약제를 조합해서 치료하고 진통 중과 생후 신생아 예방치료를 한 결과 1~2%의 가장 낮은 주산기 전파율을 보여주었다.[58, 59] 임신이 임신부에서 질병을 가속하는 것처럼 보이지는 않더라도 전파율은 감염이 진행(CD4 수 200/mm^3 미만)된 임신부에서 가장 높은 것으로 생각된다.[60]

HIV는 임신부로부터 아기에게 태반을 통해, 출산 중, 모유수유를 통해 전파될 수 있다. 양막천자*amniocentesis*, 제대천자, 융모막융모채취*chorionic villus sampling* 같은 산전진단기술은 태아에게 전파될 가능성을 증가시킬 수 있기 때문에 보통 추천하지 않는다.

(1) 초음파소견

HIV감염과 분명하게 연관되는 특정 기형은 없다. 저체중출생아*low birth weight infant*와 부당경량아*small for gestational age*의 빈도를 고려해서 성장장애를 평가하기 위해 에이즈 환자를 연속초음파검사로 추적하는 것이 합리적이다. 게다가 상당수의 에이즈 환자들은 약물과 알코올을 남용하기 때문에, 초음파로 이러한 물질들이 태아에 미친 나쁜 영향을 발견할 수 있다.

(2) 예후

2가지 형태의 선천성 에이즈가 있다. 태반을 통해서 수직전파되는 HIV가 있는 영아의 20%는 4개월의 짧은 잠복기 후 폐포자충폐렴*Pneumocystis carinii pneumonia*의 빈도가 증가하고 예후가 불량하다. 분만전후*peripartum* 감염의 80%는 6년의 잠복기에 이어 간질폐렴*interstitial pneumonitis*, 재발세균감염과 나은 예후를 보인다.[61] 임신 중 수직전파의 시간별 분포를 연구한 결과, 임신 36주 이전에 20%가 전파되고 36주 이후 분만 전까지 50%, 분만 중 30%의 전파가 일어나는 것으로 보고되었다.[62]

(3) 처치

HIV가 있는 임신부 처치에는 복잡한 문제가 있다. 보통 CD4 수를 각 삼분기마다 검사한다. 200/mm^3 미만으로 CD4 수가 적을 때 트리메토프림-설파메톡사졸*trimethoprim-sulfamethoxazole*로 폐포자충폐렴을 예방하는 것이 적절하다.

지도부딘*zidovudine*(아지도티미딘*azidothymidine; AZT*)은 태아에 알려진 효과가 없다. 그러나 HIV의 수직전파율은 감소시키는 것으로 나타났다.[63] HIV 양성 임신부의 전향적 연구에서 AZT를 분만 전 경구용으로 매일 5차례 그리고 분만 중 정맥 내 투여했을 때 수직전파가 25.5%에서 8.3%로 감소했다. 신생아는 역시 AZT를 6주간 투여받았다. 태아에 관한 효과는 알 수 없지만 AZT치료군의 신생아는 대조군보다 출생 시 의미 있게 낮은 혈색소 수치를 보였지만 빈혈은 1살 때 소멸되었다.

유럽공동연구*European Collaborative Study*에서는 제왕절개술이 HIV의 신생아 전파율을 절반으로 감소시키는 것으로 나타났다.[64] 이론적으로는 질 안에 오염된 피, 자궁경관분비물과 직접 접촉을 피하는 것이 수직전파율을 감소시키는 것으로 보인다. 진통 중 인공양막파열*amniotomy*이나 침습성 태아심박자궁수축검사를 피한다. 미국산부인과학회*American College of Obstetricians and Gynecologists; ACOG*(2000)에서는[65] HIV-1 RNA 수치가 1,000copies/mL을 초과할 때 선택적 제왕절개술을 권한다. 젖을 먹임으로써 전파가 증가하기 때문에 HIV 양성인 경우 모유수유는 일반적으로 권하지 않는다. 그러나 세계보건기구*World Health Organization; WHO*(2001)는[66] 감염성 질환과 영양부족이 영아사망의 주 원인인 개발도상국의 여성을 위해 모유수유를 장려하고 산후 6개월에 조기이유를 권한다.

Ⅱ 기생충감염

1. 톡소포자충증

톡소포자충증은 원충 톡소포자충으로 인해 발생한다. 미국에서 톡소포자충은 면역이 없는 임신부 1,000명 중 4명을 감염시키고 매년 1,000명당 1~2명의 감염된 신생아가 태어난다.[67] 보통 임신부의 20%에서 면역력이 있다.[68] 감염된 임신부를 치료해서 태아 감염률과 기형이 감소하는 것을 보여주었다.

집고양이가 사람 감염의 숙주이다. 감염된 고양이는 사람에 감염을 일으키는 분열소체*sporozoite*를 생성하는 난포낭*oocyst*을 배설한다. 감염된 가축의 생고기, 고양이의 변 또는 토양 접촉을 통해 사람이 난포낭을 먹을 수 있다. 분열소체는 위장점막을 통과해서 급분열소체*tachyzoite*로 발달하고 이것은 혈액 내로 방출되어 태반을 통과해서 결국 태아 조직을 감염시킨다. IgM이 생성됨에 따라 태아조직을 통한 확산은 멈추지만 조기감염이 만기감염보다 더 많은 조직을 손상시킬 수 있다.[69] 많은 기관이 감염될 수 있지만 눈과 뇌가 주요 표적이다.

선천성 톡소포자충증은 맥락망막염, 두개내석회화와 수두증의 3가지 주요 징후가 특징이다. 다른 소견들로는 림프절병증*lymphadenopathy*, 간비장비대, 정신지체, 경련과 뇌염*encephalitis* 등이 있다. 불행하게도 건강한 임신부에서 감염의 90%는 증상이 없기 때문에 톡소포자충증은 임상적으로 의심되지 않는다. 후두*occipital*와 경부*cervical* 림프절병증, 병감, 관절통과 낮은 정도의 열 같은 단핵구증과 유사한 가벼운 증상들이 나타날 수 있다.

미국의 경우 임신부의 30~40%는 톡소포자충증에 면역되어 있다.[69, 70] 임신 중 임신부에 감염되는 0.4% 가운데 40%는 감염된 신생아를 출산한다. 모체 기생충혈증*parasitemia*이 있는 급성감염에서 수직전파가 일어난다. 태반은 태아 감염 전에 감염된 것이 확실하다. 그러나 모체 감염에서 태아 감염까지 걸리는 시간은 4~16주 범위로 의미 있게 다르다.[71]

태아 감염률과 후유증은 모체 일차감염 시 태아의 임신주수에 따라 다르다. 일차감염 후 태아 전달률은 20~35% 범위에 있는 것으로 보인다.[72] 그러나 이것은 임신주수에 따라 의미 있게 다르다. 태아 감염률은 임신 16주 전에 약 5%, 임신 제2삼분기와 제3삼분기에는 각각 17%와 60%로 증가한다.[73] 그러나 조기임신 시 감염된 태아는 감염의 임상적 징후를 더 잘 보여준다. 태아 손상의 비율은 임신이 진행할수록 임신 제1삼분기 감염 시 75%에서 임신 제3삼분기 감염 시에는 0%로 감소한다.

(1) 초음파소견

태아 톡소포자충증의 초음파소견으로는 다발성 간석회화 또는 에코성 병소, 수종, 두개내석회화와 수두증이 있다.[74, 75] 두개내석회화와 수두증은 불량한 예후와 심한 태아 침범을 의미한다. 소두증은 선천성 톡소포자충증의 경우 흔하게 나타나지 않으며,[76] 자궁내 성장지연과 소두증은 발견되지 않았다.[77] 태반은 비대해진다.

톡소포자충증이 있는 신생아의 생후 초음파소견에서 상의하낭종*subependymal cyst*과 맥락막총낭종*choroid plexus cyst*은 예상보다 많았으며, 맥락막총낭종의 빈도는 24%였다. 그 밖에 간비장비대, 시상줄무늬동맥석회화*thalamostriate artery calcification*, 복수가 있었다.[78]

(2) 예후

치료받지 않은 감염된 신생아의 30%까지 출생 시 경련, 맥락망막염, 뇌염과 수두증을 보인다. 증상이 없는 신생아 중 대부분은 성인 시기에 맥락망막염이 발생하고 반수는 심한 시각장애를 보인다.[79] 질환을 치료하는 것보다 조직손상을 방지하기 위해 항생제치료를 생후 1년간 추천한다.

(3) 처치

임신부에서 톡소포자충증이 진단되는 대로 태아 감염의 가능성을 낮추기 위해 스피라마이신*spiramycin*으로 치료를 시작해야 한다. 임신부 감염이 증명되면 스피라마이신을 하루 3g의 용량으로 투여한다. 스피라마이신은 태반을 통과하지 않지만 태반을 통과해서 태아로 가는 톡소포자충의 이동을 방해하는 것으로 보인다.

검사 결과 태아가 감염되었고 환자가 임신을 지속하기를 원하면 술폰아미드*sulfonamide*와 엽산억제물질이자 골수억제물질인 피리메타민*pyrimethamine*으로 감염의 심한 정도를 감소시키기 위해 치료를 시작할 수 있다. 이러한 약 배합은 유럽, 특히 프랑스에서 흔하게 사용된다. 그러나 두 약제들은 독성과 기형 발생 효과 때문에 임신 제1삼분기에는 사용을 금해야 한다. 프랑스에서는 임신 중과 생후 1년까지 이 약들을 스피라마이신과 교대로 투여한다. 산전치료했을 경우 이환된 신생아의 빈도가 감소하는 것으로 나타났다.[80] Berrebi 등(1994)[81]은 임신 제1삼분기와 제2삼분기 감염 시에도 항기생충치료를 하고 태아 초음파검사에서 정상이라면 임신을 종결할 필요가 없다고 보고했다. 유럽의 최근 연구들에 따르면 산전치료의 형태(스피라마이신 또는 피리메타민과 술폰아미드)와 지연시기(혈청전환과 치료시작일의 간격이 4주 미만, 4~7주, 8주 이상)에 따라 모자 전파에 차이 있는 효과를 볼 수 없다.[82-84] 산전치료가 모자 전파에 미치는 효과를 측정하기 위해서는 무작위대조연구가 필요하다.

Ⅲ 세균감염

1. 매독

매독은 스피로헤타*spirochete*인 매독균으로 인해 발생한다. 미국질병통제예방센터*Centers for Disease Control and Prevention; CDC*는 선천성 매독을 다음과 같이 정의한다. 즉 매독혈청검사*Venereal Disease Research Laboratory test; VDRL test*와 매독형광항체검사*fluorescent treponemal antibody test* 결과 양성이지만 치료가 불충분했거나 전혀 치료를 받지 않은 임신부에서 임신 20주 미만에 사산된 경우, 뇌척수액 VDRL검사 결과 양성인 경우, 깨끗한 천자*tap*에서 뇌척수액백혈구가 5세포/mm^3 이상인 신생아와 장골 X선촬영상 매독의 증거가 있는 경우, 신체검사상 매독의 증거가 있는 경우이다.

매독은 임신 5개월이 되서야 태아 감염이 관찰된다. 태아는 임신부의 일차와 이차 매독으로 감염되지만 삼차 매독감염 중에는 감염되지 않는다. 매독균은 태아를 통해 빠르게 퍼져 대부분의 기관, 특히 태반과 양수는 물론 간, 폐, 췌장에서 육아종肉芽腫, *granulomatous* 병변이 발견된다. 선천성 매독은 태아사망이나 신생아사망 또는 조기진통에 이르는 경우가 많다. 선천성 매독의 발생위험은 임신 제3삼분기에 가장 높다. 그러나 다행히도 많은 선천성 감염 중에서 매독은 가장 잘 예방되고 치료된다.

선천성 매독은 조기매독과 만기매독으로 분류된다. 조기매독은 첫 2년 내에 증상이 있다. 이러한 조기와 만기는 상당히 중첩된다. 선천성 매독이 있는 신생아는 출생 시 정상으로 보일 수도 있지만 점출혈*petechia* 피부병변이 1~3주 이내에 발생할 수 있다. 골연골염*osteochondritis*, 장골의 골간단골간*metadiaphyseal* 부위에 통증이 있는 골막염*periostitis*(90% 이상), 허친슨치아*Hutchinson teeth*로 알려진 쐐기모양의 앞니*incisor*, 안장코*saddle nose*, 아치가 높은 구개*palate* 같은 추가적 소견들은 만기 성인병과 유사하다. 정신지체, 수두증, 각막염*keratitis*과 귀머거리가 후에 발생할 수 있다. 용혈빈혈*hemolytic anemia*, 황달, 신장증*nephrosis*, 뇌막염*meningitis*과 비염*rhinitis*을 볼 수 있다. 출생 시 손바닥과 발바닥에 대수포진*bullous eruption* 또는 탈피*exfoliation*가 있는 경우 사망률이 가장 높다.

(1) 초음파소견

선천성 매독과 연관된 초음파소견 가운데 간비대, 태반비대를 가장 흔하게 볼 수 있으며 복수, 비면역성 태아수종, 양수과다증, 팽창된 소장과 불규칙한 모양의 두꺼워진 장골을 볼 수 있다.[85~87]

(2) 처치

CDC 지침에 따라 페니실린*penicillin*으로 매독감염된 임신부를 치료한다.

Ⅳ 요약

산전초음파검사는 임상의가 자궁 내 TORCH감염, 특히 톡소포자충증, 매독과 거대세포바이러스감염 시 의심되는 환자를 평가하는 데 도움이 될 수 있다. 고위험 환자에서 특징적 초음파소견을 보면 태아 감염을 예측할 수 있고 예후적 의미가 있을 수도 있다.

초음파검사자*sonographer*는 초음파검사의 제한점을 이해하고, 제한점을 환자에게 알려주고 진료기록부에 기록해야 한다. 초음파는 태아 감염을 평가하는 데 민감도가 높은 검사가 아니며, 검사에서 정상 태아 해부구조를 확인한 경우에도 양호한 결과를 예측할 수 없다.

저위험 환자에서 여러 기관기형, 자궁내성장지연, 태반비대 또는 양수량의 이상이 보일 때 태아 감염을 고려해야 한다.

참고문헌

1. Crino JP. Ultrasound and fetal diagnosis of perinatal infection. Clin Obstet Gynecol 1999;42:71-80.
2. Stagno S, Pass RF, Cloud G, et al. Primary cytomegalovirus infection in pregnancy. Incidence, transmission to fetus, and clinical outcome. JAMA 1986;256:1904-1908.
3. Halwachs-Baumann G, Genser B, Danda M, et al. Screening and diagnosis of congenital cytomegalovirus infection: a 5-year study. Scand J Infect Dis 2000;32:137-142.
4. Fowler KB, Stagno S, Pass RF, et al. The outcome of congenital cytomegalovirus infection in relation to maternal antibody status. N Engl J Med 1992;326:663-667.
5. Hagay ZJ, Biran G, Ornoy A, et al. Congenital cytomegalovirus infection: a long-standing problem still seeking a solution. Am J Obstet Gynecol 1996;174:241-245.
6. Graham D, Guidi SM, Sanders RC. Sonographic features of in utero periventricular calcification due to cytomegalovirus infection. J Ultrasound Med 1982;1:171-172.
7. Estroff JA, Parad RB, Teele RL, et al. Echogenic vessels in the fetal thalami and basal ganglia associated with cytomegalovirus infection. J Ultrasound Med 1992;11:686-688.
8. Soussotte C, Maugey-Laulom B, Carles D, et al. Contribution of transvaginal ultrasonography and fetal cerebral MRI in a case of congenital cytomegalovirus infection. Fetal Diagn Ther 2000;15:219-223.
9. Bailão LA, Rizzi MC, Bonilaaa-Musoles F, et al. Ultrasound markers of fetal infection: an update. Ultrasound Q 2000;16:221-233.
10. Reardon W, Hockey A, Silberstein P, et al. Autosomal recessive congenital intrauterine infection-like syndrome of microcephaly, intracranial calcification, and CNS disease. Am J Med Genet 1994;52:58-65.
11. Stagno S, Pass RF, Dworsky ME, et al. Maternal cytomegalovirus infection and perinatal transmission. Clin Obstet Gynecol 1982;25:563-576.
12. Naeye RL, Tafari N. Antenatal infections. In: Risk factors in pregnancy and diseases of the fetus and newborn. Baltimore: Williams & Wilkins, 1983, pp.77-143.
13. Stagno S, Reynolds DW, Huang ES, et al. Congenital cytomegalovirus infection. N Engl J Med 1977;296:1254-1258.
14. Grose C, Itani O. Pathogenesis of congenital infection with three diverse viruses: varicella-zoster virus, human parvovirus, and human immunodeficiency virus. Semin Perinatol 1989;13:278-293.
15. Thurn J. Human parvovirus B19: historical and clinical review. Rev Infect Dis 1988;10:1005-1011.
16. Rodis JF, Hovick TJ Jr, Quinn DI, et al. Human parvovirus infection in pregnancy. Obstet Gynecol 1988;72:733-738.
17. Tolfvenstam T, Papadogiannakis N, Norbeck O, et al. Frequency of human parvovirus B19 infection in intrauterine fetal death. Lancet 2001;357:1494-1497.
18. Anand A, Gray ES, Brown T, et al. Human parvovirus infection in pregnancy and hydrops fetalis. N Engl J Med 1987;316:183-186.
19. Yaegashi N. Pathogenesis of nonimmune hydrops fetalis caused by intrauterine B19 infection. Tohoku J Exp Med 2000;190:65-82.
20. Delle Chiaie L, Buck G, Grab D, et al. Prediction of fetal anemia with Doppler measurement of themiddle cerebral artery peak systolic velocity in pregnancies complicated by maternal blood group alloimmunization or parvovirus B19 infection. Ultrasound Obstet Gynecol 2001;18:232-236.
21. Sohan K, Carroll S, Byrne D, et al. Parvovirus as a differential diagnosis of hydrops fetalis in

the first trimester. Fetal Diagn Ther 2000;15:234-236.

22. Smulian JC, Egan JF, Rodis JF. Fetal hydrops in the first trimester associated with maternal parvovirus infection. J Clin Ultrasound 1998;26:314-316.
23. Petrikovsky BM, Baker D, Schneider E. Fetal hydrops secondary to human parvovirus infection in early pregnancy. Prenat Diagn 1996;16:342-344.
24. Markenson G, Correia LA, Cohn G, et al. Parvoviral infection associated with increased nuchal translucency: a case report. J Perinatol 2000;20:129-131.
25. Schild RL, Plath H, Thomas P, et al. Fetal parvovirus B19 infection and meconium peritonitis. Fetal Diagn Ther 1998;13:15-18.
26. Zerbini M, Gentilomi GA, Gallinella G, et al. Intrauterine parvovirus B19 infection and meconium peritonitis. Prenat Diagn 1998;18:599-606.
27. Crane J. Society of Obstetricians and Gynaecologists of Canada. Parvovirus B19 infection in pregnancy. J Obstet Gynaecol Can 2002;24:727-743.
28. Sahakian V, Weiner CP, Naides SJ, et al. Intrauterine transfusion treatment of nonimmune hydrops fetalis secondary to human parvovirus B19 infection. Am J Obstet Gynecol 1991;164:1090-1091.
29. Miller E, Cradock-Watson JE, Pollock TM. Consequences of confirmed maternal rubella at successive stages of pregnancy. Lancet 1982;2:781-784.
30. Cradock-Watson JE, Ridehalgh MK, Anderson MJ, et al. Fetal infection resulting from maternal rubella after first trimester pregnancy. J Hyg (Lond) 1980;85:381-391.
31. Parisot S, Droulle P, Feldmann M, et al. Unusual encephaloclastic lesions with paraventricular calcification in congenital rubella. Pediatr Radiol 1991;21:229-230.
32. Radner M, Vergesslich KA, Weninger M, et al. Meconium peritonitis: a new finding in rubella syndrome. J Clin Ultrasound 1993;21:346-349.
33. Pastuszak AL, Levy M, Schick B, et al. Outcome after maternal varicella infection in the first 20 weeks of pregnancy. N Engl J Med 1994;330:901-905.
34. Enders G, Miller E, Craddock-Watson J, et al. Consequences of varicella and herpes zoster in pregnancy: prospective study of 1739 cases. Lancet 1994;343:1548-1551.
35. Jones KL, Johnson KA, Chambers CD. Offspring of women infected with varicella during pregnancy: a prospective study. Teratology 1994;49:29-32.
36. Webster MH, Smith CS. Congenital abnormalities and maternal herpes zoster. Br Med J 1977;2:1193.
37. Sauerbrei A, Wutzler P. The congenital varicella syndrome. J Perinatol 2000;20:548-554.
38. Paryani SG, Arvin AM. Intrauterine infection with varicella-zoster virus after maternal varicella. N Engl J Med 1986;314:1542-1546.
39. Hammad E, Helin I, Pacsa A. Early pregnancy varicella and associated congenital anomalies. Acta Paediatr Scand 1989;78:963-964.
40. Ong CL, Daniel ML. Antenatal diagnosis of a porencephalic cyst in congenital varicella-zoster virus infection. Pediatr Radiol 1998;28:94.
41. Hofmeyr GJ, Moolla S, Lawrie T. Prenatal sonographic diagnosis of congenital varicella infection—a case report. Prenat Diagn 1996;16:1148-1151.
42. Petignat P, Vial Y, Laurini R, et al. Fetal varicella-herpes zoster syndrome in early pregnancy: ultrasonographic and morphological correlation. Prenat Diagn 2001;21:121-124.
43. Pretorius DH, Hayward I, Jones KL, et al. Sonographic evaluation of pregnancies with maternal varicella infection. J Ultrasound Med 1992;11:459-463.
44. Balducci J, Rodis JF, Rosengren S, et al. Pregnancy outcome following first-trimester varicella infection. Obstet Gynecol 1992;79:5-6.
45. Siegel M. Congenital malformations following chickenpox, measles, mumps, and hepatitis.

JAMA 1973;226:1521-1524.

46. Dufour P, de Bièvre P, Vinatier D, et al. Varicella and pregnancy. Eur J Obstet Gynecol Reprod Biol 1996;66:119-123.

47. Michie CA, Acolet D, Charlton R, et al. Varicella-zoster contracted in the second trimester of pregnancy. Pediatr Infect Dis J 1992;11:1050-1053.

48. Bale JF Jr, Murph JR. Congenital infections and the nervous system. Pediatr Clin North Am 1992;39:669-690.

49. Committee on Infectious Diseases. Expanded guidelines for use of varicella-zoster immune globulin. Pediatrics 1983;72:886-889.

50. Anderson H, Sutton RN, Scarffe JH. Cytotoxic chemotherapy and viral infections: the role of acyclovir. J R Coll Physicians Lond 1984;18:51-55.

51. Eder SE, Apuzzio JJ, Weiss G. Varicella pneumonia during pregnancy. Treatment of two cases with acyclovir. Am J Perinatol 1988;5:16-18.

52. Hutto C, Arvin A, Jacobs R, et al. Intrauterine herpes simplex virus infections. J Pediatr 1987;110:97-101.

53. Whitley RJ, Arvin A, Prober C, et al. A controlled trial comparing vidarabine with acyclovir in neonatal HSV infection. N Engl J Med 1991;324:444-449.

54. Baker DA. Herpes and pregnancy: new management. Clin Obstet Gynecol 1990;33:253-257.

55. Kohl S. Neonatal herpes simplex virus infection. Clin Perinatol 1997;24:129-150.

56. Nair P, Alger L, Hines S, et al. Maternal and neonatal characteristics associated with HIV infection in infants of seropositive women. J Acquir Immune Defic Syndr 1993;6:298-302.

57. Dabis F, Msellati P, Dunn D, et al. Estimating the rate of mother-to-child transmission of HIV. Report of a workshop on methodological issues Ghent (Belgium), 17-20 February 1992. The Working Group on Mother-to-Child Transmission of HIV. AIDS 1993;7:1139-1148.

58. Cooper ER, Charurat M, Mofenson L, et al. Combination antiretroviral strategies for the treatment of pregnant HIV-1-infected women and prevention of perinatal HIV-1 transmission. J Acquir Immune Defic Syndr 2002;29:484-494.

59. Dorenbaum A, Cunningham CK, Gelber RD, et al. Two-dose intrapartum/newborn nevirapine and standard antiretroviral therapy to reduce perinatal HIV transmission: a randomized trial. JAMA 2002;288:189-198.

60. Alger LS, Farley JJ, Robinson BA, et al. Interactions of human immunodeficiency virus. infection and pregnancy. Obstet Gynecol 1993;82:787-796.

61. Auger I, Thomas P, De Gruttola V, et al. Incubation periods for paediatric AIDS patients. Nature 1988;336:575-577.

62. Kourtis AP, Bulterys M, Nesheim SR, et al. Understanding the timing of HIV transmission from mother to infant. JAMA 2001;285:709-712.

63. Connor EM, Sperling RS, Gelber R, et al. Reduction of maternal-infant transmission of human immunodeficiency virus type 1 with zidovudine treatment. N Engl J Med 1994;331:1173-1180.

64. European Collaborative Study. Caesarean section and risk of vertical transmission of HIV-1 infection. Lancet 1994;343:1464-1467.

65. American College of Obstetricians and Gynecologists. Scheduled cesarean delivery and the prevention of vertical transmission of HIV infection. Committee Opinion No.234, May 2000.

66. World Health Organization. Effect of breastfeeding on mortality among HIV-infected women. WHO statement, June 7, 2001.

67. Ghidini A, Lynch L. Prenatal diagnosis and significance of fetal infections. (Special Issue).

West J Med 1993;159:366-373.

68. Alger LS. Toxoplasmosis and parvovirus B19. Infect Dis Clin North Am 1997;11:55-75.
69. Kimball AC, Kean BH, Fuchs F. Congenital toxoplasmosis: a prospective study of 4,048 obstetric patients. Am J Obstet Gynecol 1971;111:211-218.
70. Sever JL, Ellenberg JH, Ley AC, et al. Toxoplasmosis: maternal and pediatric findings in 23,000 pregnancies. Pediatrics 1988;82:181-192.
71. Remington JS, McLeod R, Desmonts G. Toxoplasmosis. In: Remington JS, Klein JO, eds. Infectious diseases of the fetus and newborn infant, 4th ed. Philadelphia: WB Saunders, 1995, pp.140-267.
72. Enders G, Bäder U, Lindemann L, et al. Prenatal diagnosis of congenital cytomegalovirus infection in 189 pregnancies with known outcome. Prenat Diagn 2001;21:362-377.
73. Hohlfeld P, Daffos F, Thulliez P, et al. Fetal toxoplasmosis: outcome of pregnancy and infant follow-up after in utero treatment. J Pediatr 1989;115:765-769.
74. Desai MB, Kurtz AB, Martin ME, et al. Characteristic findings of toxoplasmosis in utero: a case report. J Ultrasound Med 1994;13:60-62.
75. Pratlong F, Boulot P, Villena I, et al. Antenatal diagnosis of congenital toxoplasmosis: evaluation of the biological parameters in a cohort of 286 patients. Br J Obstet Gynaecol 1996;103:552-557.
76. Baron J, Youngblood L, Siewers CMF, et al. The incidence of cytomegalovirus, herpes simplex, rubella and toxoplasma antibodies in microcephalic, mentally retarded and normocephalic children. Pediatrics 1969;44:932-939.
77. Hohlfeld P, MacAleese J, Capella-Pavlovski M, et al. Fetal toxoplasmosis: ultrasonographic signs. Ultrasound Obstet Gynecol 1991;1:241-244.
78. Virkola K, Lappalainen M, Valanne L, et al. Radiological signs in newborns exposed to primary toxoplasma infection in utero. Pediatr Radiol 1997;27:133-138.
79. Koppe JG, Loewer-Sieger DH, de Roever-Bonnet H. Results of 20-year follow-up of congenital toxoplasmosis. Lancet 1986;1:254-256.
80. Daffos F, Forestier F, Capella-Pavlovsky M, et al. Prenatal management of 746 pregnancies at risk for congenital toxoplasmosis. N Engl J Med 1988;318:271-275.
81. Berrebi A, Kobuch WE, Bessieres MH, et al. Termination of pregnancy for maternal toxoplasmosis. Lancet 1994;344:36-39.
82. Gilbert R, Gras L, European Multicentre Study on Congenital Toxoplasmosis. Effect of timing and type of treatment on the risk of mother to child transmission of Toxoplasma gondii. Br J Obstet Gynaecol 2003;110:112-120.
83. Gilbert RE, Gras L, Wallon M, et al. Effect of prenatal treatment on mother to child transmission of Toxoplasma gondii: retrospective cohort study of 554 mother-child pairs in Lyon, France. Int J Epidemiol 2001;30:1303-1308.
84. Gras L, Gilbert RE, Ades AE, et al. Effect of prenatal treatment on the risk of intracranial and ocular lesions in children with congenital toxoplasmosis. Int J Epidemiol 2001;30:1309-1313.
85. Hill LM, Maloney JB. An unusual constellation of sonographic findings associated with congenital syphilis. Obstet Gynecol 1991;78:895-897.
86. Satin AJ, Twickler DM, Wendel GD Jr. Congenital syphilis associated with dilation of fetal small bowel: a case report. J Ultrasound Med 1992;11:49-52.
87. Raafat NA, Birch AA, Altieri LA, et al. Sonographic osseous manifestations of fetal syphilis: a case report. J Ultrasound Med 1993;12:783-785.

16
쌍태임신

임신부 연령의 상승과 보조생식기술*assisted reproductive technology*의 발달로 다태임신*multiple pregnancy*의 빈도는 계속 증가하고 있다. 쌍태임신*twin pregnancy*은 흔해서 80건의 임신당 1건의 비율로 발생한다. 쌍태임신의 약 30%는 일란성*monozygote*이며, 70%는 이란성*dizygote*이다. 쌍태태반의 주의 깊은 연구는 쌍태아의 난성*zygosity*(접합성)에 관한 단서를 제공할 수 있다. 단일융모막*monochorion*을 가진 태반은 일란성을 의미한다. 반면 이중융모막*dichorion*을 가진 태반은 일란성쌍태아와 이란성쌍태아 모두에서 볼 수 있다. 한편 서로 성별이 다른 쌍태아는 이란성이다. 모든 일란성임신은 성별이 같은 쌍태아가 되며 이란성임신의 약 반이 성별이 같은 쌍태아가 된다. 서로 다른 성을 보여줌으로써 쌍태아의 35%에서 이란성임신을 결정적으로 진단할 수 있다.

일란성쌍태임신의 70%는 단일융모막을 갖는다(그림 16-1).[1] 따라서 모든 쌍태아의 20%는 단일융모막을 갖고 있고 이중융모막태반은 쌍태아의 80%에서 발생한다. 단일융모막쌍태아는 주산기사망률*perinatal mortality rate*이 단태아 또는 이중융모막쌍태아의 경우보다 2~3배 이상 높다.[2,3] 또한 선천성 기형의 빈도 역시 쌍태임신 중 단일융모막쌍태아가 이중융모막쌍태아 또는 단태아보다 약 2배 높다.[4,5]

본문에서는 주산기사망률과 선천성 기형 같은 합병증에 결정적인 영향을 주는 쌍태태반 형태(융모막*chorion*과 양막*amnion*)를 초음파로 결정하는 방법과 단일융모막을 가진 쌍태임신의 특이한 병변(기형)에 대해 기술하고자 한다.

I 태반 형성과 융모막

태반 형성은 쌍태아의 형태에 따라 다르다. 이란성쌍태아는 별개로 착상하므로 모든 수정란*zygote*(접합체) 쌍태아는 이중융모막태반을 형성하며, 태반은 분리되거나 융합될 수 있다. 쌍태아 간 혈액순환은 대부분 별개이다. 한편 일란성쌍태아는 분할시기에 따라 3가지 태반 형태 가운데 1개로 형성될 수 있다. 일란성쌍태아의 30%에서 접합체의 분할

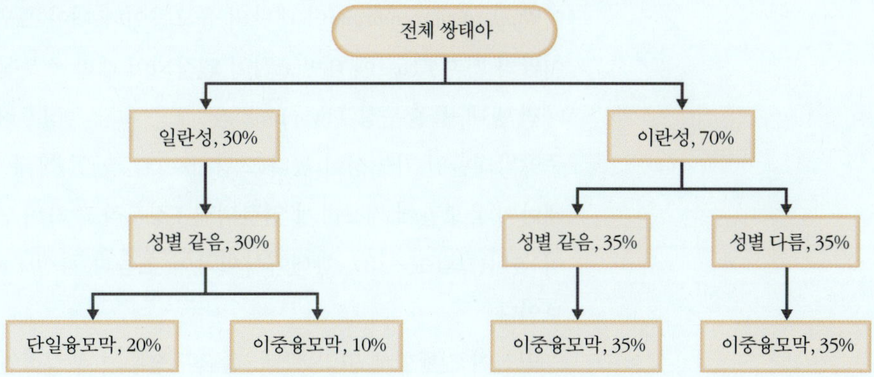

그림 16-1. 쌍태아에서 난성과 성별에 따른 이중융모막과 단일융모막의 빈도

이 수정 후 첫 3일 동안 일어나서 이중융모막이중양막쌍태아*dichorionic diamniotic twin*가 되고, 일란성쌍태아의 70%에서 자궁착상시기(수정 후 4~8일)에 즈음해서 분할되면 단일융모막이중양막쌍태아*monochorionic diamniotic twin*가 된다. 분할이 수정 후 9~12일경에 일어나면 단일융모막단일양막쌍태아*monochorionic monoamniotic twin*가 된다. 이 경우 두 태아는 단일양막강에 있고 단일태반을 갖고 있다. 단일융모막단일양막태반은 드물고 일란성쌍태임신의 약 1%에서 일어난다. 분할이 수정 후 13~16일경에 일어나면 결합쌍태아*conjoined twin*의 결과가 된다(표 16-1). 대부분의 단일융모막쌍태태반은 1개의 태반으로 혈관문합*vascular anastomosis*이 있기 때문에[6] 문합의 형태와 불균형에 따라 쌍태임신 시 특이한 병변을 야기한다.

II 태반 형태의 산전 예측

초음파는 쌍태임신에서 태반의 형태(융모막과 양막)를 결정하는 데 매우 유용하다. 단일융모막쌍태아에서는 앞에서 언급한 것처럼 합병증이 증가하고 주산기사망률이 높기 때문에 쌍태아의 진단적 검사나 처치를 위해 태반의 형태를 평가하는 것이 매우 중요하다.

다태임신에서 태반 형태를 결정하는 데 임신 제1삼분기*first trimester*는 최적의 시기이다. 임신이 진행함에 따라 진단은 어려워진다. 임신 9주부터 임신 14주까지 융모막을 더 잘 평가하기 위해 복부초음파검사*transabdominal ultrasonography*보다[7] 질초음파검사*transvaginal ultrasonography*를[8] 사용할 수 있다.

태반의 융모막 형태를 결정하기 위한 가장 유용한 초음파 표지자*marker*는 쌍태아사

표 16-1. 일란성쌍태아 태반의 형태[1, 3]

융모막	양막	분열시기(일)	빈도(%)	사망(%)
이중	이중	0~3	25	9
단일	이중	4~8	75	25
단일	단일	9~12	~1	>50
단일	단일(결합쌍태아)	13~15	드묾	

이막*intertwin membrane*이 태반의 융모판이나 태아 표면에 부착하는 모양이다. 쌍태아사이막의 기저부*base*에 태반조직이 연장되어 태반에 부착하는 막 사이에 홈이 두껍게 나타나면 쌍태-돌출부징후*twin peak sign* 또는 λ(람다)징후라고 하며[9,10] 융합된 이중융모막이 중양막태반일 가능성이 높다(그림 16-2A). 만일 쌍태아사이막이 얇고 가늘게 나타나고 태반의 융모판에 깨끗하게 연결되면 T징후라고 하며 단일융모막이중양막태반일 가능성이 높다(그림 16-2B). 쌍태아사이막이 초음파 광선*beam*에 수직으로 위치할 때 가장 잘 보인다.

임신이 진행함에 따라 쌍태-돌출부징후는 부정적인 영향을 미친다.[11] 따라서 쌍태임신에서 이중융모막인 경우 두 임신낭*gestational sac* 사이의 쌍태아사이막이 두꺼운 임신 초기에 태반 형태를 정확하게 진단할 수 있다.

쌍태아사이막의 두께를 측정하는 것은 가치가 있다. 두께가 2mm 이상이면 이중융모막쌍태아를 95% 예측하는 것으로 보고되고 있다.[12] 그러나 임신이 진행함에 따라 이중융모막이라도 점차 얇아지기 때문에 막의 두께를 구별하는 것은 정확하지 않다.[13] 쌍태아사이막의 층을 확인하는 것은 가능할 수도 있지만[14] 정규적으로 사용하기에는 실제로 특별히 유용한 방법은 아니다.

임신 제2삼분기*second trimester*와 제3삼분기*third trimester*에 태반 형태를 결정할 때는 성별, 태반 수와 쌍태아사이막의 특징을 확인한다(표 16-2). 만일 성별이 다르거나 2개의 분명한 태반을 보면 이란성쌍태아로 이중융모막태반이라고 한다.[1] 만일 성별이 같고 태반이 1개라면 쌍태아는 이란성 또는 일란성일 수도 있기 때문에 태반의 형태는 이중융모막이중양막, 단일융모막이중양막, 단일융모막단일양막 또는 결합쌍태아를 가진 단일융모막일 수 있다.[15] 난성은 쌍태아에서 성별이 다르거나 1개의 융모막이 있는 경우에만 결정된다. 태반 형태를 평가하기 위해 쌍태아사이막의 태반 부착 특징, 즉 λ징후 또는 T징후를 초음파로 평가해야 한다.

2개의 난황낭*yolk sac*을 보면 이중양막쌍태아임을 확인할 수 있다.[16,17] 그러나 1개의

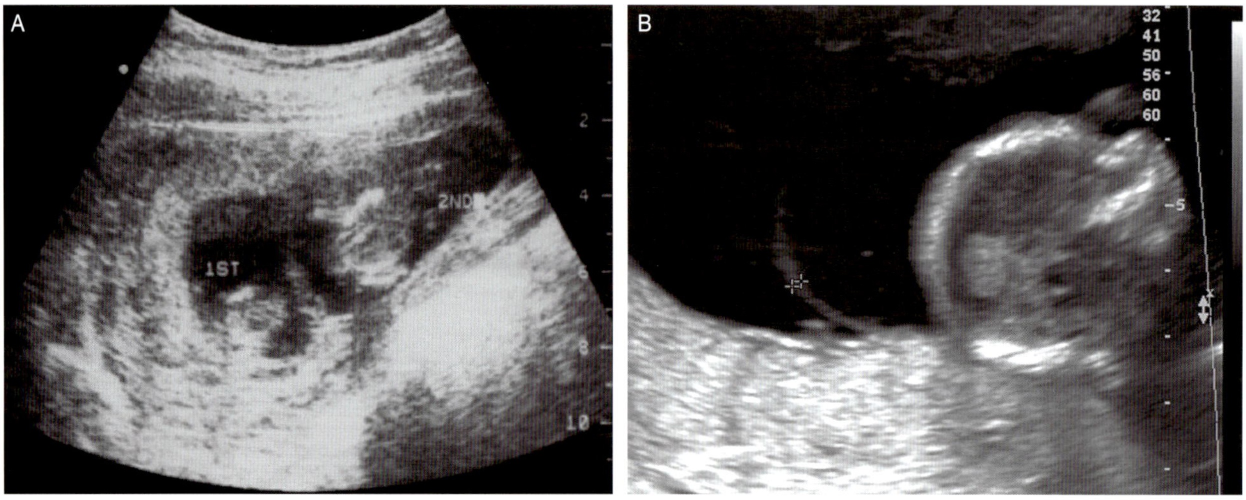

그림 16-2. 태반 형태 A. 이중융모막태반 형성. 쌍태아사이막의 기저부에 태반조직이 돌출(연장)되어 막 사이에 홈이 두껍게 나타나면 쌍태-돌출부징후(λ징후)라고 하며 이중융모막태반일 가능성이 높다. B. 단일융모막태반 형성. 쌍태아사이막 사이에 융모막 없이 태반 표면에 가느다란 막으로 연결되면 T징후라고 하며 단일융모막태반일 가능성이 높다.

표 16-2. 쌍태임신에서 태반 형태 산전 예측

1. 임신 9~14주: 질초음파검사로 태반 형태(융모막과 양막)를 평가

2. 임신 14주 이후
   (1) 태반의 수를 결정
      분명히 2개: 이중융모막
      1개: 막이 태반에 부착하는 모양 평가
      λ모양: 이중융모막
      T모양: 단일융모막
   (2) 태아의 성별
      다른 성별: 이중융모막
      같은 성별: 미결정적
   (3) 쌍태아사이막 두께
      두꺼움: 이중융모막이중양막
      얇음: 단일융모막이중양막
   (4) 쌍태아사이막을 볼 수 없는 경우
      단일융모막단일양막(제대가 꼬임)
      움직이지 못하는 쌍태아(모체를 옆으로 움직여보면 확인 가능)
      기술적 요인
   (5) 여전히 볼 수 없는 경우
      한쪽 양막강조영술을 시행했을 때 양쪽 쌍태아에서 장 내 조영제가 보이면 단일융모막단일양막태반

난황낭이 보이면 단일양막쌍태아라고 진단하기 전에 재확인해야 한다. 단일융모막단일양막쌍태아를 진단하는 유일한 기준은 쌍태아사이막을 볼 수 없는 단일양막강*single amniotic cavity*의 소견이다.

Ⅲ 단일융모막쌍태임신에 특이한 기형

선천성 기형이 단일융모막쌍태아에서 이중융모막쌍태아나 단태아에서보다 많이 발생하는 기전으로는 다음과 같은 것들이 있다.[18] 첫째, 1개의 수정란에서 분열되는 일란성쌍태 과정 자체의 일부로 일어나는 것으로, 가장 심한 형태는 결합쌍태아이며 인어체증*sirenomelia*, 전전뇌증*holoprosencephaly*, 무뇌증*anencephaly*, 배설강기형*cloacal anomaly* 같은 중앙선에 잘 나타나는 배아기형 등이 있다. 둘째, 일란성쌍태아를 연결하는 태반 사이의 혈관문합으로 인해 발생한다. 혈관문합의 형태와 불균형 정도에 따라 쌍태임신 시 특이한 병변, 즉 분만 전 한 태아 사망 시 생존 태아의 파종혈관내응고*disseminated intravascular coagulation*로 혈관파괴에 이르는 쌍태아색전증후군*twin embolization syndrome*이 발생하며 소두증*microcephaly*, 공뇌증*porencephaly*, 무뇌수두증*hydranencephaly*, 장폐쇄*intestinal atresia*, 피부무형성증*aplasia cutis*, 사지절단*limb amputation* 등이 있다. 다른 혈관문합의 경우 동맥관류*arterial perfusion*가 역류를 일으켜 한 태아에서 무심장증*acardia*, 태반 내 동정맥문합*arteriovenous anastomosis*으로 인한 쌍태아간수혈증후군*twin to twin transfusion syndrome*을 일으킬 수 있다. 셋째, 임신말기에 자궁 내 밀집으로 인해 압박되어 발생하는 변형들이 있다. 이러한 변형은 이란성쌍태아에서 보는 것과 비슷하다(표 16-3).

표 16-3. 단일융모막쌍태임신에 특이한 기형

기형	기술
단일융모막이중양막	
쌍태아색전증후군	한 태아의 사망 후 색전 또는 허혈손상
쌍태아간수혈증후군	태반 혈관문합으로 혈류의 불균형
태아속태아	정상 한 태아 속에 하나의 기생 태아
단일융모막단일양막	
무심장쌍태아(쌍태역동맥관류속발증)	심장이 없거나 미발달로 인해 기능이 없는 쌍태아로, 정상 쌍태아가 혈액을 공급
결합쌍태아	쌍태아의 부분 결합

1. 쌍태아색전증후군

쌍태아색전증후군이란 단일융모막쌍태임신에서 한 태아의 자궁 내 사망 후 생존한 다른 태아의 조직괴사*tissue necrosis* 또는 사망을 말한다.[19]

(1) 빈도

정확한 빈도는 알 수 없지만 쌍태아 중 한 태아가 흔히 임신 16주와 20주 사이에 사망한 후 생존 태아의 2%에서 발생하는 것으로 추정된다.[20]

(2) 병리

조직손상은 뇌와 신장처럼 혈관이 많은 기관에 주로 영향을 미치지만 거의 모든 기관에 영향을 줄 수 있다.

단일융모막쌍태아 중 분만 전 한 태아가 사망하면 트롬보플라스틴*thromboplastin*이 태반의 혈관문합을 통해 생존한 다른 태아에게 전해질 수 있기 때문에, 태아의 혈관내응고*intravascular coagulation*로 인해 발생한 혈전색전증*thromboembolism*은 생존 태아의 여러 장기에 허혈성경색증*ischemic infarction* 같은 손상을 줄 수 있다.[2, 21, 22] 그러나 사망 또는 신경학적 손상의 기전은 표면의 쌍태아 간 큰 문합을 통해서 생존 태아로부터 사망한 태아로 이루어지는 급성 혈역학 이동으로 보인다.[23, 24] 한 태아의 사망 직후 도플러초음파*Doppler ultrasound*로 이러한 일시적인 혈류의 역류를 입증했다.[25, 26]

(3) 진단

뇌손상의 증거로는 다낭성뇌연화증*multicystic encephalomalacia*, 공뇌증, 무뇌수두증, 수두증*hydrocephalus*, 소두증(그림 16-3), 소뇌괴사*cerebellar necrosis*, 뇌간*brain stem*의 피질괴사*cortical necrosis* 등이 있다.[19, 27, 28] 뇌병변 외에도 신장피질괴사*renal cortical necrosis*,[2, 29, 30] 소장폐쇄*small intestinal atresia*, 대장폐쇄*large intestinal atresia*, 충수폐쇄*appendiceal atresia*,[22] 반측안면소체증*hemifacial microsomia*, 사지괴사*gangrene of the extremities*, 피부무형성증[31]이 보고되고 있다.

그림 16-3. 쌍태아색전증후군, 임신 33주 단일융모막쌍태임신에서 태반 좌측의 낭을 제거(A)하면 이미 사망한 태아의 흔적인 종이태아 *fetus papyraceous*(B)를 볼 수 있으며, 소두증(양두정골직경 6.5cm)이 있는 공존한 다른 쌍태아(C)의 사진이다.

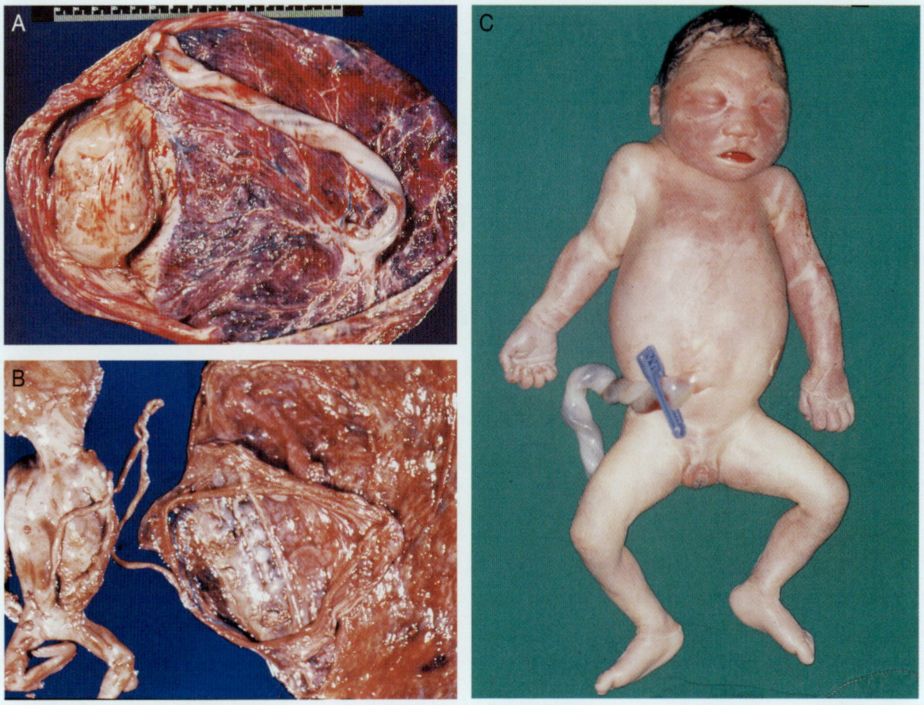

(4) 예후와 처치

일반적으로 생존하는 태아의 예후는 불량하지만 조직손상의 위치와 정도에 따라 다양하다. 문헌을 고찰한 결과 적극적 처치로 자연경과를 향상시켰다는 증거는 없다.[32]

단일융모막쌍태아 중 한 태아가 분만 전에 사망했을 때 생존 태아를 위해 생존 태아의 사망(12%)과 뇌손상(26%)의 가능성을[33] 임신부에게 설명하고, 보존적 처치를 원할 경우에는 연속초음파검사의 필요성을 설명해야 한다.

생존 태아를 위해 임신 34주가 지나면 곧 분만해야 하는지는 분명치 않다. 최근의 보고들에 따르면 조기분만했음에도 불구하고 몇 명의 신생아에서 뇌손상이 있었다.[34~36]

또한 임신부에서 파종혈관내응고는 잘 일어나지 않지만[37, 38] 응고인자*coagulation factor*를 매주 평가해야 한다.

2. 쌍태아간수혈증후군

쌍태아간수혈증후군은 단일융모막쌍태임신의 합병증으로, 태반의 혈관문합으로 인해 발생한다. 이 증후군이 발생하면 공혈태아*donor*는 빈혈*anemia*, 양수과소증*oligohydramnios*이 있으며 방광이 보이지 않고 자궁내성장지연*intrauterine growth restriction*을 보인다. 수혈태아*recipient*에게는 적혈구증가증*polycythemia*, 양수과다증*polyhydramnios*이 있으며 장기와 방광이 커지고 수종*hydrops*이 발생한다.

(1) 빈도

쌍태아간수혈증후군은 단일융모막쌍태임신에서 많게는 25%에서 발생하지만 중증 쌍태아간수혈증후군은 15%에서 발생한다.[39, 40]

(2) 병리

거의 모든 단일융모막태반에는 혈관문합이 존재한다.[2,41] 문합 형태에는 동맥-동맥, 정맥-정맥 또는 정맥-동맥이 있다. 가장 중요한 문합은 동정맥문합이다. 공혈태아로부터 나온 동맥은 태반 내로 파고들어 융모*villus* 위치에서 수혈태아의 정맥과 연결된다.[42]

쌍태아간수혈증후군의 임상적 양상은 경증, 중등도, 중증으로 다양하며, 발생기전은 공혈태아로부터 수혈태아로 이어지는 혈액의 단락短絡, *shunt* 으로 나타난다. 공혈태아에게는 혈량저하증*hypovolemia*과 저산소증*hypoxia*이 발생한다. 수혈태아는 팽창된 혈량으로 인해 다뇨증*polyuria*이 발생하며 혈액 내 단백질과 세포성 내용물은 콜로이드삼투압*oncotic pressure*을 증가시켜 모체에서 태반을 통해 수분을 끌어낸다. 혈량과다증*hypervolemia*, 다뇨증과 고삼투압의 악순환이 이루어져 고박출심부전*high output heart failure*과 양수과다증에 이른다. 임상적 중증 정도는 쌍태아 간 혈관문합의 크기, 수와 혈류량의 차에 따라 결정된다.[43]

쌍태아 가운데 한 태아에서 제대난막부착*velamentous cord insertion*은 쌍태아간수혈증후군의 의미 있는 위험요인이다.[44,45] 제대난막부착이나 제대변연부착*marginal cord insertion*은 많은 영양혈관*feeding vessel*에 이르고 다른 쌍태아의 혈관과 연결될 수 있다.

(3) 진단

단일융모막쌍태임신에서 쌍태아간수혈증후군을 예측할 수 있는 초기 초음파소견으로는 임신 10~14주에 증가된 목덜미투명대*nuchal translucency* 두께 또는 태아 정맥관*ductus venousus*의 혈류 변화가 있다.[46,47]

양수량의 경한 차이는 전형적인 쌍태아간수혈증후군의 초기징후이다. 또 다른 전형적인 초기소견은 접히는 막*folding membrane*으로, 공혈태아 주위를 둘러쌌던 막이 양수과소증의 발생으로 여유분의 막이 점차 접힌다. 임신 15~17주에 쌍태아사이막의 접힘은 단일융모막쌍태임신의 약 1/4에서 존재하며 뒤이어 심한 쌍태아간수혈증후군이 반수에서 발생한다.[48]

제대 크기의 차이도 흔히 볼 수 있다. 수혈태아의 제대는 커지고 공혈태아의 제대는 작거나 정상이다. 제대난막부착은 쌍태아간수혈증후군에서 흔하고 공혈태아나 수혈태아의 경우에 발생할 수 있다.

표 6-4에 중등도-중증 쌍태아간수혈증후군에서 공혈태아와 수혈태아의 초음파소견을 요약했다. 중증 쌍태아간수혈증후군은 대개 임신 제2삼분기 초에 분명해져서 수혈태아에서 양수과다증이 있으며 태아 크기의 불일치, 복부둘레*abdominal circumference* 또는 체중이 20% 이상 차이가 있고[49,50] 큰 방광이 보이며, 공혈태아에서 양수과소증이 있고 방광이 보이지 않는다. 극심한 경우 공혈태아는 태반이나 자궁벽 가장자리에 딱 붙어서(stuck) 움직이지 않는다(그림 16-4A). 비정상 도플러검사 결과에는 공혈태아 제대동맥*umbilical artery*의 도플러 혈류속도 파형에서 확장기말 혈류속도가 없거나 역류, 수혈태아 정맥관의 역류와, 제대정맥*umbilical vein*의 박동성 혈류가 포함된다.[51-53] 수혈태아에서 혈량과다증과 심부전으로 인해 수종이 발생해서 사망에 이를 수 있다.[50,54,55] 쌍태아간수혈증후군은 공혈태아에 빈혈, 수혈태아에 적혈구증가증을 일으키며 분만 후 태반에

표 16-4. 쌍태아간수혈증후군의 초음파소견

	공혈태아	수혈태아
크기	작음	큼
양수량	감소	증가
움직임	증가	감소
방광	작음	팽창되어 있음
탯줄	작거나 정상	큼
혈액량	감소	증가
합병증	움직이지 못하는 쌍태아 자궁내성장지연 저산소증 사망	심근병증 수종 사망

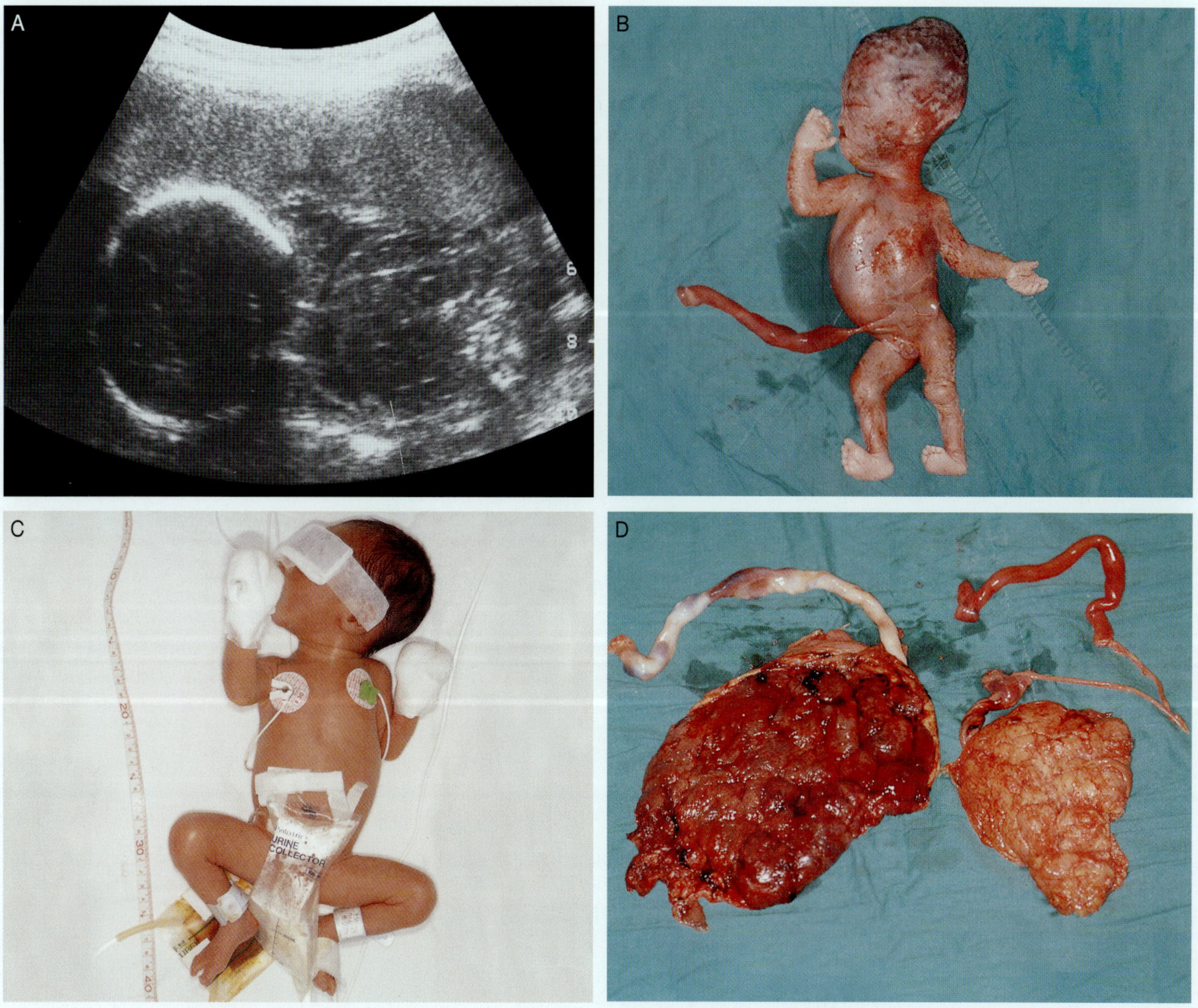

그림 16-4. 쌍태아간수혈증후군에서 움직이지 못하는 쌍태아 A. 임신 23주 태반에 붙어서 움직이지 못하는 공혈태아 B. 자궁내사망한 공혈태아. C. 생존 수혈태아. D. 작고 빈혈을 보이는 공혈태아의 태반(우측)과 크고 적혈구증가증을 보이는 수혈태아의 태반(좌측).

반영된다(그림 16-4B~D).

움직이지 못하는 공혈태아와, 한 태아가 양측신장무발생*bilateral renal agenesis* 또는 양측 다낭성이형성신장*multicystic dysplastic kidney*, 양막파열과 심한 자궁내성장지연으로 인해 심한 양수과소증이 발생한 경우를 감별해야 한다. 쌍태아 중 한 태아는 정상적으로 성장 발육하고 다른 태아는 성장지연을 보이는 쌍태임신의 경우에는 대개 임신 28주 이후에 발생해서 정상 쌍태아는 양수량이 정상이지만 더욱 중요한 감별사항은 태반 형태이다. 초음파검사로 만일 쌍태아가 다른 성별을 갖고 있거나 분명히 떨어진 2개의 태반을 봄으로써 이중융모막을 가진 이란성쌍태아라면 쌍태아간수혈증후군은 배제된다.

Quintero 등(1999)은 공혈태아에서 방광을 보는 것(1단계), 공혈태아 방광이 더 이상 보이지 않거나 비정상 도플러소견이 없는 것(2단계), 제대동맥, 제대정맥, 정맥관의 비정상 도플러검사 결과(3단계), 쌍태아 모두에서 수종의 유무(4단계), 하나 또는 두 쌍태아사망소견(5단계)을 기본으로 쌍태아간수혈증후군의 발전단계*staging* 체계를 제안했다.[53]

(4) 예후와 처지

임신 26주 전에 발생한 쌍태아간수혈증후군을 치료하지 않으면 주산기사망률은 높다(90%).[56] 임신 26주 후에는 수혈태아 주위에 발생한 양수과다증을 연속양수감소하거나,[57~59] 주사바늘로 쌍태아사이막에 구멍을 만드는 중격천공술*septostomy*,[60,61] 임신 26주 전에 태아경하레이저태반혈관폐쇄술*fetoscopic laser coagulation of placental vessels*[62] 또는 기형이나 수종이 있는 태아의 경우 선택적 태아사*fetocide*를 위해 레이저, 양극전기, 고주파 등을 이용한 제대혈관소작술 등의 치료방법이 있다.[63~65] 너무 이르게 발생하거나 심한 쌍태아간수혈증후군의 경우 임신중단을 고려할 수 있다. 필자는 쌍태아간수혈증후군치료를 위한 태아경하레이저태반혈관폐쇄술을 소개한바 있다(제17장 기형이 있는 태아의 산전처치 329~330쪽 참조).[66]

심한 쌍태아간수혈증후군이 있는 쌍태임신은 한 태아 또는 두 태아를 잃을 산과적 합병증의 위험이 높으며 따라서 치료했음에도 불구하고 생존한 태아에 신경학적 후유증이 발생할 위험을 갖고 있다.

3. 무심장쌍태아

쌍태아간수혈증후군의 극단적 형태가 무심장쌍태아*acardiac twin*이다. 무심장쌍태아의 발생기전을 설명하기 위해 이를 쌍태아역동맥관류기형속발증*twin reversed arterial perfusion sequence; TRAP sequence*이라고도 한다.

(1) 빈도

무심장쌍태아(융모막맥관결합기생체*chorioangiopagus parasiticus*)는 단일융모막쌍태임신의 약 1%(또는 35,000건의 분만 중 1건)에서 드물게 발생한다.[67]

(2) 병리

무심장쌍태아는 단일융모막태반에 존재하는 태반 표면의 혈관문합(동맥-동맥과 정맥-정맥)으로, 정상(펌프) 태아의 산소가 적은 혈류가 제대동맥순환으로부터 무심장태아의 제대동맥-내장골동맥*internal iliac artery*으로 들어오고 제대정맥을 통해 나가는 혈액순환의 역류현상 때문에 발생한다.[68] 산소가 적은 혈액순환이 무심장쌍태아의 전형적 초음파소견에 이르는 기전으로 시사되어왔다.

무심장태아는 매우 심한 심장형성부전*hypoplastic heart*과 수종을 갖고 있다. 또한 심장 이외에 많은 구조적 기형을 갖고 있으며, 무형체*amorphus*에서부터 불완전하지만 잘 형성된 태아에 이르기까지 모양도 다양하다.[68] 무심장태아는 혈압이 낮고 산소가 적은 혈액의 역류로 인해 상체보다 하체가 선택적으로 발달된다. 그 결과 발생하는 장기조직의 구조적 파괴*disruption* 때문에 머리는 대부분 완전히 없거나(무두증*acephalia*), 전전뇌증 또는 다른 심한 뇌기형이 있는 소두증을 보인다. 경추, 팔, 늑골, 심장, 폐, 복부 내장이 없거나 형성부전이지만, 골반과 하지는 대부분 훨씬 많이 형성되어 있다. 등쪽에 커다란 중격이 여러 개 있는 림프낭종*cystic hygroma*이 일반적으로 존재한다. 무심장쌍태아의 약 50%는 일반적으로 짧은 단일제대동맥*single umbilical artery*을 갖고 있다.[12] 무심장태아의 50%에서 비정상 핵형을 보였다.[68]

정상(펌프) 태아는 무심장태아를 유지하기 위해 심박출량이 많아 비정상적 신장 고관류가 발생해서 소변량이 증가하고 양수과다증을 유발해서 조기진통에 이를 수 있다. 또한 울혈심부전*congestive heart failure*의 위험이 있으며 따라서 태아수종이 발생하고 사망에 이를 수 있다.

(3) 진단

쌍태임신에서 한 태아가 움직이고 성장하지만 심장운동이 없고, 머리와 상체 부위가 없으며, 전신에 연조직이 증가되어 있는 초음파소견은 정확한 진단에 도움이 된다(그림 16-5~16-8).[69] 무심장태아를 사망한 쌍태아 또는 무뇌아*anencephalus*로 잘못 진단하는 경우가 많다.

최근 도플러초음파검사는 무심장태아 태반 표면의 동맥-동맥 혈관문합을 통해 제대동맥역류를 보여준다(그림 16-5D, 16-8C).[70~72] 정맥혈류는 반대쪽을 향하고 무심장태아를 떠난다.

(4) 예후와 처치

무심장태아를 가진 쌍태임신에서 양수과다증(40%), 조기진통과 정상(펌프) 태아의 심부전은 임신 22~26주에 자주 일어난다.

정상(펌프) 태아의 심부전 또는 양수과다증의 결과로 나타나는 조산의 위험은 직접적으로 무심장태아의 크기에 의존한다. 무심장태아의 체중이 많이 나갈수록 정상(펌프) 태아의 심부전과 사망의 위험이 높다.

초음파검사로 비교적 체중이 적은 무심장태아(정상 태아 체중의 25% 미만)를 인지하면 침습적 태아수술을 피하는 데 도움이 될 수 있다.[73] 반면 무심장태아의 크기가 정상(펌

그림 16-5. 무심장쌍태아, 임신 22^{+2}주 A. 척추 횡단스캔에서 국소적 낭성 체액 축적과 연조직의 부종을 볼 수 있다. 두개가 없었다. B. 머리와 상지가 없고 이엽이 있는 이소심장을 가진 태아. C, D. 무심장태아의 제대동맥 도플러 혈류속도 파형에서 역류현상이 보인다. E. 무심장태아와 공존한 정상 태아와 태반을 볼 수 있다.

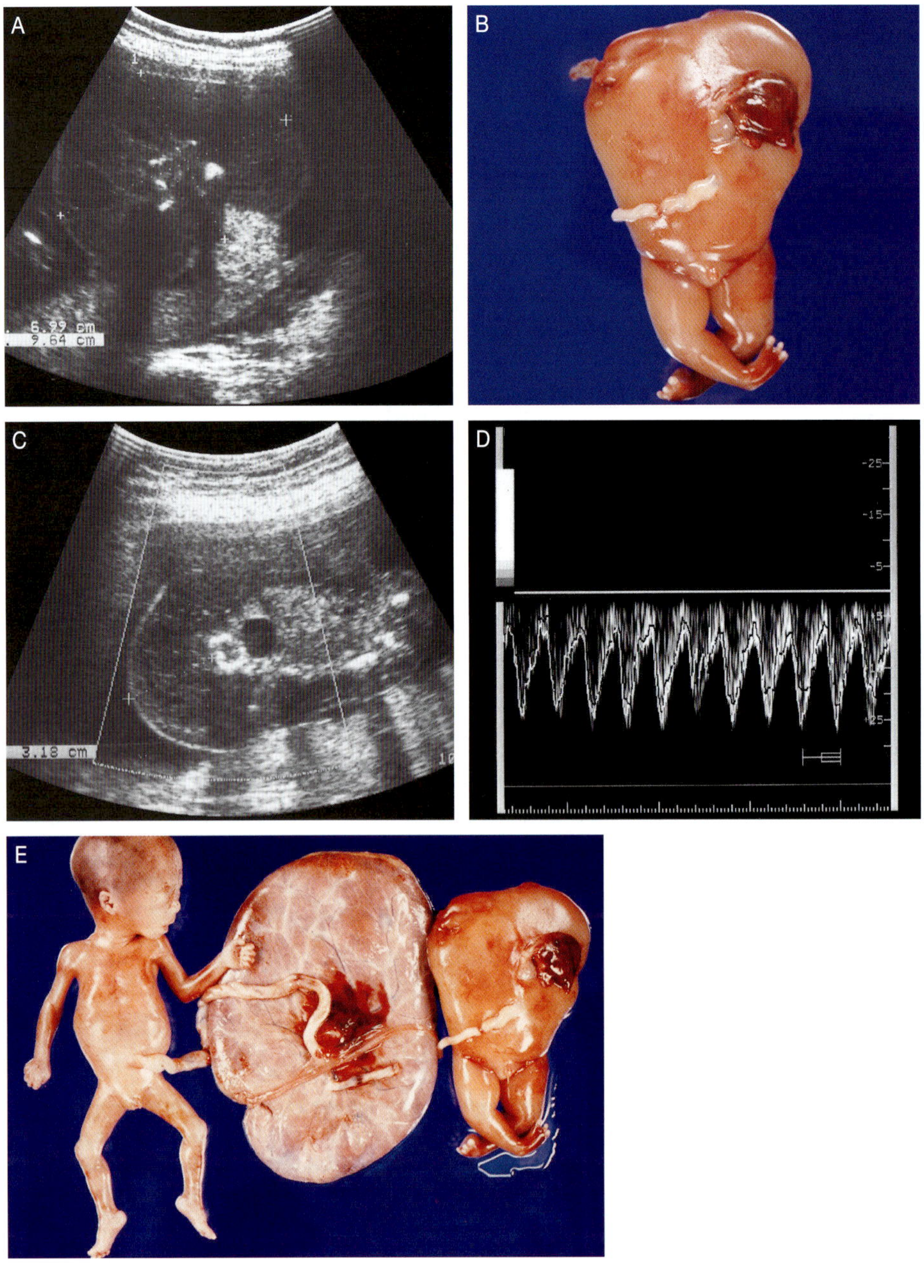

그림 16-6. 무심장쌍태아, 임신 27^{+5}주 A. 척추 횡단스캔에서 커다란 낭성 체액 축적과 연조직의 부종이 보인다. B. 전전뇌증이 있고(그림 7-20 참조) 얼굴이 불완전하며(코, 입, 귀 없음), 상지가 없고, 이엽의 작은 심장, 제대탈장이 있는 무심장태아이다.

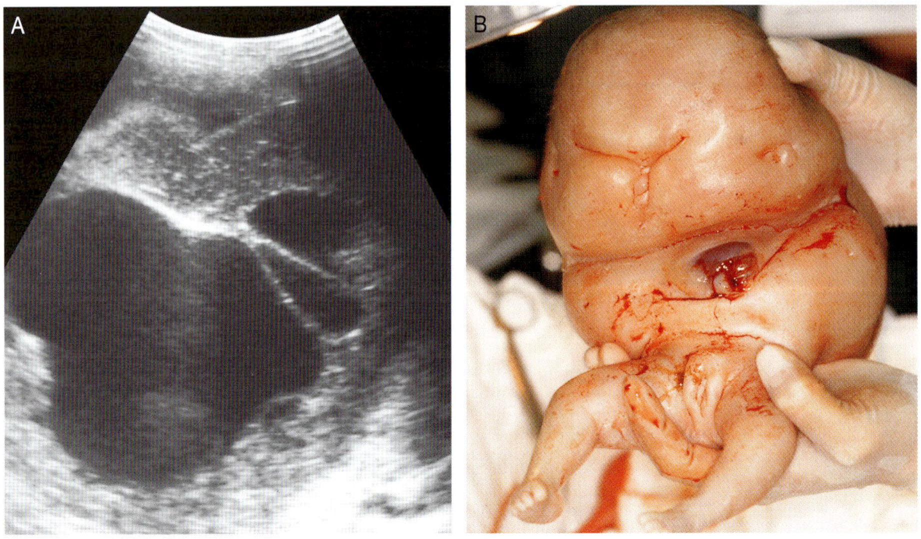

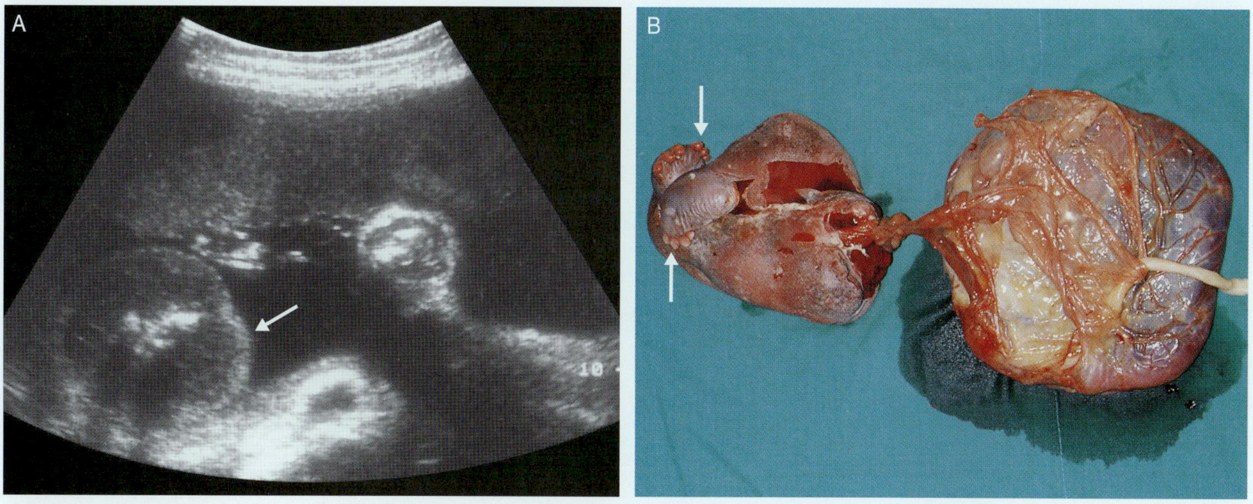

그림 16-7. 무심장쌍태아, 임신 34^{+1}주 A. 한 태아의 사지 옆에 부종이 있고 가운데 에코가 있는 둥근 종괴(화살표)가 보인다. B. 거의 형태가 없는 무심장태아 420g(무심장무형체)의 모습이다. 양쪽 발(화살표)을 볼 수 있다. 정상 신생아는 2,130g이었다.

그림 16-8. 무심장쌍태아 A. 임신 31^{+6}주, 척추 횡단스캔에서 체액 축적과 연조직의 부종이 보인다. B. 임신 36^{+0}주, 출생 시 무심장태아의 뒷면으로 두개와 상지가 없다. C. 임신 23^{+5}주, 제대동맥 도플러 혈류속도 파형에서 역류를 볼 수 있다. D. 임신 36^{+0}주, 출생 시 정상 신생아(좌측, 2,620g)와 무심장태아(우측, 1,550g).

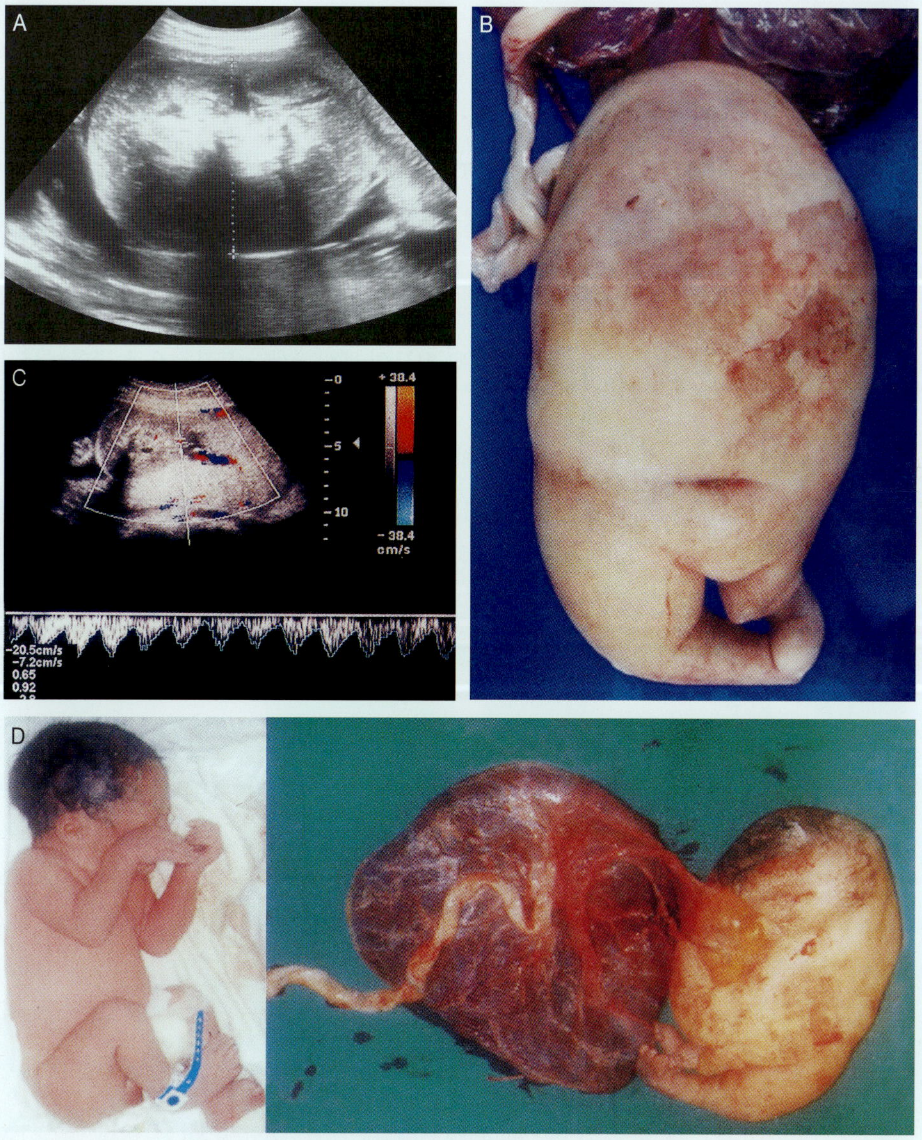

프) 태아 예상 체중의 70%를 넘으면 조산, 양수과다증, 정상 태아의 심부전이 의미 있게 증가했다는 보고가 있다.[73] 따라서 무심장태아의 체중이 비교적 많으면 산전치료의 적응이 될 수 있다. 무심장태아의 체중은 (1.2× 최장 길이^2)-(1.7× 최장 길이) 공식으로 예측할 수 있다.[73] 다른 치료 적응증은 양수과다증, 심부전과 정상 태아의 수종이다.

치료는 무심장태아의 제대를 폐색*occlusion*하거나, 무심장태아의 태아 내 제대혈관을 고주파소작*radiofrequency ablation*하는 것이다(제17장 기형이 있는 태아의 산전처치 326~327쪽 참조).[74, 75] 만일 무심장태아가 정상 태아와 비교해서 체중이 적으면 합병증은 덜할 것이다.

4. 결합쌍태아

결합쌍태아는 단일융모막단일양막쌍태아이며, 완전히 결합하거나 부분적으로 결합해 있다.

(1) 빈도

결합쌍태아는 일란성쌍태아 중 약 1%에서 드물게 발생한다.[76, 77] 3 : 1의 높은 비율로 여아에게서 우세하며 재발위험은 적다.[78, 79]

(2) 병리

전통적 이론에 따르면 결합쌍태아는 수정 13~15일 후에 배아가 분할된다. 그러나 다른 이론에 따르면 별도의 배아 2개가 부분적으로 결합해서 발생하는 것이다.[80]

(3) 결합쌍태아의 분류

두 태아의 다양한 부위가 붙어 있는 모양을 기술하기 위해 여러 가지 용어들이 사용된다(표 16-5). 결합된 부위의 위치를 근거로 결합쌍태아의 형태는 다음과 같이 분류한다.[81]

① 전면결합: 쌍태아가 전면을 따라 결합하는 형태이다. 두부결합체*cephalopagus*, 제대결합체*om-*

표 16-5. 결합쌍태아의 결합 부위에 따른 용어

두얼굴체: 얼굴이 2개, 머리와 몸이 1개
두머리체: 머리가 2개, 몸이 1개
좌골결합체: 아래 천골과 미골에서 결합
둔부결합체: 후측면 천골과 미골에서 결합

두골반체: 머리, 흉부, 복부가 1개, 골반 2개, 다리 4개
두부결합체: 흉부 결합에 관계없이 얼굴 결합
두개유합체: 머리 결합

흉부결합체: 흉부 결합
제대결합체: 배꼽부터 검상돌기 연골까지 결합
흉부제대결합체: 흉부와 복부 결합
척추결합중복체: 천골 위에서 척추 결합

phalopagus, 좌골결합체*ischiopagus*가 있다.

② 측면결합: 쌍태아가 측면으로 결합해서 제대, 복부와 골반을 공유한다. 양흉부측면결합체*dithoracic parapagus*, 두머리체*dicephalus*, 두얼굴체*diprosopus*가 있다.

③ 후면결합: 쌍태아가 원시배아원반*primitive embryonic disk*의 뒷면에서 결합하며 가슴과 배는 포함되지 않는다. 두개유합체*craniopagus*, 둔부결합체*pygopagus*, 척추결합중복체*rachipagus*가 있다.

가장 흔한 결합쌍태아는 흉부제대결합체*thoracoomphalopagus*로, 모든 결합쌍태아의 75%를 차지하며 가슴과 배에 결합된다(그림 16-9).[82] 결합쌍태아의 다른 결합 부위로는 머리, 엉덩이, 상체나 하체 부위의 일부 또는 완전중복이 있다. 결합쌍태아는 위장관(50%), 심낭*pericardium*(90%), 심장(75%)과 간(100%)을 공유하고 있다.

(4) 진단

결합쌍태아는 임신 제1삼분기에 이르게 진단할 수 있다.[83, 84] 3차원 초음파 역시 이 시기에 사용할 수 있다.

결합쌍태아의 초음파소견에서는 쌍태아사이막을 볼 수 없고, 태아 신체가 특이하게 가깝게 나란히 위치해서(병치竝置) 모든 방향에서 스캔했을 때 두 태아의 머리와 몸이 비교적 같은 위치에 있거나 쌍태아가 서로 직접 반대방향에 위치해 있고, 심장이 1개이거나 태아 척추가 몹시 심하게 연장되는 모양을 보여준다. 또한 제대 안에서 3개 이상의 혈관이 보인다. 결합쌍태아를 시사하는 초기초음파소견은 둘로 갈라져 나타나는 태아이다(그림 16-10).[83]

진단하는 데 여러 가지 오류가 기술되었다. 쌍태아사이막을 보기가 어렵고 매우 근접

그림 16-9. 흉부제대결합체 임신 18^{+3}주, 가슴과 배가 결합한 쌍태아(500g)의 형태이다.

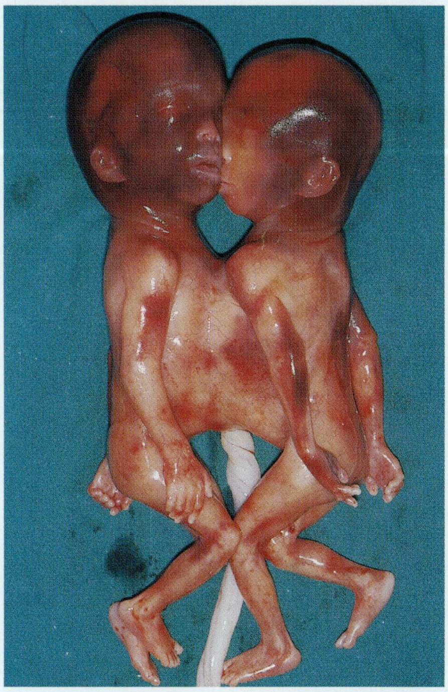

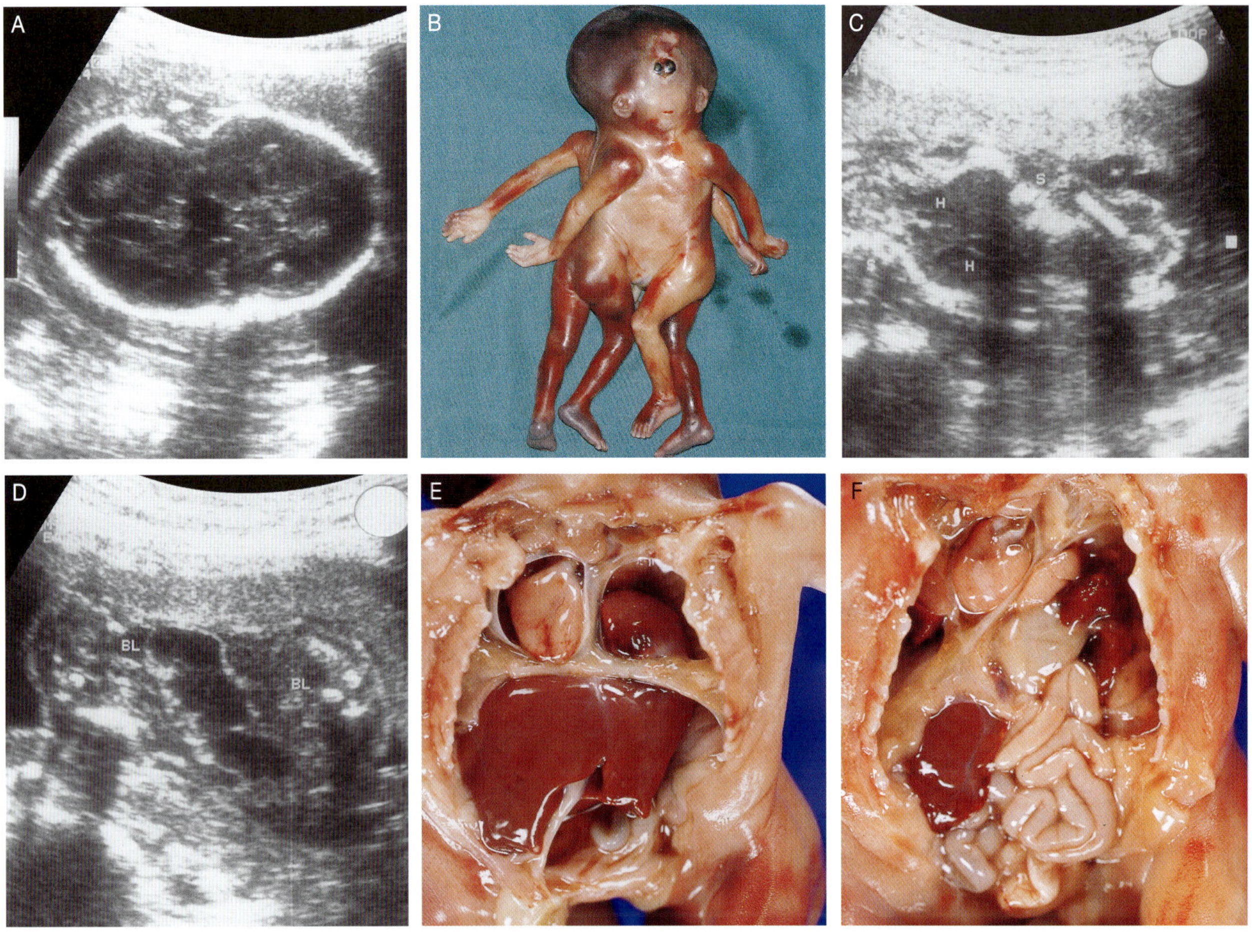

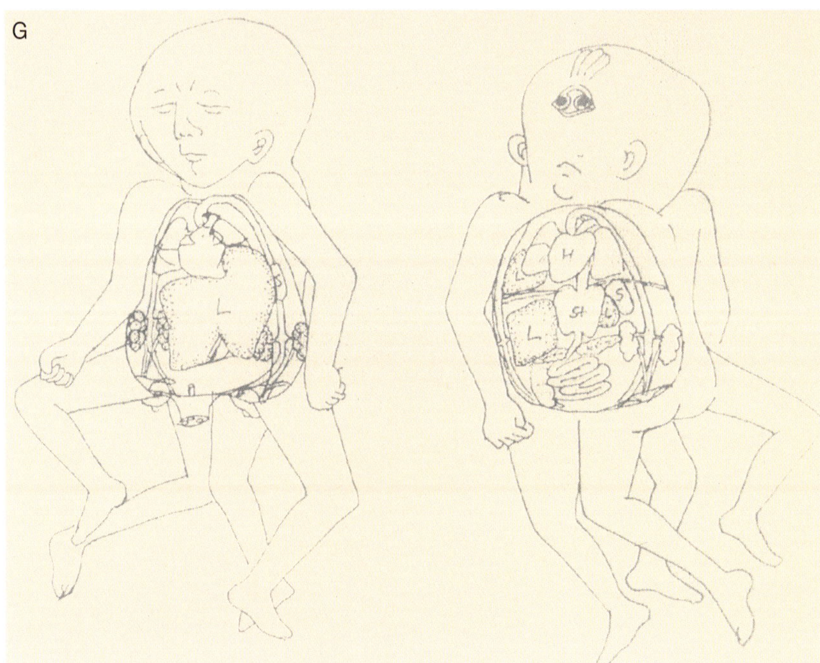

그림 16-10. 두골반체, 임신 22^{+2}주 산전 초음파소견 A. 같은 위치에서 앞뒤로 긴 1개의 머리가 보인다. B. 임신 23^{+0}주 임신중단 후 전신사진으로 1개의 머리, 흉부와 복부가 결합되어 있고 골반과 사지의 중복을 보여준다. C. 2개의 심장과 1개의 위가 보인다. D. 2개의 방광을 볼 수 있다. E, F. 부검소견 역시 초음파 소견과 일치하여 2개의 심장과 1개의 위장관계통을 보인다. G. 두골반체 부검 시 공유 내장 소견을 기록한 그림이다.

한 이중양막쌍태아의 경우 위양성 진단에 이를 수 있다. 만일 결합쌍태아에게 심한 기형이있다면 단태아로 잘못 진단할 수도 있다.[85] 마지막으로 연결 부위가 유연하면 일치하지 않는 태위(둔위*breech presentation*, 두정위*vertex presentation*)가 발생할 수 있다.[86, 87] 또한

단일융모막단일양막쌍태아를 제한된 태동 때문에 결합쌍태아로 잘못 진단할 수 있다.[84]

(5) 예후와 처치

다양한 형태의 많은 결합쌍태아가 발생할 수 있고 생존아의 예후는 일반적으로 매우 불량하다.[87] 결합쌍태아를 진단한 후 지속한 임신에서 반수는 자궁내사망했고, 44%는 신생아기에 사망했다는 보고가 있다.[84]

결합쌍태아로 진단할 때는 어느 기관을 공유하고 있는지, 혈관 소통은 어떠한지, 연관된 다른 기형은 없는지 등 결합쌍태아의 형태와 이상의 심한 정도를 알기 위해 체계적으로 접근해야 한다.[87] 정밀초음파검사 또는 임신 20주 이후에 시행할 수 있는 태아 자기공명영상*magnetic resonance imaging; MRI*은 구조상 기형과 공유 장기에 대해 믿을만한 영상을 제공한다. 태아 심장초음파검사*echocardiography*는 흉부결합쌍태아의 경우 특별한 정보를 준다.[88] 심장과 간을 공유하는 것은 흔하지 않은 경우가 아니며 심장을 공유한 태아들은 특히 예후가 나쁘다.

태아에게 생존력*viability*이 있기 이전에 진단되면 임신중단을 권한다. 분만할 때는 임신부와 태아의 외상과 난산을 방지하기 위해 제왕절개술*cesarean section*을 선택한다.

5. 태아속태아

단일융모막이중양막쌍태임신에서 비정상 배아*embryo* 형성으로 인해 정상 발달하는 태아 속에 대부분 하나의 기생하는 기형 태아가 내재된 경우를 태아속태아*fetus in fetu; FIF*라고 한다.[89, 90]

(1) 빈도

태아속태아는 500,000명 출생당 1명의 빈도로 나타나는 희귀한 선천성 기형이다.[91]

(2) 병리

태아속태아는 병리조직학적으로 척주*vertebral column*, 잘 분화된 기관(주로 뇌, 장, 기타 갑상선, 부갑상선, 폐, 간, 비장, 췌장, 신장, 부신 등)의 조직과 사지의 존재를 확인함으로써 진단한다. 뿐만 아니라 진단의 기준에는 양막 같은 피막, 종괴*mass*나, 기형태아가 매달려 있는 혈관들과 제대 같은 줄기가 포함된다.[92]

태아속태아는 흔히 80%에서 주로 우측 상부 후복막에서 발생하고 그 밖에 구강, 천미골*sacrococcygeal* 부위, 음낭, 부신과 두개 내에서도 종괴로 발견된다.[93] 태아는 항상 무뇌이며 거의 대부분 심장이 없다. 척주와 사지는 거의 모든 태아속태아에게 존재한다.

(3) 진단

기형종*teratoma*, 태변가성낭종*meconium pseudocyst*과 감별진단해야 한다. 이러한 종괴들은 종종 석회화된 성분을 갖고 있기 때문에 태아속태아와 구별하는 것이 어려운 경우가 있다. 기형종은 대부분 하복부, 난소, 천미골, 종격*mediastinum* 또는 두개 내에서 발생한다. 척주와 장골*long bone*을 인지하면 태아속태아를 확진할 수 있다.[94] 영상으로 척주를 인지할 수 없었던 경우도 있다(그림 16-11).[95] 복강 내 태아속태아는 숙주*host* 태아와 주혈관이 연결되지 않고 대부분 완전한 주머니에 들어 있다. 산전초음파검사에서 태아에게서 액체가 찬 주머니에 뼈구조가 있는 충실성*solid* 종괴가 보일 때 태아속태아를 의심할 수 있다.[96] 주머니는 투명한 막(양막)으로 둘러싸여 있으며 충실성 종괴는 줄기*stalk*를 통해 피막에 연결된다.

(4) 예후와 처치

예후는 위치와 성장 속도에 따라 다양하다. 완전 절제술*excision*로 치료한다.

6. 외부기생쌍태아

결합쌍태아는 대칭적이지만 불완전하게 분리된 경우이다. 외부기생쌍태아*ectoparasitic twin, heteroparasitic twin*란 일란성쌍태아 중 한 태아의 일부가 다른 태아에 비대칭적으로 붙어 있는 경우를 말한다.[97] 그림 16-12는 필자가 경험하고 병리학적으로 확인한 예이다.

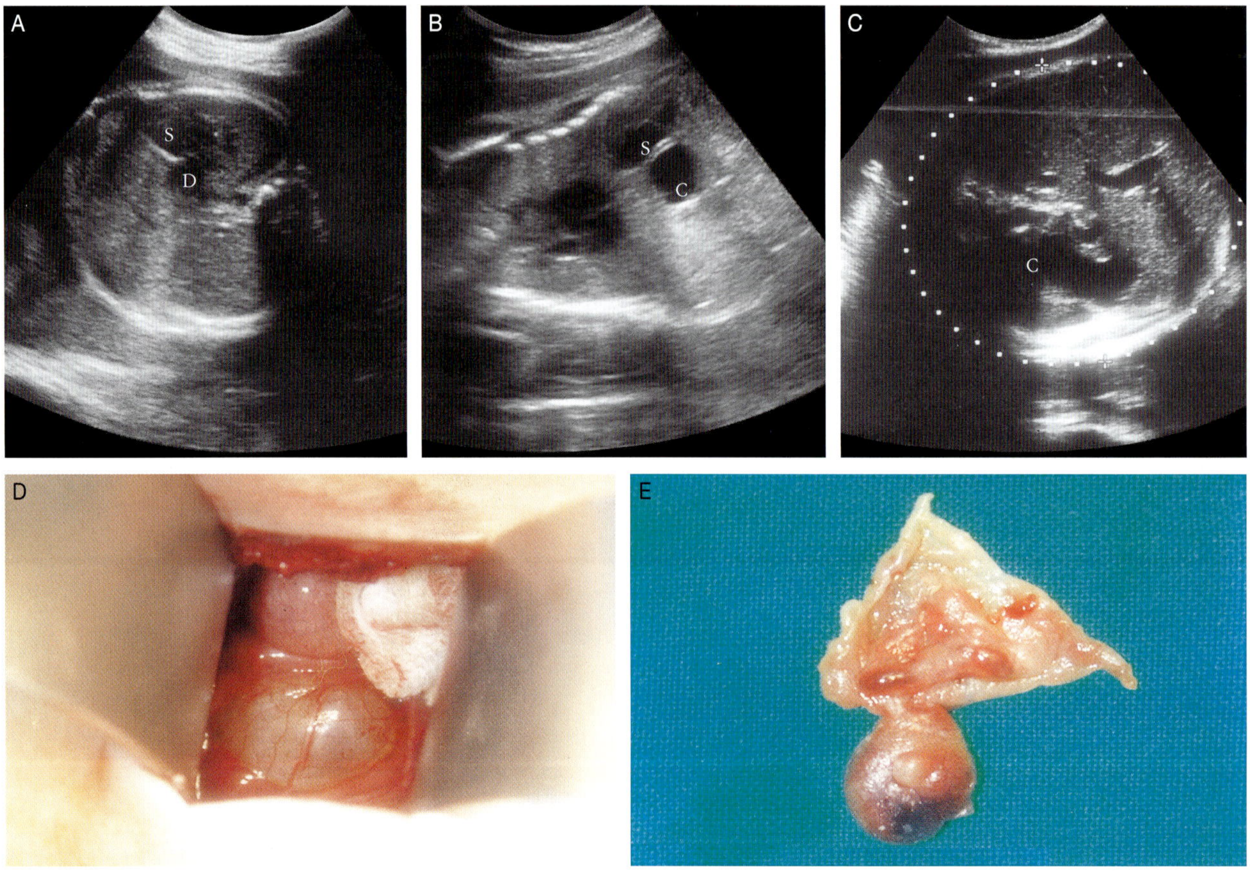

그림 16-11. 태아속태아 A. 임신 28^{+3}주, 상복부 횡단스캔에서 크기가 다른 2개의 낭종이 보인다. 2개의 낭종은 위(S)와 십이지장(D)으로 생각되었다. B. 다음 날 복부의 관상면에서 두 낭종은 소통이 없어 위(S) 내측의 낭종(C)은 십이지장이 아닌 것으로 판단되었다. C. 임신 38^{+1}주 상복부 횡단스캔에서 위 내측 낭종(C) 역시 커져 있고 낭종(C) 안에서 에코를 볼 수 있다. 낭종 안에 혈류는 없었다. D. 생후 개복수술에서 투명하고 얇은 막이 있는 낭종이 보인다. E. 낭종을 절제한 검체의 병리조직검사상 양막을 포함해서 3개의 배아층을 갖고 있었다.

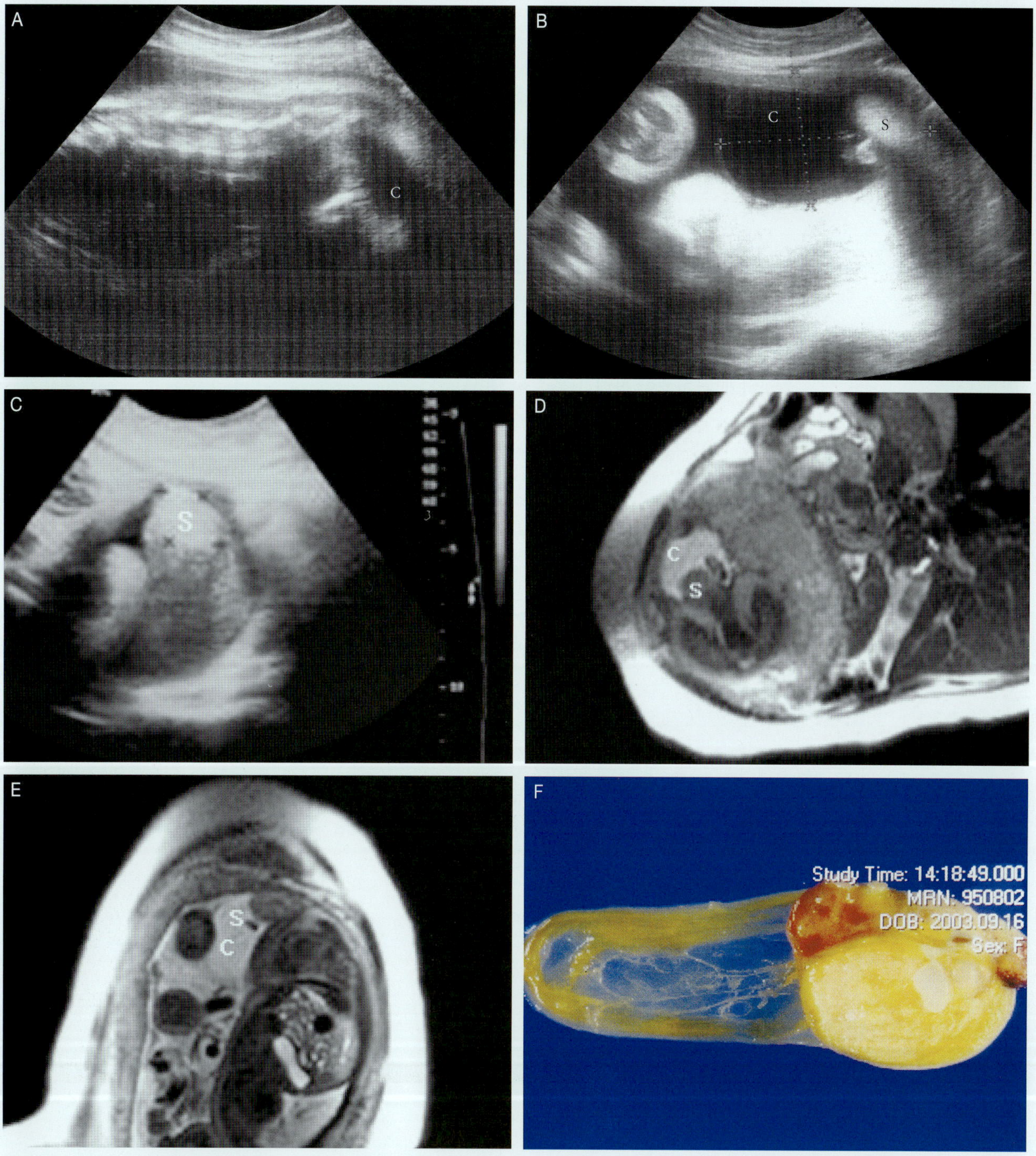

그림 16-12. 외부기생쌍태아, 임신 35^{+1}주 A. 태아의 시상스캔에서 미골 하방에 타원형의 낭종(C)이 보인다. B. 회음부의 횡단스캔에서 에코가 강한 작은 고형종괴(S)를 포함하는 둥근 낭종(C, 7.5×5.2cm)이 보인다. C. 고형종괴(S)의 크기는 3.0×2.1cm이다. 이상의 소견으로 천미골 기형종을 고려했다. D. 태아 MRI 골반 기저 축상면검사상 천미골의 앞쪽으로 종괴가 보이는데 바깥쪽으로는 고신호강도의 낭종(C)으로 이루어져 있으며 내부에는 중등도신호강도를 갖는 고형종괴(S)가 보인다. E. 태아 MRI 시상면검사상 태아의 하복부 앞쪽으로 골반 기저부와 연결되는 종괴가 보이는데 앞쪽 위쪽으로는 고신호강도의 낭종(C)으로 이루어져 있으며 아래쪽으로는 중등도신호강도의 고형종괴(S)가 보인다. F. 생후 6일째 고형종괴를 포함한 낭종을 제거. 병리조직검사상 양막과 3개의 배아층을 갖고 있어 외부기생쌍태아로 진단되었다.

Ⅳ 요약

보조생식기술의 발달로 쌍태임신의 빈도는 증가했으며, 초음파검사로 쌍태임신을 진단한다. 초음파검사에서 쌍태임신으로 확인되면 산전에 태반 형태(융모막과 양막)를 결정해야 한다. 태반 형태(융모막과 양막)는 임신 제1삼분기에 질초음파를 사용해서 쉽게 결정할 수 있다.

쌍태아의 대부분은 이란성이지만, 특히 단일융모막을 가진 일란성쌍태아에서 한 태아 사망 시 생존하는 태아의 색전증후군, 쌍태아간수혈증후군, 무심장쌍태아, 결합쌍태아, 태아속태아 같은 단일융모막쌍태임신으로 인해 발생하는 특이한 병변을 발견해서 적절하게 처치해야 한다.

참고문헌

1. Benirschke K, Kim CK. Multiple pregnancy. 1. N Engl J Med 1973;288:1276-1284.
2. Benirschke K. Twin placenta in perinatal mortality. NY State J Med 1961;61:1499-1508.
3. Sebire NJ, Snijders RJ, Hughes K, et al. The hidden mortality of monochorionic twin pregnancies. Br J Obstet Gynaecol 1997;104:1203-1207.
4. Baldwin VJ. Anomalous development of twins. In: Pathology of multiple pregnancy. New York: Springer-Verlag, 1994, pp.169-197.
5. Glinianaia SV, Rankin J, Wright C. Congenital anomalies in twins: a register-based study. Hum Reprod 2008;23:1306-1311.
6. Robertson EG, Neer KJ. Placental injection studies in twin gestation. Am J Obstet Gynecol 1983;147:170-174.
7. Kurtz AB, Wapner RJ, Mata J, et al. Twin pregnancies: accuracy of first trimester abdominal ultrasound in predicting chorionicity and amnionicity. Radiology 1992;185:759-762.
8. Monteagudo A, Timor-Tritsch IE. Early and simple determination of chorionic and amniotic type in multifetal gestations in the first fourteen weeks by high frequency transvaginal Sonography. Am J Obstet Gnecol 1994;170:824-829.
9. Finberg HJ. The "twin peak" sign: reliable evidence of dichorionic twinning. J Ultrasound Med 1992;11:571-577.
10. Sepulveda W, Sebire NJ, Hughes K, et al. The lambda sign at 10-14 weeks of gestation as a predictor of chorionicity in twin pregnancies. Ultrasound Obstet Gynecol 1996;7:421-423.
11. Sepulveda W, Sebire NJ, Hughes K, et al. Evolution of the lambda or twin-chorionic peak sign in dichorionic twin pregnancies. Obstet Gynecol 1997;89:439-441.
12. Winn HN, Gabrielli S, Reece EA, et al. Ultrasonographic criteria for the prenatal diagnosis of placental chorionicity in twin gestations. Am J Obstet Gynecol 1989;161:1540-1542.
13. Stagiannis KD, Sepulveda W, Southwell D, et al. Ultrasonographic measurement of the dividing membrane in twin pregnancy during the second and third trimesters: a reproducibility study. Am J Obstet Gynecol 1995;173:1546-1550.
14. Vayssière CF, Heim N, Camus EP, et al. Determination of chorionicity in twin gestations by high-fequency abdominal ultrasonography: counting the layers of the dividing membrane. Am J Obstet Gynecol 1996;175:1529-1533.
15. Sepulveda W. Chorionicity determination in twin pregnancies: double trouble. Ultrasound Obstet Gynecol 1997;10:79-81.
16. Bromley B, Benacerraf B. Using the number of yolk sacs to determine amnionicity in early first trimester monochorionic twins. J Ultrasound Med 1995;14: 415-419.
17. Shen O, Samueloff A, Beller U, et al. Number of yolk sacs does not predict amnionicity in early first-trimester monochorionic multiple gestations. Ultrasound Obstet Gynecol 2006; 27:53-55.
18. Phelan MC, Hall JG. Twins. In: Stevenson RE, Hall JG, eds. Human Malformations and Related Anomalies. Oxford University Press, 2006, pp.1377-1412.
19. Patten RM, Mack LA, Nyberg DA, et al. Twin embolization syndrome: prenatal sonographic detection and significance. Radiology 1989;173:685-689.
20. Samuels P. Ultrasound in the management of the twin gestation. Clin Obstet Gynecol 1988; 31:110-122.
21. Schinzel AA, Smith DW, Miller JR. Monozygotic twinning and structural defects. J Pediatr 1979;95:921-930.
22. Hoyme HE, Higginbottom MC, Jones KL. Vascular etiology of disruptive structural defects in monozygotic twins. Pediatrics 1981;67:288-291.

23. Fusi L, McParland P, Fisk N, et al. Acute twin-twin transfusion: a possible mechanism for brain-damaged survivors after intrauterine death of a monochorionic twin. Obstet Gynecol 1991;78:517-520.
24. Liu S, Benirschke K, Scioscia AL, et al. Intrauterine death in multiple gestation. Acta Genet Med Gemellol 1992;41:5-26.
25. Jou HJ, Ng KY, Teng RJ, et al. Doppler sonographic detection of reverse twin-twin transfusion after intrauterine death of the donor. J Ultrasound Med 1993;12:307-309.
26. Gembruch U, Viski S, Bagamery K, et al. Twin reversed arterial perfusion sequence in twin-to-twin transfusion syndrome after the death of the donor co-twin in the second trimester. Ultrasound Obstet Gynecol 2001;17:153-156.
27. Hughes HE, Miskin M. Congenital microcephaly due to vascular disruption: in utero documentation. Pediatrics 1986;78:85-87.
28. 전종식, 이용원, 이연숙 등. 일측 태아사망이 합병된 쌍태임신시 생존아에서 발생한 소두증 1예. 대한산부인과학회 추계학술대회지 1991;68:167-168.
29. Moore CM, McAdams AJ, Sutherland J. Intrauterine disseminated intravascular coagulation: a syndrome of multiple pregnancy with a dead twin fetus. J Pediatr 1969;74:523-528.
30. Dimmick JE, Hardwick DF, Ho-Yuen B. A case of renal necrosis and fibrosis in the immediate newborn period. Am J Dis Child 1971;22:345-347.
31. Mannino FL, Jones KL, Benirschke K. Congenital skin defects and fetus papyraceous. J Pediatr 1977;91:559-564.
32. 이국. Antepartum management of specific pathologic conditions in monochorionic twin pregnancy. 제10차 대한주산의학회 학술대회지 1995;19-25.
33. Fusi L, Gordon H. Twin pregnancy complicated by single intrauterine death. Problems and outcome with conservative management. Br J Obstet Gynaecol 1990;97:511-516.
34. Melnick M. Brain damage in survivor after in utero death in monozygous co-twin. Lancet 1977;2:1287.
35. Hanna JH, Hill JM. Single intrauterine fetal demise in multiple gestation. Obstet Gynecol 1984;63:126-130.
36. D'Alton ME, Newton ER, Cetrulo CL. Intrauterine fetal demise in multiple gestation. Acta Genet Med Gemellol (Roma) 1984;33:43-49.
37. Skelly H, Marivate M, Norman R, et al. Consumptive coagulopathy following fetal death in a triplet pregnancy. Am J Obstet Gynecol 1982;142:595-596.
38. Romero R, Duffy TP, Berkowitz RL, et al. Prolongation of a preterm pregnancy complicated by death of a single twin in utero and disseminated intravascular coagulation. N Engl J Med 1984;310:772-774.
39. Patten RM, Mack LA, Harvey D, et al. Disparity of amniotic fluid volume and fetal size: problem of the stuck twin-US studies. Radiology 1989;172:153-157.
40. Weir PE, Ratten GJ, Beischer NA. Acute polyhydramnios: a complication of monozygous twin pregnancy. Br J Obstet Gynaecol 1979;86:849-853.
41. Machin GA, Still K. The twin-twin transfusion syndrome: vascular anatomy of monochorionic placentas and their clinical outcomes. In: Keith LG, Papiernik E, Keith DM, et al, eds. Multiple pregnancy: epidemiology, gestation and perinatal outcome. London: Parthenon publishing, 1995, pp.367-393.
42. Machin G, Still K, Lalani T. Correlations of placental vascular anatomy and clinical outcomes in 69 monochorionic twin pregnancies. Am J Med Genet 1996;61:229-236.
43. Blickstein I. The twin-twin transfusion syndrome. Obstet Gynecol 1990;76:714-722.
44. Fries MH, Goldstein RB, Kilpatrick SJ, et al. The role of velamentous cord insertion in the etiology of twin-twin transfusion syndrome. Obstet Gynecol 1993 ;81:569-574.

45. Machin GA. Velamentous cord insertion in monochorionic twin gestation. An added risk factor. J Reprod Med 1997;42:785-789.
46. Sebire NJ, D'Ercole C, Hughes K, et al. Increased nuchal translucency thickness at 10-14 weeks of gestation as a predictor of severe twin-to-twin transfusion syndrome. Ultrasound Obstet Gynecol 1997;10:86-89.
47. Matias A, Ramalho C, Montenegro N. Search for hemodynamic compromise at 11-14 weeks in monochorionic twin pregnancy: is abnormal flow in the ductus venosus predictive of twin-twin transfusion syndrome? J Matern Fetal Neonatal Med 2005;18:79-86.
48. Sebire NJ, D'Ercole C, Carvelho M, et al. Inter-twin membrane folding in monochorionic pregnancies. Ultrasound Obstet Gynecol 1998;11:324-327.
49. Brown DL, Benson CB, Driscoll SG, et al. Twin-twin transfusion syndrome: sonographic findings. Radiology 1989;170:61-63.
50. Weiner CP, Ludomirsky A. Dignosis, pathophysiology and treatment of chronic twin-to-twin transfusion syndrome. Fetal Diagn Ther 1994;9:283-290.
51. Giles WB. Doppler ultrasound in multiple pregnancies. Baillieres Clin Obstet Gynaecol 1998;12:77-89.
52. Hecher K, Ville Y, Nicolaides KH. Color Doppler ultrasonography in the identification of communicating vessels in twin-twin transfusion syndrome and acardiac twins. J Ultrasound Med 1995;14:37-40.
53. Quintero RA, Morales WJ, Allen MH, et al. Staging of twin-twin transfusion syndrome. J Perinatol 1999;19:550-555.
54. Wittmann BK, Baldwin VJ, Nichol B. Antenatal diagnosis of twin transfusion syndrome by ultrasound. Obstet Gynecol 1981;58:123-127.
55. Brennan JN, Diwan RV, Rosen MG, et al. Fetofetal transfusion syndrome: prenatal ultrasonographic diagnosis. Radiology 1982;143:535-536.
56. Haverkamp F, Lex C, Hanisch C, et al. Neurodevelopmental risks in twin-to-twin transfusion syndrome: preliminary findings. Eur J Paediatr Neurol 2001;5:21-27.
57. Elliott JP, Sawyer AT, Radin TG, et al. Large-volume therapeutic amniocentesis in the treatment of hydramnios. Obstet Gynecol 1994;84:1025-1027.
58. Elliott JP, Urig MA, Clewell WH. Aggressive therapeutic amniocentesis for treatment of twin-twin transfusion syndrome. Obstet Gynecol 1991;77:537-540.
59. Dolinger MB, Donnenfeld AE. Therapeutic amniocentesis using a vacuum bottle aspiration system. Obstet Gynecol 1998;91:143-144.
60. Saade GR, Belfort MA, Berry DL, et al. Amniotic septostomy for the treatment of twin oligohydramnios-polyhydramnios sequence. Fetal Diagn Ther 1998;13:86-93.
61. Moise KJ Jr, Dorman K, Lamvu G, et al. A randomized trial of amnioreduction versus septostomy in the treatment of twin-twin transfusion syndrome. Am J Obstet Gynecol 2005;193:701-707.
62. Senat MV, Deprest J, Boulvain M, et al. Endoscopic laser surgery versus serial amnioreduction for severe twin-to-twin transfusion syndrome. N Engl J Med 2004;351:136-144.
63. Lewi L, Gratacos E, Ortibus E, et al. Pregnancy and infant outcome of 80 consecutive cord coagulations in complicated monochorionic multiple pregnancies. Am J Obstet Gynecol 2006;194:782-789.
64. Robyr R, Yamamoto M, Ville Y. Selective feticide in complicated monochorionic twin pregnancies using ultrasound-guided bipolar cord coagulation. BJOG 2005;112:1344-1348.
65. Ball RH, Deprest J. The prenatal management of the fetus with a correctable defect. In: Callen PW, ed. Ultrasonography in Obstetrics and Gynecology. 5th ed. Philadelphia: Saunders Elsevier, 2008, pp.867-884.

66. 이국. 쌍태아간 수혈증후군 치료를 위한 태아경하 Neodymium: Yag레이저 태반혈관 폐색술. 대한의학협회지 1994;37:977-981.
67. Søgaard K, Skibsted L, Brocks V. Acardiac twins: pathophysiology, diagnosis, outcome and treatment. Six cases and review of the literature. Fetal Diagn Ther 1999;14:53-59.
68. Van Allen MI, Smith DW, Shepard TH. Twin reversed arterial perfusion (TRAP) sequence: a study of 14 twin pregnancies with acardius. Semin Perinatol 1983;7:285-293.
69. Billah KL, Shah K, Odwin C. Ultrasonic diagnosis and management of acardius acephalus twin pregnancy. Med Ultrasound 1984;8:108-113.
70. Pretorius DH, Leopold GR, Moore TR, et al. Acardiac twin: report of Doppler sonography. J Ultrasound Med 1988;7:413-416.
71. Benson CB, Bieber FR, Genest DR, et al. Doppler demonstration of reversed umbilical blood flow in an acardiac twin. J Clin Ultrasound 1989;17:291-295.
72. Hecher K, Ville Y, Nicolaides KH. Color Doppler ultrasonography in the identification of communicating vessels in twin-twin transfusion syndrome and acardiac twin. J Ultrasound Med 1995;14:37-40.
73. Moore TR, Gale S, Benirschke K. Perinatal outcome of for-nine pregnancies complicated by acardiac twinning. Am J Obstet Gynecol 1990;163:907-912.
74. Tan TY, Sepulveda W. Acardiac twin: a systematic review of minimally invasive treatment modalities. Ultrasound Obstet Gynecol 2003;22:409-419.
75. Wong AE, Sepulveda W. Acardiac anomaly: current issues in prenatal assessment and treatment. Prenat Diagn 2005;25:796-806.
76. Benirschke K, Temple WW, Bloor CM. conjoined twins: nosology and congenital malformations. Birth Defects: Orig Artic Ser 1978;14:179-192.
77. Filler RM. Conjoined twins and their separation. Semin Perinatol 1986;10:82-91.
78. Conjoined twins—an epidemiological study based on 312 cases. The International Clearinghouse for Birth Defects Monitoring Systems. Acta Genet Med Gemellol 1991;40:325-335.
79. Abossolo T, Dancoisne P, Tuaillon J, et al. Early prenatal diagnosis of asymmetric cephalothoracopagus twins. J Gynecol Obstet Biol Reprod (Paris) 1994;23:79-84.
80. Spencer R. Theoretical and analytical embryology of conjoined twins: part I: embryogenesis. Clin Anat 2000;13:36-53.
81. Spencer R. Anatomic description of conjoined twins: a plea for standardized terminology. J Pediatr Surg 1996;31:941-944.
82. Edmonds LD, Layde PM. Conjoined twins in the united states, 1970-1977. Teratology 1982; 25:301-308.
83. Maggio M, Callan NA, Hamod KA, et al. The first-trimester ultrasonographic diagnosis of conjoined twins. Am J Obstet Gynecol 1985;152:833-835.
84. Pajkrt E, Jauniaux E. First-trimester diagnosis of conjoined twins. Prenat Diagn 2005;25: 820-826.
85. Weingast GR, Johnson ML, Pretorius DH, et al. Difficulty in sonographic diagnosis of cephalothoracopagus. J Ultrasound Med 1984;3:421-423.
86. Harper RG, Kenigsberg K, Sia CG, et al. Xiphopagus conjoined twins: a 300-year review of the obstetric, morphopathologic, neonatal, and surgical parameters. Am J Obstet Gynecol 1980;137:617-629.
87. Barth RA, Filly RA, Goldberg JD, et al. Conjoined twins: prenatal diagnosis and assessment of associated malformations. Radiology 1990;177:201-207.
88. Tongsong T, Khunamornpong S, Piyamongkol W, et al. Prenatal sonographic delineation of the complex cardiac anatomy of thoraco-omphalopagus twins. Ultrasound Obstet Gynecol 2005;25:189-192.

89. Chi JG, Lee YS, Park YS, et al. Fetus-in-fetu: report of a case. Am J Clin Pathol 1984;82: 115-119.
90. Willis RA. Structure of teratomata. J Pathol Bacterial 1935;40:1-36.
91. Hopkins KL, Dickson PK, Ball TI, et al. Fetus-in-fetu with malignant recurrence. J Pediatr Surg 1997,32:1476-1479.
92. Hanquinet S, Damry N, Heimann P, et al. Association of a fetus in fetu and two teratomas: US and MRI. Pediatr Radiol 1997;27:336-338.
93. Hoeffel CC, Nguyen KQ, Phan HT, et al. Fetus in fetu: a case report and literature review. Pediatrics 2000;105:1335-1344.
94. Willis RA. The borderland of embryology and pathology. 2nd ed. Washington, DC: Butterworths, 1962, pp.442-462.
95. Knox JS, Webb AJ. The clinical features and treatment of fetus in fetu: two case reports and review of literature. J Pediatr Surg 1975;10:483-489.
96. Park YJ, Lee DS, Lee NH, et al. Prenatal diagnostic clue for fetus in fetu. Pediatr Surg Int 2007;23:977-980.
97. Reyes J, Goncalves LF, Silva SR, et al. Sonography of multiple gestations. In: Fleischer AC, Manning FA, Jeanty P, et al, eds. Sonography in obstetrics and gynecology: principles and practice. 6th ed. New york: McGraw-Hill, 2001, pp.637-681.

17
기형이 있는 태아의 산전처치

초음파영상의 발달로 산전에 태아의 많은 기형을 찾아낼 수 있다. 기형의 산전처치에 앞서 기형을 정확하게 진단하는 것이 필수적이다. 기형의 처치는 진단된 시기, 기형의 본질(교정 가능성), 정도(중증, 경증 또는 단독, 다발성), 진행상황에 따라 임신을 중단하거나 쌍태임신*twin pregnancy*의 경우 한 태아를 선택적으로 사망시킨다. 또는 임신을 지속해서 대부분 출생 후 외과적으로 치료한다. 그러나 개방이분척추*spina bifida aperta*, 횡격막탈장*diaphragmatic hernia*, 후요도판막*posterior urethral valve*이 있는 폐쇄요로병증*obstructive uropathy*, 원인을 알 수 없는 수흉*hydrothorax* 같은 몇몇 기형은 자궁 내에서 교정하지 않으면 점진적으로 태아의 기관을 손상시켜 출생 후 외과적 교정으로 교정해도 만족스러운 결과를 얻지 못하기 때문에 산전 자궁 내 태아수술을 정당화한다.

치료할 태아에게는 단독기형이 있어야 한다. 다발성 기형이나 염색체이상*chromosome abnormality*이 있는 태아는 치료 대상에서 제외된다. 태아치료는 산과, 소아과, 소아외과, 마취과 등 팀을 구성해서 접근해야 하고 기형의 자연경과, 치료방법, 효과와 제한점 등을 부모와 상의해야 한다.

태아를 직접 치료하는 침습적 방법으로는 태아 빈혈*anemia*을 치료하기 위한 태아 수혈 같은 내과적 치료와 태아의 기형, 종양, 수종*hydrops*을 치료하기 위한 외과적 치료가 있다. 외과적 치료방법으로 자궁절개 후 태아의 병변 부위를 직접 노출해서 교정하는 개방성태아수술, 폐쇄성 병변 부위를 우회하는 도관단락술*catheter shunting*, 고주파소작술*radiofrequency ablation; RFA*, 내시경을 이용한 태아수술이 시도되고 있다.

태아 빈혈을 위한 태아 수혈은 이미 언급했다(제14장 태아수종의 면역성 태아수종*immune hydrops fetalis* 참조). 이 장에서는 태아수술이 적용되는 환자의 선택기준, 술기와 수술의 효과를 소개하고자 한다.

I 개방성태아수술

개방성태아수술은 자궁 안에서 태아의 수막척수류*meningomyelocele* 봉합, 선천성 낭성선종양기형폐*cystic adenomatoid malformation of the lung*의 폐엽절제술*lobectomy*이나 천미골기형종*sacrococcygeal teratoma* 절제를 위해 임신부를 개복해서 시행하는 자궁절개술*hysterotomy*이 있다.

1. 수술 전 처치

태아 폐성숙도*lung maturity*를 높이기 위해 임신부에게 스테로이드*steroid*를 주사한다. 수술 전날 질초음파검사*transvaginal ultrasonography*를 해서 자궁경관 길이*cervical length*가 2.5cm 이상이고, 자궁경관 확장이나 근위부 자궁경관의 소멸(funneling)이 없음을 확인한다. 수술 전 밤 0시에 인도메타신*indomethacin* 50mg 좌약을 직장 또는 질에 둔다. 수술 당일 아침 자궁수축을 평가하기 위해 자궁수축검사를 30분 동안 시행한다. 인도메타신 두 번째 용량을 투여한다.

2. 술기[1, 2]

수술실에서 수술 후 통증완화를 위해 경막외도관*epidural catheter*을 삽입하고 전신마취를 한 다음 개복해서 자궁을 복강 밖에 둔다. 소독비닐을 씌운 탐촉자*transducer, probe*를 자궁 표면에 직접 놓고 태반의 끝을 확인한다. 일반적으로 태반 끝에서 될 수 있으면 6cm 정도 멀리 떨어져서 자궁절개를 해야 한다. 전기소작 또는 특별히 고안된 속이 빈 투관침*trocar*으로 자궁 기저부에 1cm로 처음 절개를 한다. 대부분의 양수를 제거해서 소독된 따뜻한 주사기에 저장한다. 자궁 기저부에서 자동스테이플러를 사용해서 자궁절개를 8cm 연장한다. 태아를 손으로 조작해서 병변이 자궁절개 부위의 가운데에 있도록 한다. 병변 부위를 외과적 방법으로 봉합 또는 절제한 후 봉합한다.

수술 중 초음파는 태아 심장을 감시하는 데 사용된다. 태아수술이 끝나면 태반막*placental membrane*과 자궁근*myometrium*을 2층으로 봉합한다. 각 층을 피브린글루*fibrin glue*로 봉한다. 유착방지를 위해 인터시드흡수유착장벽*interceed absorbable adhesion barrier*을 자궁절개 부위에 붙인다. 도관을 자궁강*uterine cavity*에 두고 링거젖산용액*Ringer's lactate solution*을 항생제와 함께 주입한다. 초음파로 봉합 부위의 스트레스를 경감하기 위해 양수의 양을 일반적으로 정상 범위에서 낮은 수준에 있도록 한다. 개복 부위를 봉합하고 환자가 깨면 분만대기실로 옮겨서 관찰한다.

3. 수술 후 처치

황산마그네슘*magnesium sulfate*, $MgSO_4$(수술실에서 처음 6g 용량을 30분에 걸쳐 주입하고 이후 시간당 2g을 계속 주입)을 24시간 동안 정맥내주입*intravenous infusion*하면서 동시에 48

시간 경구 또는 직장 인도메타신(4시간마다 25mg) 투여를 유지해서 자궁수축을 억제한다. 근본적으로 분만까지 경구 니페디핀*nifedipine*(4~6시간마다 10~20mg) 또는 피하 터뷰탈린*terbutaline* 주입 펌프로 장기 자궁수축억제를 계속한다. 예방적 항생제는 24~48시간 계속 투여한다. 태아 건강, 양수량, 자궁경관 길이와 동맥관*arterial duct* 열림을 초음파로 적어도 매일 평가한다. 수술 후 4~5일에 퇴원한다. 이상이 없으면 1주일에 1번 초음파로 장기 감시를 한다.

4. 결과

(1) 수막척수류

단독 개방이분척추는 운동성 저하, 장과 방광 제어소실과 뇌실단락*ventricular shunt*의 필요성 같은 영구신경장애를 보인다. 장애는 결손 자체뿐만 아니라 양수에 만성 노출된 신경의 손상 때문에 발생한다.

태아 척추결손*vertebral defect*을 치료하기 위한 산전 외과적 치료가 시도되었으며, 임신 25주 이전에 시행하면 아놀드-키아리기형*Arnold-Chiari malformation*의 빈도를 낮춰 수두증*hydrocephalus*을 치료하기 위한 도관단락술의 시행빈도가 감소되는 것을 보여주었다.[1,2] 그러나 태아수술은 하지기능을 개선하지는 못하는 것으로 보인다.[3] 조산, 조기양막파열*premature rupture of membrane*, 감염*infection*, 폐부종*pulmonary edema*, 유착태반*placenta accreta* 같은 모성 합병증이 있다.

(2) 선천성 낭성선종양기형폐

낭성선종양기형은 말단 세기관지*bronchiole*의 과도한 낭성 성장으로, 다양한 임상적 증상을 나타낸다. 심한 경우 태아수종 또는 생후 진행성 호흡곤란을 초래하고, 작은 병변은 신생아의 경한 호흡곤란을 일으키거나, 증상이 없다가 유년기에 감염 또는 기흉*pneumothorax*이 나타나기도 한다. 커다란 선천성 낭성선종양기형은 종격*mediastinum*을 이동시키고 수종에 이른다.

수종이 있으면 태아의 예후가 나쁘기 때문에 태아사망*fetal demise*을 방지하기 위해 중재가 필요하다. 낭성선종양기형이 있는 태아 중에서 어떤 경우에 수종이 생기는지 예측하기 위해 종괴면적을 머리둘레로 나눈 비율(선천성 낭성선종양기형의 부피 비율)을 사용할 것을 제안했다.[4] 이 비율이 1.6 이상일 때 수종의 위험은 80%이다. 임신 32주 후 수종이 발견되면 조기분만*preterm delivery*해서 생후 외과적 절제를 고려해야 한다.

임신 32주 전에 수종이 발생하면 태아수술을 고려해야 한다. 개방성태아수술로 태아 폐엽절제술을 시행하면 상당히 높은 생존율을 보이며 수술 후 수종이 사라진다. 임신 21~31주 사이에 수술한 22예의 50%에서 12세까지 정상 장기 생존이 있었다.[5] 다낭성*multicystic* 또는 충실성*solid* 종괴는 흉막양막강단락술*thoracoamniotic shunt*에 도움이 되지 않으며, 절제술이 필요하다.

(3) 천미골기형종

천미골기형종은 신생아에서 가장 흔한 종양으로, 35,000명의 신생아 중 1명의 발생빈도를 보인다.[6] 종괴의 골반 내·외부 침범 여부에 따라 4가지 형태가 있다.[7] 임신 중 커다란 천미골기형종이 있는 태아는 종양이 커짐에 따라 혈류량이 증가해서 고박출심부전*high output heart failure*으로 인한 양수과다증*polyhydramnios* 또는 수종 때문에 자궁 내에서, 출생 시 또는 출생 직후 사망률이 높다.[8,9]

임신 중 천미골기형종이 발견되면 연속초음파검사로 종괴의 크기, 양수의 양, 수종의 발생을 관찰하고, 종괴 내 혈관, 흉대동맥*thoracic aorta*, 하대정맥*inferior vena cava* 등 도플러*Doppler* 혈류속도를 계측해서 고박출심부전이 일어나는지 관찰해야 한다.

커다란 천미골기형종(I형 또는 II형)과 수종이 있는 임신 30주 미만의 태아는 태아수술이 유일한 치료방법일 수 있고, 임신 30주 후에는 응급제왕절개술*emergency cesarean section*을 시행해야 한다. 커다란 천미골기형종이 있는 태아에게 양수과다증이 동반되면 조기 제왕절개술을 고려해야 한다.

태아수술 경험에 대한 보고에 따르면 4명 가운데 3명이 생존했다. 그러나 수술 도중 1명의 임신부와 2명의 태아에게 수혈했고, 태아 1명에서 심장정지*cardiac arrest*가 발생해 심폐소생술*cardiopulmonary resuscitation; CPR*을 시행했다. 분만 시 평균 임신주수는 29주(27.6~31.7주), 입원은 16~34주였다. 생후 동맥관조기폐쇄로 인한 심부전*heart failure*으로 신생아가 1명 사망했다. 1명에서 색전증*embolism*으로 인해 편측 신장무발생*renal agenesis*과 공장폐쇄*jejunal atresia*가 있었고, 1명에서 만성 폐질환, 1명에서 종괴 재발이 있었다.[10]

II 도관단락술

도관단락술은 수흉, 하부요로폐쇄*lower urinary tract obstruction*로 인해 방광팽창, 커다란 선천성 낭성선종양기형 I형이 발생한 경우 장기배액을 위해 시행된다. 많은 경우 입원하지 않고 외래에서 시행할 수 있다.

1. 수술 전 처치

자궁수축억제제*tocolytic agent*와 항생제를 수술 전에 예방적으로 투여한다.

2. 술기[11,12]

국소마취 후 금속투관침*metal trocar*과 배관*cannula*을 초음파유도하에 양막강을 지나 태아의 흉벽을 통해 흉막삼출액*pleural effusion*(또는 커다란 낭종) 내로 또는 태아의 복벽을 지나 방광 내로 삽입한다. 투관침을 빼고 철사가 들어 있는 이중二重돼지꼬리모양의 나일론도관을 직선으로 펴서 배관에 넣고 철사를 잡아당겨 빼낸 다음 흉막강(또는 낭종 또는 방광)에 도관의 한쪽 끝을 두기 위해 짧은 막대로 밀어 넣는다. 다음으로 배관의 끝을 양막강으로 빼낸 다음 긴 막대로 도관의 다른 끝을 양막강에 삽입한다(그림 9-10B~E, 그림 12-13C 참고).

3. 수술 후 처치

태아의 수흉, 수종, 단락의 이동, 막힘을 초음파로 추적검사한다. 흉막양막강단락술 후 분만 시에는 기흉을 방지하기 위해 도관을 즉시 겸자*clamp*해야 한다.

4. 결과

(1) 태아 수흉

염색체이상이나 다른 기형이 없는 단독 수흉인 경우 점진적으로 흉수가 많아지거나, 많은 흉수로 종격 이동이 있거나, 수종이 발생하면 자궁내치료*in-utero fetal therapy*를 고려해야 한다.[13] 분만 직전 흉막천자*thoracentesis, pleurocentesis*나 장기적 배액방법으로 흉막양막강단락술이 유용할 수 있다.[11,14,15] Weber 등(1992)은 수종을 포함한 태아 수흉에 관한 문헌 고찰을 통해 자궁내치료는 78%의 생존율을 보여, 보존적 처치의 생존율 50%보다 예후가 좋았다고 보고했다.[16] 그러나 Hagay 등(1993)은 단독 수흉에 관한 문헌 고찰을 통해 보존적 처치나 태아치료는 공통적으로 1/3의 신생아사망*neonatal death*을 보여 분명한 효과가 없다고 지적했고, 도관단락술은 흉막천자 후 흉수검사와 함께 태아의 폐가 확장되는 것을 확인한 후 시행하는 것을 권장했다.[17]

(2) 선천성 낭성선종양기형폐

Adzick 등(1993)은 임신 22주와 30주 사이에 적어도 1개의 낭종이 주가 된 낭성선종양기형이 있는 태아 3명에게 흉막양막강단락술을 시행해서, 생존한 2명에게는 생후 즉각 수술로 절제했다.[18] 그 밖에 단방낭종*unilocular cyst*이 있는 낭성선종양기형 2예에서 성공적인 도관단락술의 결과가 보고되었다.[19] Clark 등(1987)은 도관단락술 시행 3주 후에 수종이 소실됨을 관찰했다.[20] 최근에는 I 형같이 큰 종괴의 경우에도 성공적인 흉막양막강단락술이 보고되었다.[21]

(3) 요도폐쇄와 후부요도판막

폐쇄요로병증을 치료하기 위한 방광양막강단락술*vesicoamniotic shunt*은[12] 양수량의 감소 또는 양수과소증*oligohydramnios*과 신장실질*renal parenchyma*의 정상 초음파소견을 보이고 적절한 신장기능을 나타내는 저장성*hypotonic* 소변[22]이 있는 임신 22주 후 32주 미만의 정상 염색체를 가진 태아를 선택해서 시행해야 한다.

방광양막강단락술은 흉막양막강단락술과 같은 기법으로, 이중돼지꼬리모양의 플라스틱도관을 초음파유도하에 삽입하는 것이다. 최근의 장기추적 결과 자궁 내 중재의 필요조건인 양호한 태아 소변 생화학적 검사 결과를 보였음에도 불구하고 생존자의 반에서 2/3까지 만성신부전*chronic renal failure*이 있었다.[23~25] 새로운 치료적 접근으로 태아 방광경술*fetal cystoscopy*이 기대된다.[26]

Ⅲ 고주파소작술

무심장쌍태아를 선택적으로 태아사*fetocide*하기 위해 무심장태아 내 제대혈관을 고주파로 소작해서 단절했다. 그 후 단일융모막*monochorion*쌍태임신에서 구조적 결손이나 염색체이상 태아, 심한 쌍태아간수혈증후군*twin to twin transfusion syndrome*에서 사망임박한 태아와 심한 자궁내성장지연*intrauterine growth restriction*을 보이는 태아의 선택적 사망에 이용된다.

1. 수술 전 처치

많은 경우 입원하지 않고 외래에서 시행할 수 있다. 도관단락술의 경우와 마찬가지로 수술 전 자궁수축억제제와 항생제를 투여한다.

2. 술기[27]

초기에는 수술실에서 전신마취 또는 경막외마취하에 시술했지만, 최근에는 일반적으로 국소마취를 하고 개복수술 가능성 때문에 복부 전체를 소독한다. 초음파로 태반 위치를 확인하고 색도플러*color Doppler*와 초음파로 무심장쌍태아와 전복벽*anterior abdominal wall*에서 제대부착 부위의 혈관을 보여준다. RFA기구가 들어갈 장소로 선택된 임신부 전복벽 위의 피부에 표시하고 태반 통과를 피한다. 초음파유도하에 3mm 14G RFA침을 임신부 피부, 복벽과 앞쪽 자궁근, 무심장쌍태아의 양막강을 통해 제대동맥*umbilical artery*과 제대정맥*umbilical vein* 위치의 중간 복부 내로 삽입한다. RFA침을 적절하게 놓은 후 RFA기구의 가지를 펼치고 10W에서 시작해서 2분마다 10W씩 증가한다. RFA기구의 저항으로 만족할만한 소작이 이루어지거나 도플러초음파에서 무심장쌍태아로 가는 혈류가 멈춘 것을 확인하면 RFA를 중단한다. 모든 경우 RFA기구를 제거하기 전에 혈류가 없음을 확인한다. RFA를 위해 사용된 최대 전력량은 40~80W였다. 무심장쌍태아의 혈류가 소멸되면 RFA기구의 가지는 밀어 넣어 RFA침을 제거한다.

3. 수술 후 처치

중재 후 환자는 관찰과 회복을 위한 장소로 옮긴다. 초음파검사로 남아 있는 태아의 상태를 평가한다.

4. 결과

무심장쌍태임신 13예에서 무심장태아 내 제대혈류를 차단하는 고주파소작술을 시행했을 때 평균 임신주수는 20.7주였고 정상 태아의 분만 시 평균 임신주수는 36.2주였다. 13예 중 3예는 조기양막파열로 임신 24.4, 26.6와 32.1주에 조산했고 한 영아는 미숙아로 사망했다.[12] 정상(펌프) 태아는 정상으로 잘 자라고 있다.[27] 가장 최근 시행된 RFA치료는 평균 임신 35.6주에 분만하고 생존율 92%의 결과를 보여[28] 가장 효과적인 것으로 생각된다.

무심장쌍태아의 선택적 태아사는 내시경하 레이저[29] 또는 양극(전기)을 이용해[30] 무심장쌍태아의 제대를 폐색*occlusion*해서 이루어진다. 레이저와 양극 제대폐색을 시행한 예 가운데 2/3가 임신 36주 후에 분만하고 80%의 생존율을 보여주었다.[31]

Ⅳ 태아경술

1990년대 비디오내시경수술의 유행은 태아경술*fetoscopy*의 이른 경험과 함께 내시경태아수술의 기초가 되었다. 태아경술은 직경이 작은 내시경을 임신부의 복부를 통해 자궁 내 양막강에 삽입해서 시술하는 것으로, 개방성태아수술 시 큰 자궁절개로 인한 조산 또는 조기양막파열 같은 이환과 향후 분만을 위해 재자궁절개술의 시행 같은 단점을 극복할 것이라는 이론적 근거에서 출발했다. 최근 태아경술은 경피접근과 작은 기구들을 이용해 낮은 이환율(조산과 조기양막파열)을 보여준다.

1. 심한 단독 선천성 횡격막탈장을 치료하기 위한 태아경하기관폐색

흉곽 내로 간이 탈장되고 1.0 미만의 폐면적 대 머리둘레 비율을 보이는 횡격막탈장이 있는 태아들의 예후는 나쁘다.[32, 33] 선천성 횡격막탈장을 치료하기 위해 시도되었던 개방성태아수술은 높은 모성 이환율과 낮은 태아 생존율 때문에 더 이상 사용되지 않는다.[34] 더구나 간이 흉곽 내로 탈장된 경우에는 복강 내로 환원할 수 없는 기술적 문제가 있기 때문에 개방성태아수술을 시행할 수 없다. 선천성 횡격막탈장 시 태아의 기관을 폐색하면 폐분비액을 보유하게 되어 폐조직이 늘어나고 태아 폐가 팽창되어 폐성장을 촉진시켰다는 동물실험에 근거해서 치료방법으로 태아경하기관폐색*fetoscopic tracheal occlusion; FETO*이 개발되어 시도되고 있다.

(1) 수술 전 처치

임신부에게 링거젖산용액(1,000mL)으로 미리 수액을 투여하고 수술 전 자궁수축억제제(니페디핀 20mg, 하루 2번), 항생제(세파졸린*cefazoline* 2g, 8시간마다 정맥내주사)와 위산감소제(경구 구연산*citrate*, 메토클로프라이드*metoclopramide*와 라니티딘*ranitidine*)를 투여한다.

(2) 술기[35, 36]

흔히 경막외마취(부피바카인*bupivacaine* 8mg) 또는 국소마취(자일로카인*xylocaine* 1%, 20mL까지)하에 시행한다. 투관침을 넣기 위해 초음파검사로 태아와 태반 위치를 결정한다. 기관에 잘 접근하고 자궁 상반부에 투관침을 삽입하기 위해서 필요하면 외부조작으로 태아 위치를 변경한다. 원하는 위치를 얻으면 판큐로늄*pancuronium*(0.2mg/kg), 아트로핀*atropine*(20ug/kg)과 펜타닐*fentanyl*(15ug/kg)을 20 또는 22G 침을 통해 초음파유도하에 근육주사를 해서 태아마취와 부동성을 제공하고 태아 서맥*bradycardia*을 방지한다.

소독포를 덮은 후 피라미드모양의 투관침이 장착된 얇고 신축성 있는 테프론*Teflon*배관(10F 또는 3.3mm)을 복벽과 자궁벽을 통해 양막강으로 넣고 태아 입을 향하게 한다. 다음에 투관침을 빼고 목적에 맞게 도안된 태아경기구를 넣는다. 태아경기구는 1.2mm 10,000픽셀*pixel* 섬유내시경과 풍선폐색기구가 들어 있는 10.0F의 약간 구부러진 집*sheath*을 포함하고 있다. 풍선폐색기구는 분리할 수 있는 금판풍선이 들어 있는 도관으로 구성된다. 태아경 집은 또 하나의 측면 연결부가 있어 하트만용액*Hartmann's solution*을 체온으로 데운 후 양막강주입을 해서 수술 부위를 맑게 하고 시야를 개선한다. 태아경기구의 크기와 모양, 부속품은 책자에서 확인할 수 있다.[37]

내시경을 태아 입에 넣고 중앙의 혀 위쪽 방향으로 구개봉선*palatine raphe*과 목젖*uvula*, 인두*pharynx* 그리고 후두개*epiglottis*와 후두*larynx*, 마지막으로 성대*vocal cord*를 통해 기관*trachea*에 이른다. 다음에 내시경을 밀어 넣어 기관분기부*carina*를 확인하고 기관분기부 바로 위에 풍선을 놓도록 도관을 위치한다. 자기공명영상*magnetic resonance imaging; MRI* 조영제인 등장성 옴니스캔*Omniscan*(0.8mL)으로 풍선을 부풀린다. 술기 말에 양수과다증 또는 양막내주입으로 인해 증가한 양수를 배관을 통해 정상(최대양수포켓수직깊이 *maximal vertical pocket* 5~6cm)이 되도록 배액한다.

시술 후 첫 24시간에 환자는 안정을 취하고 저분자량헤파린*low molecular weight heparin*, 필요하면 진통제, 세파졸린과 니페디핀으로 치료한다. 1~2주마다 초음파검사를 해서 기관 내 부풀은 풍선을 확인하고 폐면적 대 머리둘레 비율과 태아성장을 감시한다. 조산이 예상될 때 스테로이드를 투여한다.

(3) 기관폐색 복원

처음에는 모든 환자에서 임신 37~38주에 선택적 제왕절개술로 분만하는 것에 맞게 도안된, 세척과 배액을 위한 이중출구가 있는 기관경*tracheoscope*(외직경 11F)을 이용해서 분만중자궁밖치료*ex-utero intrapartum treatment; EXIT*로 풍선을 제거했다. 기관경은 2.0mm 막대*rod* 렌즈 내시경, 세척을 위한 연결부와 3F 집게*forceps* 또는 침을 넣기 위한 연결부가 있는 내측 집과 몇 개의 전면 구멍, 유출연결부가 있는 뭉툭한 외측 집으로 구성된다.

산전에 풍선을 제거하면 신생아 생존율이 개선되기 때문에[36] 곧이어 임신 34주경 태아기관경으로 1mm 집게를 사용해 풍선을 제거하거나, 초음파유도하에 임신부 복벽을 통해 20G 침을 넣은 후 태아 기관을 향해 침으로 풍선을 터뜨려 제거한다.

이미 진통 중인 환자나 매우 이른 조산의 경우 질식분만을 하고 제대를 겸자한 후 판큐로늄(0.2mg/kg)과 펜타닐(15ug/kg)을 제대정맥 내 주사한 후 풍선을 기관경으로 제거한다. 또는 20G 침으로 윤상연골*cricoid cartilage* 바로 아래의 중앙선 목을 통해 풍선을 터뜨린다.

(4) 생후 처치

신생아 기관내삽관*endotracheal intubation*과 기계적 환기*mechanical ventilation*, 폐표면활성제*pulmonary surfactant* 투여, 고주파진동환기*high-frequency oscillatory ventilation* 사용, 불응성 폐고혈압*pulmonary hypertension*을 치료하기 위한 일산화질소*nitrous oxide* 흡입과 필요하면 체외혈산화*extracorporeal oxygenation* 같은 조치를 한 후 영아 상태가 안정된 다음 생후 수술을 시행한다.

(5) 결과

심한 폐형성부전*lung hypoplasia*(1.0 미만의 폐면적 대 머리둘레 비율)과 간의 탈장을 보이는 선천성 횡격막탈장이 있는 21명의 태아 가운데 2명(임신 33.1과 31.2주)을 제외한 모든 태아에서 평균 임신 26주(25~29주)에 자궁절개를 하지 않고 내시경하에 풍선을 이용해서 FETO를 시행했고[35] 가능하면 임신 34주에 풍선을 제거했다.[36] 수술시간은 평균 20분(5~54분)이었다.

수술 후 출혈, 태반조기박리*abruptio placenta* 또는 폐부종 같은 모성 합병증은 없었으며, 추가적 자궁수축억제제가 필요하지 않았다. 그러나 52.4%(21명 중 11명)에서 조기양막파열이 있었다. 분만 시 임신주수는 평균 34주(27~38주)였고 17명(77.3%)이 임신 32주 후에 분만했다. 폐형성부전으로 신생아기에 9명이 사망했고, 12명에서 선천성 횡격막탈장 수술을 시행했으며, 6~25개월 추적관찰에서 10명(48%)이 정상 발달하고 있다. 보존적 치료 후 생후 수술한 대조군의 생존율은 8.3%(12명 중 1명)였다. 최근의 보고에서는 75% 이상에서 임신 34주에 분만(분만 시 평균 임신주수 36주)하고 50~57%의 생존율을 보여주었다.[38, 39]

2. 심한 쌍태아간수혈증후군을 치료하기 위한 태아경하레이저태반혈관폐쇄술

임신 26주 전에 발생한 쌍태아간수혈증후군을 치료하지 않으면 주산기사망률*perinatal mortality rate*은 높다(90%).[40] 일반적으로 임신 26주 전에는 태아경하레이저태반혈관폐쇄술*fetoscopic laser coagulation of placental vessels*을 시행하고, 임신 26주 후에는 수혈태아*recipient* 주위의 양수과다증을 연속양수감소해서 치료한다.

(1) 수술 전 처치

태아경이 자궁 안으로 들어갈 부위를 선정하기 위해 초음파검사로 태반과 태아 위치 관계, 자궁 내 태반의 분포와 수혈태아와 공혈태아*donor*의 제대 태반부착을 평가해야 한다. 태아경이 자궁 내로 들어가는 부위는 태반 또는 태아의 손상을 피하고 쌍태아사이막*intertwin membrane*의 위치에서 수혈태아 측 융모막판*chorionic plate*에 쉽게 접근하며 동시에 공혈태아의 장축에 수직으로 들어가도록 선정한다. 수술 전일 인도메타신(50mg 좌약, 6시간마다)과 항생제를 투여한다.

(2) 술기[41, 42]

하복부를 소독하고 초음파유도하에 자일로카인 1% 또는 리그노카인*lignocane* 2%로 자궁근까지 국소마취한다. 직경 2.7mm의 삽관 안에 직경 2mm, 길이 20cm의 경직*rigid*, 0°, 태아경(50,000픽셀)을 모체 복벽을 통해 수혈태아의 양막강에 넣는다. 수혈태아 제대의 태반부착을 확인하고 그곳에서 기시하는 태반혈관을 공혈태아 방향으로 추적해서 건너지르는 태반혈관(8~10개)들을 확인한다. 직경 0.4mm의 Nd: YAG레이저 파이버*fiber*를 삽관의 측관*side-arm*을 통해 태아경 끝을 넘어 1cm까지 통과시킨다(나머지 시술과정을 녹화하기 위해 비디오카메라를 태아경에 연결한다). 혈관과의 직접 접촉을 피해 혈관으로부터 1cm 거리에서 혈관벽에 수직으로 레이저 파이버를 유지하고 30~60W 출력으로 3초간 혈관을 응고시킨다. 태아경을 빼고 과다한 양수를 10~15분간 배관을 통해 배액한 다음 삽관을 제거한다.

(3) 수술 후 처치

예방적 항생제와 자궁수축억제제를 투여하고 자궁 기저부의 높이를 측정하며, 초음파검사를 해서 양수량, 태아수종, 각 쌍태아들의 방광 팽창 상태를 관찰하고 제대동맥과 태아 혈관에서 도플러 혈류속도를 계측한다. 24시간 후에 퇴원시키고 퇴원 시 항생제와 인도메타신(25mg×4)을 경구로 2일간 투여한다. 매주 임상진찰, 초음파검사와 도플러 혈류속도를 계측하고 특히 쌍태아의 성장을 관찰한다. 레이저치료 후 전前 수혈태아의 8%에서 폐동맥판협착*pulmonary stenosis* 같은 심장이상이 발생할 수 있기 때문에 소아심장 전문의의 생후 추적관찰이 필요하다.[43]

(4) 결과

임신 15~26주 사이에 진단된 중증(수혈태아 측 최대양수포켓수직깊이가 임신 20주에 8.0cm 또는 임신 20주 이후에 10.0cm 이상의 양수과다증, 공혈태아 측 최대양수포켓수직깊이 2.0cm 이하의 양수과소증) 쌍태아간수혈증후군을, 레이저로 치료한 군과 양수감소로 치료한 군을 비교한 무작위 임상시험 결과, 레이저치료군에서 생후 6개월 이상 적어도 한 쌍태아의 생존율이 76.4%로 양수감소치료군의 생존율 51.4%보다 높았다. 또한 뇌실내출혈*intraventricular hemorrhage*(Ⅲ등급과 Ⅳ등급)과 낭성 뇌실주위백질연화증*periventricular leukomalacia* 같은 합병증 역시 레이저치료군에서 7%로 양수감소치료군의 20%보다 낮았다.[44]

V 요약

태아 빈혈을 치료하기 위해 제대천자*cordocentesis*를 통한 태아 수혈은 보편적 방법이며, 예후가 향상되었다. 그러나 단태아의 수막척수류, 낭성선종양기형, 후요도판막이 있는 폐쇄요로병증, 원인을 모르는 수흉 등의 치료에 개방성태아수술 또는 도관단락술 같은 태아수술이 제한되어 적용되고 있다. 또한 횡격막탈장 시 태아경하기관폐색이 시도되어 좋은 결과를 얻고 있다. 쌍태아간수혈증후군과 무심장쌍태아인 경우에는 각각 태아경하레이저태반혈관폐쇄술과 고주파소작술로 선택적 태아사가 가능하다.

태아수술의 효과는 현재 시사된 지침에 따라 환자를 선택해서 더욱 많은 전향적 대조연구가 필요하다. 아직은 태아수술 후 발생하는 조기양막파열, 조산 때문에 태아수술의 효과가 제한된다.

참고문헌

1. Bruner JP, Tulipan N, Paschall RL, et al. Fetal surgery for myelomeningocele and the incidence of shunt-dependent hydrocephalus. JAMA 1999;282:1819-1825.
2. Johnson MP, Sutton LN, Rintoul N, et al. Fetal myelomeningocele repair: short-term clinical outcomes. Am J Obstet Gynecol 2003;189:482-487.
3. Tubbs RS, Chambers MR, Smyth MD, et al. Late gestational intrauterine myelomeningocele repair does not improve lower extremity function. Pediatr Neurosurg 2003;38:128-132.
4. Crombleholme TM, Coleman B, Hedrick H, et al. Cystic adenomatoid malformation volume ratio predicts outcome in prenatally diagnosed cystic adenomatoid malformation of the lung. J Pediatr Surg 2002;37:331-338.
5. Adzick NS. Management of fetal lung lesions. Clin Perinatol 2003;30:481-492.
6. Flake AW. Fetal sacrococcygeal teratoma. Semin Pediatr Surg 1993;2:113-120.
7. Altman RP, Randolph JG, Lilly JR. Sacrococcygeal teratoma: American Academy of Pediatrics Surgical Section Survey-1973. J Pediatr Surg 1974;9:389-398.
8. Bond SJ, Harrison MR, Schmidt KG, et al. Death due to high-output cardiac failure in fetal sacrococcygeal teratoma. J Pediatr Surg 1990;25:1287-1291.
9. Schmidt KG, Silverman NH, Harrison MR, et al. High-output cardiac failure in fetuses with large sacrococcygeal teratoma: diagnosis by echocardiography and Doppler ultrasound. J Pediatr 1989;114:1023-1028.
10. Hedrick HL, Flake AW, Crombleholme TM, et al. Sacrococcygeal teratoma: prenatal assessment, fetal intervention, and outcome. J Pediatr Surg 2004;39:430-438.
11. Rodeck CH, Fisk NM, Fraser DI, et al. Long-term in utero drainage of fetal hydrothorax. N Engl J Med 1988;17:1135-1138.
12. Manning FA, Harman CR, Lange IR, et al. Antepartum chronic fetal vesicoamniotic shunts for obstructive uropathy: a report of two cases. Am J Obstet Gynecol 1983;145:819-822.
13. Schmidt W, Harms E, Wolf D. Successful prenatal treatment of nonimmune hydrops fetalis due to congenital chylothorax. Br J Obstet Gynaecol 1985;92:685-687.
14. Blott M, Nicolaides KH, Greenough A. Pleuroamniotic shunting for decompression of fetal pleural effusions. Obstet Gynecol 1988;71:798-800.
15. 이국, 양정인, 김석영 등. 태아수흉, 복수와 폐쇄성 요로병증을 위한 자궁내 단락술 : 7예 검토. 대한주산의학회잡지 2004;15:379-387.
16. Weber AM, Philipson EH. Fetal pleural effusion: a review and meta-analysis for prognostic indicators. Obstet Gynecol 1992;79:281-286.
17. Hagay Z, Reece A, Roberts A, et al. Isolated fetal pleural effusion: a prenatal management dilemma. Obstet Gynecol 1993;81:147-152.
18. Adzick NS, Harrison MR, Flake AW, et al. Fetal surgery for cystic adenomatoid malformation of the lung. J Pediatr Surg 1993;28:806-812.
19. Nicolaides KH, Blott AJ, Greenough A. Chronic drainage of fetal pulmonary cyst. Lancet 1987;1:618.
20. Clark SL, Vitale DJ, Minton SD, et al. Successful fetal therapy for cystic adenomatoid malformation associated with second trimester hydrops. Am J Obstet Gynecol 1987;157:294-295.
21. Wilson RD, Baxter JK, Johnson MP, et al. Thoracoamniotic shunts: fetal treatment of pleural effusions and congenital cystic adenomatoid malformations. Fetal Diagn Ther 2004;19:413-420.
22. Johnson MP, Bukowski TP, Reitleman C, et al. In utero surgical treatment of fetal obstructive uropathy: a new comprehensive approach to identify appropriate candidates for vesicoamniotic shunt therapy. Am J Obstet Gynecol 1994;170:1770-1776.

23. Biard JM, Johnson MP, Carr MC, et al. Long-term outcomes in children treated by prenatal vesicoamniotic shunting for lower urinary tract obstruction. Obstet Gynecol 2005;106:503-508.
24. Holmes N, Harrison MR, Baskin LS. Fetal surgery for posterior urethral valves: long-term postnatal outcomes. Pediatrics 2001;108:E7.
25. McLorie G, Farhat W, Khoury A, et al. Outcome analysis of vesicoamniotic shunting in a comprehensive population. J Urol 2001;166:1036-1040.
26. Welsh A, Agarwal S, Kumar S, et al. Fetal cystoscopy in the management of fetal obstructive uropathy: experience in a single European centre. Prenat Diagn 2003;23:1033-1041.
27. Tsao K, Feldstein VA, Albanese CT, et al. Selective reduction of acardiac twin by radiofrequency ablation. Am J Obstet Gynecol 2002;187:635-640.
28. Lee H, Wagner AM, Sy E, et al. Efficacy of radiofrequency ablation for twin-reversed arterial perfusion sequence. Am J Obstet Gynecol 2007;196:459-462.
29. Ville Y, Hyett JA, Vandenbussche FP, et al. Endoscopic laser coagulation of umbilical cord vessels in twin reversed arterial perfusion sequence. Ultrasound Obstet Gynecol 1994;4:396-398.
30. Deprest JA, Audibert F, Van Schoubroeck D, et al. Bipolar coagulation of the umbilical cord in complicated monochorionic twin pregnancy. Am J Obstet Gynecol 2000;182:340-345.
31. Hecher K, Lewi L, Gratacos E, et al. Twin reversed arterial perfusion: fetoscopic laser coagulation of placental anastomoses or the umbilical cord. Ultrasound Obstet Gynecol 2006;28:688-691.
32. Metkus AP, Filly RA, Stringer MD, et al. Sonographic predictors of survival in fetal diaphragmatic hernia. J Pediatr Surg 1996;31:148-152.
33. Jani J, Keller RL, Benachi A, et al. Prenatal prediction of survival in isolated left-sided diaphragmatic hernia. Ultrasound Obstet Gynecol 2006;27:18-22.
34. Harrison MR, Adzick NS, Bullard KM, et al. Correction of CDH in utero VII. A prospective trial. J Pediatr Surg 1997;32:1637-1642.
35. Deprest J, Gratacos E, Nicolaides KH. Fetoscopic tracheal occlusion (FETO) for severe congenital diaphragmatic hernia: evolution of a technique and preliminary results. Ultrasound Obstet Gynecol 2004;24:121-126.
36. Jani J, Gratacós E, Greenough A, et al. Percutaneous fetal endoscopic tracheal occlusion (FETO) for severe left-sided congenital diaphragmatic hernia. Clin Obstet Gynecol 2005;48:910-922.
37. Group TE. The Eurofoetus Group. In: Deprest J, Ville Y, Barki G, et al, eds. Endoscopy in Fetal Medicine. Tuttlingen, Germany: Endopress, 2004, pp.1-58.
38. Deprest JA, Flemmer AW, Gratacos E, et al. Antenatal prediction of lung volume and in-utero treatment by fetal endoscopic tracheal occlusion in severe isolated congenital diaphragmatic hernia. Semin Fetal Neonatal Med 2009;14:8-13.
39. Jani JC, Nicolaides KH, Gratacós E, et al. Fetal lung-to-head ratio in the prediction of survival in severe left-sided diaphragmatic hernia treated by fetal endoscopic tracheal occlusion (FETO). Am J Obstet Gynecol 2006;195:1646-1650.
40. Haverkamp F, Lex C, Hanisch C, et al. Neurodevelopmental risks in twin-to-twin transfusion syndrome: preliminary findings. Eur J Paediatr Neurol 2001;5:21-27.
41. De Lia JE, Cruikshank DP, Keye WR Jr. Fetoscopic neodymium: YAG laser occlusion of placental vessels in severe twin-twin transfusion syndrome. Obstet Gynecol 1990;75:1046-1053.
42. Ville Y, Hecher K, Ogg D, et al. Successful outcome after Nd: YAG laser separation of chorioangiopagus-twins under sonoendoscopic control. Ultrasound Obstet Gynecol 1992;2:

429-431.

43. Herberg U, Gross W, Bartmann P, et al. Long term cardiac follow up of severe twin to twin transfusion syndrome after intrauterine laser coagulation. Heart 2006;92:95-100.

44. Senat MV, Deprest J, Boulvain M, et al. Endoscopic laser surgery versus serial amnioreduction for severe twin-to-twin transfusion syndrome. N Engl J Med 2004;351:136-144.

표 1. 임신연령에 따른 평균 임신낭 직경, 머리엉덩이길이, 사람융모성성선자극호르몬 수치

임신연령 (일)	임신연령 (주)	임신낭 직경 (mm)	머리엉덩이길이 (mm)	hCG 수치(first IRP, U/L)	
				평균	범위
30	4.3	—	—	—	—
31	4.4	—	—	—	—
32	4.6	3	—	1,710	(1,050~2,800)
33	4.7	4	—	2,320	(140~3,760)
34	4.9	5	—	3,100	(1,940~4,980)
35	5	5.5	—	4,090	(2,580~6,330)
36	5.1	6	—	5,340	(3,400~8,450)
37	5.3	7	—	6,880	(4,420~10,810)
38	5.4	8	—	8,770	(5,680~13,660)
39	5.6	9	—	11,040	(7,220~17,050)
40	5.7	10	0.2	13,730	(9,050~21,040)
41	5.9	11	0.3	15,300	(10,140~23,340)
42	6	12	0.4	16,870	(11,230~25,640)
43	6.1	13	0.4	30,480	(13,750~30,880)
44	6.3	14	0.5	24,560	(16,650~36,750)
45	6.4	15	0.6	29,110	(19,910~43,220)
46	6.6	16	0.7	34,100	(25,530~50,210)
47	6.7	17	0.8	39,460	(27,470~57,640)
48	6.9	18	0.9	45,120	(31,700~65,380)
49	7	19	1.0	50,970	(36,130~73,280)
50	7.1	20	1.0	56,900	(40,700~81,150)
51	7.3	21	1.1	62,760	(45,300~88,790)
52	7.4	22	1.2	68,390	(49,810~95,990)
53	7.6	23	1.3	73,640	(54,120~102,540)
54	7.7	24	1.4	78,350	(58,100~108,230)
55	7.9	25	1.5	82,370	(61,640~112,870)
56	8	26	1.6	85,560	(64,600~116,310)
57	8.1	26.5	1.7	—	—
58	8.3	27	1.8	—	—
59	8.4	28	1.9	—	—
60	8.6	29	2.0	—	—
61	8.7	30	2.1	—	—
62	8.9	31	2.2	—	—
63	9	32	2.3	—	—
64	9.1	33	2.4	—	—
65	9.3	34	2.5	—	—
66	9.4	35	2.6	—	—
67	9.6	36	2.8	—	—
68	9.7	37	2.9	—	—
69	9.9	38	3.0	—	—
70	10	39	3.1	—	—
71	10.1	40	3.2	—	—
72	10.3	41	3.4	—	—
73	10.4	42	3.5	—	—
74	10.6	43	3.7	—	—
75	10.7	44	3.8	—	—
76	10.9	45	4.0	—	—
77	11	46	4.1	—	—
78	11.1	47	4.2	—	—
79	11.3	48	4.4	—	—
80	11.4	49	4.6	—	—
81	11.6	50	4.8	—	—
82	11.7	51	5.0	—	—
83	11.9	52	5.2	—	—
84	12	53	5.4	—	—

- Daya S, Woods S, Ward S, et al. Transvaginal ultrasound scanning in early pregnancy and correlation with human chorionic gonadotropin levels. J Clin Ultrasound 1991;19:139-142.

Hadlock FP, Shah YP, Kanon DJ, et al. Crown-rump length: reevaluation of relation to menstrual age (5-18 weeks) with high-resolution real-time US. Radiology 1992;182:501-505.

Robinson HP. 'Gestational sac' volumes as determined by sonar in the first trimester of pregnancy. Br J Obstet Gynaecol 1975;82:100-107.

표 2. 머리엉덩이길이를 이용한 임신연령 예측

머리엉덩이길이(mm)	임신연령(주)	머리엉덩이길이(mm)	임신연령(주)
0.2	5.7	4.2	11.1
0.3	5.9	4.4	11.3
0.4	6.0	4.6	11.4
0.4	6.1	4.8	11.6
0.5	6.3	5.0	11.7
0.6	6.4	5.2	11.9
0.7	6.6	5.4	12.0
0.8	6.7	5.5	12.1
0.9	6.9	5.6	12.2
1.0	7.0	5.7	12.3
1.0	7.1	5.8	12.3
1.1	7.3	5.9	12.4
1.2	7.4	6.0	12.5
1.3	7.6	6.1	12.6
1.4	7.7	6.2	12.6
1.5	7.9	6.3	12.7
1.6	8.0	6.4	12.8
1.7	8.1	6.5	12.8
1.8	8.3	6.6	12.9
1.9	8.4	6.7	13.0
2.0	8.6	6.8	13.1
2.1	8.7	6.9	13.1
2.2	8.9	7.0	13.2
2.3	9.0	7.1	13.3
2.4	9.1	7.2	13.4
2.5	9.3	7.3	13.4
2.6	9.4	7.4	13.5
2.8	9.6	7.5	13.6
2.9	9.7	7.6	13.7
3.0	9.9	7.7	13.8
3.1	10.0	7.8	13.8
3.2	10.1	7.9	13.9
3.4	10.3	8.0	14.0
3.5	10.4	8.1	14.1
3.7	10.6	8.2	14.2
3.8	10.7	8.3	14.2
4.0	10.9	8.4	14.3
4.1	11.0	—	—

* Hadlock FP, Shah YP, Kanon DJ, et al. Crown-rump length: reevaluation of relation to menstrual age (5-18 weeks) with high-resolution real-time US. Radiology 1992;182:501-505.

표 3. 복부둘레, 머리둘레, 양두정골직경, 대퇴골길이의 백분위수(단위: mm)

임신주수	복부둘레			머리둘레			양두정골직경			대퇴골길이		
	5	50	95	5	50	95	5	50	95	5	50	95
14	76	86	97	97	105	113	27	30	32	13	16	18
15	84	95	107	106	115	123	30	32	35	16	18	21
16	92	104	117	116	125	134	32	35	38	18	21	23
17	100	113	127	126	135	146	35	38	41	20	23	26
18	109	123	138	136	146	157	38	41	45	23	26	29
19	118	133	150	146	157	170	41	44	48	25	28	32
20	127	144	162	157	169	182	44	48	52	28	31	35
21	137	155	174	168	181	195	47	51	55	30	34	37
22	147	166	187	179	192	207	50	54	59	33	36	40
23	157	178	200	190	204	220	53	57	62	35	39	43
24	168	189	213	201	216	233	56	61	66	38	42	46
25	178	201	226	212	228	246	59	64	69	41	44	49
26	189	213	239	222	240	258	62	67	73	43	47	51
27	199	225	253	233	251	270	65	70	76	45	50	54
28	210	237	266	243	262	282	67	73	80	48	52	57
29	220	248	279	253	272	293	70	76	83	50	55	59
30	230	260	292	262	282	304	73	79	86	52	57	61
31	240	271	305	270	291	314	75	82	89	54	59	64
32	250	282	317	278	300	323	78	84	92	56	61	66
33	259	292	329	285	308	331	80	87	94	58	63	68
34	268	302	340	292	314	339	82	89	97	60	65	70
35	276	312	350	297	320	345	84	91	99	62	67	72
36	284	320	360	302	325	350	85	93	101	64	68	74
37	291	328	369	305	329	354	86	94	102	65	70	75
38	297	336	377	307	331	357	88	95	103	66	71	77
39	303	342	384	309	333	358	88	96	105	67	73	78
40	307	347	390	309	333	359	89	97	105	69	74	79

* Snijders RJM, Nicolaides KH. Fetal biometry at 14–40 weeks' gestation. Ultrasound Obstet Gynecol 1994;4:34–38.

표 4. 대퇴골길이와 복부둘레에 따른 태아 체중 예측치(단위: g)

대퇴골 길이 (cm)	복부둘레(cm)																				
	20.0	20.5	21.0	21.5	22.0	22.5	23.0	23.5	24.0	24.5	25.0	25.5	26.0	26.5	27.0	27.5	28.0	28.5	29.0	29.5	30.0
4.0	663	691	720	751	783	816	851	887	925	964	1,006	1,048	1,093	1,139	1,188	1,239	1,291	1,346	1,403	1,463	1,525
4.1	680	709	738	769	802	836	871	907	946	986	1,027	1,070	1,115	1,162	1,211	1,262	1,315	1,371	1,429	1,489	1,551
4.2	697	726	757	788	821	855	891	928	967	1,007	1,049	1,093	1,138	1,186	1,235	1,287	1,340	1,396	1,454	1,515	1,578
4.3	715	745	776	808	841	875	912	949	988	1,029	1,071	1,116	1,162	1,209	1,259	1,311	1,365	1,422	1,480	1,541	1,605
4.4	734	764	795	827	861	896	933	971	1,010	1,051	1,094	1,139	1,185	1,234	1,284	1,336	1,391	1,448	1,507	1,568	1,632
4.5	753	783	815	847	882	917	954	993	1,033	1,074	1,118	1,163	1,210	1,259	1,309	1,362	1,417	1,474	1,534	1,596	1,660
4.6	772	803	835	868	903	939	976	1,015	1,056	1,098	1,142	1,187	1,235	1,284	1,335	1,388	1,444	1,501	1,561	1,623	1,688
4.7	792	823	856	889	924	961	999	1,038	1,079	1,122	1,166	1,212	1,260	1,310	1,361	1,415	1,471	1,529	1,589	1,652	1,717
4.8	812	844	877	911	947	984	1,022	1,062	1,103	1,146	1,191	1,237	1,286	1,336	1,388	1,442	1,498	1,557	1,618	1,681	1,746
4.9	833	865	899	933	969	1,007	1,046	1,086	1,128	1,171	1,216	1,263	1,312	1,363	1,415	1,470	1,527	1,585	1,647	1,710	1,776
5.0	855	887	921	956	993	1,031	1,070	1,111	1,153	1,197	1,243	1,290	1,339	1,390	1,443	1,498	1,555	1,615	1,676	1,740	1,806
5.1	877	910	944	980	1,016	1,055	1,095	1,136	1,179	1,223	1,269	1,317	1,367	1,418	1,471	1,527	1,584	1,644	1,706	1,770	1,837
5.2	899	933	967	1,004	1,041	1,080	1,120	1,162	1,205	1,250	1,296	1,344	1,395	1,447	1,500	1,556	1,614	1,674	1,737	1,801	1,868
5.3	922	956	992	1,028	1,066	1,105	1,146	1,188	1,232	1,277	1,324	1,373	1,426	1,476	1,530	1,586	1,645	1,705	1,768	1,833	1,900
5.4	946	981	1,016	1,053	1,091	1,131	1,172	1,215	1,259	1,305	1,352	1,401	1,452	1,505	1,560	1,617	1,675	1,736	1,799	1,865	1,933
5.5	971	1,005	1,041	1,079	1,118	1,158	1,199	1,242	1,287	1,333	1,381	1,431	1,482	1,535	1,591	1,648	1,707	1,768	1,832	1,897	1,966
5.6	995	1,031	1,067	1,105	1,144	1,185	1,227	1,271	1,316	1,362	1,411	1,461	1,513	1,566	1,622	1,679	1,739	1,801	1,861	1,931	1,999
5.7	1,021	1,057	1,094	1,132	1,172	1,213	1,255	1,299	1,345	1,392	1,441	1,491	1,544	1,598	1,654	1,712	1,772	1,834	1,898	1,964	2,033
5.8	1,047	1,084	1,121	1,160	1,200	1,242	1,285	1,329	1,375	1,422	1,472	1,523	1,575	1,630	1,686	1,744	1,805	1,867	1,932	1,999	2,068
5.9	1,074	1,111	1,149	1,188	1,229	1,271	1,314	1,359	1,406	1,454	1,503	1,555	1,608	1,663	1,719	1,778	1,839	1,902	1,966	2,034	2,103
6.0	1,102	1,139	1,178	1,217	1,258	1,301	1,345	1,390	1,437	1,485	1,535	1,587	1,641	1,696	1,753	1,812	1,873	1,936	2,002	2,069	2,139
6.1	1,130	1,168	1,207	1,247	1,289	1,331	1,376	1,421	1,469	1,518	1,568	1,620	1,674	1,730	1,788	1,847	1,908	1,972	2,038	2,105	2,175
6.2	1,160	1,198	1,237	1,278	1,319	1,363	1,408	1,454	1,501	1,551	1,602	1,654	1,709	1,765	1,823	1,882	1,944	2,008	2,074	2,142	2,212
6.3	1,189	1,228	1,268	1,309	1,351	1,395	1,440	1,487	1,535	1,585	1,636	1,689	1,744	1,800	1,858	1,919	1,981	2,045	2,111	2,180	2,250
6.4	1,220	1,259	1,299	1,341	1,384	1,428	1,473	1,520	1,569	1,619	1,671	1,724	1,779	1,836	1,895	1,956	2,018	2,082	2,149	2,218	2,289
6.5	1,251	1,291	1,332	1,373	1,417	1,461	1,507	1,555	1,604	1,655	1,707	1,760	1,816	1,873	1,932	1,993	2,056	2,121	2,188	2,256	2,328
6.6	1,284	1,324	1,365	1,407	1,451	1,496	1,542	1,590	1,640	1,691	1,743	1,797	1,853	1,911	1,970	2,031	2,094	2,160	2,227	2,296	2,367
6.7	1,317	1,357	1,399	1,441	1,486	1,531	1,578	1,626	1,676	1,728	1,780	1,835	1,891	1,949	2,009	2,070	2,134	2,199	2,267	2,336	2,408
6.8	1,351	1,391	1,433	1,477	1,521	1,567	1,615	1,663	1,713	1,765	1,819	1,873	1,930	1,988	2,048	2,110	2,174	2,240	2,307	2,377	2,449
6.9	1,385	1,427	1,469	1,513	1,558	1,604	1,652	1,701	1,752	1,804	1,857	1,913	1,970	2,028	2,089	2,151	2,215	2,281	2,348	2,418	2,490
7.0	1,421	1,463	1,506	1,550	1,595	1,642	1,690	1,740	1,791	1,843	1,897	1,953	2,010	2,069	2,130	2,192	2,256	2,322	2,391	2,461	2,533
7.1	1,458	1,500	1,543	1,588	1,633	1,681	1,729	1,779	1,830	1,883	1,938	1,994	2,051	2,110	2,171	2,234	2,299	2,365	2,433	2,504	2,576
7.2	1,495	1,538	1,581	1,626	1,673	1,720	1,769	1,819	1,871	1,924	1,979	2,035	2,093	2,153	2,214	2,277	2,342	2,408	2,477	2,547	2,620
7.3	1,534	1,577	1,621	1,666	1,713	1,761	1,810	1,861	1,913	1,966	2,021	2,078	2,136	2,196	2,258	2,321	2,386	2,453	2,521	2,592	2,665
7.4	1,573	1,616	1,661	1,707	1,754	1,802	1,852	1,903	1,955	2,009	2,065	2,122	2,180	2,240	2,302	2,365	2,431	2,498	2,566	2,637	2,710
7.5	1,614	1,657	1,702	1,749	1,796	1,845	1,895	1,946	1,999	2,053	2,109	2,166	2,225	2,285	2,347	2,411	2,476	2,543	2,612	2,683	2,756
7.6	1,655	1,699	1,745	1,791	1,839	1,888	1,939	1,990	2,043	2,098	2,154	2,211	2,270	2,331	2,393	2,457	2,523	2,590	2,659	2,730	2,803
7.7	1,698	1,742	1,788	1,835	1,883	1,933	1,983	2,035	2,089	2,144	2,200	2,258	2,317	2,378	2,440	2,504	2,570	2,638	2,707	2,778	2,851
7.8	1,741	1,786	1,833	1,880	1,928	1,978	2,029	2,082	2,135	2,191	2,247	2,305	2,365	2,426	2,488	2,553	2,618	2,686	2,755	2,827	2,899
7.9	1,786	1,832	1,878	1,926	1,975	2,025	2,076	2,129	2,183	2,238	2,295	2,353	2,413	2,474	2,537	2,602	2,668	2,735	2,805	2,876	2,949
8.0	1,832	1,878	1,925	1,973	2,022	2,073	2,124	2,177	2,232	2,281	2,344	2,403	2,463	2,524	2,587	2,652	2,718	2,785	2,855	2,926	2,999
8.1	1,879	1,926	1,973	2,021	2,071	2,121	2,173	2,227	2,281	2,337	2,394	2,453	2,513	2,575	2,638	2,702	2,769	2,837	2,906	2,977	3,050
8.2	1,928	1,974	2,022	2,070	2,120	2,171	2,224	2,277	2,332	2,388	2,446	2,504	2,565	2,626	2,690	2,754	2,821	2,889	2,958	3,029	3,102
8.3	1,978	2,024	2,072	2,121	2,171	2,223	2,275	2,329	2,384	2,440	2,498	2,557	2,617	2,679	2,743	2,807	2,874	2,942	3,011	3,082	3,155

대퇴골 길이 (cm)	복부둘레(cm)																			
	30.5	31.0	31.5	32.0	32.5	33.0	33.5	34.0	34.5	35.0	35.5	36.0	36.5	37.0	37.5	38.0	38.5	39.0	39.5	40.0
4.0	1,590	1,658	1,729	1,802	1,879	1,959	2,042	2,129	2,220	2,314	2,413	2,515	3,622	2,734	2,850	2,972	3,098	3,230	3,367	3,511
4.1	1,617	1,685	1,756	1,830	1,907	1,987	2,071	2,158	2,249	2,344	2,442	2,545	2,652	2,764	2,880	3,002	3,128	3,260	3,397	3,540
4.2	1,644	1,712	1,783	1,858	1,935	2,016	2,100	2,187	2,279	2,373	2,472	2,575	2,683	2,794	2,911	3,032	3,159	3,290	3,427	3,570
4.3	1,671	1,740	1,812	1,886	1,964	2,045	2,129	2,217	2,308	2,404	2,503	2,606	2,713	2,825	2,942	3,063	3,189	3,321	3,458	3,600
4.4	1,699	1,768	1,840	1,915	1,993	2,075	2,159	2,247	2,339	2,434	2,533	2,637	2,744	2,856	2,973	3,094	3,220	3,352	3,488	3,630
4.5	1,727	1,797	1,869	1,944	2,023	2,105	2,189	2,278	2,370	2,465	2,565	2,668	2,776	2,888	3,004	3,125	3,251	3,383	3,519	3,661
4.6	1,756	1,826	1,898	1,974	2,053	2,135	2,220	2,309	2,401	2,497	2,596	2,700	2,807	2,919	3,036	3,157	3,283	3,414	3,550	3,692
4.7	1,785	1,855	1,928	2,004	2,084	2,166	2,251	2,340	2,432	2,528	2,628	2,732	2,840	2,952	3,068	3,189	3,315	3,446	3,582	3,723
4.8	1,814	1,885	1,959	2,035	2,115	2,197	2,283	2,372	2,464	2,560	2,660	2,764	2,872	2,984	3,100	3,221	3,347	3,478	3,613	3,754
4.9	1,845	1,916	1,990	2,066	2,146	2,229	2,315	2,404	2,497	2,593	2,693	2,797	2,905	3,017	3,133	3,254	3,380	3,510	3,645	3,786
5.0	1,875	1,947	2,021	2,098	2,178	2,261	2,347	2,437	2,530	2,626	2,726	2,830	2,938	3,050	3,166	3,287	3,412	3,542	3,677	3,818
5.1	1,906	1,978	2,053	2,130	2,210	2,294	2,380	2,470	2,563	2,659	2,760	2,864	2,972	3,084	3,200	3,320	3,445	3,575	3,710	3,850
5.2	1,938	2,010	2,085	2,163	2,243	2,327	2,413	2,503	2,597	2,693	2,794	2,898	3,006	3,117	3,234	3,354	3,479	3,608	3,743	3,882
5.3	1,970	2,043	2,118	2,196	2,277	2,360	2,447	2,537	2,631	2,728	2,828	2,932	3,040	3,152	3,268	3,388	3,513	3,642	3,776	3,915
5.4	2,003	2,076	2,151	2,229	2,311	2,395	2,482	2,572	2,665	2,762	2,863	2,967	3,075	3,186	3,302	3,422	3,547	3,676	3,809	3,948
5.5	2,036	2,109	2,185	2,264	2,345	2,429	2,516	2,607	2,700	2,797	2,898	3,002	3,110	3,221	3,337	3,457	3,581	3,710	3,843	3,981
5.6	2,070	2,143	2,220	2,298	2,380	2,464	2,552	2,642	2,736	2,833	2,933	3,038	3,145	3,257	3,372	3,492	3,616	3,744	3,877	4,015
5.7	2,104	2,178	2,254	2,333	2,415	2,500	2,587	2,678	2,772	2,869	2,970	3,074	3,181	3,293	3,408	3,527	3,651	3,779	3,911	4,048
5.8	2,139	2,213	2,290	2,369	2,451	2,536	2,624	2,714	2,808	2,905	3,006	3,110	3,218	3,329	3,444	3,563	3,686	3,814	3,946	4,082
5.9	2,175	2,249	2,326	2,405	2,488	2,573	2,660	2,751	2,845	2,942	3,043	3,147	3,254	3,366	3,480	3,599	3,722	3,849	3,981	4,117
6.0	2,211	2,286	2,363	2,442	2,525	2,610	2,698	2,789	2,883	2,980	3,080	3,184	3,292	3,403	3,517	3,636	3,758	3,885	4,016	4,151
6.1	2,248	2,323	2,400	2,480	2,562	2,647	2,736	2,827	2,921	3,018	3,118	3,222	3,329	3,440	3,554	3,673	3,795	3,921	4,052	4,186
6.2	2,285	2,360	2,438	2,518	2,600	2,686	2,774	2,865	2,959	3,056	3,157	3,260	3,367	3,478	3,592	3,710	3,832	3,957	4,087	4,222
6.3	2,323	2,398	2,476	2,556	2,639	3,725	2,813	2,904	2,998	3,095	3,195	3,299	3,406	3,516	3,630	3,747	3,869	3,994	4,124	4,257
6.4	2,362	2,437	2,515	2,595	2,678	2,764	2,852	2,943	3,037	3,134	3,235	3,338	3,445	3,555	3,668	3,785	3,906	4,031	4,160	4,293
6.5	2,401	2,477	2,555	2,635	2,718	2,804	2,892	2,983	3,077	3,174	3,274	3,378	3,484	3,594	3,707	3,824	3,944	4,069	4,197	4,329
6.6	2,441	2,517	2,595	2,675	2,759	2,844	2,933	3,024	3,118	3,215	3,315	3,418	3,524	3,633	3,746	3,863	3,983	4,106	4,234	4,366
6.7	2,481	2,557	2,636	2,716	2,800	2,885	2,974	3,065	3,159	3,256	3,355	3,458	3,564	3,673	3,786	3,902	4,021	4,144	4,271	4,402
6.8	2,523	2,599	2,677	2,758	2,841	2,927	3,016	3,107	3,200	3,297	3,397	3,499	3,605	3,714	3,826	3,941	4,060	4,183	4,309	4,439
6.9	2,564	2,641	2,719	2,800	2,884	2,969	3,058	3,149	3,242	3,339	3,438	3,541	3,646	3,754	3,866	3,981	4,100	4,222	4,347	4,477
7.0	2,607	2,683	2,762	2,843	2,927	3,012	3,101	3,192	3,285	3,381	3,481	3,583	3,688	3,796	3,907	4,022	4,140	4,261	4,386	4,514
7.1	2,650	2,727	2,806	2,887	2,970	3,056	3,144	3,235	3,328	3,424	3,523	3,625	3,730	3,838	3,948	4,062	4,180	4,300	4,425	4,552
7.2	2,694	2,771	2,850	2,931	3,014	3,100	3,188	3,279	3,372	3,468	3,567	3,668	3,772	3,880	3,990	4,104	4,220	4,340	4,464	4,591
7.3	2,739	2,816	2,895	2,976	3,059	3,145	3,233	3,323	3,416	3,512	3,610	3,712	3,816	3,922	4,032	4,145	4,261	4,381	4,503	4,629
7.4	2,785	2,861	2,940	3,021	3,105	3,190	3,278	3,369	3,461	3,557	3,655	3,756	3,859	3,966	4,075	4,187	4,303	4,421	4,543	4,668
7.5	2,831	2,908	2,987	3,068	3,151	3,236	3,324	3,414	3,507	3,602	3,700	3,800	3,903	4,009	4,118	4,230	4,344	4,462	4,583	4,708
7.6	2,878	2,955	3,034	3,115	3,198	3,283	3,371	3,461	3,553	3,648	3,745	3,845	3,948	4,053	4,161	4,272	4,387	4,504	4,624	4,747
7.7	2,926	3,003	3,081	3,162	3,245	3,331	3,418	3,508	3,600	3,694	3,791	3,891	3,993	4,098	4,205	4,316	4,429	4,545	4,665	4,787
7.8	2,974	3,051	3,130	3,211	3,294	3,379	3,466	3,555	3,647	3,741	3,838	3,937	4,039	4,143	4,250	4,360	4,472	4,588	4,706	4,827
7.9	3,024	3,100	3,179	3,260	3,343	3,427	3,514	3,604	3,695	3,789	3,885	3,984	4,085	4,188	4,295	4,404	4,515	4,630	4,748	4,868
8.0	3,074	3,151	3,229	3,310	3,392	3,477	3,564	3,653	3,744	3,837	3,933	4,031	4,131	4,234	4,340	4,448	4,559	4,673	4,790	4,909
8.1	3,125	3,202	3,280	3,360	3,443	3,527	3,614	3,702	3,793	3,886	3,981	4,079	4,179	4,281	4,386	4,493	4,604	4,716	4,832	4,950
8.2	3,177	3,253	3,332	3,412	3,494	3,578	3,664	3,752	3,843	3,935	4,030	4,127	4,226	4,328	4,432	4,539	4,648	4,760	4,875	4,992
8.3	3,230	3,306	3,384	3,464	3,546	3,630	3,716	3,803	3,893	3,985	4,080	4,176	4,275	4,376	4,479	4,585	4,693	4,804	4,918	5,034

* Hadlock FP, Harrist RB, Carpenter RJ, et al. Sonographic estimation of fetal weight. Radiology 1984;150:535-540

표 5. 임신주수에 따른 태아 체중 백분위수(단위: g)

임신주수	태아 체중				
	3	10	50	90	97
10	26	29	35	41	44
11	34	37	45	53	56
12	43	48	58	68	73
13	54	61	73	85	92
14	69	77	93	109	117
15	87	97	117	137	147
16	109	121	146	171	183
17	135	150	181	212	227
18	166	185	223	261	280
19	204	227	273	319	342
20	247	275	331	387	415
21	298	331	399	467	500
22	357	397	478	559	599
23	424	472	568	664	712
24	500	556	670	784	840
25	586	652	785	918	984
26	681	758	913	1,068	1,145
27	787	876	1,055	1,234	1,323
28	903	1,005	1,210	1,415	1,517
29	1,029	1,145	1,379	1,613	1,729
30	1,163	1,294	1,559	1,824	1,955
31	1,306	1,454	1,751	2,048	2,196
32	1,457	1,621	1,953	2,285	2,449
33	1,613	1,795	2,162	2,529	2,711
34	1,773	1,973	2,377	2,781	2,981
35	1,936	2,154	2,595	3,036	3,254
36	2,098	2,335	2,813	3,291	3,528
37	2,259	2,514	3,028	3,542	3,797
38	2,414	2,687	3,236	3,785	4,058
39	2,563	2,852	3,435	4,018	4,307
40	2,700	3,004	3,619	4,234	4,538
41	2,825	3,144	3,787	4,430	4,749
42	2,935	3,266	3,934	4,602	4,933

* Hadlock FP, Harrist RB, Marinez-Poyer J. In utero analysis of fetal growth: a sonographic weight standard. Radiology 1991;181:129-133. 임신 42주의 예측치는 임신 40주의 수치로 추산했다.

표 6. 임신주수에 따른 양수지수의 백분위수(단위: mm)

임신주수	양수지수				
	2.5	5	50	95	97.5
16	73	79	121	185	201
17	77	83	128	194	211
18	80	87	133	202	220
19	83	90	138	207	225
20	86	93	141	212	230
21	88	95	144	214	233
22	89	97	146	216	235
23	90	98	147	218	237
24	90	98	148	219	238
25	89	97	148	221	240
26	89	97	148	223	242
27	85	95	148	226	245
28	86	94	148	228	249
29	84	92	147	231	254
30	82	90	147	234	258
31	79	88	146	238	263
32	77	86	146	242	269
33	64	83	145	245	274
34	72	81	144	248	278
35	70	79	142	249	279
36	68	77	140	249	279
37	66	75	138	244	275
38	65	73	134	239	269
39	64	72	130	226	255
40	63	71	125	214	240
41	63	70	119	194	216
42	63	69	112	175	192

- Moore TR, Gayle JE. The amniotic fluid index in normal human pregnancy. Am J Obstet Gynecol 1990;162:1168-1173.

표 7. 임신주수에 따른 태아 소뇌의 횡직경 백분위수(단위: mm)

임신주수	소뇌 횡직경		
	5	50	95
14	12	13	14
15	13	14	16
16	14	15	17
17	15	17	18
18	16	18	20
19	17	19	21
20	18	20	22
21	20	22	24
22	21	23	25
23	22	24	27
24	23	26	28
25	25	27	30
26	26	28	31
27	27	30	33
28	28	31	34
29	30	33	36
30	31	34	37
31	32	35	39
32	33	37	40
33	35	38	42
34	36	39	43
35	37	41	45
36	38	42	46
37	39	43	47
38	40	44	48
39	41	45	49
40	42	46	51

* Snijders RJM, Nicolaides KH. Fetal biometry at 14-40 weeks' gestation. Ultrasound Obstet Gynecol 1994;4:34–38.

표 8. 임신주수에 따른 양안거리, 눈사이거리, 안구길이의 백분위수(단위: mm)

임신주수	양안거리			눈사이거리			안구길이		
	5	50	95	5	50	95	5	50	95
11	5	13	20	-	-	-	-	-	-
12	8	15	23	4	9	13	1	3	6
13	10	18	25	5	9	14	2	4	7
14	13	20	28	5	10	14	3	5	8
15	15	22	30	6	10	14	4	6	9
16	17	25	32	6	10	15	5	7	9
17	19	27	34	6	11	15	5	8	10
18	22	29	37	7	11	16	6	9	11
19	24	31	39	7	12	16	7	9	12
20	26	33	41	8	12	17	8	10	13
21	28	35	43	8	13	17	8	11	13
22	30	37	44	9	13	18	9	12	14
23	31	39	46	9	14	18	10	12	15
24	33	41	48	10	14	19	10	13	15
25	35	42	50	10	15	19	11	13	16
26	36	44	51	11	15	20	12	14	16
27	38	45	53	11	16	20	12	14	17
28	39	47	54	12	16	21	13	15	17
29	41	48	56	12	17	21	13	15	18
30	42	50	57	13	17	22	14	16	18
31	43	51	58	13	18	22	14	16	19
32	45	52	60	14	18	23	14	17	19
33	46	53	61	14	19	23	15	17	19
34	47	54	62	15	19	24	15	17	20
35	48	55	63	15	20	24	15	18	20
36	49	56	64	16	20	25	16	18	20
37	50	57	65	16	21	25	16	18	21
38	50	58	65	17	21	26	16	18	21

* Romero R, Pilu G, Jeanty F, et al. Prenatal diagnosis of congenital anomalies. Norwalk, CT: Appleton & Lange, 1988, p.83.

표 9. 팔, 다리 장골의 백분위수(단위: mm)

임신주수	상완골			척골			요골			대퇴골			경골			비골		
	5	50	95	5	50	95	5	50	95	5	50	95	5	50	95	5	50	95
11	–	6	–	–	5	–	–	5	–	–	6	–	–	4	–	–	2	–
12	3	9	10	–	8	–	–	7	–	–	9	–	–	7	–	–	5	–
13	5	13	20	3	11	18	–	10	–	6	12	19	4	10	17	–	8	–
14	5	16	20	4	13	17	8	13	12	5	15	19	2	13	19	6	11	10
15	11	18	26	10	16	22	12	15	19	11	19	26	5	16	27	10	14	18
16	12	21	25	8	19	24	9	18	21	13	22	24	7	19	25	6	17	22
17	19	24	29	11	21	32	11	20	29	20	25	29	15	22	29	7	19	31
18	18	27	30	13	24	30	14	22	26	19	28	31	14	24	29	10	22	28
19	22	29	36	20	26	32	20	24	29	23	31	38	19	27	35	18	24	30
20	23	32	36	21	29	32	21	27	28	22	33	39	19	29	35	18	27	30
21	28	34	40	25	31	36	25	29	32	27	36	45	24	32	39	24	29	34
22	28	36	40	24	33	37	24	31	34	29	39	44	25	34	39	21	31	37
23	32	38	45	27	35	43	26	32	39	35	41	48	30	36	43	23	33	44
24	31	41	46	29	37	41	27	34	38	34	44	49	28	39	45	26	35	41
25	35	43	51	34	39	44	31	36	40	38	46	54	31	41	50	33	37	42
26	36	45	49	34	41	44	30	37	41	39	49	53	33	43	49	32	39	43
27	42	46	51	37	43	48	33	39	45	45	51	57	39	45	51	35	41	47
28	41	48	52	37	44	48	33	40	45	45	53	57	38	47	52	36	43	47
29	44	50	56	40	46	51	36	42	47	49	56	62	40	49	57	40	45	50
30	44	52	56	38	47	54	34	43	49	49	58	62	41	51	56	38	47	52
31	47	53	59	39	49	59	34	44	53	53	60	67	46	52	58	40	48	57
32	47	55	59	40	50	58	37	45	51	53	62	67	46	54	59	40	50	56
33	50	56	62	43	52	60	41	46	51	56	64	71	49	56	62	43	51	59
34	50	57	62	44	53	59	39	47	53	57	65	70	47	57	64	46	52	56
35	52	58	65	47	54	61	38	48	57	61	67	73	48	59	69	51	54	57
36	53	60	63	47	55	61	41	48	54	61	69	74	49	60	68	51	55	56
37	57	61	64	49	56	62	45	49	53	64	71	77	52	61	71	55	56	58
38	55	61	66	48	57	63	45	49	53	62	72	79	54	62	69	54	57	59
39	56	62	69	49	57	66	46	50	54	64	74	83	58	64	69	55	58	62
40	56	63	69	50	58	65	46	50	54	66	75	81	58	65	69	54	59	62

* Jeanty P. Fetal limb biometry. (Letter). Radiology 1984;147:602.

- **결절경화증** *tuberous sclerosis*

유전·원인 멘델유전, 상염색체우성, TCS1 또는 TCS2의 돌연변이

소견 두개내석회화, 정신지체, 경련, 신장낭종, 신장종양(혈관근육지방종), 심장종양(횡문근종), 탈색피부병변(ash-leaf점), 피지선종, 손(발)톱밑 섬유종

- **고양이울음증후군** *cri-du-chat syndrome*

유전·원인 염색체이상, 5번염색체 단완의 부분결손, 10~15%는 부모의 균형전위

소견 정신지체, 성장지연, 출생 시 저체중, 소두증, 두눈먼거리증, 눈구석주름, 아래방향 눈꺼풀틈새경사, 고양이울음소리

- **골덴하르증후군** *Goldenhar syndrome*(안면-치아-척추증후군*facio-auriculo-vertebral syndrome*, 반측안면소체증*hemifacial microsomia*, 눈-치아-척추증후군*oculo-auriculo-vertebral syndrome*)

유전·원인 보통 산발적 발생, 원인 불명, 친척들에게 비슷한 소견들이 나타나기도 하며, 첫째와 둘째 인두굽이의 형태학적 결손

소견 비대칭적인 뺨과 위턱, 하악골형성저하증, 소이증, 다양한 정도의 청력이상과 동반한 중이의 이상, 구개열과 동반하거나 동반하지 않은 구순열, 혀의 기능적 또는 형태학적 이상, 편측 추골 또는 척추의 형성저하증, 심장기형, 때때로 정신지체

- **기저세포모반증후군** *basal cell nevus syndrome*

유전·원인 멘델유전, 상염색체우성, PTCH 또는 PTCH2의 돌연변이

소견 대두증, 안면열, 대뇌겸의 석회화, 출생 후의 피부변화, 턱낭종, 기저세포암종

- **꼬리쪽퇴행증후군** *caudal regression syndrome*

유전·원인 산발적 발생, 원인 불명, 환아의 16%가 당뇨병이 있는 임신부의 자녀

소견 천골과 요추의 불완전한 발달, 천골몸통결손, 엉덩이관절의 외전과 굽음, 움직임 부족으로 생긴 슬와물갈퀴, 원위부 척수의 손상으로 인한 신경학적 이상, 내반첨족, 발꿈치벌림조막발증

- **나게르증후군** *Nager syndrome* (얼굴말단뼈발생이상 I형)

유전·원인 멘델유전, 상염색체우성, 대부분 산발적 발생

소견 트리처-콜린스증후군 같은 모양(뺨형성저하증, 아래로 처지는 눈꺼풀틈새), 전도성 청각장애, 귀주위 폴립, 구개열, 요골사지의 형성저하

- **내장위치이상증후군** *heterotaxy syndrome*(심장비장증후군*cardiosplenic syndrime*, 무비증*asplenia*/다비증*polysplenia*)

유전·원인 대부분 산발적 발생, 상염색체우성, 상염색체열성, X염색체와 연관된 형태도 보고됨.

소견 무비증, 완전내장위치이상, 복합적 심장기형, 심방이성, 심장전도장애, 양쪽 3개 폐엽구조를 포함한 무비증후군(양쪽이 오른쪽으로 치우쳐 있음); 다비증, 심장기형, 양쪽 2개 폐엽구조를 포함한 다비증후군(양쪽이 왼쪽으로 치우쳐 있음)

- **누난증후군** *Noonan syndrome*

유전·원인 멘델유전, 상염색체우성

소견 작은 키, 물갈퀴목, 림프부종(림프낭종, 수종, 폐림프관확장증), 낮은 귀, 낮은 콧등, 큰 머리 등의

특이한 얼굴모양, 안면기형, 신장기형, 양수과다증, 선천성 심장기형, 심근병증, 다양한 정도의 정신지체

- **Neu-Laxova 증후군**

유전·원인 멘델유전, 상염색체열성

소견 뇌량무발생, 뇌이랑없음증을 포함한 중추신경계의 이상, 소두증, 경사진 앞이마, 두눈먼거리증, 소하악증, 납작한 코, 굽음기형, 겹쳐진 손가락과 합지증, 부은 낙설피부, 비늘증

- **다발익상편증후군***multiple pterygium syndrome*(에스코바르증후군*Escobar syndrome*)

유전·원인 멘델유전, 상염색체열성

소견 작은 키, 다발익상편(목, 겨드랑이, 무릎), 소하악증, 굴지증, 합지증

- **다비증후군***polysoplenia syndrome*, **무비증후군***asplenia syndrome*

내장위치이상증후군 참조

- **디조지증후군** *DiGeorge syndrome*

유전·원인 염색체 22q11의 손실, 다양한 표현형과 수직전이

소견 뿔줄기심장결손, 구개열, 두드러진 코, 길고 얇은 거미손가락증, 경도의 정신지체, 저칼슘혈증을 동반한 부갑상선기능저하증, 면역결핍

- **라슨증후군** *Larsen syndrome*

유전·원인 멘델유전, 다양한 원인

소견 여러 관절의 탈구, 평평한 얼굴, 짧은 중수골과 손톱, 긴 손가락

- **말단뇌량증후군***acrocallosal syndrome*

유전·원인 멘델유전, 상염색체열성

소견 대두증, 두눈먼거리증, 정신지체, 뇌량무발생, 발다지증, 이중엄지발가락

- **맥쿠식-카우프만증후군***McKusick-Kaufman syndrome*

유전·원인 멘델유전, 상염색체열성, MKKS 돌연변이

소견 바르데-비들증후군의 일부를 포함, 질폐쇄 또는 질중복, 수자궁질증, 비뇨생식기계기형, 항문직장폐쇄, 심장기형, 다지증

- **멕켈-그루버증후군***Meckel-Gruber syndrome*

유전·원인 멘델유전, 상염색체열성, 적어도 2개의 유전자와 관련

소견 낭성신장, 후두부 뇌류, 다지증(축 뒤), 소두증, 소안구증, 구개열, 비뇨생식기계기형

- **바르데-비들증후군***Bardet-Biedl syndrome*

유전·원인 멘델유전, 상염색체우성, 여러 유전자가 발견되고, 맥쿠식-카우프만증후군의 대립유전자인 경우도 있음.

소견 비만, 다지증, 색소망막염, 생식기형성저하, 정신지체, 신장기형, 심장기형

- **VATER/VACTERL연합***Vertebral defect, Anorectal atresia, Cardiac anomalies, Tracheo-Esophageal fistula with esophageal atresia, Radial and/or Renal anomalies, Limb anomalies association; VATER/VACTERL association*

유전·원인 산발적, 원인 불명

소견 척추기형, 항문직장폐쇄, 심장기형, 기관식도누공, 신장과 사지기형, 요골기형, 단일제대동맥

- **반데르보우데증후군** *Van der Woude syndrome*
  유전·원인 멘델유전, 표현형이 다양한 상염색체우성
  소견 아랫입술 오목, 구개열을 동반하거나 동반하지 않은 구순열, 단독 구개열, 앞니결손

- **베크위트-위드만증후군** *Beckwith-Wiedemann syndrome*
  유전·원인 보통 산발적 발생, 상염색체우성, 염색체 11p15의 재배열
  소견 거대아, 제대탈장, 대설증, 장기거대증, 양수과다증, 큰 태반, 신생아저혈당, 귀주름, 반비대, 윌름스종양

- **볼프-히르슈호른증후군** *Wolf-Hirschhorn syndrome*
  유전·원인 염색체이상, 4번염색체 단완의 부분결손, 부모의 균형전위
  소견 정신지체, 소두증, 자궁내성장지연, 두눈먼거리증, 매부리코, 크고 낮은 귀, 구개열을 동반하거나 동반하지 않은 구순열

- **선천다발관절만곡증** *arthrogryposis multiplex congenita*
  유전·원인 산발적 발생, 혈관계파괴결손, 일란성쌍태아에서 불일치 근육무형성
  소견 팔은 펴지고 손과 손목이 굽음. 어깨가 안쪽으로 돌아가고 고관절탈구, 양쪽 내반첨족, 경우에 따라 복벽갈림증 또는 장폐쇄 발생

- **손발가락결손증-외배엽이형성-갈림증증후군** *Ectrodactyly-Ectodermal dysplasia-clefting syndrome; EEC syndrome*
  유전·원인 멘델유전, 성염색체우성, 여러 유전자 관여, p63의 돌연변이
  소견 외배엽이형성(얇은 피부, 파랗고 광민감성인 눈, 얇은 머리카락), 구개열을 동반하거나 동반하지 않은 구순열, 손(발)합지증 또는 손(발)가락결손증, 가운데 손(발)가락의 심한 결손

- **스미스-렘리-오피츠증후군** *Smith-Lemli-Opitz syndrome*
  유전·원인 멘델유전, 상염색체열성, 콜레스테롤 생성의 문제
  소견 소두증, 수두증, 소뇌형성저하, 심장기형, 생식기이상, 안면기형(구개열, 안면혈관종, 소하악증), 다지증

- **스티클러증후군** *Stickler syndrome*
  유전·원인 멘델유전, 표현형이 다양한 상염색체우성, COL2A1, COL11A1, COL11A2의 돌연변이
  소견 근시, 로빈형의 구개열, 과신장관절, 경증에서 중등도의 척추골단이형성증, 관절염, 감각신경난청

- **슬와익상편증후군** *popliteal pterygium syndrome*
  유전·원인 멘델유전, 상염색체우성
  소견 구순열, 구개열, 합지증, 슬와의 물갈퀴로 구축, 내반첨족, 음낭의 형성저하, 피부에 V자모양의 잠식을 보이는 손(발)톱이형성

- **아페르트증후군** *Apert syndrome*(뾰족머리합지증후군 *acrocephalosyndactyly* I 형)
  유전·원인 멘델유전, 상염색체우성 FGFR2의 돌연변이, 대부분 신돌연변이
  소견 단두증, 높은 이마, 편평한 뒤통수와 얼굴, 두개골조기유합증(주로 관상봉합), 뾰족머리증, 매부리코, 두눈먼거리증, 수두증, 손(발)가락의 합지증

- **애덤스-올리버증후군** *Adams-Oliver syndrome*
  유전·원인 멘델유전, 표현형이 다양한 상염색체우성

소견 경도의 성장지연, 선천성 피부무형성증, 사지말단의 결손

- **양막대증후군** *amniotic band syndrome*
유전·원인 산발적 발생, 원인 불명
소견 양막대가 태아 신체에 붙거나 감겨서 다양한 이상이 발생. 압박고리, 사지절단, 림프부종, 기괴한 안면열, 큰 흉벽이나 복벽의 갈림증, 비대칭적 뇌류

- **에이카르디증후군** *Aicardi syndrome*
유전·원인 상염색체열성 또는 X연관 우성유전으로 반접합체 남아에서 치명적
소견 뇌량무발생, 소안구증, 맥락막총낭종, 맥락막총유두종, 댄디워커기형, 척추기형, 영아연축, 정신지체, 맥락망막병증

- **MURCS연합** *Mullerian duct aplasia, Renal aplasia, Cervico-thoracic Somite dysplasia association; MURCS association*
유전·원인 산발적, 원인 불명
소견 뮬러관무형성, 신장무형성, 경부-흉부-체절이형성(때때로 심한 정도에 따라 클리펠-페일속발증과 관련)

- **OEIS복합기형** *Omphalocele, Extrophy (of the bladder), Imperforae (anus), and Spinal defects complex; OEIS complex*
유전·원인 원인 불명, 형제 간 재발, 배설강외번증의 가장 심한 형태로 나타날 수 있음.
소견 제대탈장, 배설강외번증, 항문폐쇄, 척추결손

- **워커-워버그증후군** *Walker-Warburg syndrome*
유전·원인 멘델유전, 상염색체열성
소견 뇌류, 정중선 뇌구조무발생, II형의 뇌이랑없음증, 수두증, 눈기형

- **이브마크증후군** *Ivemark syndrome*
내장위치이상증후군 참조

- **인어체증** *sirenomelia*
유전·원인 산발적 발생, 초기 혈관발달의 이상
소견 무릎과 발이 일직선이며 다리가 1개. 천골결손, 항문폐쇄, 직장결손, 내외부의 생식기 없음, 신장무발생, 방광결손

- **입-얼굴-손발가락 증후군 II형** *orofaciodigital syndrome II*(모르증후군 *Mohr syndrome*)
유전·원인 멘델유전, 상염색체열성
소견 구순열, 구개열, 혀갈림증, 치아기형, 하악골의 형성저하, 양측 손과 발의 다지증(축 앞), 전도성 청각장애

- **입-얼굴-손발가락증후군 I형** *orofaciodigital syndrome I*
유전·원인 멘델유전, X연관 우성, 남성에서는 치명적
소견 수두증과 공뇌증을 포함하는 뇌기형, 구개열, 발의 다지증, 입안의 여러 설소대와 얼굴의 땀띠, 정신지체

- **자코-레빈증후군** *Jarcho-Levin syndrome*
  유전·원인 멘델유전, 상염색체열성, DLL3 돌연변이
  소견 심한 척추와 늑골의 기형을 동반한 골격이형성증, 좁은 흉곽

- **CHARGE연합** *Coloboma of ciliary body, Heart disease, Atresia choanae, Retared growth and/or central nervous system anomalies, Genital anomalies and/or hypogonadism, Ear anomalies and/or deafness association; CHARGE association*
  유전·원인 산발적 발생, 원인 불명, 8번염색체의 CHD7 유전자의 돌연변이와 관련
  소견 안구결손기형, 심장기형, 뒤콧구멍폐쇄, 성장지연, 정신지체, 생식기계기형, 귀기형, 청력이상

- **치사성다발익상편증후군** *lethal multiple pterygium syndrome*
  유전·원인 멘델유전, 상염색체열성
  소견 성장지연이 출생 전부터 시작, 관절구축, 다양한 부위(발목, 무릎, 손목, 겨드랑이, 목 등)에서 나타나는 익상편

- **치사수두증증후군** *hydrolethalus syndrome*
  유전·원인 멘델유전, 상염색체열성
  소견 수두증, 양수과다증, 소하악증, 다지증(손가락은 축 뒤, 발가락은 축 앞), 비정상적인 폐엽의 분리, 구개열, 심장기형, 만곡족

- **코넬리아디란지증후군** *Cornelia de Lange syndrome*
  유전·원인 멘델유전, 상염색체우성, 대부분 신돌연변이
  소견 소두증, 출생 시 저체중아, 특징적인 얼굴모양, 구개열, 소하악증, 이형성신장, 심장기형, 생식기계기형, 횡격막탈장, 척골결손

- **클리펠-트레노니-베버증후군** *Klippel-Trenaunay-Weber syndrome*
  유전·원인 산발적 발생, 원인 불명
  소견 태아수종, 사지부종과 비대, 복수, 간비대, 반비대, 사지의 비대칭적인 과성장, 다양한 혈관기형

- **클리펠-페일속발증** *Klippel-Feil sequence*
  유전·원인 산발적 발생, 원인 불명
  소견 견갑골이 올라간 짧은 목, 척추측만증, 경추의 융합, 다른 척추기형, 편측 추골, 안구기형, 구개열, 구순열, 무치증, 물갈퀴목, 기운목, 비대칭얼굴, 신경계이상(하지마비, 반마비)

- **트리처콜린스증후군** *Treacher Collins syndrome*
  유전·원인 멘델유전, 상염색체우성, TREACLE유전자의 돌연변이
  소견 뺨과 하악골의 형성저하, 구개열, 아래로 처지는 눈꺼풀틈새, 아래눈꺼풀의 결손, 귓바퀴이상, 전도성 청각장애

- **페나-쇼케이르표현형** *Pena-Shokeir phenotype*(태아운동불능증*fetal akinesia*, 운동감소증속발증*hypokinesia sequence*)
  유전·원인 다양한 원인, 대부분 산발적, 몇몇 경우는 상염색체열성, 표현형은 태아의 움직임을 제한하는 여러 경우로 인해 발생
  소견 자궁내성장지연, 머리얼굴기형(두눈먼거리증, 소하악증, 구개열, 짧은 목, 혈관종, 털이 많은 이마), 사지기형(구축, 형성저하, 때때로 익상편), 폐형성부전, 짧은 제대, 양수과다증

• **폴란드기형***Poland anomaly*

유전·원인 산발적 발생, 원인이 혈관일 가능성이 있음.

소견 늑골결손과 흉근의 형성저하나 무형성, 합지증, 단지증

• **프라더-윌리증후군***Prader-Willi syndrome*

유전·원인 부성의 염색체 미세결손 또는 모성 쪽 염색체 15번 q11-13의 이체증, 대부분 산발적으로 발생하지만 반복적으로 나타나는 경우도 있음.

소견 기괴한 식습관, 비만, 근육긴장저하, 정신지체, 작은 손발, 현저한 신생아근육긴장저하, 삼각형모양의 윗입술

• **프레이저증후군***Fraser syndrome*(잠재안구증후군*cryptophthalmos syndrome*)

유전·원인 멘델유전, 상염색체열성

소견 잠재안구, 안구결손, 귀결손, 정신지체, 피부의 합지증, 여아에서 생식기의 불완전한 발달과 거대음핵, 신장무발생, 후두폐쇄증

• **프린스증후군***Fryns syndrome*

유전·원인 멘델유전, 상염색체열성

소견 중추신경계기형, 소안구증, 얼굴기형, 폐형성부전, 이상폐분엽, 횡격막결손, 신장낭종, 원위부 사지의 기형

• **피에르로빈속발증***Pierre Robin sequence*

유전·원인 다양한 원인

소견 소하악증, 구개열, 설하수

• **혈소판감소-요골무형성증후군***thrombocytopenia-absent radius syndrome; TAR syndrome*

유전·원인 멘델유전, 상염색체열성

소견 항상 엄지손가락은 있지만 요골무형성, 하지결손, 심장기형, 혈소판감소증

• **홀트-오람증후군***Holt-Oram syndrome*

유전·원인 멘델유전, 상염색체우성, TBX5돌연변이

소견 심장기형, 엄지손가락의 형성저하에서부터 바다표범손발증까지의 상지와 어깨 기형

찾아보기

ㅅ

ㅇ

ㅈ

ㅊ

ㅋ

ㅌ

ㅍ

ㅎ

A

B

C

D

S

T

U

지은이 **이국**

1970년	연세대학교 의과대학 졸업
1970~1971년	연세대학교 의과대학 세브란스병원 인턴
1971~1973년	연세대학교 대학원 의학석사
1971~1975년	연세대학교 의과대학 세브란스병원 산부인과 전공의
1973~1976년	연세대학교 대학원 의학박사
1978~1984년	연세대학교 의과대학 산부인과학 전임강사, 조교수
1980년 8월~1981년 12월	영국 던디대학교 나인웰스병원 주산의학연수
1984~1989년	연세대학교 의과대학 산부인과학 부교수
1989년 3월~1990년 3월	영국 킹스칼리지병원 태아학 연수
1989년 3월~2010년 2월	연세대학교 의과대학 산부인과학 교수
1989년~현재	영국초음파의학회*British Medical Ultrasound Society; BMUS* 회원
1990년 4월~1998년 1월	연세대학교 의과대학 영동세브란스병원 산부인과 과장
1997년 2월~2005년 2월	연세대학교 의과대학 영동세브란스병원 주산기센터 소장
2006년 11월~2008년 10월	대한주산의학회 회장
2010년 3월	연세대학교 의과대학 명예교수

태아기형 초음파진단

초판 1쇄 펴낸날 2010년 2월 25일

지은이 | 이국
펴낸이 | 김시연

펴낸곳 | (주) 일조각
등록 | 1953년 9월 3일 제300-1953-1호(구 : 제1-298호)
주소 | 110-062 서울시 종로구 신문로 2가 1-335
전화 | 734-3545 / 733-8811(편집부)
733-5430 / 733-5431(영업부)
팩스 | 735-9994(편집부) / 738-5857(영업부)
이메일 | ilchokak@hanmail.net
홈페이지 | www.ilchokak.co.kr

ISBN 978-89-337-0583-4 93510
값 90,000원

* 이 도서의 국립중앙도서관 출판시도서목록(CIP)은 e-CIP홈페이지
(http://www.nl.go.kr/ecip)에서 이용하실 수 있습니다.
(CIP제어번호 : CIP2010000379)